Kohlhammer

Der Autor

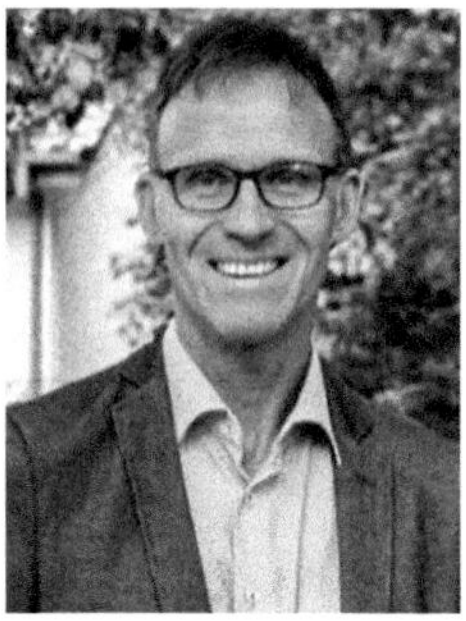

Friedhelm Henke, Lehrer für Pflegeberufe, Gesundheits- und Krankenpfleger, Fachbuchautor und Dozent in der Aus-, Fort- und Weiterbildung, Multiplikator der Bundesregierung zur Entbürokratisierung der Pflegedokumentation, Fachlehrer am Stift Cappel – Berufskolleg sowie an der Pflegeschule Lippstadt & Lippstädter Akademie für Pflege und Gesundheit in der ESTA-Bildungswerk gGmbH.

E-Mail: friedhelm.henke@gmx.de
Internet: www.menschenpflege.de

Weitere Veröffentlichungen von Friedhelm Henke im Verlag W. Kohlhammer:

- Friedhelm Henke (2026): Pflegewissen in Stichpunkten. Kompakte Lernhilfen für Klausuren, Prüfungen und Examen gemäß PflAPrV. ISBN 978-3-17-044862-9
- Friedhelm Henke (2026): Arbeitsbuch für die zusätzliche Betreuungskraft. Aktivierung, Demenzbetreuung und Alltagsbegleitung – Lerntexte und Übungen zur Qualifizierung gemäß SGB XI, 5., erweiterte und überarbeitete Auflage. ISBN 978-3-17-046440-7
- Friedhelm Henke (2026): Formulierungshilfen zur Pflegeplanung. Dokumentation der Pflege und Betreuung nach ATL, ABEDL®, SIS®, Expertenstandards, QPR-Indikatoren und BI des MDK, 11., erweiterte und aktualisierte Auflage. ISBN 978-3-17-046366-0
- Friedhelm Henke (2023): SIS®-Planungshilfe. Nach Expertenstandards, MDK-Kriterien des neuen BI und Indikatoren der QPR, 3. erweiterte und überarbeitete Auflage. ISBN 978-3-17-043491-2
- Friedhelm Henke; Christian Horstmann (2023): Pflegeplanung exakt formuliert und korrigiert. Lehr- und Lernhilfen zur Pflegedokumentation entlang der ATL, ABEDL®, SIS® und BI gemäß § 5 PflBG, 6., erweiterte und aktualisierte Auflage, ISBN 978-3-17-044110-1
- Friedhelm Henke (2022): Fixierungen in der Pflegepraxis. Nach Werdenfelser Weg und Leitlinien FEM unter Ausschluss von Alternativen. ISBN 978-3-17-035789-1
- Friedhelm Henke (2022): Ausbildungsnachweis Pflegefachassistenz, Pflegeassistenz und Pflegehilfe. Lern- und Kompetenzkompass – bundesweit einsetzbar. ISBN 9-3-17-042398-5
- Friedhelm Henke (2026): Ausbildungsnachweis Pflegefachfrau/Pflegefachmann. Lern- und Kompetenzkompass gemäß PflAPrV und Rahmenplänen inkl. Arbeitsaufträgen und Dokumentation der Praxisanleitung. 3., erweiterte und überarbeitete Auflage, ISBN 978-3-17-047439-0

Friedhelm Henke

Krankheitslehre in Stichpunkten

Kompakte Lernhilfen für Klausuren, Prüfungen und Examen in der Pflege

Verlag W. Kohlhammer

Umschlagabbildung: New Africa – stock.adobe.com; alotofpeople – stock.adobe.com; deagreez – stock.adobe.com

1. Auflage 2026

Gesamtherstellung: W. Kohlhammer GmbH, Heßbrühlstr. 69, 70565 Stuttgart
produktsicherheit@kohlhammer.de

Print:
ISBN 978-3-17-047071-2

E-Book-Formate:
pdf: ISBN 978-3-17-047072-9
epub: ISBN 978-3-17-047073-6

»Pflegen ist eine Kunst – und wenn sie zur Kunst werden soll, braucht sie eine ebenso ernste Vorbereitung wie jede andere Kunst«

Florence Nightingale

(12.05.1820–13.08.1910, Begründerin der modernen Krankenpflege)

Vorwort

Suchen Sie auch kurz vor Klausuren und Prüfungen nach einer Zusammenfassung von Zusammenfassungen? Wer sich nicht im Dickicht von oftmals mehrbändigen Werken verzetteln möchte, ist mit kompakten Stichpunkten gut beraten. Vorweg sei hier postuliert, dass sämtliche Stichpunkte weder die Teilnahme am theoretischen und praktischen Pflegeunterricht und das damit verbundene kritische Denken sowie das hieraus erwachsene Verstehen von Zusammenhängen ersetzen! Dennoch bieten diese Stichpunkte zur Klausur- und Prüfungsvorbereitung im Rahmen der Ausbildung zur Pflegefachkraft im Lernstress unmittelbar vor Leistungsnachweisen eine willkommene kompakte Unterstützung. Auf dieses bewusst unaufgeregte, sachliche und ohne fallorientiertes Wirrwarr klipp und klares lexikalisches Faktenwissen können sich Lehrende und Lernende fallübergreifend verlassen!

Das Inhaltsverzeichnis dieses Nachschlagwerkes orientiert sich an den Organsystemen bzw. an den interdisziplinären Kategorien. Um klinische Zusammenhänge besser zu verstehen, Pflegeprozesse gezielter zu planen und interprofessionell sicherer zu kommunizieren, werden Diagnoseschlüssel angegeben. Dazu werden die ersten drei Ziffern des International Statistical Classification of Diseases and Related Health Problems (ICD-10/Diagnoseschlüssel) in eckigen Klammern direkt nach der Bezeichnung der Krankheit aufgeführt.

Sollten einzelne Stichpunkte zu umfassend oder zu kritisch erachtet werden, beherzigen Sie bitte obiges Zitat. Das medizinisch-pflegerische Wissen wächst rasant und muss immer wieder neu den Herausforderungen der Akademisierung des Pflegeberufs genügen, aber letztlich auch an der Pflegebasis gut ankommen!

Zur leichteren Lesbarkeit werden nicht ständig die weibliche bzw. männliche Form sowie die Benennung Patient, Bewohner, zu pflegender Angehöriger sowie Kinder-, Alten- und Krankenpflegekräfte verwendet. Es möchten sich bitte die jeweils beteiligten Personengruppen angesprochen fühlen. Für anstehende Prüfungen wünsche ich allen viel Erfolg!

Anröchte-Berge, im Februar 2026
Friedhelm Henke

Im Gedenken an Dr. Hans-Dieter Achtermann und an meinen Schwager Joachim Müther

Inhaltsverzeichnis

Vorwort ... **7**

1 Dermatologie (Haut und Hautanhangsgebilde) ... **17**
1.1 Akne [ICD-10: L70] ... 17
1.2 Basalzellkarzinom [ICD-10: C44] ... 19
1.3 Dekubitus [ICD-10: L89] ... 22
1.4 Ekzeme [ICD-10: L30] ... 24
1.5 Hautpilz [ICD-10: B35] ... 27
1.6 Herpes [ICD-10: B00] ... 30
1.7 Karbunkel [ICD-10: L02] ... 33
1.8 Kontaktekzem [ICD-10: L23] ... 35
1.9 Malignes Melanom [ICD-10: C43] ... 38
1.10 Nesselsucht [ICD-10: L50] ... 41
1.11 Neurodermitis [ICD-10: L20] ... 44
1.12 Psoriasis [ICD-10: L40] ... 46
1.13 Skabies [ICD-10: B86] ... 49
1.14 Ulcus cruris [ICD-10: I83] ... 52
1.15 Verbrennungen [ICD-10: T30] ... 55
1.16 Verrucae (Warzen) [ICD-10: B07] ... 57
1.17 Wundinfektionen [ICD-10: T81] ... 60
1.18 Wundheilungsstörungen [ICD-10: T89] ... 63

2 Endokrinologie, Diabetologie und Ernährungsmedizin ... **66**
2.1 Adipositas [ICD-10: E66] ... 66
2.2 Akromegalie [ICD-10: E22] ... 68
2.3 Diabetes mellitus Typ 1 [ICD-10: E10] ... 71
2.4 Diabetes mellitus Typ 2 [ICD-10: E11] ... 73
2.5 Diabetische Neuropathie [ICD-10: G63] ... 76
2.6 Fettstoffwechselstörung [ICD-10: E78] ... 79
2.7 Gicht [ICD-10: M10] ... 82
2.8 Hypothyreose [ICD-10: E03] ... 84
2.9 Hyperthyreose [ICD-10: E05] ... 87
2.10 Hypoglykämie [ICD-10: E16] ... 90
2.11 Hyperglykämie [ICD-10: R73] ... 92
2.12 Insulinresistenz [ICD-10: E88] ... 95
2.13 Ketoazidose [ICD-10: E10] ... 98

2.14 Laktoseintoleranz [ICD-10: E73] 101
2.15 Metabolisches Syndrom [ICD-10: E88] 103
2.16 Morbus Addison [ICD-10: E27] 106
2.17 Morbus Basedow [ICD-10: E05] 108
2.18 Morbus Cushing [ICD-10: E24] 111
2.19 Schilddrüsenkarzinom [ICD-10: C73] 114
2.20 Vitamin-B12-Mangel [ICD-10: E53] 116
2.21 Zöliakie [ICD-10: K90] 119

3 Gastroenterologie 123
3.1 Akute Appendizitis [ICD-10: K35] 123
3.2 Cholezystitis [ICD-10: K81] 125
3.3 Colitis ulcerosa [ICD-10: K51] 128
3.4 Divertikulitis [ICD-10: K57] 131
3.5 Dünndarmmileus [ICD-10: K56] 134
3.6 Dyspepsie [ICD-10: K30] 137
3.7 Dysphagie [ICD-10: R13] 140
3.8 Ösophagusvarizen [ICD-10: I85] 143
3.9 Gastritis [ICD-10: K29] 145
3.10 Gastroenteritis [ICD-10: A09] 147
3.11 Gastroösophagealer Reflux [ICD-10: K21] 150
3.12 Hämorrhoiden [ICD-10: I84] 152
3.13 Hepatitis [ICD-10: K73] 154
3.14 Leberzirrhose [ICD-10: K74] 157
3.15 Magengeschwür [ICD-10: K25] 160
3.16 Morbus Crohn [ICD-10: K50] 162
3.17 Obstipation [ICD-10: K59] 164
3.18 Pankreatitis [ICD-10: K85] 167
3.19 Reizdarmsyndrom [ICD-10: K58] 169
3.20 Stuhlinkontinenz [ICD-10: R15] 172

4 Hämatologie und Immunologie 175
4.1 Allergien [ICD-10: T78] 175
4.2 Anämie [ICD-10: D64] 177
4.3 Eisenmangel [ICD-10: D50] 178
4.4 Hämophilie [ICD-10: D66] 180
4.5 Hodgkin-Lymphom [ICD-10: C81] 182
4.6 HIV/AIDS [ICD-10: B24] 184
4.7 Immunschwäche [ICD-10: D84] 185
4.8 Leukämie [ICD-10: C91] 187
4.9 Lymphom [ICD-10: C85] 189
4.10 Myelom [ICD-10: C90] 191
4.11 Neutropenie [ICD-10: D70] 193
4.12 Sichelzellanämie [ICD-10: D57] 195
4.13 Systemischer Lupus erythematodes [ICD-10: M32] 197
4.14 Thalassämie [ICD-10: D56] 199

4.15 Thrombozytopenie [ICD-10: D69] 201

5 Infektiologie **204**
5.1 Borreliose [ICD-10: A69] 204
5.2 Clostridium difficile [ICD-10: A04] 206
5.3 Dengue Fieber [ICD-10: A97] 207
5.4 FSME (Frühsommer-Meningoenzephalitis) [ICD-10: A84] .. 209
5.5 Grippe (Influenza) [ICD-10: J10] 211
5.6 Hepatitis A [ICD-10: B15] 213
5.7 Hepatitis B [ICD-10: B16] 215
5.8 Hepatitis C [ICD-10: B17] 217
5.9 Herpes simplex [ICD-10: B00] 219
5.10 Herpes Zoster [ICD-10: B02] 220
5.11 HIV/AIDS [ICD-10: B24] 222
5.12 Malaria [ICD-10: B50] 224
5.13 Masern [ICD-10: B05] 226
5.14 Meningitis [ICD-10: G03] 228
5.15 MRSA (Methicillin-resistenter Staphylococcus aureus) [ICD-10: A49] 230
5.16 Norovirus [ICD-10: A08] 232
5.17 Pneumokokkeninfektion [ICD-10: J13] 233
5.18 Salmonelleninfektion [ICD-10: A02] 235
5.19 Scharlach [ICD-10: A38] 237
5.20 Tetanus [ICD-10: A35] 239
5.21 Tollwut [ICD-10: A82] 241
5.22 Tuberkulose [ICD-10: A15] 243
5.23 Typhus [ICD-10: A01] 245
5.24 Windpocken [ICD-10: B01] 247

6 Kardiologie und Angiologie **249**
6.1 Aneurysma [ICD-10: I71] 249
6.2 Angina pectoris [ICD-10: I20] 251
6.3 Arterielle Hypertonie [ICD-10: I10] 252
6.4 Arteriosklerose [ICD-10: I70] 254
6.5 Bradykardie [ICD-10: I49] 256
6.6 Herzinfarkt [ICD-10: I21] 257
6.7 Herzinsuffizienz [ICD-10: I50] 259
6.8 Herzrhythmusstörungen [ICD-10: I49] 260
6.9 Herzklappenfehler [ICD-10: I34] 262
6.10 Hypotonie [ICD-10: I95] 263
6.11 Kardiomyopathie [ICD-10: I42] 265
6.12 Koronare Herzkrankheit (KHK) [ICD-10: I25] 266
6.13 Lungenembolie [ICD-10: I26] 268
6.14 Mitralklappeninsuffizienz [ICD-10: I34] 269
6.15 Myokarditis [ICD-10: I40] 271
6.16 Perikarditis [ICD-10: I30] 272

6.17 Phlebothrombose [ICD-10: I80] ... 274
6.18 Pulmonale Hypertonie [ICD-10: I27] ... 276
6.19 Tachykardie [ICD-10: I49] ... 277
6.20 Thrombose [ICD-10: I82] ... 279
6.21 Vorhofflimmern [ICD-10: I48] ... 280
6.22 Zyanose [ICD-10: R09] ... 282

7 Nephrologie und Urologie ... 284
7.1 Blasenentzündung [ICD-10: N30] ... 284
7.2 Blaseninkontinenz [ICD-10: N39] ... 285
7.3 Enuresis [ICD-10: N39] ... 287
7.4 Harnverhalt [ICD-10: R33] ... 288
7.5 Harnwegsinfekt (HWI) [ICD-10: N39] ... 290
7.6 Hodenentzündung (Orchitis) [ICD-10: N45] ... 291
7.7 Interstitielle Zystitis [ICD-10: N30] ... 293
7.8 Niereninsuffizienz [ICD-10: N18] ... 294
7.9 Nierensteine [ICD-10: N20] ... 296
7.10 Nierenversagen [ICD-10: N17] ... 298
7.11 Prostatakarzinom [ICD-10: C61] ... 299
7.12 Reizblase [ICD-10: R39] ... 301
7.13 Urethritis [ICD-10: N34] ... 302
7.14 Urolithiasis [ICD-10: N20] ... 304
7.15 Zystitis [ICD-10: N30] ... 305

8 Neurologie und Psychiatrie ... 307
8.1 Alzheimer-Krankheit [ICD-10: G30] ... 307
8.2 Amnesie [ICD-10: R41] ... 308
8.3 Amyotrophe Lateralsklerose (ALS) [ICD-10: G12] ... 309
8.4 Apallisches Syndrom [ICD-10: G93] ... 311
8.5 Autismus-Spektrum-Störung [ICD-10: F84] ... 312
8.6 Bipolare Störung [ICD-10: F31] ... 314
8.7 Borreliose (neuro) [ICD-10: A69] ... 315
8.8 Chorea Huntington [ICD-10: G10] ... 317
8.9 Delirium [ICD-10: F05] ... 318
8.10 Demenz [ICD-10: F03] ... 320
8.11 Depression [ICD-10: F32] ... 322
8.12 Dystonie [ICD-10: G24] ... 323
8.13 Epilepsie [ICD-10: G40] ... 325
8.14 FASD/fetale Alkoholspektrum Störung [ICD-10: Q86] ... 326
8.15 Genussinduzierte Alkoholintoxikation [ICD-10: F10] ... 328
8.16 Guillain-Barré-Syndrom [ICD-10: G61] ... 329
8.17 Hirnblutung [ICD-10: I61] ... 330
8.18 Hirntumor [ICD-10: C71] ... 332
8.19 Karpaltunnelsyndrom [ICD-10: G56] ... 333
8.20 Migräne [ICD-10: G43] ... 335
8.21 Morbus Parkinson [ICD-10: G20] ... 336

8.22 Multiple Sklerose [ICD-10: G35] 338
8.23 Myasthenia gravis [ICD-10: G70] 339
8.24 Narzisstische Persönlichkeitsstörung [ICD-10: F60.8] 341
8.25 Parkinsonismus [ICD-10: G21] 343
8.26 Polyneuropathie [ICD-10: G62] 345
8.27 Posttraumatische Belastungsstörung (PTBS) [ICD-10: F43] .. 346
8.28 Schizophrenie [ICD-10: F20] 348
8.29 Schlaganfall [ICD-10: I63] 350
8.30 Spastik [ICD-10: R25] 352
8.31 Suizidalität [ICD-10: R45] 353
8.32 Suchterkrankungen [ICD-10: F10] 355
8.33 Tic-Störungen [ICD-10: F95] 356
8.34 Tinnitus [ICD-10: H93] 358
8.35 Trigeminusneuralgie [ICD-10: G50] 359

9 Onkologie 361
9.1 Bauchspeicheldrüsenkrebs [ICD-10: C25] 361
9.2 Blasenkrebs [ICD-10: C67] 364
9.3 Brustkrebs [ICD-10: C50] 366
9.4 Darmkrebs [ICD-10: C18] 368
9.5 Gebärmutterhalskrebs [ICD-10: C53] 371
9.6 Gehirntumor [ICD-10: C71] 374
9.7 Hodenkarzinom [ICD-10: C62] 376
9.8 Kehlkopfkrebs [ICD-10: C32] 379
9.9 Leberkrebs [ICD-10: C22] 381
9.10 Lungenkrebs [ICD-10: C34] 384
9.11 Magenkrebs [ICD-10: C16] 386
9.12 Nierenkrebs [ICD-10: C64] 388
9.13 Prostatakrebs [ICD-10: C61] 391
9.14 Schilddrüsenkarzinom [ICD-10: C73] 393
9.15 Speiseröhrenkrebs [ICD-10: C15] 395
9.16 Zervixkarzinom [ICD-10: C53] 397

10 Ophthalmologie und Oto-Rhino-Laryngologie 400
10.1 Altersschwerhörigkeit [ICD-10: H90] 400
10.2 Bindehautentzündung [ICD-10: H10] 402
10.3 Grauer Star (Katarakt) [ICD-10: H25] 404
10.4 Grüner Star (Glaukom) [ICD-10: H40] 405
10.5 Makuladegeneration [ICD-10: H35] 407
10.6 Mittelohrentzündung (Otitis media) [ICD-10: H65] 409
10.7 Otosklerose [ICD-10: H80] 411
10.8 Presbyopie (Alterssichtigkeit) [ICD-10: H52] 412
10.9 Retinopathie [ICD-10: H36] 414
10.10 Tinnitus [ICD-10: H93] 415

11 Orthopädie und Rheumatologie ... 418
11.1 Arthrose [ICD-10: M15] ... 418
11.2 Arthritis [ICD-10: M13] ... 419
11.3 Bandscheibenvorfall (Diskushernie) [ICD-10: M51] ... 421
11.4 Bursitis (Schleimbeutelentzündung) [ICD-10: M70] ... 423
11.5 Coxarthrose (Hüftgelenksarthrose) [ICD-10: M16] ... 424
11.6 Fibromyalgie [ICD-10: M79] ... 426
11.7 Frakturen (Knochenbrüche) [ICD-10: S52 für Spezifische Frakturen, allgemein: S00–S99] ... 427
11.8 Gonarthrose (Kniegelenksarthrose) [ICD-10: M17] ... 429
11.9 Gicht (Hyperurikämie mit Gelenkbeteiligung) [ICD-10: M10] ... 431
11.10 Hüftdysplasie (Fehlentwicklung des Hüftgelenks) [ICD-10: Q65] ... 432
11.11 Meniskusschaden [ICD-10: M23] ... 434
11.12 Morbus Bechterew (Spondylitis ankylosans) [ICD-10: M45] 435
11.13 Osteochondrose (Erkrankung der Knochen-Knorpel-Übergangszone) [ICD-10: M42] ... 437
11.14 Osteoporose (Knochenschwund) [ICD-10: M81] ... 438
11.15 Polyarthritis (entzündliche Gelenkerkrankung mehrerer Gelenke) [ICD-10: M13] ... 440
11.16 Rheumatoide Arthritis (RA) [ICD-10: M05] ... 442
11.17 Spondylose (degenerative Erkrankung der Wirbelsäule) [ICD-10: M47] ... 443
11.18 Zerrung (Distorsion oder Überdehnung von Muskeln, Sehnen oder Bändern) [ICD-10: S39] ... 445

12 Pädiatrie und Humangenetik ... 447
12.1 Fragiles-X-Syndrom (Erbkrankheit mit geistiger Behinderung) [ICD-10: Q99] ... 447
12.2 Klinefelter-Syndrom (männlicher Hypogonadismus durch zusätzliche X-Chromosomen) [ICD-10: Q98] ... 448
12.3 Marfan-Syndrom (Bindegewebserkrankung mit systemischer Beteiligung) [ICD-10: Q87] ... 450
12.4 Muskeldystrophie Duchenne (progressive Muskelerkrankung bei Jungen) [ICD-10: G71] ... 451
12.5 Mukoviszidose (zystische Fibrose – autosomal-rezessive Stoffwechselerkrankung) [ICD-10: E84] ... 453
12.6 Phenylketonurie (PKU – angeborene Aminosäurenstoffwechselstörung) [ICD-10: E70] ... 455
12.7 Spina bifida (offener Rücken – Neuralrohrfehlbildung) [ICD-10: Q05] ... 456
12.8 Turner-Syndrom [ICD-10: Q96] ... 458
12.9 Trisomie 21 (Downsyndrom) [ICD-10: Q90] ... 461
12.10 Zerebralparese [ICD-10: G80] ... 462

13 Pulmologie ... **465**
13.1 Asthma bronchiale [ICD-10: J45] ... 465
13.2 Bronchiektasen [ICD-10: J47] ... 467
13.3 Bronchitis (chronisch/akut) [ICD-10: J40] ... 469
13.4 COPD (Chronisch obstruktive Lungenerkrankung) [ICD-10: J44] ... 472
13.5 COVID-19 (Coronavirus-Krankheit 2019) [ICD-10: U07] ... 474
13.6 Emphysem [ICD-10: J43] ... 477
13.7 Lungenentzündung (Pneumonie) [ICD-10: J18] ... 479
13.8 Lungenfibrose [ICD-10: J84] ... 481
13.9 Lungenödem [ICD-10: J81] ... 483
13.10 Pleuritis [ICD-10: J90] ... 485
13.11 Pneumothorax [ICD-10: J93] ... 487
13.12 Schlafapnoe [ICD-10: G47] ... 489

Quellen ... **491**
Literaturverzeichnis ... 491
Internetquellen ... 492

Stichwortverzeichnis ... **493**

1 Dermatologie (Haut und Hautanhangsgebilde)

1.1 Akne [ICD-10: L70]

Definition

- Chronisch-entzündliche Erkrankung der Talgdrüsen (Glandulae sebaceae) und Haarfollikel (Follikel)
- Manifestiert sich überwiegend in talgdrüsenreichen Hautregionen wie Gesicht, Rücken und Brust
- Akne vulgaris als häufigste Form, gekennzeichnet durch Komedonen (Mitesser), Papeln (knötchenartige Erhebungen), Pusteln (Eiterbläschen) und gelegentlich Knoten

Ätiologie

- Androgene Hormonveränderungen (z. B. in der Pubertät) → gesteigerte Talgproduktion (Seborrhö)
- Hyperkeratose (vermehrte Verhornung) der Follikelöffnung → Bildung von Komedonen
- Besiedlung mit *Cutibacterium acnes* (früher: *Propionibacterium acnes*) → Entzündungsreaktion
- Genetische Prädisposition
- Exogene Faktoren wie Medikamente (z. B. Kortikosteroide, Lithium), Kosmetika (Acne cosmetica), Umweltbedingungen (Feuchtigkeit, Reibung)

Pathophysiologie

- Überproduktion von Talg durch hormonelle Stimulation (insbesondere Testosteron)
- Verhornungsstörung in der Ausführungsgangöffnung der Talgdrüse → Verlegung des Follikelausgangs
- Bildung von offenen (schwarze Mitesser) und geschlossenen Komedonen (weiße Mitesser)
- Anaerobe Vermehrung von *Cutibacterium acnes* im verschlossenen Follikel
- Entzündungsreaktion durch bakterielle Lipasen → Zerstörung der Follikelwand
- Freisetzung von Entzündungsmediatoren → Entwicklung von Papeln, Pusteln und ggf. Zysten

Diagnostik

- Klinische Inspektion der Hautläsionen
- Einteilung nach Schweregrad (z. B. leicht, mittel, schwer)
- Anamnese bzgl. familiärer Häufung, Medikamenteneinnahme, Zyklusabhängigkeit
- Ausschluss anderer Dermatosen (z. B. Rosazea, Follikulitis)
- Bei Erwachsenen ggf. Hormonstatus und Medikamentenanalyse

Symptome

- Nicht-entzündliche Läsionen: offene und geschlossene Komedonen
- Entzündliche Läsionen: Papeln, Pusteln, Knoten, Abszesse
- Häufig Juckreiz (Pruritus) und Druckschmerz
- Postinflammatorische Hyperpigmentierungen (dunkle Flecken nach Entzündung)
- Narbenbildung bei schwerem Verlauf oder Manipulation

Prognose

- In der Regel gute Prognose bei frühzeitiger und konsequenter Therapie
- Verlauf meist selbstlimitierend bei Jugendlichen (Abklingen nach der Pubertät)
- Chronische Verläufe möglich, besonders bei Spätakne (Acne tarda)
- Narbenbildung bei inadäquater Behandlung oder Manipulation

Komplikationen

- Narbenbildung (atrophische oder hypertrophe Narben)
- Hyperpigmentierung oder Hypopigmentierung
- Superinfektionen durch bakterielle Sekundärinfektion (z. B. Staphylokokken)
- Psychische Belastung: Scham, Angst, Depressionen
- Soziale Isolation und Stigmatisierung

Therapie

- Topische Therapie (lokale Anwendung)
  - Benzoylperoxid (antibakteriell, komedolytisch)
  - Topische Retinoide (z. B. Adapalen, Tretinoin → normalisieren Verhornung)
  - Lokale Antibiotika (z. B. Clindamycin → entzündungshemmend, antibakteriell)
- Systemische Therapie (bei mittelschwerer bis schwerer Akne)
  - Oral einzunehmende Antibiotika (z. B. Doxycyclin, Minocyclin)
  - Hormontherapie bei Frauen (z. B. kombinierte orale Kontrazeptiva mit antiandrogener Wirkung)
  - Isotretinoin (systemisches Retinoid → reduziert Talgproduktion und Verhornung; stark teratogen → Schwangerschaftsausschluss notwendig)

- Weitere Maßnahmen
  - Medizinische Kosmetik (professionelle Ausreinigung, Fruchtsäurepeelings)
  - UV-Lichtbehandlung mit Vorsicht
  - Ernährungskontrolle (Reduktion von Milchprodukten, hochglykämischer Ernährung bei Verdacht auf Einfluss)

Spezielle Pflegeinterventionen

- Hautbeobachtung und Dokumentation der Hautveränderungen
- Aufklärung über Hautpflege: pH-neutrale, nicht komedogene Produkte
- Anleitung zur richtigen Reinigung (kein aggressives Schrubben, keine austrocknenden Reinigungsmittel)
- Unterstützung bei Anwendung topischer Medikamente → korrekte Applikation
- Hautpflegeprodukte ohne Alkohol, Duftstoffe oder Öle verwenden
- Psychosoziale Unterstützung bei sichtbarer Akne und psychischer Belastung
- Motivation zur Therapieadhärenz (regelmäßige Anwendung, Geduld notwendig)
- Narbenprophylaxe durch frühzeitige Behandlung und Vermeidung manueller Manipulation
- Aufklärung über UV-Schutz (Sonnenschutzmittel, da einige Medikamente photosensibilisierend wirken)

1.2 Basalzellkarzinom [ICD-10: C44]

Definition

- Maligner Hauttumor (bösartige Neubildung der Haut)
- Ausgehend von Zellen der Basalzellschicht (Stratum basale) der Epidermis
- Lokal invasiv wachsend mit hohem Destruktionspotenzial
- Sehr selten Metastasierung (Fernabsiedlung)
- bösartige Neubildung der Haut an verschiedenen Lokalisationen ohne spezifische Zuordnung zu Melanom

Ätiologie

- Chronische UV-Strahlung (insbesondere UV-B-Strahlung) → DNA-Schädigung der Basalzellen
- Helle Hauttypen (Fitzpatrick-Hauttyp I und II) besonders gefährdet
- Solariennutzung und häufige Sonnenbrände in der Kindheit
- Genetische Prädisposition (z. B. Basalzellnävus-Syndrom)
- Immunsuppression (z. B. nach Organtransplantation)
- Kontakt mit krebserzeugenden Stoffen (z. B. Arsen)

- Vorbestehende Hautveränderungen (z. B. aktinische Keratosen)

Pathophysiologie

- Transformation von Basalzellen der Epidermis in maligne Zellen
- Unkontrollierte Zellproliferation durch Mutation von Tumorsuppressorgenen (z. B. p53-Gen)
- Bildung knotiger oder flächiger Tumoren mit peripherem Zellwachstum
- Infiltratives Wachstum in tiefere Hautschichten, Muskulatur oder Knochen möglich
- Keine oder sehr seltene Lymphknoten- oder Fernmetastasierung
- Tumor kann lokal destruierend wirken (z. B. Nase, Augenlider, Ohren betroffen)

Diagnostik

- Klinische Inspektion der Hautläsion (häufig perlmuttartiger, glänzender Knoten mit Teleangiektasien)
- Dermatoskopie zur genaueren Beurteilung von Strukturen
- Stanzbiopsie oder Exzisionsbiopsie zur histologischen Sicherung
- Histopathologie zeigt typische palisadenartige Anordnung der Tumorzellen
- Bildgebung bei ausgedehnten oder tief infiltrierenden Tumoren (z. B. CT oder MRT)
- Hautscreening zur Erkennung weiterer Läsionen

Symptome

- Meist asymptomatischer, langsam wachsender Hautknoten
- Glänzend, perlmuttartig mit sichtbaren feinen Gefäßen (Teleangiektasien)
- Kann ulzerieren (Geschwürbildung) und verkrusten
- Häufige Lokalisation: Gesicht, Kopfhaut, Ohren, Nacken, Rücken
- Eher selten Juckreiz oder Schmerz
- Kann bluten bei mechanischer Reizung

Prognose

- Sehr gute Prognose bei frühzeitiger Diagnose und vollständiger Entfernung
- Rückfallquote (Rezidiv) abhängig von Tumorart und -größe sowie Entfernungsmethode
- Lebensprognose exzellent aufgrund fehlender Metastasierung
- Bei verspäteter Therapie Destruktion von Gewebe und Funktionseinschränkungen möglich

Komplikationen

- Rezidivbildung bei inkompletter Exzision oder aggressivem Subtyp
- Infiltration tiefer Gewebe (z. B. Knorpel, Knochen, Muskulatur)

- Ulzerationen mit Infektionsrisiko
- Ästhetische und funktionelle Einschränkungen bei großflächigem oder chirurgisch schwierigem Tumor
- Psychische Belastung durch sichtbare Hautveränderungen oder Operationen im Gesichtsbereich

Therapie

- Chirurgische Therapie (Goldstandard)
  - Exzision mit Sicherheitsabstand je nach Tumortyp
  - Mikroskopisch kontrollierte Chirurgie (Mohs-Chirurgie) bei infiltrativen oder rezidivierten Tumoren
- Nicht-chirurgische Verfahren (bei Kontraindikationen oder kleinen Tumoren)
  - Kryotherapie (Vereisung durch flüssigen Stickstoff)
  - Photodynamische Therapie (PDT → Kombination aus Lichtaktivierung und fotosensibilisierendem Wirkstoff)
  - Topische Behandlung mit Immunmodulatoren (z. B. Imiquimod) oder Zytostatika (z. B. 5-Fluoruracil)
  - Strahlentherapie (bei inoperablen Fällen oder bei älteren Patient:innen)
- Systemische Therapie (bei seltenen fortgeschrittenen Fällen)
  - Hedgehog-Signalweg-Inhibitoren (z. B. Vismodegib → blockiert wachstumsfördernde Signalkette in Tumorzellen)

Spezielle Pflegeinterventionen

- Beobachtung und Dokumentation der Hautveränderungen
- Unterstützung bei lokaler Hautpflege nach operativer Entfernung (Wundversorgung, Verbandwechsel nach ärztlicher Anordnung)
- Kontrolle auf Wundheilungsstörungen oder Infektionszeichen
- Anleitung zur Selbstinspektion der Haut und zur regelmäßigen Hautkontrolle
- Aufklärung zur UV-Prophylaxe (Vermeidung von Sonnenexposition, Anwendung von Sonnenschutzmitteln mit hohem Lichtschutzfaktor, Tragen von UV-Schutzkleidung)
- Unterstützung bei psychischen Belastungen durch entstellende Narben oder Angst vor Rezidiv
- Motivation zur Teilnahme an Nachsorgeuntersuchungen
- Schulung im Umgang mit topischen Therapien (z. B. Imiquimod → lokale Reizung möglich)
- Einhaltung hygienischer Maßnahmen bei offenen oder ulzerierten Hautstellen

1.3 Dekubitus [ICD-10: L89]

Definition

- Lokal begrenzte Schädigung der Haut und/oder des darunterliegenden Gewebes
- Entsteht durch anhaltenden Druck oder Druck in Kombination mit Scherkräften
- Typische Lokalisationen sind über knöchernen Vorsprüngen (z. B. Sakrum, Fersen, Trochanter major)

Ätiologie

- Länger andauernder Druck über knöchernen Vorsprüngen → Minderdurchblutung (Ischämie)
- Scherkräfte durch Rutschen im Bett oder Stuhl
- Reibung durch unruhiges Liegen oder falsche Lagerung
- Feuchtigkeit durch Inkontinenz oder starkes Schwitzen → Mazeration der Haut
- Immobilität (z. B. bei Lähmung, Bewusstlosigkeit, postoperativ)
- Mangelernährung (z. B. Eiweißmangel → beeinträchtigte Wundheilung)
- Höheres Lebensalter → Hautatrophie und verminderte Regeneration
- Sensibilitätsstörungen (z. B. bei Querschnittslähmung oder Diabetes mellitus)

Pathophysiologie

- Kompression von Gefäßen in Haut und Subkutis (Unterhautgewebe) durch Druck
- Reduzierter kapillärer Blutfluss → lokale Ischämie
- Hypoxie (Sauerstoffmangel) der Zellen → Zelltod (Nekrose)
- Durch anhaltende Hypoxie → Ulzeration (Geschwürbildung)
- Entzündungsreaktion → Gewebeabbau
- Scherkräfte führen zu Verschiebung von Gewebeschichten → Mikroverletzungen der Gefäße
- Reibung und Feuchtigkeit → zusätzliche Hautbarrierestörung

Diagnostik

- Klinische Inspektion der Haut unter besonderer Beachtung von gefährdeten Arealen
- Einteilung in Stadien nach EPUAP/NPUAP/PPPIA
  - Grad I: nicht wegdrückbare Rötung bei intakter Haut
  - Grad II: Teilverlust der Haut (Epidermis oder Dermis), flaches Ulkus oder Blase
  - Grad III: Verlust aller Hautschichten, Schädigung oder Nekrose von Subkutangewebe

  - Grad IV: Tiefgehender Gewebsverlust mit freiliegenden Knochen, Muskeln oder Sehnen
- Fotodokumentation zur Verlaufskontrolle
- Wundabstrich bei Verdacht auf Infektion
- Schmerzbeurteilung auch bei nicht sprechfähigen Personen
- Risikoeinschätzung mit validierten Skalen (z. B. Braden-Skala, Norton-Skala)

Symptome

- Hautrötung (Erythem), anfangs noch rückbildungsfähig
- Schwellung, Erwärmung, ggf. Verhärtung (Induration)
- Blasenbildung oder Ulkus je nach Schweregrad
- Nässende oder trockene Wunden mit Belägen
- Schmerz oder Druckempfindlichkeit
- Bei tieferen Stadien freiliegendes Gewebe oder Knochen
- Ggf. unangenehmer Geruch bei Infektion

Prognose

- Abhängig vom Stadium des Dekubitus und Allgemeinzustand der betroffenen Person
- Günstige Prognose bei Grad I und II bei frühzeitiger Intervention
- Verzögerte Heilung bei schlechter Durchblutung, Mangelernährung oder multimorbiden Patient:innen
- Chronische Verläufe möglich bei tiefergehenden Ulzera
- Lebensbedrohlich bei systemischen Infektionen in Folge eines Dekubitus

Komplikationen

- Infektion (lokal oder systemisch) → Wundinfektion, Erysipel, Sepsis
- Wundheilungsstörung durch nekrotisches Gewebe, schlechte Durchblutung oder Begleiterkrankungen
- Fistelbildung (Verbindungsgang zwischen Wunde und Körperhöhle)
- Osteomyelitis (Knochenentzündung) bei tiefem Dekubitus
- Schmerzchronifizierung
- Psychische Belastung, soziale Isolation

Therapie

- Druckentlastung (zentrale Maßnahme)
  - Regelmäßige Umlagerung nach individuellem Schema (z. B. 2-Stunden-Rhythmus)
  - Positionierungshilfen (z. B. Wechseldruckmatratze, Schaumstoffkissen)
  - Meidung von Scher- und Reibungskräften
- Wundbehandlung je nach Stadium und Wundzustand
  - Reinigung mit physiologischer Kochsalzlösung oder antiseptischen Lösungen

- Debridement (Entfernung von Nekrosen) → chirurgisch, autolytisch oder enzymatisch
- Auswahl geeigneter Wundauflagen (z. B. Hydrokolloide, Alginate, Schaumverbände)
- Behandlung von Infektionen → lokale oder systemische Antibiotikatherapie
- Systemische Maßnahmen
  - Optimierung des Ernährungszustands (Eiweiß, Vitamine, Spurenelemente)
  - Behandlung von Grunderkrankungen (z. B. Diabetes mellitus, Durchblutungsstörungen)
  - Schmerztherapie nach WHO-Stufenschema

Spezielle Pflegeinterventionen

- Durchführung und Dokumentation von Lagerungen und Mobilisationen
- Hautbeobachtung gefährdeter Areale mindestens einmal täglich
- Einschätzung des Dekubitusrisikos mit standardisierten Assessmentinstrumenten
- Durchführung der Wundversorgung entsprechend der ärztlichen Anordnung und Wundprotokoll
- Aseptisches Arbeiten bei Wundbehandlung
- Anleitung zur Selbstpflege (z. B. bei mobileren Patient:innen → Hautpflege, Körperwahrnehmung)
- Aufklärung von Patient:innen und Angehörigen zur Dekubitusprophylaxe
- Interprofessionelle Zusammenarbeit mit Ärzt:innen, Ernährungstherapie, Physiotherapie, Wundmanager:innen
- Anlegen und Überprüfen von Hilfsmitteln (z. B. Anti-Dekubitus-Matratzen, Lagerungshilfen)
- Schulung im Umgang mit Mobilitätshilfen zur Eigenaktivität
- Psychosoziale Begleitung bei schmerzhaften oder chronischen Wunden

1.4 Ekzeme [ICD-10: L30]

Definition

- Entzündliche Hauterkrankung mit meist nicht infektiöser Ursache
- Charakterisiert durch Juckreiz (Pruritus), Rötung (Erythem), Bläschenbildung (Vesikel), Nässen, Schuppung und Krusten
- Ekzem ist ein Oberbegriff für verschiedene Dermatosen wie Kontaktekzem, atopisches Ekzem, seborrhoisches Ekzem

Ätiologie

- Exogene Ursachen
  - Kontakt mit irritativen Substanzen (z. B. Reinigungsmittel, Säuren, Laugen → toxisches Kontaktekzem)
  - Allergene (z. B. Nickel, Duftstoffe, Latex → allergisches Kontaktekzem vom Typ IV)
- Endogene Ursachen
  - Genetische Veranlagung (z. B. bei atopischem Ekzem → Atopie bezeichnet die Neigung zu Überempfindlichkeitsreaktionen)
  - Immunologische Dysregulation (fehlgesteuerte Abwehrreaktion der Haut)
- Mischformen durch kombinierte Reize
- Weitere Einflussfaktoren
  - Stress als Trigger
  - Klimaeinflüsse (z. B. Kälte, Trockenheit)
  - Hormonelle Veränderungen
  - Hauttrockenheit (Xerosis cutis) als prädisponierender Faktor

Pathophysiologie

- Störung der epidermalen Barrierefunktion → erhöhter Wasserverlust, verminderter Schutz vor Reizstoffen
- Aktivierung von Immunzellen (z. B. T-Lymphozyten) → Freisetzung von Entzündungsmediatoren
- Bei allergischem Ekzem Sensibilisierung gegen ein Allergen → Typ-IV-Immunreaktion (Spättyp-Allergie)
- Bei atopischem Ekzem übermäßige IgE-Produktion und erhöhte Aktivität von Th2-Zellen
- Chronifizierung durch ständigen Juckreiz → Kratzen → Hautverdickung (Lichenifikation) und Barrierestörung

Diagnostik

- Klinische Inspektion der Hautveränderungen (Morphologie, Lokalisation, Ausdehnung)
- Anamnese bzgl. Beruf, Hobbys, Kontaktstoffe, familiäre Hauterkrankungen
- Allergiediagnostik (Epikutantest = Pflastertest bei Verdacht auf Kontaktallergie)
- IgE-Bestimmung bei atopischer Disposition
- Hautbiopsie nur bei unklarer Diagnose
- Differenzialdiagnosen ausschließen (z. B. Psoriasis, Pilzinfektionen, Skabies)

Symptome

- Akutes Ekzem
  - Erythem (Rötung)
  - Papeln (kleine Knötchen) und Vesikel (Bläschen)

  - Nässen (Exsudation)
  - Krustenbildung nach Aufplatzen der Vesikel
- Subakutes Ekzem
  - Abklingen der akuten Entzündung
  - Schuppung und beginnende Verhornung
- Chronisches Ekzem
  - Verdickung der Haut (Lichenifikation)
  - Vergröberung der Hautfelderung
  - Trockene, rissige, teils hyperpigmentierte Haut
  - Anhaltender starker Juckreiz

Prognose

- Akute Ekzeme meist gut behandelbar bei konsequenter Ursachenvermeidung
- Chronische Ekzeme mit rezidivierendem Verlauf möglich
- Atopisches Ekzem häufig schon im Kindesalter beginnend mit phasenhaften Verläufen
- Langfristige Verbesserung durch Hautschutzmaßnahmen, Allergenkarenz und Therapieadhärenz
- Prognose günstig bei frühzeitiger Diagnose und guter Schulung der Betroffenen

Komplikationen

- Superinfektion mit Bakterien (z. B. Staphylococcus aureus) oder Viren (z. B. Herpes simplex → Ekzema herpeticatum)
- Chronifizierung durch wiederholtes Kratzen und Entzündung
- Postinflammatorische Hyper- oder Hypopigmentierungen
- Narbenbildung bei tiefen Entzündungen oder Infektionen
- Psychische Belastung durch Juckreiz, Hautbild, soziale Isolation
- Arbeitsunfähigkeit bei beruflich bedingtem Ekzem (z. B. Friseur, Pflegeberufe)

Therapie

- Allgemeine Maßnahmen
  - Meidung bzw. Eliminierung auslösender Reize oder Allergene
  - Hautpflege zur Wiederherstellung der Hautbarriere (z. B. rückfettende Basiscremes mit Harnstoff oder Glycerin)
  - Kühlen bei akuten Symptomen zur Linderung des Juckreizes
- Topische Therapie
  - Glukokortikoide (entzündungshemmend → z. B. Hydrocortison, Betamethason (nur kurzfristig anwenden))
  - Calcineurin-Inhibitoren (z. B. Tacrolimus, Pimecrolimus → immunmodulierend ohne Atrophierisiko)
  - Antiseptika bei bakterieller Superinfektion
  - Harnstoff- oder zinkhaltige Präparate zur Hautpflege

- Systemische Therapie
  - Antihistaminika (z. B. Cetirizin → juckreizstillend)
  - Systemische Glukokortikoide bei schweren akuten Schüben
  - Immunsuppressiva (z. B. Ciclosporin A, Methotrexat bei schwerem atopischem Ekzem)
  - Biologika (z. B. Dupilumab bei therapieresistentem atopischem Ekzem)

Spezielle Pflegeinterventionen

- Tägliche Hautbeobachtung und Dokumentation von Veränderungen
- Durchführung und Anleitung zur Basispflege nach dem »Zwei-Phasen-Prinzip«
  - Akutphase: entzündungshemmende Therapie und Feuchtverbände
  - Remissionsphase: intensive Rückfettung und Barriereschutz
- Vermeidung irritierender Substanzen (alkoholhaltige Produkte, Seifen, heißes Wasser)
- Auswahl geeigneter Pflegeprodukte (pH-neutral, parfümfrei, auf die Haut abgestimmt)
- Anwendung von Verbänden (z. B. feuchte Umschläge mit Schwarztee oder antiseptischen Lösungen)
- Anleitung zur Juckreizvermeidung und Verhaltensstrategien (z. B. Kratzvermeidung durch Ablenkung oder Handschuhe)
- Schulung zur Ekzempflege im Alltag und im Umgang mit Triggerfaktoren
- Aufklärung zur Bedeutung der Therapietreue und regelmäßiger Hautpflege
- Unterstützung bei psychosozialer Belastung durch Hautveränderung
- Zusammenarbeit mit Hautärzt:innen, Wundmanager:innen und ggf. Berufsdermatolog:innen bei beruflich bedingtem Ekzem

1.5 Hautpilz [ICD-10: B35]

Definition

- Infektiöse Hauterkrankung, verursacht durch Dermatophyten (fadenförmige, keratinabbauende Pilze)
- Betrifft Haut (Cutis), Haare (Tinea capitis) oder Nägel (Tinea unguium)
- ICD-10-Gruppe B35 bezeichnet oberflächliche Dermatophytosen
- Übertragung meist durch direkten Hautkontakt oder kontaminierte Gegenstände

Ätiologie

- Infektion durch Dermatophyten
- Übertragung durch Kontakt mit infizierten Menschen (anthropophil), Tieren (zoophil) oder Erdreich (geophil)
- Risikofaktoren
  - Feuchte Umgebung (z. B. Schwimmbäder, Saunen, okkludierende Kleidung)
  - Schwitzen (Hyperhidrosis)
  - Immunschwäche (z. B. Diabetes mellitus, HIV)
  - Mikroverletzungen der Haut oder Nägel
  - Mangelnde Hygiene oder übertriebene Hygiene (Störung des Hautmikrobioms)
  - Enges Schuhwerk bei Fußpilz

Pathophysiologie

- Dermatophyten dringen in die Hornschicht der Epidermis (Stratum corneum) ein
- Verwertung von Keratin (hornbildendes Strukturprotein) als Nährstoffquelle
- Aktivierung der zellulären Immunantwort (T-Lymphozyten) → Entzündungsreaktion
- Chronischer Verlauf durch langsames Wachstum der Pilze und ineffektive Immunabwehr
- Ausbreitung entlang der Hautanhangsgebilde (Haare, Nägel)
- Ggf. Übertragung auf weitere Hautbereiche durch Autoinokulation (Selbstinfektion)

Diagnostik

- Klinische Begutachtung typischer Hautveränderungen (kreisrunde, schuppende Rötung mit zentraler Abblassung)
- Mikroskopischer Direktnachweis von Pilzhyphen in abgeschabtem Material (KOH-Präparat)
- Pilzkultur zur genauen Identifikation des Erregers (z. B. auf Sabouraud-Agar)
- ggf. PCR-Diagnostik bei unklaren oder therapieresistenten Verläufen
- Wood-Licht-Untersuchung bei bestimmten Erregern (z. B. *Microsporum canis* → fluoresziert grünlich)
- Differenzialdiagnostik zu Psoriasis, Ekzemen oder bakteriellen Infektionen erforderlich

Symptome

- Hautrötung (Erythem), oft ringförmig mit schuppigem Rand
- Juckreiz (Pruritus)
- Bläschenbildung oder Pusteln bei akuten Infektionen
- Verdickung und Brüchigkeit der Nägel bei Tinea unguium

- Schuppige, kahle Stellen mit Haarverlust bei Tinea capitis
- Chronische Risse (Rhagaden) und Hyperkeratose (vermehrte Hornhautbildung) bei Fußpilz

Prognose

- Gute Prognose bei frühzeitiger und konsequenter Behandlung
- Therapieerfolg abhängig von Lokalisation, Erreger und Patientencompliance
- Rückfallgefahr bei unzureichender Therapie oder Persistenz von Erregern auf Textilien, Schuhen oder Haustieren
- Chronisch-rezidivierende Verläufe möglich, besonders bei Nagel- oder Kopfhautbefall
- Günstiger Verlauf bei konsequenter Hygienemaßnahme und Erregerelimination

Komplikationen

- Sekundärinfektionen durch Bakterien (z. B. Streptokokken, Staphylokokken)
- Chronifizierung mit dauerhafter Hautveränderung
- Narbenbildung bei stark entzündlichem Verlauf
- Ausbreitung auf weitere Hautareale
- Soziale Stigmatisierung bei sichtbaren Befunden (z. B. Gesicht, Hände, Kopfhaut)
- Mykotische Superinfektion anderer dermatologischer Erkrankungen
- Infektionsquelle für andere Menschen bei unbehandeltem Befall

Therapie

- Topische Antimykotika (lokale Anwendung)
  - Imidazole (z. B. Clotrimazol, Miconazol → fungistatisch bis fungizid)
  - Allylamine (z. B. Terbinafin → hemmen Ergosterolbiosynthese der Pilzzelle)
  - Ciclopirox oder Amorolfin bei Nagelpilz
  - Behandlungsdauer abhängig von Lokalisation und Erreger
  - Regelmäßige Anwendung erforderlich, auch über symptomfreien Zeitraum hinaus (Remanenztherapie)
- Systemische Therapie (bei ausgedehntem oder tiefem Befall)
  - Oral verabreichte Antimykotika (z. B. Terbinafin, Itraconazol, Fluconazol)
  - Indikation bei Tinea capitis, Tinea unguium, Tinea profunda
  - Dauer meist mehrere Wochen bis Monate
- Ergänzende Maßnahmen
  - Entfernung oder Desinfektion kontaminierter Textilien und Schuhe
  - Tierärztliche Behandlung bei zoonotischer Übertragung
  - Maßnahmen zur Schweißreduktion und Hauttrockenhaltung
  - Kontrolle und Behandlung von Risikofaktoren (z. B. Hyperhidrose, Diabetes)

Spezielle Pflegeinterventionen

- Aufklärung der Patient:innen über Ansteckungswege und Hygienemaßnahmen
- Tragen von Einmalhandschuhen bei direktem Hautkontakt zur Vermeidung von Kreuzinfektionen
- Unterstützung bei korrekter Anwendung topischer Antimykotika nach ärztlicher Verordnung
- Kontrolle der Therapietreue (Compliance) bei längerer Anwendungsdauer
- Dokumentation von Hautzustand, Lokalisation, Ausbreitung und subjektiven Beschwerden (z. B. Juckreiz)
- Regelmäßiger Wäschewechsel von Kleidung, Bettwäsche und Handtüchern bei mindestens 60 Grad Celsius
- Unterstützung bei rückfettender Hautpflege zur Regeneration der Hautbarriere
- Motivation zur Einhaltung hygienischer Maßnahmen im häuslichen Umfeld
- Information über Schuh- und Textildesinfektion (z. B. mit Antimykotikum-haltigen Sprays)
- Beobachtung auf Anzeichen von Superinfektionen oder therapieresistentem Verlauf → rechtzeitig ärztlich melden
- Aufklärung über mögliche Rückfallrisiken und präventive Hautpflege

1.6 Herpes [ICD-10: B00]

Definition

- Virale Infektionskrankheit der Haut und Schleimhäute
- Verursacht durch Herpes-simplex-Viren (HSV)
- Zwei Haupttypen
  - HSV Typ 1 → vorrangig orolabial (Lippenherpes)
  - HSV Typ 2 → vorrangig genital (Genitalherpes)
- ICD-10-Kategorie B00 umfasst Infektionen mit Herpes-simplex-Viren unabhängig von Lokalisation

Ätiologie

- Infektion mit Herpes-simplex-Viren durch Tröpfcheninfektion oder Schmierinfektion
- HSV-1 Übertragung meist im Kindesalter über Speichelkontakt
- HSV-2 Übertragung überwiegend durch sexuellen Kontakt
- Reaktivierung latenter Virusinfektion durch verschiedene Triggerfaktoren
  - Fieber; Stress; Sonnenexposition (UV-Licht); Menstruation; Immunsuppression

- Persistenz des Virus in Nervenganglien (Ganglien = Nervenknoten) nach Erstinfektion

Pathophysiologie

- Primärinfektion erfolgt über Haut oder Schleimhaut
- Virus dringt in Epithelzellen ein → Vermehrung (Replikation)
- Transport entlang sensorischer Nervenfasern in Ganglien
- Dort persistiert HSV lebenslang in latenter Form
- Bei Reaktivierung wandert Virus entlang des Nervs zurück zur Hautoberfläche
- Dort entstehen erneut typische Läsionen (Bläschen)
- Immunsystem spielt zentrale Rolle bei Kontrolle der Virusaktivität

Diagnostik

- Klinisches Bild meist ausreichend bei typischer Lokalisation und Rezidiven
- Nachweis von Virus-DNA mittels PCR (Polymerasekettenreaktion) aus Abstrichmaterial
- Tzanck-Test zeigt Riesenzellen (Zytodiagnostik aus Bläscheninhalten)
- Virusanzucht in Zellkultur möglich, aber zeitaufwendig
- Serologische Antikörpertests bei unklarer Primärinfektion
- Differenzialdiagnose zu Aphten, Varizellen, Impetigo contagiosa, Pilzinfektionen

Symptome

- Juckreiz
- Brennen oder Spannungsgefühl an der betroffenen Stelle vor Bläschenbildung (Prodromalphase)
- Schmerzhafte, gruppierte Vesikel (Bläschen) auf gerötetem Grund
- Nach einigen Tagen Ulzeration (Aufbrechen) und Krustenbildung
- Allgemeinsymptome möglich bei Erstinfektion
  - Fieber; Lymphknotenschwellung (Lymphadenopathie); Abgeschlagenheit
- Lokalisation abhängig vom Virustyp
  - HSV-1 → Lippen, Gesicht, seltener Finger (Herpetische Paronychie)
  - HSV-2 → Genitalbereich, Gesäß, Oberschenkel

Prognose

- Meist unkomplizierter Verlauf bei Immungesunden
- Rezidive häufig aber meist milder als Primärinfektion
- Erreger verbleibt lebenslang im Organismus
- Reduktion der Rückfallrate durch antivirale Langzeitprophylaxe möglich
- Günstige Prognose bei konsequenter symptomatischer Behandlung
- Schwerer Verlauf bei Neugeborenen oder immunsupprimierten Patient:innen

Komplikationen

- Bakterielle Superinfektion der Bläschen
- Herpetische Keratitis (Hornhautentzündung) → Gefahr der Erblindung
- Herpes simplex Enzephalitis (Hirnentzündung durch HSV) → lebensbedrohlich
- Herpes neonatorum (Infektion des Neugeborenen bei Geburt durch HSV-2)
- Generalisierte Infektion bei stark immungeschwächten Personen (z. B. HIV-Erkrankten)
- Chronischer Verlauf mit psychosozialer Belastung bei genitalem Herpes

Therapie

- Antivirale Therapie
  - Aciclovir (nukleosidischer Hemmstoff der Virus-DNA-Synthese)
  - Valaciclovir und Famciclovir (Prodrugs mit besserer Bioverfügbarkeit)
  - Lokal bei leichten Verläufen in Cremeform
  - Systemisch oral oder intravenös bei ausgeprägten oder schweren Infektionen
  - Beginn möglichst in der Prodromalphase zur Verkürzung des Verlaufs
- Symptomatische Therapie
  - Schmerzlinderung mit Analgetika
  - Kühlen zur Reizlinderung
  - Zinksalben oder antiseptische Lösungen zur Förderung der Abheilung
- Prophylaxe
  - Dauertherapie bei häufigen Rezidiven
  - Vermeidung bekannter Triggerfaktoren
  - Aufklärung über Übertragungswege und Schutzmaßnahmen

Spezielle Pflegeinterventionen

- Beobachtung und Dokumentation von Haut- und Schleimhautveränderungen
- Hygienemaßnahmen zur Vermeidung von Schmierinfektionen
  - Händehygiene nach Kontakt mit Läsionen
  - Einmalhandschuhe bei Wundversorgung
  - Trennung von persönlichen Gegenständen (z. B. Handtücher, Kosmetika)
- Anwendung antiviraler Medikamente gemäß ärztlicher Verordnung
- Hautpflege mit nicht reizenden, pH-neutralen Produkten
- Unterstützung bei der Linderung von Juckreiz und Schmerz (z. B. Kühlen)
- Aufklärung von Betroffenen über Krankheitsverlauf und Ansteckungsgefahr
- Isolation bei offener Herpesinfektion im Gesicht bei schwer kranken oder immungeschwächten Patient:innen
- Psychosoziale Betreuung bei genitalem Herpes aufgrund möglicher Stigmatisierung
- Beratung bei Herpes in der Schwangerschaft → Gynäkologische Rücksprache bei HSV-2

1.7 Karbunkel [ICD-10: L02]

Definition

- Tiefe bakterielle Entzündung mehrerer benachbarter Haarfollikel (Follikulitiden) mit Einbeziehung des umgebenden Gewebes
- Entsteht meist aus zusammenfließenden Furunkeln (tiefe eitrige Haarbalgentzündung)
- Typisch ist die zentrale Einschmelzung mit multiplen Eiteraustrittspunkten
- ICD-10 L02 → Hautabszess, Furunkel und Karbunkel an verschiedenen Körperregionen

Ätiologie

- Infektion mit Staphylococcus aureus
- Eintrittspforten: Mikrotraumen (kleine Hautläsionen)
- Risikofaktoren
  - Schlechte Hygiene
  - Starkes Schwitzen (Hyperhidrosis)
  - Rasurverletzungen
  - Diabetes mellitus
  - Immunsuppression (z. B. HIV, Kortisontherapie)
  - Adipositas
  - Mangelernährung
  - Chronische Dermatosen (z. B. Ekzeme, Neurodermitis)

Pathophysiologie

- Eindringen von Erregern in Haarfollikel und Talgdrüsen
- Entzündung mit Eiterbildung (Ansammlung von Granulozyten und Zelltrümmern)
- Gewebenekrose → zentrale Einschmelzung und Fistelbildung
- Ausbreitung ins Subkutangewebe → derbes Infiltrat mit zentralem Abszess
- Gefahr der systemischen Erregerverbreitung

Diagnostik

- Klinische Untersuchung: schmerzhaftes, gerötetes, derbes Infiltrat mit Eiteraustritt
- Temperaturmessung zur Erfassung systemischer Beteiligung
- Labor: Entzündungsparameter (CRP, BSG, Leukozyten)
- Abstrich zur Erreger- und Resistenzbestimmung (Antibiogramm)
- Differenzialdiagnosen
  - Furunkel; Hautabszess; Nekrotisierende Fasziitis; Hidradenitis suppurativa

Symptome

- Druckschmerzhafte, tief liegende Hautverhärtung
- Intensive Rötung und Überwärmung
- Mehrere Pusteln oder Fistelöffnungen mit eitrigem Sekret
- Allgemeinsymptome möglich
  - Fieber; Krankheitsgefühl; Regionale Lymphadenopathie
- Häufige Lokalisationen
  - Nacken; Rücken; Oberschenkel; Gesicht (besonders gefährlich wegen Nähe zu ZNS)

Prognose

- Gute Prognose bei früher Behandlung
- Spontanheilung bei kleinen Karbunkeln möglich
- Gefahr von Ausbreitung oder Chronifizierung bei unzureichender Therapie
- Höheres Risiko bei Immunsuppression oder Diabetes

Komplikationen

- Phlegmone (diffuse Weichteilinfektion)
- Lymphangitis
- Lymphadenitis
- Sepsis
- Sinus-cavernosus-Thrombose bei Lokalisation im Nasen-Dreieck
- Narbenbildung
- Rezidivierende Karbunkelbildung bei persistierenden Ursachen

Therapie

- Konservative Maßnahmen:
  - Ruhigstellung der betroffenen Region
  - Feucht-warme Umschläge zur Förderung der Reifung
  - Lokale Antiseptika, z.B. Polyhexanid Octenidin
  - Schmerzmittel, z.B. Paracetamol Ibuprofen
  - Systemische Antibiotikatherapie bei
    - Fieber; Immunschwäche; ausgedehntem Infiltrat; Gesichtsbereich; Phlegmone, z.B. Flucloxacillin; Bei Penicillinallergie: Clindamycin Doxycyclin
- Chirurgische Maßnahmen:
  - Inzision unter sterilen Bedingungen
  - Débridement (Entfernung von Nekrosen)
  - Antiseptische Spülung
  - Drainageeinlage bei Bedarf
  - Sekundäre Wundheilung mit täglichen Verbandwechseln
  - ggf. plastische Deckung bei großflächigen Defekten

- Grunderkrankungen mitbehandeln
  - Optimierung des Blutzuckers bei Diabetes
  - Verbesserung der Körperhygiene
  - Reduktion von Reibung Schwitzen

Spezielle Pflegeinterventionen

- Regelmäßige Hautinspektion zur Früherkennung
  - Beobachtung auf Rötung Schwellung Überwärmung
- Unterstützung bei antiseptischer Hautpflege
  - z. B. Waschungen mit Octenidin; Aufklärung über reizfreie Pflegeprodukte
- Verbandwechsel unter aseptischen Bedingungen
  - Dokumentation von Wundverlauf und Exsudatmenge
  - Anwendung antiseptischer Wundauflagen
- Überwachung auf systemische Infektionszeichen
  - Fieber; Tachykardie; Schüttelfrost
- Unterstützung bei Schmerzmanagement
  - Analgetikagabe nach ärztlicher Anordnung; Schmerzanamnese zur Medikationsevaluierung
- Hygieneschulung
  - Hände- und Körperpflege; Kein Manipulieren an Läsionen; Wäsche- und Kleidungshygiene
- Isolation bei multiresistenten Keimen (z. B. MRSA)
  - Schutzkleidung; Flächendesinfektion
- Patientenedukation zu Risikofaktoren
  - Diabetesmanagement; Gewichtskontrolle; Ausgewogene Ernährung zur Immunstärkung
- Psychosoziale Begleitung bei rezidivierenden Verläufen
  - Gesprächsangebote; Einbindung von Sozialdienst oder Psycholog:in
- Interprofessionelle Zusammenarbeit
  - Abstimmung mit Wundmanager:in, Hygienefachkraft, Arzt/Ärztin

1.8 Kontaktekzem [ICD-10: L23]

Definition

- Entzündliche Hautreaktion auf äußere Substanzen bei direktem Hautkontakt
- Nicht infektiöse Dermatose (Hauterkrankung)
- Unterscheidung zwischen allergischem Kontaktekzem und toxisch-irritativem Kontaktekzem
- ICD-10 L23 bezeichnet das allergische Kontaktekzem als immunologisch bedingte Form

Ätiologie

- Allergisches Kontaktekzem
  - Typ IV-Allergie (Spätreaktion durch T-Zellen vermittelt)
  - Auslöser: Kontaktallergene (z. B. Nickel, Duftstoffe, Farbstoffe, Latex, Konservierungsmittel)
  - Sensibilisierung durch wiederholten Kontakt erforderlich
- Toxisch-irritatives Kontaktekzem
  - Direkte Schädigung der Hautbarriere durch reizende Stoffe
  - Keine Immunreaktion beteiligt
  - Auslöser: Säuren, Laugen, Reinigungsmittel, Lösungsmittel
  - Häufig beruflich bedingt (z. B. Friseur:innen, Pflegekräfte, Reinigungspersonal)

Pathophysiologie

- Allergisches Kontaktekzem
  - Sensibilisierung bei Erstkontakt
  - T-Lymphozyten erkennen Allergen beim erneuten Kontakt
  - Entzündungsreaktion nach 12–72 Stunden
  - Zytokinfreisetzung führt zu Hautveränderungen
- Toxisch-irritatives Kontaktekzem
  - Direkter Schaden an Keratinozyten
  - Aktivierung von Entzündungsmediatoren
  - Störung der Hautbarriere → erhöhte Permeabilität

Diagnostik

- Anamnese (Beruf, Hobbys, Exposition)
- Klinisches Bild meist auf Kontaktstelle begrenzt
- Epikutantest (Pflastertest) zur Allergenidentifikation
- Ausschluss anderer Dermatosen (z. B. Psoriasis, atopisches Ekzem)
- Differenzialdiagnostik durch Dermatolog:in

Symptome

- Akute Symptome: Rötung, Schwellung, Nässen, Juckreiz, Brennen, Bläschen
- Chronisch: Schuppung, Krusten, Lichenifikation, Rhagaden, trockene Haut
- Lokalisation je nach Exposition: Hände, Gesicht, Unterarme, Hals

Prognose

- Gute Prognose bei konsequenter Meidung des Auslösers
- Chronifizierung möglich bei fortgesetzter Exposition
- Rückfallrisiko hoch bei beruflicher Belastung
- Chronisches Ekzem kann zur Arbeitsunfähigkeit führen

- Frühzeitige Diagnostik verbessert den Verlauf

Komplikationen

- Chronisches Handekzem mit Lebensqualitätsminderung
- Sekundärinfektionen (bakteriell, mykotisch)
- Psychische Belastung durch sichtbare Hautveränderungen
- Beruflich bedingte Hauterkrankung → sozialmedizinische Relevanz
- Verlust der Hautbarrierefunktion → Infektionsrisiko

Therapie

- Allgemeine Maßnahmen
  - Meidung des Auslösers/Schutzmaßnahmen am Arbeitsplatz
  - Schutzhandschuhe aus Vinyl/Nitril (bei Latexallergie)
  - Hautschutzpläne bei beruflicher Exposition
  - Anwendung von Schutzcremes vor, Pflegecremes nach Exposition
- Topische Therapie
  - Glukokortikoide (z. B. Hydrocortison, Mometason)
  - Calcineurin-Inhibitoren (z. B. Tacrolimus, Pimecrolimus)
  - Zinkschüttelmixturen bei nässenden Läsionen
  - Antiseptika zur Infektionsprophylaxe
- Systemische Therapie
  - Kurzzeitige systemische Glukokortikoide bei schweren Schüben
  - Antihistaminika bei starkem Juckreiz
  - Immunsuppressiva bei chronisch-therapieresistentem Verlauf
- Physikalische Maßnahmen
  - UV-Therapie (Phototherapie)
  - Balneophototherapie (Solebäder + UV)
- Beratung und Schulung
  - Allergiepass bei bestätigter Kontaktallergie
  - Aufklärung über Allergenvermeidung und Hautschutz
  - Teilnahme an Hautschutzschulungen im Berufsumfeld

Spezielle Pflegeinterventionen

- Regelmäßige Hautbeurteilung und Dokumentation
- Beobachtung auf Infektzeichen (Rötung, Wärme, Eiter)
- Unterstützung bei Hautpflege und -schutz entsprechend Pflegeplanung
- Anleitung zur Reinigung mit seifenfreien Syndets
- Aufklärung zur Anwendung von Cremes (Wirkung/Nebenwirkungen)
- Förderung der Selbstpflege bei chronischen Ekzemen
- Interdisziplinäre Zusammenarbeit (Dermatolog:in, Arbeitsmediziner:in, Wundexpert:in)
- Einschätzung des Pflegebedarfs bei Einschränkungen (z. B. Handekzeme)
- Schulung im Umgang mit Schutzkleidung, Allergenvermeidung

- Motivation zur regelmäßigen rückfettenden Pflege nach Wasserkontakt
- Hygienestandards einhalten und fördern
- Psychosoziale Unterstützung bei Stigmatisierung
- Aufklärung zur Hautbarriere und deren Schutzfunktion

1.9 Malignes Melanom [ICD-10: C43]

Definition

- Hochmaligner Tumor der pigmentbildenden Zellen der Haut
- Ausgehend von den Melanozyten (pigmentbildende Zellen der Basalschicht der Epidermis)
- Sehr aggressive Hautkrebsform mit hoher Metastasierungsrate
- Häufigster tödlicher Hauttumor trotz geringerer Inzidenz im Vergleich zu Basalzellkarzinom und Plattenepithelkarzinom

Ätiologie

- Genetische Prädisposition bei familiärer Häufung von Melanomen
- UV-Strahlung als Hauptursache, insbesondere UV-B und künstliche UV-Quellen wie Solarien
- Sonnenbrände in der Kindheit erhöhen das Risiko deutlich
- Helle Hauttypen (Fitzpatrick I und II) mit reduzierter Pigmentierung besonders gefährdet
- Präexistente melanozytäre Nävi (Muttermale) mit Dysplasien
- Immunsuppression, z. B. nach Organtransplantation oder bei HIV
- Xeroderma pigmentosum (erblich bedingte UV-Empfindlichkeit durch DNA-Reparaturdefekt)

Pathophysiologie

- Mutation von Tumorsuppressorgenen, z. B. CDKN2 A oder BRAF-Mutation
- Entartung von Melanozyten mit unkontrollierter Proliferation
- Einwachsen in tiefere Hautschichten sowie in Blut- und Lymphgefäße
- Frühzeitige Metastasierung über Lymphknoten und hämatogene Streuung
- Bevorzugte Metastasierungsorgane:
  - Haut, Lunge, Leber, Gehirn, Knochen
- Tumorwachstum:
  - Radial = innerhalb der Epidermis oder oberflächlicher Dermis
  - Vertikal = tiefes invasives Wachstum mit höherem Metastasierungspotenzial

Diagnostik

- Klinische Inspektion unter Beachtung der ABCDE-Regel:
  - A = Asymmetrie
  - B = Begrenzung unregelmäßig
  - C = Colour (Farbunterschiede)
  - D = Durchmesser über 5 mm
  - E = Erhabenheit oder Entwicklung (Veränderung)
- Dermatoskopie zur genaueren Beurteilung der Pigmentstruktur
- Exzisionsbiopsie mit Sicherheitsabstand zur histopathologischen Sicherung
- Bestimmung der Tumordicke nach Breslow
- Clark-Level (Invasionstiefe)
- Sentinel-Lymphknotenbiopsie zur Prüfung auf Lymphknotenmetastasen
- Staging-Untersuchungen bei Verdacht auf Metastasierung:
  - CT; MRT; PET-CT; Sonografie

Symptome

- Pigmentierte oder unregelmäßige Hautveränderung mit rascher Größenzunahme
- Veränderung eines bestehenden Muttermals
- Unregelmäßige Begrenzung
- Uneinheitliche Farbe (Schwarz, Braun, Rot, Blau, Grau)
- Nässende oder blutende Läsion
- Pruritus oder Brennen möglich
- Häufige Lokalisation an sonnenexponierten Arealen:
  - Rücken bei Männern; Beine bei Frauen; Aach an nicht UV-exponierten Stellen möglich

Prognose

- Abhängig von Tumordicke und Metastasierung
- Günstige Prognose bei Tumordicke < 1 mm und fehlender Lymphknotenbeteiligung
- Tumordicke nach Breslow einer der wichtigsten Prognoseparameter
- Fünf-Jahres-Überlebensrate stark stadienabhängig:
  - Stadium I → bis zu 90 %
  - Stadium IV mit Fernmetastasen → unter 25 %
- Früherkennung entscheidend für Therapieerfolg
- Prognoseverschlechterung bei Ulzeration (Gewebezerfall der Tumoroberfläche)
- Höheres Risiko für Zweitmelanom bei bestehendem Melanom

Komplikationen

- Frühzeitige lymphogene und hämatogene Metastasierung:
  - Lymphknotenmetastasen; Fernmetastasen (Lunge, Leber, Gehirn, Knochen)

- Tumorrezidiv nach unvollständiger Entfernung
- Ulzeration und Sekundärinfektion
- Tumorblutung
- Lymphödem durch Lymphknotenentfernung oder -infiltration
- Paraneoplastische Syndrome
- Psychische Belastung (Angst, Entstellung)
- Funktionseinschränkungen bei Lokalisation an Extremitäten oder im Gesicht

Therapie

- Operative Therapie:
  - Primäre Exzision mit Sicherheitsabstand je nach Tumordicke
  - Nachresektion bei positivem Befund
  - Sentinel-Lymphknotenbiopsie
  - Lymphadenektomie bei Befall
- Immuntherapie:
  - Checkpoint-Inhibitoren (z. B. Nivolumab, Pembrolizumab); Aktivierung zytotoxischer T-Zellen
- Zielgerichtete Therapie:
  - Bei BRAF-Mutation → BRAF-Inhibitoren (z. B. Vemurafenib)
  - Kombination mit MEK-Inhibitoren
- Chemotherapie (nachrangig)
- Strahlentherapie
  - Palliativ bei symptomatischen Metastasen, v. a. im Gehirn
- Adjuvante Therapie
  - Nach Operation zur Rückfallvermeidung
- Palliative Maßnahmen
  - Symptomkontrolle; Schmerztherapie, psychoonkologische Begleitung

Spezielle Pflegeinterventionen

- Hautinspektion im Rahmen der Körperpflege
  - Beobachtung und Dokumentation von Veränderungen
- Unterstützung bei prä- und postoperativer Versorgung
  - Wundpflege, Drainagenmanagement, Infektionsbeobachtung
- Schmerzmanagement
- Umgang mit Nebenwirkungen von Immun- und zielgerichteter Therapie
  - Fatigue, Hautreaktionen, Entzündungen (Kolitis, Hepatitis)
- Information zu Sonnenschutz:
  - Lichtschutzfaktor 50+, Mittagssonne meiden, Schutzkleidung
- Psychoonkologische Unterstützung
- Förderung der Krankheitsverarbeitung
- Aufklärung zur Hautselbstuntersuchung (ABCDE-Regel)
- Einbindung von Angehörigen
- Interdisziplinäre Zusammenarbeit: Onkolog:in, Dermatolog:in, Wundmanager:in, Psycholog:in

1.10 Nesselsucht [ICD-10: L50]

Definition

- Akute oder chronische Hauterkrankung mit plötzlich auftretenden Quaddeln (umschriebene Schwellungen der oberen Hautschichten)
- Meist begleitet von starkem Juckreiz (Pruritus)
- Angioödeme (tiefer liegende Schwellungen v.a. im Gesicht oder an Schleimhäuten) können zusätzlich auftreten
- Akute Form dauert weniger als sechs Wochen
- Chronische Urtikaria dauert länger als sechs Wochen oder tritt rezidivierend auf

Ätiologie

- Freisetzung von Histamin aus Mastzellen (spezialisierte Immunzellen)
- Allergische Ursachen
  - Nahrungsmittelallergien; Insektengifte; Medikamente, z.B. Penicillin NSAR
- Nicht allergische Ursachen
  - Infektionen, z.B. Virusinfekte Helicobacter pylori; Autoimmunprozesse mit Bildung von Autoantikörpern gegen IgE oder Mastzellrezeptoren; Stress als möglicher Trigger
- Physikalische Auslöser
  - Druck; Kälte; Wärme; UV-Strahlung; Wasser (aquagene Urtikaria)
- Idiopathische Urtikaria ohne erkennbare Ursache

Pathophysiologie

- Aktivierung von Mastzellen durch Immunreaktionen oder physikalische Reize
- Freisetzung von Entzündungsmediatoren wie Histamin Leukotriene Prostaglandine
- Histamin verursacht
  - Gefäßerweiterung (Vasodilatation)
  - Erhöhte Gefäßpermeabilität → Flüssigkeitsaustritt ins Gewebe
  - Kontraktion der glatten Muskulatur
  - Stimulation von Nervenendigungen → Juckreiz
- Bildung von Quaddeln durch Flüssigkeitseinlagerung in der Dermis
- Bei Angioödem tiefer liegende Schwellung durch Flüssigkeitsansammlung im subkutanen Gewebe

Diagnostik

- Anamnese
  - Beginn Dauer Auslöser Begleitsymptome
- Klinische Inspektion der Hautveränderungen
- Differenzierung zwischen akuter und chronischer Urtikaria

- Provokationstests bei physikalischer Urtikaria
- Allergiediagnostik
  - Pricktest; spezifisches IgE im Blut
- Laboruntersuchungen bei chronischer Urtikaria
  - Entzündungsparameter; Autoantikörper; Infektionsdiagnostik
- Differentialdiagnose
  - Arzneimittelexanthem; Erythema multiforme; systemischer Lupus erythematodes

Symptome

- Quaddeln mit zentraler Hauthebung und umgebendem Rötungshof
- Starker Juckreiz
- Rasches Auftreten und spontane Rückbildung innerhalb von Stunden
- Schwellungen im Bereich von Augenlidern, Lippen, Händen, Füßen bei Angioödem
- Selten Schleimhautbeteiligung mit Dyspnoe bei Larynxödem (Kehlkopfschwellung)
- Chronische Urtikaria häufig mit rezidivierenden Schüben
- Allgemeinsymptome möglich, z. B. Müdigkeit Reizbarkeit Schlafstörungen durch Juckreiz

Prognose

- Akute Urtikaria heilt in der Regel vollständig aus
- Chronische Urtikaria kann über Monate bis Jahre persistieren
- Verlauf schwankt individuell
- Spontanremission möglich
- Lebensqualität kann durch Juckreiz und Schlafstörungen stark beeinträchtigt sein
- Bei Angioödem im Kehlkopfbereich akute Lebensgefahr durch Atemnot

Komplikationen

- Larynxödem mit Erstickungsgefahr
- Anaphylaxie als schwerste allergische Reaktion mit Kreislaufkollaps
- Chronische Schlaflosigkeit durch nächtlichen Juckreiz
- Depression oder Angststörungen bei chronischer Belastung
- Sekundärinfektionen durch Kratzen und Hautläsionen

Therapie

- Akuttherapie
  - Antihistaminika der zweiten Generation, z. B. Cetirizin, Loratadin, Desloratadin, Fexofenadin

  - Kortikosteroide (entzündungshemmende Steroide) bei schweren Schüben oder Angioödemen
  - Adrenalin (Epinephrin) intramuskulär bei anaphylaktischer Reaktion
  - Antiallergische Notfallmedikation bei bekanntem Auslöser verordnet
  - Kühlende Umschläge oder lokal wirksame Antipruriginosa (juckreizstillende Mittel) zur Symptomlinderung
- Langzeittherapie bei chronischer Urtikaria
  - Dauerhafte Gabe von Antihistaminika, ggf. Dosissteigerung bis zum Vierfachen der Standarddosis
  - Omalizumab (monoklonaler Antikörper gegen IgE) bei therapieresistenter chronischer spontaner Urtikaria
  - Ciclosporin A (Immunsuppressivum) als Reservemedikament bei schweren Verläufen
  - Identifikation und Vermeidung von Triggerfaktoren
  - Behandlung zugrunde liegender Infektionen oder Grunderkrankungen
  - Stressmanagement und psychosomatische Begleitung bei chronischem Verlauf

Spezielle Pflegeinterventionen

- Beobachtung und Dokumentation von Hautveränderungen
  - Anzahl, Größe, Lokalisation und Verlauf der Quaddeln oder Schwellungen
  - zeitlicher Zusammenhang zu Medikamenten, Nahrung oder Umwelteinflüssen
- Juckreizmanagement
  - Kühlende Umschläge
  - Ablenkende Maßnahmen
  - Vermeidung von Wärmezufuhr und Reibung
  - Hautpflege mit rückfettenden oder antihistaminhaltigen Lotionen
- Aufklärung über mögliche Auslöser und Triggervermeidung (z. B. Nahrungsmittel, Medikamente, Stress, Kälte oder Wärme)
- Anleitung zur Einnahme verordneter Medikamente
  - Wirkweise/Nebenwirkungen; regelmäßige Einnahme
- Beobachtung auf Anzeichen eines Angioödems
  - Schwellung im Gesichtsbereich; Atemnot, Heiserkeit
  - Sofortige ärztliche Information bei Alarmzeichen
- Notfallmanagement vorbereiten
  - Schulung im Umgang mit Notfallset (Antihistaminikum, Kortison, Adrenalin-Autoinjektor)
  - Sicherstellung der Erreichbarkeit im Notfall
- Unterstützung bei psychosozialen Belastungen
  - Gesprächsführung über Ängste, Schlafprobleme, soziale Einschränkungen
  - ggf. Einbeziehung von Psycholog:innen oder Sozialdienst
- Interdisziplinäre Zusammenarbeit
  - Kooperation mit Arzt/Ärztin, Dermatolog:innen, Allergolog:innen
  - Einbindung der Patient:innen in Therapieentscheidungen

1.11 Neurodermitis [ICD-10: L20]

Definition

- Chronisch-entzündliche, nicht infektiöse Hauterkrankung
- Gehört zu den atopischen Erkrankungen (atopisch = genetisch bedingte Überempfindlichkeit gegenüber Umweltfaktoren)
- Gekennzeichnet durch stark juckende, schubweise verlaufende Ekzeme
- Typisch ist ein individuell verschieden stark ausgeprägter Verlauf mit Phasen der Remission (Symptomfreiheit) und Exazerbation (Verschlechterung)

Ätiologie

- Genetische Disposition (familiäre Häufung von Atopien wie Asthma, Heuschnupfen, Neurodermitis)
- Barrierestörung der Epidermis (z.B. durch Filaggrin-Mutation; Filaggrin = Strukturprotein der Hautbarriere)
- Immunologische Dysregulation mit Th2-dominierter Immunantwort (Th2 = T-Helferzellen Typ 2, beteiligt an allergischen Reaktionen)
- Umweltfaktoren (Allergene wie Hausstaubmilben, Pollen, Tierhaare)
- Triggerfaktoren wie Stress, klimatische Bedingungen, Infekte, irritierende Substanzen (z.B. Duftstoffe, Reinigungsmittel)

Pathophysiologie

- Dysfunktion der Hautbarriere führt zu erhöhtem Transepidermalem Wasserverlust (TEWL) und erhöhter Permeabilität für Allergene und Keime
- Aktivierung dendritischer Zellen → Antigenpräsentation → Aktivierung von Th2-Zellen → Produktion von Zytokinen wie IL-4, IL-13
- Chronische Entzündung mit Infiltration durch eosinophile Granulozyten (eine Unterform weißer Blutkörperchen, beteiligt an allergischen Prozessen)
- Juckreiz durch Freisetzung von Histamin, Interleukinen, Neuropeptiden → Kratzreiz → »Juck-Kratz-Spirale« → weitere Hautschädigung
- Superinfektionen durch Staphylococcus aureus häufig

Diagnostik

- Anamnese (insbesondere familiäre Atopieneigung, Verlauf, Auslöser)
- Klinischer Befund (Verteilung der Hautveränderungen, typisches Ekzemstadium, Kratzspuren)
- Diagnostische Kriterien nach Hanifin und Rajka
- Allergietestungen (Pricktest, spezifisches IgE im Serum)
- Hautfeuchtigkeitsmessung (Corneometrie), pH-Wert-Bestimmung
- Differenzialdiagnose zu Psoriasis, Kontaktekzem, seborrhoisches Ekzem

Symptome

- Starker Juckreiz (Pruritus), oft quälend, besonders nachts
- Trockene, schuppende Haut (Xerosis cutis)
- Rötung (Erythem), Papeln, Vesikel, nässende Ekzeme in akuter Phase
- Lichenifikation (Verdickung und Vergröberung der Haut in chronischer Phase)
- Prädilektionsstellen je nach Alter:
  - Säuglinge: Gesicht, Streckseiten der Extremitäten
  - Kinder: Beugeseiten (Ellenbeugen, Kniekehlen), Hals
  - Erwachsene: Hände, Gesicht, Nacken, Dekolleté
- Schlafstörungen durch Juckreiz

Prognose

- In vielen Fällen Rückbildung im Kindesalter möglich
- Häufig Persistenz oder Rückfall im Erwachsenenalter
- Chronisch-rezidivierender Verlauf mit wechselnden Schweregraden
- Bei ausgeprägter Verlaufsform erhebliche Einschränkung der Lebensqualität

Komplikationen

- Superinfektion mit Bakterien (v.a. *Staphylococcus aureus*), Viren (z.B. Herpes-simplex-Virus → Ekzema herpeticatum) oder Pilzen
- Chronische Hautveränderungen wie Lichenifikation, Hyper- oder Hypopigmentierung
- Schlafmangel, Erschöpfung, Konzentrationsstörungen
- Psychische Belastungen (Depression, Angst, soziale Isolation)
- Sensibilisierung gegenüber Kontaktallergenen durch geschädigte Hautbarriere

Therapie

- Basistherapie mit täglicher rückfettender Hautpflege (Emollienzien = feuchtigkeitsspendende und hautschützende Substanzen)
- Meidung individueller Triggerfaktoren
- Topische Glukokortikoide (Kortisoncremes) zur antientzündlichen Behandlung
- Topische Calcineurininhibitoren (z.B. Tacrolimus, Pimecrolimus) bei empfindlichen Arealen (Gesicht)
- Antihistaminika bei starkem Juckreiz
- UV-Therapie (Balneophototherapie, UVB 311 nm)
- Systemtherapie bei schwerem Verlauf (z.B. Dupilumab = monoklonaler Antikörper gegen IL-4/IL-13-Rezeptor)
- Psychosoziale Unterstützung, Verhaltenstherapie bei chronischem Kratzverhalten
- Schulungsprogramme (Neurodermitisschulungen für Patient:innen und Angehörige)

Spezielle Pflegeinterventionen

- Aufklärung über Bedeutung der Hautpflege, Anwendung und Auswahl geeigneter Pflegeprodukte
- Durchführung der Basispflege mit lipidreichen Cremes oder Salben je nach Hautzustand
- Beobachtung der Haut auf Veränderungen, Rötungen, Nässen, Infektionszeichen
- Schulung zur Anwendung von Verbänden (z. B. Feuchtverbände bei akuten Ekzemen)
- Reizvermeidung bei Wasch- und Pflegemaßnahmen (pH-neutrale, seifenfreie Produkte, keine alkoholhaltigen Desinfektionsmittel auf betroffenen Arealen)
- Unterstützung bei der Juckreizlinderung (z. B. kühlende Umschläge, Ablenkung, Entspannungstechniken)
- Beratung zur Kleidung (bauschige, atmungsaktive Baumwollkleidung, Vermeidung von Wolle und Synthetik)
- Förderung von Kratzvermeidung (z. B. durch Kratzalternativen, Ablenkung, Fingernägel kurz halten)
- Dokumentation des Hautzustandes, Wirkung von Pflegemaßnahmen und Therapie
- Zusammenarbeit mit Ärzt:innen, Therapeut:innen, Angehörigen im multiprofessionellen Team

1.12 Psoriasis [ICD-10: L40]

Definition

- Chronisch-entzündliche, nicht infektiöse, multifaktorielle Systemerkrankung mit Hauptmanifestation an der Haut
- Gekennzeichnet durch hyperproliferative (übermäßige Zellteilung) und entzündliche Prozesse in der Epidermis (Oberhaut)
- Typisch sind scharf begrenzte, erythematös-schuppende Plaques (entzündliche, gerötete Hautverdickungen mit silbrig-weißer Schuppung)
- Häufig schubweiser Verlauf, variable Ausprägung, mögliche Beteiligung von Gelenken (Psoriasisarthritis) und anderen Organsystemen

Ätiologie

- Genetische Prädisposition (familiäre Häufung, Assoziation mit bestimmten HLA-Typen, z. B. HLA-Cw6)
- Dysregulation des Immunsystems mit Aktivierung von T-Helferzellen (v. a. Th1- und Th17-Zellen)

- Triggerfaktoren wie Infektionen (z. B. Streptokokken), Medikamente (z. B. Betablocker, Lithium), Stress, Hautverletzungen (Koebner-Phänomen), Alkoholkonsum, Nikotin
- Metabolisches Syndrom, Adipositas, Diabetes mellitus Typ 2 als fördernde Faktoren
- Umweltfaktoren, hormonelle Schwankungen, klimatische Bedingungen

Pathophysiologie

- Aktivierung des adaptiven Immunsystems mit Präsentation von Autoantigenen durch antigenpräsentierende Zellen
- Differenzierung von T-Helferzellen (v. a. Th1, Th17) und Freisetzung proinflammatorischer Zytokine wie der Turmornekrosefaktor alpha (TNF-α) sowie die Entzündungsmediatoren IL-17 und IL-23
- Stimulation der Keratinozyten zur Proliferation und gestörten Differenzierung
- Verkürzung der epidermalen Erneuerungszeit von ca. 28 Tagen auf 4–7 Tage
- Ausbildung der typischen Hyperkeratose (vermehrte Verhornung), Parakeratose (unvollständige Verhornung), Akanthose (Verdickung der Epidermis)
- Entzündungsinfiltrat aus T-Zellen, neutrophilen Granulozyten und dendritischen Zellen

Diagnostik

- Klinische Diagnose anhand typischer Hautveränderungen (Plaques, Schuppung, Lokalisation)
- Anamnese (familiäre Häufung, Auslöser, Vorverlauf, Begleiterkrankungen)
- Auslösbarkeit durch mechanische Reizung prüfen (Koebner-Phänomen)
- Positives Kerzenwachsphänomen, Phänomen des letzten Häutchens, Auspitz-Phänomen bei Abschaben der Schuppen
- Hautbiopsie zur histologischen Sicherung bei unklarem Befund
- Erfassung des Schweregrades mit PASI (Psoriasis Area and Severity Index), DLQI (Dermatology Life Quality Index)
- Gelenkbeschwerden abklären bei Verdacht auf Psoriasisarthritis

Symptome

- Erythematöse, scharf begrenzte, silbrig-weiß schuppende Plaques
- Häufige Lokalisation: Streckseiten der Ellenbogen, Knie, Sakralregion, behaarte Kopfhaut
- Juckreiz, Brennen, Spannungsgefühl der Haut
- Nagelveränderungen (Tüpfelnägel, Ölfleckzeichen, Onycholyse = Nagelablösung)
- Gelenkbeteiligung bei Psoriasisarthritis mit Schmerzen, Schwellung, Morgensteifigkeit
- Psychosoziale Beeinträchtigung durch sichtbare Hautveränderungen

Prognose

- Chronischer Verlauf mit wechselnder Aktivität
- Keine vollständige Heilung möglich, aber symptomatische Kontrolle gut erreichbar
- Bei konsequenter Therapie meist gute Lebensqualität möglich
- Psoriasisarthritis kann zu Gelenkschäden und Bewegungseinschränkungen führen
- Schwere Verlaufsformen mit systemischer Beteiligung beeinträchtigen Lebensqualität und erhöhen Risiko für kardiovaskuläre Erkrankungen

Komplikationen

- Psoriasisarthritis mit dauerhafter Gelenkdestruktion bei unzureichender Therapie
- Erythrodermische Psoriasis mit großflächiger Hautrötung, Fieber, Kreislaufbelastung
- Pustulöse Psoriasis mit systemischer Entzündungsreaktion, teilweise lebensbedrohlich
- Sekundärinfektionen der geschädigten Haut
- Erhöhtes Risiko für kardiovaskuläre Erkrankungen, metabolisches Syndrom, Depression
- Psychische Belastung, soziale Isolation, Arbeitsunfähigkeit

Therapie

- Basistherapie mit rückfettenden Pflegeprodukten zur Stabilisierung der Hautbarriere
- Topische Therapie bei milder Form:
  - Glukokortikoide (entzündungshemmend, immunsuppressiv)
  - Vitamin-D3-Analoga (z. B. Calcipotriol, regulieren Keratinozytenproliferation)
  - Teerpräparate, Salicylsäure zur Schuppenlösung
- Phototherapie (UVB 311 nm, PUVA-Therapie) bei moderater Psoriasis
- Systemische Therapie bei schwerer oder ausgedehnter Psoriasis:
  - Methotrexat (MTX), Ciclosporin, Acitretin (Retinoid)
  - Biologika (z. B. Infliximab, Secukinumab, Adalimumab) gegen spezifische Zytokine
  - Januskinase-Inhibitoren (z. B. Tofacitinib)
- Behandlung von Begleiterkrankungen (z. B. Adipositas, Hypertonie)
- Psychosoziale Unterstützung, Patientenschulungen, Stressbewältigung

Spezielle Pflegeinterventionen

- Unterstützung bei der Durchführung der täglichen Hautpflege mit geeigneten Externa (rückfettende, parfümfreie Produkte)

- Aufklärung zur konsequenten Anwendung ärztlich verordneter topischer Medikamente
- Schulung zur Technik des sanften Schuppenentfernens (z. B. Einweichen, Ölbäder)
- Beobachtung auf Hautveränderungen, Infektionszeichen, Therapienebenwirkungen
- Umgang mit Juckreiz (z. B. kühlende Maßnahmen, Fingernägel kurz halten, Alternativen zum Kratzen anbieten)
- Beratung zur Vermeidung von Reizstoffen (z. B. reizfreie Kleidung, milde Reinigungsprodukte)
- Förderung des Selbstmanagements und Motivation zur Therapieadhärenz
- Psychosoziale Unterstützung bei Scham, Rückzug, Depression
- Dokumentation von Hautzustand, Pflegemaßnahmen, Therapietreue
- Zusammenarbeit mit Ärzt:innen, Psycholog:innen, Physiotherapeut:innen im interdisziplinären Team

1.13 Skabies [ICD-10: B86]

Definition

- Hochkontagiöse parasitäre Hauterkrankung durch Befall mit der Krätzmilbe (*Sarcoptes scabiei* var. *hominis*)
- Übertragung durch direkten Hautkontakt oder engen, längeren körperlichen Kontakt
- Typisches Leitsymptom ist starker, vor allem nächtlicher Juckreiz
- Betrifft alle Altersgruppen, häufig gehäuft in Gemeinschaftseinrichtungen

Ätiologie

- Befall der menschlichen Haut mit der Krätzmilbe (*Sarcoptes scabiei*)
- Weibliche Milbe gräbt Gänge in die Epidermis zur Eiablage
- Übertragung v. a. durch längeren Hautkontakt (z. B. Schlafen im selben Bett, Pflegekontakte), seltener durch Textilien oder Möbel
- Hohe Ansteckungsgefahr in Pflegeheimen, Kindergärten, Obdachloseneinrichtungen, Gefängnissen
- Risikofaktoren: geschwächtes Immunsystem, mangelnde Hygiene, beengte Lebensverhältnisse

Pathophysiologie

- Nach Hautkontakt wandert die weibliche Milbe innerhalb von Minuten in die oberste Hautschicht (Stratum corneum = Hornschicht)

- Milbe gräbt Gänge und legt täglich 2–4 Eier ab
- Milbenbestandteile und Ausscheidungen lösen Immunreaktion aus
- Sensibilisierung erfolgt nach 2–5 Wochen, bei Reinfektion bereits nach 1–3 Tagen
- Immunantwort führt zu starkem Juckreiz (Pruritus) und Entzündung
- Bei immunsupprimierten Personen kann sich die Krätzemilbe massenhaft vermehren (Scabies crustosa = Borkenkrätze)

Diagnostik

- Klinische Anamnese: starker nächtlicher Juckreiz, mögliche Kontaktpersonen, Ausbrüche in Gemeinschaftseinrichtungen
- Inspektion typischer Prädilektionsstellen: Interdigitalräume, Handgelenke, Achselhöhlen, Genitalbereich, Bauchnabel, Gesäßfalte
- Nachweis von Milbengängen (feine, geschlängelte Linien mit Papeln oder Vesikeln am Ende)
- Dermatoskopie zur Sichtbarmachung der Milben (Dreieckzeichen = Vorderteil der Milbe)
- Mikroskopischer Nachweis von Milben, Eiern oder Kotballen aus Hautmaterial
- Bei unsicherem Befund ggf. Probebehandlung (ex juvantibus)

Symptome

- Stark juckende Hautveränderungen, insbesondere nachts
- Kleine Papeln, Vesikel, Knötchen, Kratzspuren, milbenhaltige Gänge in oberster Hautschicht
- Häufige Lokalisation: Fingerzwischenräume, Handgelenke, Ellenbogen, Brustwarzenhof, Genitalregion, Gesäß, Fußknöchel
- Bei Säuglingen und Kleinkindern auch Gesicht, Kopfhaut, Handflächen, Fußsohlen betroffen
- Kratzen führt zu Exkoriationen (oberflächliche Hautabschürfungen) und Superinfektionen
- Bei Scabies crustosa: massive Verhornung, borkige Beläge, keine oder nur geringe subjektive Beschwerden, aber hohe Infektiosität

Prognose

- Bei frühzeitiger, konsequenter Behandlung gute Heilungschancen
- Ohne Therapie persistierender Befall, Risiko der Ausbreitung in Gemeinschaftseinrichtungen
- Nach erfolgreicher Therapie kann Juckreiz (Postskabiöser Pruritus) mehrere Wochen anhalten
- Scabies crustosa bei immungeschwächten Personen mit schwerem Verlauf und erhöhter Mortalität durch Superinfektionen

Komplikationen

- Sekundärinfektionen mit Bakterien (z. B. *Staphylococcus aureus*, *Streptococcus pyogenes*)
- Impetigo contagiosa (hochansteckende bakterielle Hautinfektion mit Blasen- oder Krustenbildung)
- Ekzembildung, Kratzläsionen, Lichenifikation (Verdickung der Haut durch chronisches Kratzen)
- Sepsisgefahr bei schwerer Superinfektion, v. a. bei Scabies crustosa
- Psychische Belastung durch starken Juckreiz, Schlafstörungen, Stigmatisierung
- Reinfektion durch nicht gleichzeitig behandelte Kontaktpersonen

Therapie

- Topische Behandlung mit Permethrin 5 % (erste Wahl), auf gesamte Haut auftragen, 8–12 Stunden Einwirkzeit
- Alternative: Benzylbenzoat, Crotamiton, Schwefelpräparate, v. a. bei Permethrin-Unverträglichkeit
- Systemische Therapie mit Ivermectin bei schwerem Verlauf, Scabies crustosa oder Therapieversagen
- Wiederholung der Behandlung nach 7–14 Tagen empfohlen zur Abtötung neu geschlüpfter Milben
- Behandlung aller engen Kontaktpersonen gleichzeitig, auch bei Beschwerdefreiheit
- Reinigung und Sanierung der Umgebung: Wechsel und Waschen von Kleidung, Bettwäsche, Handtüchern bei ≥60 °C
- Nicht waschbare Gegenstände 3 Tage luftdicht verpacken oder 2 Tage bei ≥50 °C lagern
- Information und ggf. Meldung an das Gesundheitsamt bei Ausbrüchen in Einrichtungen

Spezielle Pflegeinterventionen

- Aufklärung der Betroffenen und Angehörigen über Infektionsweg, Ansteckungsrisiko, Hygienemaßnahmen
- Anleitung zur richtigen Anwendung topischer Medikamente (vollständige Körperanwendung, Einwirkzeit, Wiederholung)
- Kontrolle und Dokumentation der Hautveränderungen, Beobachtung auf Komplikationen oder Therapieversagen
- Sicherstellung der gleichzeitigen Behandlung aller Kontaktpersonen im Pflege- oder Wohnumfeld
- Unterstützung bei Hygienemaßnahmen (z. B. Wäschewechsel, Textilreinigung, Zimmerdesinfektion)
- Einhaltung von Isolierungsmaßnahmen in Einrichtungen (Einzelzimmer, Handschuhe, Kittel, ggf. Mundschutz)

- Aufklärung des Teams und Einhaltung standardhygienischer Maßnahmen (Händedesinfektion, Schutzkleidung)
- Berücksichtigung psychosozialer Aspekte (Scham, Stigmatisierung, Gesprächsangebote)
- Nachsorge bei postskabiösem Pruritus (pflegeintensive Haut, rückfettende Externa, juckreizlindernde Maßnahmen)
- Dokumentation der Befunde, Therapieanwendungen, Verlauf und erfolgten Hygieneschritte

1.14 Ulcus cruris [ICD-10: I83]

Definition

- Chronisches, meist schlecht heilendes offenes Bein (Geschwür) an der unteren Extremität, häufig am Unterschenkel
- Ulcus cruris venosum am häufigsten, daneben arterielle und diabetische Ulzera
- Ausdruck einer zugrundeliegenden venösen Insuffizienz (chronische venöse Erkrankung, CVI) mit Hautschädigung
- Ulcus cruris ist ein klinisches Syndrom, keine eigenständige Krankheit

Ätiologie

- Chronische venöse Insuffizienz (CVI) mit Klappeninsuffizienz und venöser Stauung (häufigste Ursache)
- Tiefe Venenthrombosen (postthrombotisches Syndrom)
- Arterielle Verschlusskrankheit (pAVK) als Ursache für arterielle Ulzera
- Diabetes mellitus mit peripherer Neuropathie und Mikroangiopathie
- Selten: entzündliche Erkrankungen (Vaskulitiden), Tumoren, Druckgeschwüre
- Risikofaktoren: Immobilität, Adipositas, Herzinsuffizienz, Rauchen, langes Stehen oder Sitzen

Pathophysiologie

- Venöse Klappenschäden führen zu Rückfluss (Reflux) und chronischer Venenerhöhung
- Erhöhter venöser Druck (Venendruck) überträgt sich auf Kapillaren (periphere Mikrozirkulation)
- Kapillarer Scher- und Druckstress bewirkt Schädigung der Gefäßwände und erhöhter Gefäßpermeabilität
- Austritt von Flüssigkeit, Eiweißen und Entzündungsmediatoren ins Interstitium führt zu Ödembildung, Hautfibrose und Entzündung

- Minderdurchblutung und Gewebshypoxie fördern Zelluntergang und Ulkusbildung
- Entzündliche Prozesse und lokale Infektionen erschweren Heilung
- Bei arteriellen Ulzera kommt es durch arterielle Durchblutungsstörung zur Gewebsnekrose

Diagnostik

- Anamnese: Dauer und Verlauf der Wunde, Beschwerden, Begleiterkrankungen (z. B. pAVK, Diabetes)
- Inspektion: Lokalisation, Größe, Wundgrund, Ränder, Exsudat, Hautveränderungen (Lipodermatosklerose, Hyperpigmentierung)
- Palpation: Pulsstatus (dorsalis pedis, tibialis posterior) zur Differenzierung venös vs. arteriell
- Dopplersonographie zur Beurteilung der venösen und arteriellen Durchblutung
- Ankle-Brachial-Index (ABI) zur Abschätzung arterieller Durchblutung (normal 1,0–1,3)
- Wundabstrich bei Verdacht auf Infektion, Kultur und Antibiogramm
- Laborparameter: Entzündungszeichen (CRP, Leukozyten), Blutzucker bei Diabetesverdacht
- Bildgebung (Ultraschall, Angiographie) bei komplizierten Fällen
- Ausschluss anderer Ursachen (Tumor, Vaskulitis) ggf. durch Biopsie

Symptome

- Offenes, meist schmerzhaftes Geschwür an der unteren Wade oder am Sprunggelenk
- Umgebende Haut oft ödematös, gerötet, hyperpigmentiert, sklerosiert (lipodermatosklerotische Veränderungen)
- Venöse Ulzera: flache, unregelmäßig begrenzte Wundbasis, exsudativ, schmerzarm bis mäßig schmerzhaft
- Arterielle Ulzera: scharf begrenzte, nekrotische, trockene Wunde, sehr schmerzhaft, Schmerzen auch in Ruhe
- Schwere Wundgerüche und Eiteraustritt bei sekundärer Infektion
- Juckreiz, Schwellung und Spannungsgefühl durch Ödem
- Zeichen der chronischen venösen Insuffizienz (Varizen, Krampfadern, Hautatrophie blanche)

Prognose

- Chronischer Verlauf mit häufigen Rezidiven
- Heilungsdauer variabel, oft Monate bis Jahre, abhängig von Ursache und Therapie
- Ohne adäquate Behandlung kann das Ulcus sich vergrößern, tiefer werden, mit sekundären Infektionen komplizieren
- Arterielle Ulzera bei pAVK oft schlecht heilend, Risiko für Amputation

- Lebensqualität durch Schmerzen, Mobilitätseinschränkung und soziale Isolation beeinträchtigt

Komplikationen

- Sekundärinfektionen mit Cellulitis, Phlegmone, Lymphangitis
- Osteomyelitis (Knochenentzündung) bei tiefer Infektion
- Chronische Wundheilungsstörung mit Fibrose, Narbenbildung
- Gefahr der Sepsis bei Ausbreitung der Infektion
- Amputation bei ausgedehnten arteriellen Ulzera oder diabetischem Fußsyndrom
- Psychosoziale Belastungen (Depression, Angst, Isolation)

Therapie

- Behandlung der Grunderkrankung (venöse Insuffizienz, pAVK, Diabetes)
- Kompressionstherapie (z. B. Kompressionsstrümpfe, Wickel) zur Verbesserung des venösen Rückflusses, nur bei ausreichender arterieller Durchblutung (ABI >0,8)
- Wundversorgung nach modernem Wundmanagement:
  - Reinigung (physiologische Kochsalzlösung)
  - Debridement (Entfernung von nekrotischem Gewebe)
  - Feuchter Wundverband zur Förderung der Heilung (Hydrogele, Alginate, Schaumverbände)
  - Infektionsmanagement mit antibiotischer Therapie bei bakterieller Superinfektion
- Schmerzmanagement individuell anpassen
- Operative Maßnahmen bei Varizen (z. B. Stripping, Laser) oder pAVK (Bypass, PTA)
- Patientenschulung zu Hautpflege, Druckentlastung, Bewegung
- Behandlung von Ödemen durch Hochlagern der Beine, Mobilisation

Spezielle Pflegeinterventionen

- Regelmäßige gründliche Wundinspektion und Dokumentation von Größe, Tiefe, Exsudat, Geruch und Heilungsverlauf
- Fachgerechte Durchführung der Wundreinigung und Verbandwechsel unter Einhaltung aseptischer Techniken
- Unterstützung und Anleitung zur Kompressionstherapie, Beachtung von Kontraindikationen
- Beobachtung auf Zeichen von Infektionen (Rötung, Schwellung, Fieber) und sofortige Meldung an Ärztin/Arzt
- Förderung der Mobilität und Positionswechsel zur Entlastung und Verbesserung der Durchblutung
- Beratung und Motivation zur Einhaltung von Hautpflege, Rauchstopp, Gewichtsreduktion und gesunder Ernährung
- Schulung zur Vermeidung von Druckstellen und Verletzungen an den Beinen

- Psychosoziale Begleitung zur Bewältigung der chronischen Erkrankung und Verbesserung der Lebensqualität
- Zusammenarbeit mit dem interdisziplinären Team (Ärzt:innen, Wundmanager:innen, Physiotherapeut:innen)
- Aufklärung der Patient:innen über Erkrankung, Therapie und Selbstmanagement
- Dokumentation aller Pflege- und Behandlungsmaßnahmen sowie Patientenselbsteinschätzungen

1.15 Verbrennungen [ICD-10: T30]

Definition

- Schädigung der Haut und/oder tieferer Gewebeschichten durch thermische, chemische, elektrische oder Strahlungseinwirkung
- Zerstörung von Hautzellen, Gefäßen und Nerven je nach Verbrennungstiefe
- Akute Wund- und Schmerzverletzung mit Risiko für systemische Komplikationen
- Einteilung nach Verbrennungstiefe in 1., 2. und 3. Grades (oberflächlich bis vollständige Gewebsnekrose)

Ätiologie

- Thermische Verbrennungen durch Kontakt mit Flammen, heißer Flüssigkeit (Verbrühung), heißen Gegenständen oder Dampf
- Chemische Verbrennungen durch Kontakt mit ätzenden Substanzen (Säuren, Laugen)
- Elektrische Verbrennungen durch Stromfluss, meist mit Eintritts- und Austrittswunden
- Strahlenverbrennungen durch UV-Strahlung (Sonnenbrand), ionisierende Strahlen (Radiotherapie)
- Verbrühungen bei Kindern häufig durch heiße Flüssigkeiten (Kaffee, Wasser)

Pathophysiologie

- Sofortige Gewebeschädigung durch Hitze oder chemische Reaktion, Koagulation von Proteinen und Zellnekrose
- Abhängig von Temperatur, Einwirkdauer und Gewebetyp variierende Verbrennungstiefe
- Freisetzung von Entzündungsmediatoren führt zu Ödembildung, Kapillarleckage und systemischer Entzündungsreaktion

- Bei großflächigen Verbrennungen Risiko für Volumenmangel (Verbrennungsschock) und Multiorganversagen

Diagnostik

- Anamnese: Unfallhergang, Expositionszeit, Ursache, Einwirktemperatur
- Inspektion: Größe (Fläche in % Körperoberfläche), Tiefe, Lokalisation der Verbrennung
- Einschätzung der Verbrennungstiefe durch visuelle und palpatorische Untersuchung
- Messung der Vitalparameter (Blutdruck, Puls, Atmung), Beurteilung der Kreislaufsituation
- Schmerzbeurteilung (Schmerzskala)
- Einschätzung Begleitverletzungen (Inhalationstrauma, Verletzungen durch Explosion)
- Labor: Elektrolyte, Nierenfunktion, Entzündungsparameter
- Bildgebung bei Verdacht auf Frakturen oder tiefe Weichteilverletzungen

Symptome

- Grad I: Rötung (Erythem), Schwellung, Brennen, Schmerz, keine Blasen
- Grad II (oberflächlich): Blasenbildung, rote, feuchte Wundoberfläche, starker Schmerz
- Grad II (tief): blasse, trockene Wunde, verminderte Schmerzempfindung, oft Narbenbildung
- Grad III: trockene, lederartige oder verkohlte Wundoberfläche, keine Schmerzempfindung
- Allgemeinsymptome bei großflächigen Verbrennungen: Schockzeichen (Blässe, Kaltschweißigkeit, Tachykardie), Kreislaufversagen, Fieber
- Je nach Ursache Atemnot (Inhalationstrauma), Bewusstseinsstörungen, Übelkeit

Prognose

- Abhängig von Verbrennungsfläche, -tiefe, Alter und Allgemeinzustand
- Kleine Verbrennungen meist rasche Heilung ohne Komplikationen
- Große Verbrennungen (>20 % KOF) mit hohem Risiko für Schock, Infektionen und Mortalität
- Narbenbildung, Kontrakturen (Verkürzungen von Haut und Gewebe) häufig bei tiefen Verbrennungen
- Spätfolgen: psychische Belastungen, Funktionseinschränkungen durch Narben

Komplikationen

- Verbrennungsschock durch Flüssigkeitsverlust und Gefäßpermeabilität
- Infektionen der Wunde (Pseudomonas, Staphylococcus aureus) mit Sepsisgefahr
- Narbenkontrakturen und Bewegungseinschränkungen

- Inhalationstrauma mit Atemwegsödem und Lungenversagen
- Elektrolytstörungen, Nierenversagen bei großflächigen Verbrennungen
- Multiorganversagen bei systemischer Entzündungsreaktion
- Psychische Folgen (Posttraumatische Belastungsstörung, Depression)

Therapie

- Sofortmaßnahmen: Entfernung der Verbrennungsquelle, Kühlung mit lauwarmem Wasser (max. 10–15 Min), Vermeidung von Unterkühlung
- Schmerztherapie nach WHO-Stufenschema
- Wundversorgung: sterile Abdeckung, ggf. Debridement (Entfernung abgestorbener Haut)
- Lokaltherapie mit antiseptischen oder feuchtigkeitsbindenden Verbänden (Hydrogele, Silbersalben)
- Bei tiefen oder großflächigen Verbrennungen chirurgische Versorgung (Hauttransplantationen)
- Volumentherapie zur Stabilisierung des Kreislaufs (Flüssigkeitsersatz nach Parkland-Formel)
- Monitoring und Behandlung von Komplikationen (Infektionsprophylaxe, Atemtherapie)
- Ernährungstherapie zur Förderung der Wundheilung (hoher Kalorien- und Eiweißbedarf)
- Psychosoziale Betreuung und Rehabilitation

Spezielle Pflegeinterventionen

- Kontinuierliche Überwachung der Vitalzeichen und Kreislaufsituation
- Sorgfältige Wundbeobachtung und Dokumentation (Größe, Tiefe, Exsudat, Infektionszeichen)

1.16 Verrucae (Warzen) [ICD-10: B07]

Definition

- Gutartige, epidermale Hautveränderungen (Papeln) mit rauer Oberfläche, verursacht durch humane Papillomviren (HPV)
- Häufigste virusbedingte Hauterkrankung, meist selbstlimitierend
- Unterschiedliche Warzenarten je nach Lokalisation und HPV-Typ (z. B. Verrucae vulgares, plantaris, plana)
- Chronische Infektion der Haut und Schleimhäute mit vermehrter Zellproliferation

Ätiologie

- Infektion mit humanen Papillomviren (HPV), DNA-Viren aus der Familie der Papillomaviridae
- Übertragung durch direkten Haut-zu-Haut-Kontakt oder indirekt über kontaminierte Gegenstände (Schwimmbäder, Duschen)
- Prädisposition durch Mikrotraumen der Haut (kleine Hautverletzungen, Risse)
- Geschwächtes Immunsystem (Immunsuppression, Stress) begünstigt Persistenz und Ausbreitung
- Häufig bei Kindern, Jugendlichen und jungen Erwachsenen

Pathophysiologie

- HPV dringt durch kleine Hautdefekte in die Basalzellschicht der Epidermis ein
- Virus infiziert Keratinozyten (Hautzellen) und integriert sich in deren DNA
- Induktion vermehrter Zellteilung und Hyperproliferation führt zu Verdickung der Epidermis (Hyperkeratose)
- Bildung typischer Warzenpapeln mit verdickter, rauer Oberfläche
- Immunantwort des Wirts beeinflusst Verlauf: effektive zellvermittelte Immunität kann Viruselimination bewirken
- Persistenz. B. bei unzureichender Immunantwort führt zu chronischen Warzen

Diagnostik

- Klinische Beurteilung durch Inspektion: typische Warzenform, -farbe, -größe und Lokalisation
- Differenzialdiagnose: andere gutartige Tumore (z. B. Mollusken), maligne Veränderungen ausschließen
- Dermatoskopie zur besseren Beurteilung der Oberfläche und Blutgefäße
- Bei unklaren Befunden ggf. histologische Untersuchung (Biopsie)
- Anamnese: Dauer, Ausbreitung, Vorerkrankungen, Immunsituation

Symptome

- Meist asymptomatische, feste, raue Papeln oder Knötchen auf der Haut
- Lokalisation:
  - Verrucae vulgares (gewöhnliche Warzen): Hände, Finger
  - Verrucae plantaris (Fußsohlenwarzen): belastungsbedingte Schmerzen, Druckempfindlichkeit
  - Verrucae planae (flache Warzen): Gesicht, Hände, Arme, meist zahlreich und flach
- Selten Juckreiz oder leichte Schmerzen
- Kosmetische Beeinträchtigung und psychische Belastung durch sichtbare Läsionen
- Bei Immunsuppression häufige, ausgedehnte und rezidivierende Warzen

Prognose

- Meist spontane Rückbildung innerhalb von Monaten bis Jahren (selbstlimitierender Verlauf)
- Ohne Behandlung kann Persistenz und Ausbreitung erfolgen
- Rezidive und Neuinfektionen möglich
- In seltenen Fällen Resistenz gegen Therapie oder chronische Verlaufsformen bei Immunsuppression
- Keine Malignitätsentartung der gewöhnlichen Warzen, außer bei bestimmten HPV-Typen im Genitalbereich

Komplikationen

- Sekundärinfektionen durch Kratzen und Verletzungen der Warzenoberfläche
- Narbenbildung nach intensiver Therapie oder langanhaltendem Befall
- Psychosoziale Belastungen, soziale Isolation und Stigmatisierung
- Selten bei immunsupprimierten Patient:innen ausgedehnte, schwer behandelbare Warzenmassen (z. B. Buschke-Löwenstein-Tumor)
- Schmerzen bei Plantarwarzen durch Druckbelastung

Therapie

- Spontane Abheilung abwarten, insbesondere bei Kindern
- Lokale Behandlung zur Entfernung oder Abtragung der Warzen:
  - Keratolytische Mittel (Salicylsäure, Milchsäure) zur Aufweichung der Hornschicht
  - Kryotherapie (Vereisung mit flüssigem Stickstoff)
  - Lasertherapie (CO2-Laser)
  - Elektrokauterisation (Verätzung durch elektrischen Strom)
  - Immunmodulatoren (z. B. Imiquimod) zur Stimulierung der körpereigenen Immunantwort
- Chirurgische Entfernung bei therapieresistenten oder kosmetisch störenden Warzen
- Bei ausgedehnten oder rezidivierenden Fällen systemische Therapie oder Immuntherapie erwägen
- Hygiene und Hautpflege zur Vermeidung von Reinfektionen und Sekundärinfektionen
- Beratung zur Vermeidung von Hauttraumen und Schutz der Hautbarriere

Spezielle Pflegeinterventionen

- Beobachtung und Dokumentation von Größe, Anzahl und Lokalisation der Warzen
- Unterstützung und Anleitung zur korrekten Anwendung topischer Therapien
- Aufklärung über Übertragungswege und Hygienemaßnahmen zur Infektionsprävention (z. B. kein gemeinsames Handtuch, Badeschuhe)

- Beratung zur Vermeidung von Hautverletzungen und Kratzen, um Sekundärinfektionen zu verhindern
- Psychosoziale Begleitung bei sichtbaren Warzen zur Förderung des Selbstwertgefühls
- Beratung über Geduld und konsequente Therapiedurchführung, da Heilung oft langsam erfolgt
- Bei Behandlungsnebenwirkungen (Schmerzen, Hautreizungen) symptomatische Pflege und Beratung
- Unterstützung bei der Zusammenarbeit mit Ärzt:innen zur optimalen Therapieplanung
- Dokumentation des Therapieerfolges und etwaiger Nebenwirkungen

1.17 Wundinfektionen [ICD-10: T81]

Definition

- Infektion einer frischen oder chronischen Wunde durch pathogene Mikroorganismen (Bakterien, Viren, Pilze)
- Störung des normalen Heilungsverlaufs durch Entzündungsreaktion im Wundgebiet
- Kann lokal begrenzt oder systemisch mit Ausbreitung in den Organismus verlaufen
- Akute oder chronische Infektion mit unterschiedlichen Schweregraden

Ätiologie

- Kontamination der Wunde mit Erregern durch:
  - Endogene Keime aus Haut- oder Schleimhautflora (z. B. Staphylococcus aureus, Streptokokken)
  - Exogene Erreger durch Umwelt, Gegenstände oder Personal (z. B. Pseudomonas aeruginosa)
- Häufigste Erreger: grampositive Kokken (Staphylokokken, Streptokokken), gramnegative Bakterien, Anaerobier
- Risikofaktoren: unzureichende Wundhygiene, Fremdkörper im Gewebe, Nekrosen, Immunsuppression, Diabetes mellitus, Durchblutungsstörungen
- Chirurgische Eingriffe, Traumata, chronische Wunden (z. B. Ulcus cruris) begünstigen Infektionen

Pathophysiologie

- Eindringen und Vermehrung von Mikroorganismen in der Wunde
- Aktivierung der Immunantwort mit Einwanderung von Leukozyten (weiße Blutkörperchen)
- Freisetzung von Entzündungsmediatoren (Zytokine, Prostaglandine) führt zu Schwellung, Rötung, Schmerz, Wärme
- Gewebeschädigung durch bakterielle Toxine und Immunreaktion
- Bildung von Eiter (Pus) bei Abszessbildung
- Bei Ausbreitung: systemische Entzündungsreaktion (Sepsis) möglich
- Chronische Infektionen führen zu Granulations- und Narbengewebe mit verzögerter Heilung

Diagnostik

- Inspektion und Palpation der Wunde: Rötung, Schwellung, Überwärmung, Schmerz, Sekret, Geruch
- Beurteilung der Wundheilung (Verzögerung, Wundrandveränderungen)
- Entnahme von Wundabstrichen zur mikrobiologischen Erregeridentifikation und Antibiogramm
- Laboruntersuchungen: Entzündungsparameter (CRP, Leukozyten), Blutkulturen bei Verdacht auf systemische Infektion
- Bildgebung (Ultraschall, MRT) bei Verdacht auf tieferliegende Abszesse oder Phlegmone
- Anamnese: Operationsverlauf, Vorerkrankungen, Risikofaktoren

Symptome

- Lokale Entzündungszeichen: Rötung (Rubor), Schwellung (Tumor), Schmerz (Dolor), Überwärmung (Calor), eingeschränkte Funktion (Functio laesa)
- Wundsekret (Eiter, serös, blutig), unangenehmer Geruch
- Verzögerte oder ausbleibende Wundheilung
- Allgemeinsymptome bei systemischer Ausbreitung: Fieber, Schüttelfrost, Tachykardie, Abgeschlagenheit
- Bei chronischen Infektionen: langanhaltende Entzündungszeichen, Nekrosen, Wundrandentzündung

Prognose

- Abhängig von Erregertyp, Ausbreitung, Behandlung und Allgemeinzustand der Patient:innen
- Lokale Infektionen bei adäquater Therapie meist gut beherrschbar
- Risiko der Ausbreitung und systemischer Komplikationen (Sepsis) bei verzögerter oder inadäquater Behandlung
- Chronische Wundinfektionen können zu Dauerschäden und Narbenbildung führen

- Bei Risikopatienten (Diabetes, Immunsuppression) erhöhtes Komplikationsrisiko

Komplikationen

- Abszessbildung mit Eiteransammlung, Gewebezerstörung
- Phlegmone: diffuse, schnell fortschreitende Entzündung des Weichgewebes
- Sepsis: lebensbedrohliche systemische Infektion mit Organversagen
- Verzögerte Wundheilung mit chronischen Wunden
- Narbenkontrakturen und Funktionseinschränkungen
- Osteomyelitis bei Ausbreitung auf Knochen
- Lymphangitis und Lymphödem durch Lymphgefäßbeteiligung

Therapie

- Wundreinigung und Debridement zur Entfernung von Nekrosen und Fremdkörpern
- Lokale Wundbehandlung mit antiseptischen oder antimikrobiellen Verbänden
- Systemische Antibiotikatherapie nach Erreger- und Resistenzbestimmung
- Schmerzmanagement entsprechend dem Ausmaß der Entzündung
- Chirurgische Drainage bei Abszessen oder tieferen Infektionen
- Behandlung von Begleiterkrankungen (Blutzucker, Durchblutungsstörungen)
- Optimierung der Wundbedingungen (Feuchthaltung, Druckentlastung)
- Engmaschige Kontrolle des Heilungsverlaufs und Anpassung der Therapie

Spezielle Pflegeinterventionen

- Beobachtung und Dokumentation der Wundveränderungen (Größe, Tiefe, Exsudat, Geruch, Entzündungszeichen)
- Durchführung aseptischer Verbandwechsel unter Einhaltung von Hygienerichtlinien
- Unterstützung bei der Wundreinigung und Anwendung antiseptischer Maßnahmen
- Monitoring der Vitalzeichen und Erkennung systemischer Infektionszeichen
- Anleitung und Motivation zur Mitarbeit bei Therapie und Hygiene
- Schmerzbeurteilung und Unterstützung bei der Schmerztherapie
- Information und Beratung zu Infektionsprävention und Hautpflege
- Unterstützung bei Mobilisation und Lagerung zur Druckentlastung und Förderung der Durchblutung
- Interdisziplinäre Zusammenarbeit mit Ärzt:innen, Wundtherapeut:innen und ggf. Physiotherapeut:innen
- Psychosoziale Begleitung zur Bewältigung chronischer Infektionen und Behandlungsdauer

1.18 Wundheilungsstörungen [ICD-10: T89]

Definition

- Verzögerte, gestörte oder pathologische Abfolge der physiologischen Wundheilung
- Wunde heilt nicht in der erwarteten Zeit oder zeigt atypische Heilungsprozesse
- Kann akut oder chronisch verlaufen und unterschiedliche Ursachen haben
- Beeinträchtigung von Wundverschluss, Geweberegeneration und Narbenbildung

Ätiologie

- Lokale Faktoren:
  - Infektionen durch Keimbesiedlung oder Wundkontamination
  - Minderdurchblutung (Ischämie) durch arterielle Verschlusskrankheit oder Druckstellen
  - Fremdkörper, Nekrosen oder Fremdgewebe in der Wunde
  - Mechanische Belastung, Bewegungen, Spannung an der Wundnaht
  - Hämatome oder Serome (Flüssigkeitsansammlungen) im Wundgebiet
- Systemische Faktoren:
  - Diabetes mellitus mit Mikrovaskulopathie und gestörter Immunfunktion
  - Malnutrition und Mangel an wichtigen Nährstoffen (Vitamin C, Zink, Proteine)
  - Rauchen und Nikotinabusus (Vasokonstriktion, schlechte Sauerstoffversorgung)
  - Immunsuppression (Medikamente, Krankheiten)
  - Alter, chronische Erkrankungen, Anämie
  - Hormonelle Störungen (z. B. Cortisontherapie)
- Chirurgische Faktoren:
  - Unsachgemäße Nahttechniken
  - Wundinfektionen postoperativ
  - Übermäßige Nahtspannung oder unzureichende Wundruhe

Pathophysiologie

- Unterbrechung oder Verzögerung der regulären Phasen der Wundheilung:
  - Entzündungsphase: gestörte oder verlängerte Entzündungsreaktion, erhöhte Gewebeschädigung
  - Proliferationsphase: verminderte Fibroblastenaktivität, reduzierte Kollagensynthese, schlechte Granulationsgewebebildung
  - Maturationsphase (Remodellierung): unvollständige Narbenbildung, Schwäche des Narbengewebes
- Ungleichgewicht zwischen Proteasen (Gewebsabbauenden Enzymen) und deren Inhibitoren

- Persistierende Hypoxie (Sauerstoffmangel) und verminderte Zellaktivität
- Chronische Entzündung und oxidative Stressbelastung
- Bildung von chronischen Wunden mit Biofilmen aus Mikroorganismen, die Heilung hemmen

Diagnostik

- Klinische Beurteilung: Wundgröße, -tiefe, Ränder, Exsudat, Farbe und Granulationsgewebe
- Beobachtung des Heilungsverlaufs: fehlende oder verzögerte Wundkontraktion und Epithelisierung
- Mikrobiologische Untersuchung bei Verdacht auf Infektion
- Blutuntersuchungen: Entzündungsparameter, Blutzucker, Nährstoffstatus (z. B. Albumin)
- Bildgebende Verfahren zur Beurteilung der Durchblutung (Doppler-Sonographie)
- Anamnese zur Erfassung von Risikofaktoren, Vorerkrankungen und Medikamenteneinnahme

Symptome

- Verzögerte oder ausbleibende Wundheilung über Wochen bis Monate
- Wundrandrötung, Schwellung, vermehrtes Exsudat (Wundsekret), manchmal unangenehmer Geruch
- Schmerzen im Wundgebiet, ggf. zunehmende Beschwerden
- Fehlendes oder schlecht ausgebildetes Granulationsgewebe (rotes Wundbett)
- Bildung von Fibrinbelägen oder Nekrosen (abgestorbenes Gewebe)
- Chronische Wunden können auch bluten oder eitern

Prognose

- Abhängig von Ursache, Behandlung und Patientenzustand
- Gute Prognose bei frühzeitiger Erkennung und Beseitigung der Ursachen
- Chronische Wundheilungsstörungen können zu dauerhaften Gewebeschäden und Funktionseinschränkungen führen
- Risiko für Sekundärinfektionen und Ausbreitung von Entzündungen
- Bei systemischen Erkrankungen längere Heilungsdauer und Komplikationsrisiko

Komplikationen

- Chronische Wundentwicklung mit persistierender Entzündung
- Sekundärinfektionen mit Gefahr der Wundzerstörung und systemischer Ausbreitung (Sepsis)
- Narbenkontrakturen mit Bewegungseinschränkungen
- Ulzerationen (Geschwüre) und Fistelbildungen

- Osteomyelitis bei Ausbreitung auf Knochen
- Psychosoziale Belastungen durch chronische Beschwerden und Behandlungsdauer

Therapie

- Ursachenorientierte Therapie (z.B. Diabeteskontrolle, Gefäßchirurgie bei Ischämie)
- Optimierung der Wundbedingungen: Feuchthaltung, Wundreinigung, Entfernung von Nekrosen (Debridement)
- Infektionskontrolle durch antiseptische Maßnahmen und ggf. Antibiotika
- Schmerzmanagement und Schutz der Wunde vor mechanischer Belastung
- Verbesserung der Ernährung und Vitalstoffversorgung (Vitamin C, Zink, Proteine)
- Druckentlastung bei Druckgeschwüren oder Ulcus cruris
- Förderung der Durchblutung (physikalische Therapie, Bewegung)
- Chirurgische Maßnahmen bei ausgeprägten Störungen oder Nicht-Heilung
- Einsatz von modernen Wundverbänden (Hydrokolloide, Alginat, Schaumverbände) und ggf. Hauttransplantationen

Spezielle Pflegeinterventionen

- Regelmäßige und sorgfältige Wundbeobachtung und Dokumentation aller Parameter
- Aseptischer Verbandwechsel unter Einhaltung der Hygienestandards
- Unterstützung und Anleitung der Patient:innen bei der Einhaltung der Therapie und Hautpflege
- Schulung zur Druckentlastung und Mobilisation zur Förderung der Durchblutung
- Beratung zu Ernährung und Nikotinverzicht zur Verbesserung der Heilung
- Monitoring von Vitalzeichen und Erkennung von Infektionszeichen
- Psychosoziale Unterstützung bei chronischen Wunden und langer Behandlungsdauer
- Interdisziplinäre Zusammenarbeit mit Ärzt:innen, Wundtherapeut:innen, Ernährungsberater:innen und Physiotherapeut:innen
- Schulung in der Schmerzbewältigung und Maßnahmen zur Schmerzreduktion
- Förderung der Mitarbeit durch Motivation und Aufklärung über den Heilungsverlauf

2 Endokrinologie, Diabetologie und Ernährungsmedizin

2.1 Adipositas [ICD-10: E66]

Definition

- Chronische, multifaktorielle Erkrankung mit übermäßiger Ansammlung von Körperfett (Adipozyten)
- Körpergewicht deutlich über dem alters- und geschlechtsspezifischen Normalwert (Body-Mass-Index BMI $\geq$30 kg/m^2)
- Störung des Energiestoffwechsels mit positiver Energiebilanz (mehr Kalorienaufnahme als Verbrauch)
- Erhöhtes Risiko für Folgeerkrankungen und Beeinträchtigung der Lebensqualität

Ätiologie

- Ungleichgewicht zwischen Energieaufnahme und Energieverbrauch
- Genetische Prädisposition (Vererbung von Stoffwechsel- und Fettverteilungsmerkmalen)
- Umweltfaktoren:
  - Hochkalorische, fett- und zuckerreiche Ernährung; Bewegungsmangel und sitzender Lebensstil
- Psychosoziale Faktoren: Stress, Essverhalten (emotionales Essen), soziale Einflüsse
- Hormonelle Störungen (z. B. Hypothyreose, Cushing-Syndrom)
- Medikamente mit Gewichtszunahme als Nebenwirkung (z. B. Kortikosteroide, Antidepressiva)
- Stoffwechselstörungen, Insulinresistenz und Veränderung des Fettstoffwechsels

Pathophysiologie

- Hypertrophie (Vergrößerung) und Hyperplasie (Vermehrung) der Fettzellen (Adipozyten)
- Dysregulation von Hunger- und Sättigungssignalen im Hypothalamus (z. B. Leptin- und Ghrelin-Haushalt)
- Chronische Entzündungsprozesse im Fettgewebe durch Freisetzung proinflammatorischer Zytokine (z. B. TNF-α, IL-6)

- Insulinresistenz und gestörter Glukosestoffwechsel
- Veränderungen im Lipidstoffwechsel mit erhöhter Fettoxidation und Fettablagerung in Organen (viszerale Adipositas)
- Beeinträchtigung der kardiovaskulären Regulation und Atemmechanik durch Fettmasse

Diagnostik

- Körperliche Untersuchung und Anamnese (Essverhalten, Bewegungsgewohnheiten, Familienanamnese)
- Messung des Body-Mass-Index (BMI = Körpergewicht in kg / Körpergröße in m)^2)
- Taillenumfang und Taille-Hüft-Quotient (WHR) zur Abschätzung viszeraler Fettverteilung
- Laboruntersuchungen: Blutzucker, Lipidprofil, Leberwerte, Schilddrüsenfunktion
- Screening auf Folgeerkrankungen (z. B. Bluthochdruck, Diabetes mellitus Typ 2, Schlafapnoe)
- ggf. psychologische Diagnostik bei Essstörungen oder psychischen Begleiterkrankungen

Symptome

- Körperliche Symptome: vermehrtes Körpergewicht, erhöhte Fettmasse, verminderte Beweglichkeit
- Belastungssymptome: Gelenkschmerzen (Arthrose), Kurzatmigkeit, Erschöpfung, vermehrtes Schwitzen
- Psychische Symptome: verminderte Selbstwertgefühle, Depressionen, soziale Isolation
- Folgeerscheinungen durch Komorbiditäten: Bluthochdruck, Diabetes, Schlafapnoe, Fettstoffwechselstörungen

Prognose

- Chronisch-progredient bei unzureichender Therapie
- Erhöhtes Risiko für kardiovaskuläre Erkrankungen, Typ-2-Diabetes, metabolisches Syndrom, bestimmte Krebsarten
- Erhöhte Sterblichkeit durch Folgeerkrankungen
- Bessere Prognose bei frühzeitiger Gewichtsreduktion und Lebensstiländerung
- Psychosoziale Auswirkungen können Langzeitbehandlung erschweren

Komplikationen

- Metabolisches Syndrom mit Hypertonie, Dyslipidämie und Insulinresistenz
- Typ-2-Diabetes mellitus durch gestörte Glukoseverwertung
- Kardiovaskuläre Erkrankungen (Herzinfarkt, Schlaganfall)

- Gelenkdegeneration und Arthrose durch Überlastung
- Schlafapnoe-Syndrom mit Atemaussetzern und Sekundärfolgen
- Psychische Störungen (Depression, Angststörungen)
- Fettleber (Steatosis hepatis) und Leberzirrhose
- Erhöhtes Risiko für venöse Thromboembolien und bestimmte Tumorerkrankungen

Therapie

- Multimodale Behandlung mit Ernährungstherapie (kalorienreduzierte, ausgewogene Kost)
- Steigerung der körperlichen Aktivität und Bewegungstherapie
- Verhaltens- und Psychotherapie zur Veränderung von Ess- und Bewegungsverhalten
- Pharmakotherapie bei bestimmten Indikationen (z. B. Orlistat, GLP-1-Analoga)
- Chirurgische Maßnahmen (bariatrische Operationen) bei schwerer Adipositas und Begleiterkrankungen
- Behandlung von Folgeerkrankungen (Blutzucker, Blutdruck, Lipide)
- Langfristige Begleitung und Motivation zur Vermeidung von Jojo-Effekt

Spezielle Pflegeinterventionen

- Unterstützung bei der Umsetzung von Ernährungs- und Bewegungsplänen
- Monitoring von Gewicht, Vitalparametern und psychosozialem Status
- Schulung zu ausgewogener Ernährung, Portionsgrößen und gesundem Essverhalten
- Förderung der Motivation und Unterstützung bei Verhaltensänderungen
- Beratung zu Komplikationsvermeidung und Selbstmanagement bei Folgeerkrankungen
- Psychosoziale Begleitung bei Stigmatisierung und depressiven Symptomen
- Zusammenarbeit mit interdisziplinärem Team (Ernährungsberater:innen, Physiotherapeut:innen, Psycholog:innen)
- Hilfestellung bei Mobilitätsproblemen und bei Bedarf Einsatz von Hilfsmitteln
- Förderung von Selbstwirksamkeit und Ressourcenorientierung im Pflegeprozess

2.2 Akromegalie [ICD-10: E22]

Definition

- Seltene, chronische Erkrankung durch Überproduktion von Wachstumshormon (GH, Growth Hormone) im Erwachsenenalter
- Meist durch gutartigen Hypophysentumor (Adenom) verursacht

- Führt zu pathologischer Vergrößerung von Knochen, Weichteilen und Organen
- Unterscheidung zur Gigantismus bei Erkrankungsbeginn vor Epiphysenfugenschluss
- Charakteristische körperliche Veränderungen im Gesicht, Händen und Füßen

Ätiologie

- Meist ein gutartiger Hypophysenadenom (somatotropes Adenom) mit unkontrollierter GH-Sekretion
- Selten andere Ursachen:
  - Hypophysärer Hyperplasie; Ektopische GH- oder GHRH-Produktion (Growth-Hormone-Releasing-Hormon) durch Tumore
- Seltene genetische Erkrankungen (z. B. McCune-Albright-Syndrom)
- Idiopathische Formen ohne erkennbaren Tumor

Pathophysiologie

- Überproduktion von Wachstumshormon führt zur vermehrten Stimulation der Leber zur Bildung von Insulin-like Growth Factor 1 (IGF-1)
- IGF-1 bewirkt Zellwachstum und Gewebehypertrophie (Vergrößerung)
- Langfristige Überwirkung auf Knochen (besonders an Händen, Füßen und Gesicht), Knorpel und Weichteile
- Veränderungen der inneren Organe (Herzvergrößerung, Vergrößerung der Leber, Niere etc.)
- Metabolische Effekte: Insulinresistenz, Hyperglykämie, Diabetes mellitus Typ 2
- Druck auf umliegendes Gewebe durch Hypophysenadenom kann neurologische Symptome verursachen

Diagnostik

- Anamnese mit Symptombeschreibung und körperlicher Untersuchung (Vergrößerung von Gesicht, Händen, Füßen)
- Bestimmung des IGF-1-Spiegels im Blut als Sensitivster Parameter
- Wachstumshormon-Belastungstest (orale Glukosetoleranztest): GH sollte bei gesunden Personen nach Glukosegabe abfallen, bei Akromegalie persistierend erhöht
- Bildgebung: MRT der Hypophyse zum Nachweis des Adenoms
- Zusätzliche Laborwerte: Blutzucker, Insulin, Schilddrüsenhormone, Prolaktin
- Sehprüfung bei Verdacht auf Druck auf den Sehnerv (Chiasma opticum)

Symptome

- Stufenweise langsame Entwicklung über Jahre
- Vergröberung der Gesichtszüge (prognathischer Kiefer, vergrößerte Nase, Stirn)
- Vergrößerte Hände und Füße mit dicken Fingern und vergrößerten Zehen
- Gelenkschmerzen durch Knorpelwucherung und Arthrose

- Vergrößerte Zunge (Macroglossie), veränderte Stimme, Schlafapnoe
- Schwitzen, Hautveränderungen, Akne
- Kopfschmerzen und Sehstörungen durch Tumordruck
- Müdigkeit, Muskelschwäche, Karpaltunnelsyndrom
- Stoffwechselstörungen wie Diabetes mellitus, Insulinresistenz
- Organvergrößerungen (Herz, Leber, Nieren) und mögliche Herzinsuffizienz

Prognose

- Chronische Erkrankung mit potenziell schwerwiegenden Komplikationen bei unbehandeltem Verlauf
- Frühe Diagnosestellung und Therapie verbessert Prognose deutlich
- Behandlung kann Symptome mildern, Komplikationen verzögern oder verhindern
- Ohne Therapie erhöhtes Risiko für kardiovaskuläre Erkrankungen, Diabetes, Gelenkzerstörung und verminderte Lebenserwartung

Komplikationen

- Kardiovaskuläre Erkrankungen: Hypertonie, Kardiomyopathie, Herzinsuffizienz
- Diabetes mellitus Typ 2 durch Insulinresistenz
- Arthrose und Bewegungseinschränkungen
- Schlafapnoe und Atemstörungen
- Neurologische Ausfälle durch Tumordruck (Sehstörungen, Hypophyseninsuffizienz)
- Karpaltunnelsyndrom und andere Nerveneinklemmungen
- Erhöhtes Risiko für bestimmte Tumoren (z. B. kolorektale Polypen)

Therapie

- Chirurgische Entfernung des Hypophysenadenoms (Transsphenoidale Adenektomie)
- Medikamentöse Therapie:
  - Somatostatin-Analoga (z. B. Octreotid) zur Hemmung der GH-Freisetzung
  - Dopamin-Agonisten (z. B. Cabergolin) bei geringem Erfolg
  - GH-Rezeptorantagonisten (Pegvisomant) zur Blockade der GH-Wirkung
- Strahlentherapie bei unvollständiger Tumorentfernung oder medikamentöser Resistenz
- Behandlung von Folgeerkrankungen (Blutzucker, Herzinsuffizienz)
- Langzeitkontrollen von Hormonstatus und Tumorgröße

Spezielle Pflegeinterventionen

- Unterstützung bei der Behandlungstherapie und Medikamentenmanagement
- Beobachtung von neurologischen Symptomen und Sehvermögen

- Schmerzerfassung und -management, besonders bei Gelenkbeschwerden
- Beratung zu Lebensstiländerungen zur Reduktion kardiovaskulärer Risiken (Ernährung, Bewegung)
- Förderung der Adhärenz. B. bei komplexer medikamentöser Therapie
- Psychosoziale Unterstützung bei Körperbildveränderungen und chronischer Erkrankung
- Schulung zur Selbstkontrolle von Blutzucker und Blutdruck
- Enge Zusammenarbeit mit Endokrinolog:innen, Neurolog:innen und Physiotherapeut:innen
- Überwachung postoperativer Komplikationen und Wundmanagement nach Hypophysenoperation

2.3 Diabetes mellitus Typ 1 [ICD-10: E10]

Definition

- Chronische Autoimmunerkrankung mit Zerstörung der insulinproduzierenden Betazellen in den Langerhans-Inseln der Bauchspeicheldrüse
- Absoluter Insulinmangel führt zu chronischer Hyperglykämie (erhöhter Blutzucker)
- Meist Beginn im Kindes- oder Jugendalter, kann aber in jedem Alter auftreten
- Lebenslange Insulintherapie notwendig

Ätiologie

- Autoimmunreaktion gegen Betazellen durch genetische Prädisposition (HLA-Genotypen)
- Umweltfaktoren: virale Infektionen (z. B. Coxsackie-Virus), Ernährung, Stress
- Immunologische Prozesse mit Bildung von Autoantikörpern gegen Insulin, GAD65 (Glutaminsäure-Decarboxylase) u. a.
- Keine direkte Folge von Lebensstil, im Gegensatz zu Typ-2-Diabetes

Pathophysiologie

- Zerstörung der Betazellen durch T-Zell-vermittelte Autoimmunreaktion
- Fehlende Insulinproduktion führt zu gestörtem Glukose-Transport in die Zellen
- Zelluläre Energiegewinnung aus Glukose nicht möglich, verstärkte Lipolyse (Fettabbau) und Ketonkörperbildung
- Hyperglykämie durch verminderte Glukoseaufnahme, Glukosurie und osmotische Diurese mit Flüssigkeitsverlust
- Entwicklung von Ketoazidose bei Insulinmangel mit metabolischer Azidose (pH-Abfall im Blut)

Diagnostik

- Klinische Symptome und Anamnese (plötzlicher Beginn, Gewichtsverlust, Polyurie, Polydipsie)
- Nüchternblutzucker über 126 mg/dl (7,0 mmol/l) bei mehreren Messungen
- HbA1c (glykiertes Hämoglobin) über 6,5 % zur Langzeitblutzuckerkontrolle
- Nachweis von Autoantikörpern (Anti-GAD, Insulin-Autoantikörper)
- C-Peptid-Bestimmung zur Einschätzung der endogenen Insulinproduktion
- Ausschluss von Typ-2-Diabetes und anderen Diabetesformen

Symptome

- Plötzlicher Beginn mit klassischen Symptomen:
  - Polyurie (häufiges Wasserlassen); Polydipsie (verstärktes Durstgefühl); Polyphagie (erhöhter Hunger); Gewichtsverlust trotz normaler oder gesteigerter Nahrungsaufnahme; Müdigkeit, Leistungsminderung
- Im Verlauf: Neigung zu Ketoazidose mit Übelkeit, Erbrechen, Bauchschmerzen, Bewusstseinsstörungen
- Juckreiz und Infektanfälligkeit (z. B. Haut- und Harnwegsinfekte)

Prognose

- Chronische Erkrankung mit lebenslanger Insulinabhängigkeit
- Gute Prognose bei konsequenter Therapie und Schulung
- Erhöhtes Risiko für akute Komplikationen (Hypoglykämie, Ketoazidose)
- Langzeitkomplikationen bei schlechter Blutzuckereinstellung (Mikro- und Makroangiopathie)
- Lebensqualität kann durch moderne Therapie und Schulungen deutlich verbessert werden

Komplikationen

- Akut:
  - Hypoglykämie (zu niedriger Blutzucker) mit Bewusstseinsverlust, Krampfanfällen; Diabetische Ketoazidose mit metabolischer Azidose und Schockgefahr
- Chronisch:
  - Mikroangiopathie (Schädigung kleiner Blutgefäße) z. B. diabetische Retinopathie (Erblindung), Nephropathie (Nierenschädigung), Neuropathie (Nervenschädigung)
  - Makroangiopathie mit erhöhtem Risiko für Herzinfarkt, Schlaganfall und periphere arterielle Verschlusskrankheit
  - Diabetischer Fuß mit Infektionen und Amputationsrisiko
  - Psychische Belastungen wie Depressionen oder Diabetesdistress

Therapie

- Lebenslange Substitution von Insulin (Basis-Bolus-Prinzip)
- Blutzuckerselbstkontrolle zur Anpassung der Insulindosis
- Schulung in Ernährung, Insulingabe, Erkennung und Behandlung von Hypo- und Hyperglykämien
- Förderung von körperlicher Aktivität und gesundem Lebensstil
- Regelmäßige ärztliche Kontrollen und Screening auf Folgeerkrankungen
- Verwendung moderner Hilfsmittel: Insulinpumpen, kontinuierliche Glukosemessung (CGM)
- Psychosoziale Unterstützung und Beratung

Spezielle Pflegeinterventionen

- Anleitung und Unterstützung bei der korrekten Insulinapplikation (z. B. Injektionstechnik, Pumpenhandhabung)
- Überwachung der Blutzuckerwerte und Dokumentation
- Erkennen und rasches Handeln bei Hypoglykämie (Bewusstseinsstörung, Schwitzen, Herzrasen) und Hyperglykämie
- Schulung und Motivation zur selbständigen Diabetesversorgung und Ernährung
- Unterstützung bei psychosozialen Belastungen und Förderung von Coping-Strategien
- Beobachtung von Haut- und Fußzustand zur Vermeidung von Infektionen und Wundheilungsstörungen
- Förderung der Mobilität und Vermeidung von Komplikationen durch Bewegungsmangel
- Enge Zusammenarbeit mit Diabetolog:innen, Ernährungsberater:innen und Psycholog:innen
- Vorbereitung auf Notfallsituationen und Anleitung zum Umgang mit Diabetes-Komplikationen

2.4 Diabetes mellitus Typ 2 [ICD-10: E11]

Definition

- Chronisch verlaufende Stoffwechselerkrankung mit dauerhaft erhöhtem Blutzuckerspiegel (Hyperglykämie)
- Kombination aus Insulinresistenz (verminderte Insulinwirkung an Zielzellen) und relativer Insulinsekretionsstörung
- Meist schleichender Beginn, oft über Jahre unbemerkt
- Häufigste Form des Diabetes mellitus (ca. 90 % aller Fälle)
- Früher auch »Altersdiabetes«, heute zunehmend auch bei jungen Menschen

Ätiologie

- Genetische Prädisposition (familiäre Häufung)
- Übergewicht, insbesondere viszerale Adipositas (Fettansammlung im Bauchraum)
- Bewegungsmangel
- Fehlernährung (z. B. hohe Zufuhr von Zucker und gesättigten Fettsäuren)
- Metabolisches Syndrom (Kombination aus Adipositas, Hypertonie, Dyslipidämie, Hyperglykämie)
- Alterungsprozesse mit verminderter Betazellfunktion
- Chronischer Stress, Schlafmangel, Rauchen als begünstigende Faktoren

Pathophysiologie

- Insulinresistenz der Körperzellen, besonders in Leber, Muskel und Fettgewebe
- Bauchspeicheldrüse reagiert mit kompensatorisch erhöhter Insulinproduktion (Hyperinsulinismus)
- Mit Fortschreiten der Erkrankung kommt es zu einer Erschöpfung der Betazellen (Insulinsekretionsstörung)
- Verminderte Glukoseaufnahme in Gewebe, gesteigerte Glukosefreisetzung aus der Leber
- Chronische Hyperglykämie führt zu Schädigung von Blutgefäßen und Nerven
- Unterschied zu Typ 1: kein Autoimmunprozess, Restfunktion der Betazellen bleibt oft lange erhalten

Diagnostik

- Nüchternblutzucker ≥ 126 mg/dl (7,0 mmol/l)
- 2-Stunden-Wert im oralen Glukosetoleranztest (oGTT) ≥ 200 mg/dl (11,1 mmol/l)
- Gelegenheitsblutzucker ≥ 200 mg/dl mit Symptomen
- HbA1c ≥ 6,5 % als Langzeitparameter (zeigt durchschnittlichen Blutzucker der letzten 8–12 Wochen); A1c ist eine Zuckerbindung an Hämoglobin (Hb); Normwert: < 5,7; Prädiabetes bei 5,7–6,4 %
- Untersuchung auf Begleiterkrankungen: Blutdruck, Blutfette, Nierenfunktion, Augenhintergrund
- Test auf Mikroalbuminurie (frühes Zeichen einer diabetischen Nephropathie)

Symptome

- Häufig asymptomatisch oder unspezifisch zu Beginn
- Müdigkeit, Konzentrationsstörungen
- Häufige Harnwegsinfekte, Wundheilungsstörungen
- Sehstörungen
- Juckreiz, trockene Haut

- Polyurie (vermehrter Harndrang), Polydipsie (starker Durst) bei ausgeprägter Hyperglykämie
- Gewichtsverlust bei entgleistem Verlauf
- Symptome treten häufig erst mit Komplikationen auf

Prognose

- Gute Prognose bei frühzeitiger Diagnose, konsequenter Lebensstiländerung und Therapie
- Häufig lange unerkannt, daher erhöhtes Risiko für Spätkomplikationen
- Lebenslange Erkrankung mit fortschreitendem Verlauf
- Frühzeitige Intervention kann die Krankheitsprogression aufhalten oder verlangsamen

Komplikationen

- Akut:
  - Hyperosmolares Koma (Austrocknung und Bewusstseinstrübung durch extreme Hyperglykämie)
  - Hypoglykämien bei Therapie mit Insulin oder Sulfonylharnstoffen
- Chronisch:
  - Mikroangiopathie:
    - Diabetische Retinopathie (Schädigung der Netzhaut)
    - Diabetische Nephropathie (Nierenschädigung bis zur Dialysepflicht)
    - Diabetische Neuropathie (Nervenschädigungen mit Missempfindungen, Schmerzen, Störungen der Blasen- und Darmfunktion)
  - Makroangiopathie:
    - Koronare Herzkrankheit (KHK), Herzinfarkt
    - Schlaganfall (zerebrovaskuläre Erkrankung)
    - Periphere arterielle Verschlusskrankheit (pAVK, »Schaufensterkrankheit«)
  - Diabetisches Fußsyndrom mit Ulzerationen, Infektionen und Amputationsrisiko

Therapie

- Basistherapie:
  - Umstellung auf gesunde Ernährung mit kohlenhydratbewusstem Essverhalten
  - Gewichtsreduktion bei Übergewicht
  - Steigerung der körperlichen Aktivität (z. B. regelmäßiges Gehen, Schwimmen, Radfahren)
  - Rauchstopp und Stressreduktion
- Medikamentöse Therapie:
  - Orale Antidiabetika wie Metformin (verbessert Insulinwirkung)
  - Weitere Wirkstoffe: blutzuckersenkende Wirkstoffe wie Sodium-Glucose-Co-Transporter 2-Inhibitoren (SGLT-2-Hemmer), Dipeptidyl-Peptidase-4-Inhibi-

toren (DPP-4-Hemmer), Glucagon-like-Peptide-Rezeptor-Gegenspieler (GLP-1-Rezeptoragonisten)
  - Insulintherapie bei Therapieversagen oraler Medikamente oder im fortgeschrittenen Stadium
- Regelmäßige Blutzuckerkontrollen, HbA1c-Überwachung, Blutdruck- und Lipidkontrolle
- Strukturierte Schulungen zur Krankheit und Selbstmanagement

Spezielle Pflegeinterventionen

- Unterstützung bei der Umsetzung von Lebensstiländerungen, insbesondere Ernährung und Bewegung
- Anleitung zur Blutzuckerselbstmessung und Dokumentation der Werte
- Beobachtung und Behandlung von Hypo- und Hyperglykämien
- Unterstützung bei der korrekten Einnahme bzw. Anwendung von Antidiabetika und Insulin
- Haut- und Fußkontrollen zur frühzeitigen Erkennung von Druckstellen, Wunden oder Infektionen
- Motivation zur Teilnahme an Diabetesschulungen
- Förderung der Adhärenz (Therapietreue) durch Aufklärung und empathische Kommunikation
- Erkennen von Anzeichen diabetischer Folgeerkrankungen und rechtzeitige Weiterleitung
- Beratung zu alltagspraktischen Themen (z. B. Ernährung, Reisen, Krankheitstage)
- Interdisziplinäre Zusammenarbeit mit Diabetolog:innen, Podolog:innen und Ernährungsberater:innen

2.5 Diabetische Neuropathie [ICD-10: G63]

Definition

- Sammelbegriff für Nervenschädigungen infolge eines dauerhaft erhöhten Blutzuckerspiegels (Hyperglykämie) bei Diabetes mellitus
- Betrifft periphere (außerhalb von Gehirn und Rückenmark) und autonome Nerven
- Eine der häufigsten Spätkomplikationen bei Diabetes mellitus Typ 1 und Typ 2
- Meist symmetrisch, distal (vom Körperzentrum entfernt) beginnend, typischerweise an Füßen

Ätiologie

- Chronisch erhöhte Blutzuckerwerte (Hyperglykämie) als Hauptursache
- Dauerhafte Schädigung von Nerven durch:
  - Glukosetoxizität (toxische Wirkung von Zucker auf Nervenzellen)
  - Oxidativer Stress (Schädigung durch freie Sauerstoffradikale)
  - Bildung von Advanced Glycation Endproducts (AGEs, Zuckereiweißverbindungen, die Zellstrukturen schädigen)
- Mikroangiopathie (Schädigung kleinster Blutgefäße, die die Nerven versorgen)
- Dyslipidämie (gestörter Fettstoffwechsel)
- Lebensstilfaktoren wie Rauchen, Bewegungsmangel, Alkohol

Pathophysiologie

- Glukosetoxizität führt zu strukturellen und funktionellen Schäden an Axonen (Nervenfortsätzen) und Myelinscheiden (Schutzschicht der Nerven)
- Reduzierte Durchblutung durch Kapillarschäden (Mikroangiopathie), Nerven erhalten weniger Sauerstoff und Nährstoffe
- Verlangsamte Nervenleitungsgeschwindigkeit
- Betroffen sind sensorische, motorische und autonome Nerven
- Fortschreitender Verlust von Nervenfunktionen, beginnend in den distalen Extremitäten

Diagnostik

- Anamnese mit Erhebung typischer Beschwerden (z. B. Missempfindungen, Taubheitsgefühl)
- Klinische Untersuchung mit Reflexprüfung, Vibrationssinn, Temperaturempfinden, Monofilament-Test (Druckempfindung)
- Elektrophysiologische Messungen (z. B. Nervenleitgeschwindigkeit, Elektromyographie)
- Ausschluss anderer Ursachen für Polyneuropathie (z. B. Alkoholismus, Vitaminmangel, Niereninsuffizienz)
- ggf. Testung der autonomen Nervenfunktion (z. B. Herzfrequenzvariabilität, Orthostase-Test)

Symptome

- Sensorisch:
  - Parästhesien (Missempfindungen wie Kribbeln, Brennen, »Ameisenlaufen«)
  - Dysästhesien (unangenehme Empfindungen bei Berührung)
  - Hypästhesie (vermindertes Empfindungsvermögen)
  - Taubheitsgefühle, v. a. an Füßen und Unterschenkeln
- Motorisch:
  - Muskelschwäche, Gangunsicherheit, Muskelatrophie (Muskelschwund)

- Autonom:
  - Orthostatische Hypotonie (Blutdruckabfall beim Aufstehen)
  - Gastroparese (verlangsamte Magenentleerung mit Übelkeit, Völlegefühl)
  - Blasenentleerungsstörungen, Erektile Dysfunktion
  - Störung der Schweißsekretion (trockene Haut, Wärmeintoleranz)
- Schmerz:
  - Neuropathischer Schmerz, v.a. nachts, brennend, stechend, elektrisch
  - Häufig chronisch und schwer behandelbar

Prognose

- Abhängig von der Blutzuckereinstellung und rechtzeitigem Therapiebeginn
- Keine Heilung, aber Verlangsamung des Fortschreitens möglich
- Bei schlechter Einstellung meist progredient (fortschreitend)
- Erhöhtes Risiko für Verletzungen, Ulzerationen, Amputationen
- Einfluss auf Lebensqualität und Mobilität

Komplikationen

- Diabetisches Fußsyndrom durch Sensibilitätsstörungen und verminderte Wundheilung
- Ulzerationen (chronische Geschwüre), v.a. an den Füßen
- Infektionen durch unbemerkte Verletzungen
- Gangunsicherheit, Sturzrisiko
- Störung der Organfunktionen (z.B. Blasenentleerung, Herzfrequenzregulation)
- Chronische Schmerzen mit psychosozialen Folgen (z.B. Depression, Schlafstörungen)
- Amputationen bei fortgeschrittener Schädigung

Therapie

- Optimierung der Blutzuckereinstellung als wichtigste Maßnahme
- Schmerzbehandlung bei schmerzhafter Neuropathie:
  - Antikonvulsiva (z.B. Pregabalin, Gabapentin); Antidepressiva (z.B. Amitriptylin, Duloxetin); Topische Behandlung (z.B. Capsaicin-Creme, Lidocain-Pflaster)
- Therapie der autonomen Störungen (z.B. Prokinetika bei Gastroparese, Kompressionsstrümpfe bei Orthostase)
- Physiotherapie zur Muskelkräftigung, Gangschulung, Gleichgewichtstraining
- Fußpflege und Prävention von Verletzungen
- Schulung zum Selbstmanagement und zur Sensibilitätskontrolle

Spezielle Pflegeinterventionen

- Regelmäßige Fußinspektion auf Risse, Druckstellen, Blasen, Hautveränderungen

- Anleitung zur täglichen Selbstkontrolle der Füße durch die Betroffenen
- Unterstützung bei der richtigen Fußpflege, ggf. Organisation podologischer Versorgung
- Druckentlastung gefährdeter Stellen (z. B. durch geeignetes Schuhwerk, spezielle Einlagen)
- Schmerzbeobachtung und -dokumentation, adäquate Schmerztherapie begleiten
- Beratung zu Risikoverhalten (Barfußlaufen, Wärmflaschen, ungeeignete Schuhe)
- Aufklärung zur Hautpflege bei trockener, rissiger Haut
- Unterstützung bei Mobilität und Sturzprophylaxe
- Dokumentation von Wunden, Überwachung auf Infektionszeichen
- Förderung der Adhärenz zur Blutzuckereinstellung und regelmäßigen Kontrolluntersuchungen
- Psychosoziale Unterstützung bei chronischen Schmerzen oder Mobilitätseinschränkungen

2.6 Fettstoffwechselstörung [ICD-10: E78]

Definition

- Störung im Transport, Abbau oder der Speicherung von Lipiden (Fetten) im Blut
- Betrifft v. a. Cholesterin und Triglyzeride
- Formen: Hypercholesterinämie (erhöhtes Cholesterin), Hypertriglyzeridämie (erhöhte Triglyzeride), kombinierte Hyperlipidämie
- Einteilung in primäre (genetisch bedingte) und sekundäre (erworbene) Fettstoffwechselstörungen

Ätiologie

- Primäre Fettstoffwechselstörungen (genetisch):
  - Familiäre Hypercholesterinämie (Mutation im LDL-Rezeptor; LDL = Low-Density-Lipoprotein)
  - Familiäre kombinierte Hyperlipidämie
  - Familiäre Hypertriglyzeridämie
- Sekundäre Fettstoffwechselstörungen (erworben):
  - Ungesunde Ernährung (fettreich, zuckerreich)
  - Übergewicht, Bewegungsmangel
  - Diabetes mellitus
  - Schilddrüsenunterfunktion (Hypothyreose)
  - Nierenerkrankungen (z. B. nephrotisches Syndrom)

- Alkoholmissbrauch
- Medikamente (z. B. Betablocker, Kortikosteroide, Diuretika)

Pathophysiologie

- Überproduktion oder verminderter Abbau von Lipoproteinen (Transportproteine für Fette)
- Erhöhung von LDL-Cholesterin (atherogen = gefäßverengend), Verringerung von HDL (High-Density-Lipoprotein = gefäßschützend)
- Einlagerung von Cholesterin in Gefäßwände, Förderung der Atherosklerose (Arterienverkalkung)
- Triglyzeridüberschuss → Bildung kleiner, dichter LDL-Partikel → zusätzliches kardiovaskuläres Risiko
- Störung des Lipidstoffwechsels in Leber, Muskeln, Fettgewebe und Gefäßendothel

Diagnostik

- Nüchtern-Blutuntersuchung:
  - Gesamtcholesterin; LDL-Cholesterin; HDL-Cholesterin; Triglyzeride
- Bestimmung des Lipidprofils (ggf. auch nicht-nüchtern möglich nach neuerer Leitlinie)
- Lipoprotein(a)-Messung bei familiärer Vorbelastung oder früher kardiovaskulärer Erkrankung
- Ausschluss sekundärer Ursachen durch Laboruntersuchung (z. B. TSH, Blutzucker, Leberwerte, Kreatinin)
- Familienanamnese, körperliche Untersuchung (z. B. Xanthome = Fettablagerungen in Haut oder Sehnen)

Symptome

- Meist asymptomatisch über Jahre
- Unspezifische Symptome möglich bei sehr hohen Triglyzeriden (z. B. Abdominalbeschwerden, Übelkeit)
- Klinische Zeichen bei familiärer Hyperlipidämie:
  - Xanthome (gelbliche Knötchen oder Plaques an Haut oder Sehnen)
  - Arcus lipoides corneae (weißlicher Ring an Hornhautrand des Auges)
- Symptome treten häufig erst bei Folgeerkrankungen auf (z. B. Angina pectoris, Herzinfarkt)

Prognose

- Abhängig vom Risikoprofil und rechtzeitiger Behandlung
- Bei unbehandelter Fettstoffwechselstörung erhöhtes Risiko für Herz-Kreislauf-Erkrankungen
- Fortschreitende Atherosklerose mit zunehmendem Alter ohne Intervention

- Bei frühzeitiger Erkennung und konsequenter Therapie gute Prognose

Komplikationen

- Atherosklerose mit Gefäßverengungen und -verschlüssen
- Kardiovaskuläre Erkrankungen:
  - Herzinfarkt; Schlaganfall; pAVK (periphere arterielle Verschlusskrankheit)
- Pankreatitis (akute Entzündung der Bauchspeicheldrüse) bei extrem hohen Triglyzeridwerten (> 1000 mg/dl)
- Fettleber (Steatosis hepatis)
- Fortschreitende Organschäden durch Gefäßveränderungen

Therapie

- Lebensstilmodifikation (Basistherapie):
  - Gewichtsreduktion bei Übergewicht
  - Regelmäßige körperliche Aktivität (mind. 150 Minuten/Woche moderate Bewegung)
  - Fettarme, ballaststoffreiche Ernährung mit Fokus auf ungesättigte Fettsäuren
  - Reduktion von Zucker, Alkohol und tierischen Fetten
  - Rauchstopp
- Medikamentöse Therapie (bei hohem Risiko oder unzureichender Wirkung der Basistherapie):
  - Statine (z. B. Atorvastatin, Senkung von LDL und kardiovaskulärem Risiko)
  - Ezetimib (hemmt Cholesterinaufnahme im Darm)
  - PCSK9-Inhibitoren (moderne Antikörpertherapie bei sehr hohem Risiko)
  - Fibrate (senken Triglyzeride, steigern HDL)
  - Omega-3-Fettsäuren (Triglyzeridsenkung)
- Regelmäßige Kontrolle der Blutfettwerte, Anpassung der Medikation

Spezielle Pflegeinterventionen

- Unterstützung bei der Lebensstiländerung durch Aufklärung und Motivation
- Beratung zur herzgesunden Ernährung (z. B. mediterrane Kost, wenig gesättigte Fette)
- Anleitung zur Bewegung im Alltag, ggf. Vermittlung in Bewegungsprogramme
- Gewichtsdokumentation und -überwachung
- Unterstützung beim Rauchstopp und Alkoholverzicht
- Medikamentenmanagement, Kontrolle der Einnahmetreue (Adhärenz)
- Aufklärung über mögliche Nebenwirkungen der Lipidsenker (z. B. Muskelschmerzen bei Statinen)
- Beobachtung auf Symptome kardiovaskulärer Ereignisse (z. B. Brustschmerz, Atemnot)
- Unterstützung bei der Bewältigung chronischer Erkrankungen, ggf. Einbindung in Disease-Management-Programme (DMP)
- Zusammenarbeit mit Ernährungsberatung, ärztlichem Dienst, Sozialdienst

2.7 Gicht [ICD-10: M10]

Definition (s. auch ▸ Kap. 11.9)

- Stoffwechselerkrankung mit Ablagerung von Harnsäurekristallen (Uratkristallen) in Gelenken, Weichteilen und Nieren
- Verursacht akute, schmerzhafte Gelenkentzündungen (Arthritis urica)
- Chronische Gicht kann zu Gelenkzerstörung und Nierenfunktionsstörung führen

Ätiologie

- Erhöhte Harnsäurekonzentration im Blut (Hyperurikämie > 6,8 mg/dl)
- Primäre Gicht (ca. 90 % der Fälle):
  - genetisch bedingte Stoffwechselstörung mit verminderter Harnsäureausscheidung; oft kombiniert mit ungünstigem Lebensstil
- Sekundäre Gicht:
  - vermehrte Zellzerstörung (z. B. bei Tumorerkrankungen, Chemotherapie); verminderte Harnsäureausscheidung durch Niereninsuffizienz; Medikamente wie Diuretika, Ciclosporin, ASS in niedriger Dosierung

Pathophysiologie

- Purinabbau führt zur Bildung von Harnsäure
- Harnsäure ist im Blut nur begrenzt löslich, bei Übersättigung Kristallbildung
- Ablagerung von Uratkristallen v. a. in Gelenken, Schleimbeuteln, Sehnen, Nieren
- Kristalle lösen entzündliche Reaktion aus (Immunreaktion mit Aktivierung von Makrophagen und Zytokinfreisetzung)
- Bei wiederholten Anfällen Entwicklung chronischer Gicht mit Gichttophi (knotige Harnsäureablagerungen), Gelenkdeformation und Gelenkdestruktion

Diagnostik

- Anamnese: plötzlich einsetzende, nächtliche Gelenkschmerzen (typisch Großzehengrundgelenk = Podagra)
- Klinik: gerötetes, überwärmtes, stark schmerzhaftes Gelenk
- Labor: erhöhte Harnsäure im Serum; ggf. Entzündungszeichen (CRP, BSG, Leukozytose)
- Gelenkpunktion: mikroskopischer Nachweis von Uratkristallen in der Synovialflüssigkeit
- Bildgebung: Ultraschall mit Doppelkonturzeichen; Röntgen bei chronischer Gicht (Erosionen, Gichttophi)
- Ausschluss anderer Ursachen (z. B. septische Arthritis, rheumatoide Arthritis)

Symptome

- Akuter Gichtanfall:
  - plötzlich beginnende, starke Gelenkschmerzen
  - meist monoartikulär, typischerweise Großzehengrundgelenk
  - Rötung, Schwellung, Überwärmung, starke Druckempfindlichkeit
  - häufig nachts oder frühmorgens
  - Fieber, allgemeines Krankheitsgefühl möglich
- Interkritisches Intervall: beschwerdefreie Zeit zwischen Anfällen
- Chronische Gicht:
  - wiederholte Anfälle
  - Gichttophi (knotige Ablagerungen)
  - Deformation und Zerstörung der betroffenen Gelenke
  - Nierensteine, Nierenfunktionsstörung

Prognose

- Akute Anfälle gut behandelbar
- Ohne Therapie wiederkehrende Anfälle mit Übergang in chronische Gicht
- Bei konsequenter medikamentöser und diätetischer Therapie sehr gute Prognose
- Erhöhtes Risiko für kardiovaskuläre Erkrankungen (z. B. Herzinfarkt, Schlaganfall)
- Nierenschädigung durch Uratnephropathie bei unbehandelter Hyperurikämie

Komplikationen

- Chronische Gelenkzerstörung mit Funktionseinschränkung
- Ausbildung von Gichttophi in Gelenken, Ohrmuschel, Sehnen, Schleimbeuteln
- Uratnephropathie (Harnsäureablagerung im Nierengewebe)
- Nierensteine (Uratsteine) mit Koliken
- Sekundärinfektionen bei Gelenkpunktion oder Gichttophi

Therapie

- Akuter Gichtanfall:
  - NSAR (nichtsteroidale Antirheumatika, z. B. Diclofenac)
  - Colchicin (hemmend auf Entzündungszellen, Achtung: toxisch in Überdosierung)
  - Kortikosteroide bei Kontraindikationen für NSAR oder Colchicin
  - Ruhigstellung und Kühlung des betroffenen Gelenks
- Langzeittherapie (prophylaktisch):
  - Harnsäuresenkende Therapie bei Hyperurikämie > 8 mg/dl oder > 6 mg/dl mit Rezidiven
  - Allopurinol (Xanthinoxidasehemmer, reduziert Harnsäureproduktion)
  - Febuxostat (bei Unverträglichkeit von Allopurinol)
  - Uricosurika (fördern Harnsäureausscheidung, z. B. Benzbromaron)

- Ernährungsumstellung, Gewichtsreduktion
- ausreichend Flüssigkeitszufuhr (2–3 Liter/Tag)

Spezielle Pflegeinterventionen

- Beobachtung und Dokumentation von Schmerzverlauf, Schwellung, Bewegungseinschränkung
- Maßnahmen zur Schmerzlinderung: Lagerung, Kühlung, Schonung
- Aufklärung zur Bedeutung von Ernährung:
  - purinarme Kost (Verzicht auf Innereien, Fleischbrühe, Sardinen, Alkohol)
  - Förderung einer ausgewogenen, pflanzenbetonten Ernährung
  - Reduktion von Fruktose (z. B. in Softdrinks)
- Motivation zur Gewichtsreduktion bei Übergewicht
- Kontrolle der Flüssigkeitszufuhr zur Harnsäureausscheidung
- Unterstützung bei der Medikamenteneinnahme, Beobachtung von Nebenwirkungen
- Aufklärung über mögliche Auslöser eines Gichtanfalls (z. B. Alkohol, reichhaltige Mahlzeit, körperliche Belastung)
- Zusammenarbeit mit Arzt, Ernährungsberatung, ggf. Podologie bei Gelenkdeformitäten
- Anleitung zur Gelenkschonung im Alltag
- Beobachtung auf Anzeichen von Komplikationen (z. B. Nierenschmerzen, Fieber, Gelenkerguss)

2.8 Hypothyreose [ICD-10: E03]

Definition

- Unterfunktion der Schilddrüse (Glandula thyreoidea)
- Verminderte oder fehlende Produktion von Schilddrüsenhormonen (v. a. Thyroxin = T4, Trijodthyronin = T3)
- Führt zu einer Verlangsamung des gesamten Stoffwechsels (Metabolismus)
- Einteilung in primäre, sekundäre und tertiäre Hypothyreose je nach Ursache und Ort der Störung

Ätiologie

- Primäre Hypothyreose (häufigste Form, Störung in der Schilddrüse selbst)
  - Autoimmunthyreoiditis (Hashimoto-Thyreoiditis)
  - Zustand nach Schilddrüsenoperation oder Radiojodtherapie
  - Iodmangel
  - Kongenitale Hypothyreose (angeboren)

  - Medikamentös induziert (z. B. Amiodaron, Lithium)
- Sekundäre Hypothyreose (Störung der Hypophyse)
  - Hypophyseninsuffizienz (unzureichende TSH-Produktion)
- Tertiäre Hypothyreose (selten, Störung im Hypothalamus)
  - Mangel an TRH (Thyreotropin-Releasing-Hormon)

Pathophysiologie

- Verminderte Schilddrüsenhormonproduktion führt zu Reduktion des Grundumsatzes
- Gestörte Regulation der Körpertemperatur, des Kreislaufs, der Verdauung, der Psyche und der Haut
- Rückkopplungsmechanismus zwischen Hypothalamus, Hypophyse und Schilddrüse gestört
- Erhöhtes TSH bei primärer Form (kompensatorische Reaktion der Hypophyse)
- Vermindertes TSH bei sekundärer oder tertiärer Form

Diagnostik

- Anamnese und klinische Untersuchung
- Laborwerte
  - TSH erhöht (bei primärer Hypothyreose), erniedrigt oder normal bei sekundärer/tertiärer
  - fT3 (freies Trijodthyronin) und fT4 (freies Thyroxin) vermindert
  - Anti-TPO-Antikörper (bei Hashimoto nachweisbar)
- Bildgebung
  - Sonographie der Schilddrüse; Szintigrafie bei unklarer Ursache
- Neugeborenen-Screening
  - TSH-Test aus Fersenblut (zur Früherkennung der kongenitalen Hypothyreose)

Symptome

- Allgemein
  - Müdigkeit, Antriebsarmut, depressive Verstimmung; Gewichtszunahme trotz Appetitlosigkeit; Kälteempfindlichkeit
- Haut und Haare
  - Trockene, blasse Haut; Haarausfall, brüchige Nägel
- Herz-Kreislauf-System
  - Bradykardie (verlangsamter Herzschlag); Hypotonie (niedriger Blutdruck)
- Gastrointestinaltrakt
  - Obstipation (Verstopfung)
- Neurologisch/Psychisch
  - Konzentrationsstörungen; Vergesslichkeit; Verlangsamtes Denken (psychomotorische Verlangsamung)

- Weitere Symptome
  - Heisere Stimme; Zyklusstörungen, Infertilität; Myxödem (teigige Schwellungen, v. a. Gesicht, Hände, Füße); Verminderter Reflexstatus

Prognose

- Gute Prognose bei frühzeitiger Diagnostik und konsequenter Therapie
- Chronischer Verlauf bei autoimmuner Genese
- Bei unbehandelter kongenitaler Form: Gefahr einer geistigen Retardierung (Kretinismus)
- Lebenslange Therapie erforderlich
- Regelmäßige Verlaufskontrollen notwendig

Komplikationen

- Myxödemkoma (lebensbedrohlich, selten)
  - Hypothermie, Hypoglykämie, Hypoventilation, Koma
- Herzrhythmusstörungen
- Verschlechterung bestehender kardiovaskulärer Erkrankungen
- Komplikationen in Schwangerschaft (Fehlgeburt, Entwicklungsstörungen des Feten)
- Depressionen, soziale Isolation bei langer unbehandelter Erkrankung

Therapie

- Substitutionstherapie mit Levothyroxin (T4)
  - Lebenslange Einnahme, morgens nüchtern, 30 Min. vor dem Frühstück
  - Langsame Dosissteigerung, besonders bei älteren oder kardial vorerkrankten Patient:innen
- Therapiekontrolle
  - Regelmäßige Kontrolle von TSH und fT4 (alle 6–12 Wochen nach Dosisänderung, danach jährlich)
- Behandlung der Grunderkrankung (z. B. Hashimoto) nicht ursächlich möglich
- Bei sekundärer Hypothyreose: ggf. zusätzliche Hormonsubstitution (z. B. Kortisol)
- Ernährung: ausreichende Jodzufuhr, ggf. Diätberatung

Spezielle Pflegeinterventionen

- Beobachtung und Dokumentation
  - Vitalzeichen (v. a. Puls, Blutdruck, Temperatur) regelmäßig kontrollieren; Hautzustand beobachten (Trockenheit, Ödeme); Gewicht dokumentieren
- Unterstützung bei Einschränkungen
  - Hilfe bei Körperpflege bei starker Müdigkeit; Motivation zur Bewegung zur Vermeidung von Obstipation; Förderung der Selbstpflege und Alltagskompetenz

- Patientenedukation
  - Aufklärung über Erkrankung, Lebensstil und Medikation; Einnahmehinweise für Levothyroxin erklären (Nüchternheit, Wechselwirkungen); Aufklären über Notwendigkeit lebenslanger Therapie
- Ernährungsberatung vermitteln
  - Iodreiche Ernährung anregen, bei Hashimoto jedoch Vorsicht mit zu viel Iod; Flüssigkeitszufuhr zur Unterstützung der Verdauung
- Umgang mit psychischen Beschwerden
  - Gesprächsangebote bei depressiver Verstimmung; Förderung sozialer Kontakte
- Bei Myxödemkoma
  - Notfallmanagement einleiten; Sofortige ärztliche Information; Sauerstoffgabe, ggf. Überwachung auf Intensivstation

2.9 Hyperthyreose [ICD-10: E05]

Definition

- Erkrankung mit gesteigerter Produktion von Schilddrüsenhormonen (Thyroxin = T4, Trijodthyronin = T3)
- Führt zu einem gesteigerten Stoffwechsel im gesamten Körper
- Laborchemisch gekennzeichnet durch erhöhte T3- und T4-Werte bei supprimiertem TSH (Thyreoidea-stimulierendes Hormon)

Ätiologie

- Morbus Basedow: Autoimmunerkrankung, stimulierende Antikörper (TRAK = TSH-Rezeptor-Antikörper) regen die Schilddrüse zur Hormonproduktion an
- Autonomes Adenom/multifokale Autonomie: knotige Bereiche der Schilddrüse produzieren unabhängig von TSH Hormone
- Thyreoiditis: entzündliche Prozesse führen zu Freisetzung gespeicherter Hormone (z. B. subakute oder Hashimoto-Thyreoiditis in der frühen Phase)
- Jodinduzierte Hyperthyreose: z. B. nach Kontrastmittelgabe bei vorbestehender Autonomie
- Medikamentös bedingt: z. B. durch Amiodaron, L-Thyroxin-Überdosierung
- Selten: TSH-produzierender Hypophysentumor, Schilddrüsenkarzinome

Pathophysiologie

- Erhöhter T3- und T4-Spiegel führt zu gesteigerter metabolischer Aktivität in nahezu allen Geweben
- Erhöhung der Herzfrequenz, Wärmeproduktion, gastrointestinaler Motilität

- Negative Rückkopplung auf Hypophyse, TSH wird supprimiert
- Erhöhter Sauerstoffverbrauch, gesteigerter Katabolismus (Abbau von Körpersubstanz)
- Erhöhte β-Adrenorezeptor-Sensitivität → Überempfindlichkeit auf Katecholamine → Tachykardie, Tremor, Nervosität
- Bei Morbus Basedow auch Beteiligung von Augen und Bindegewebe (endokrine Orbitopathie)

Diagnostik

- Anamnese (z. B. Gewichtsverlust, Nervosität, Zyklusstörungen, Schwitzen)
- Klinische Untersuchung (z. B. Struma, Tachykardie, feinschlägiger Tremor)
- Labor:
  - TSH supprimiert; T3 und T4 erhöht; TRAK (bei Morbus Basedow)
- Bildgebung:
  - Schilddrüsensonographie zur Beurteilung von Knoten, Struktur; Szintigrafie zur Darstellung von autonomen Arealen (heiße oder kalte Knoten)
- Weitere: EKG bei Tachyarrhythmien, Knochendichtemessung bei länger bestehender Hyperthyreose

Symptome

- Gewichtsverlust trotz gesteigerten Appetits
- Tachykardie (Herzfrequenz $>$ 100/min), Palpitationen
- Nervosität, Reizbarkeit, Schlafstörungen
- Wärmeintoleranz, vermehrtes Schwitzen
- Feinschlägiger Fingertremor
- Zyklusstörungen bei Frauen, Libidoverlust
- Durchfall, erhöhte Darmmotilität
- Muskelschwäche, Muskelschmerzen
- Struma (Schilddrüsenvergrößerung)
- Exophthalmus (bei Morbus Basedow: Vorwölbung der Augen durch Orbitopathie)

Prognose

- Hängt von der Ursache und adäquaten Therapie ab
- Morbus Basedow: gute Prognose bei rechtzeitiger Therapie, aber Rezidivrisiko
- Autonome Adenome: heilbar durch Operation oder Radiojodtherapie
- Unbehandelt droht thyreotoxische Krise, potenziell lebensbedrohlich
- Langfristige Kontrolle durch Hormonstatus notwendig
- Bei adäquater Therapie Normalisierung des Stoffwechsels und Lebensqualität

Komplikationen

- Thyreotoxische Krise: akute, lebensbedrohliche Entgleisung mit Hyperthermie, Tachykardie, Bewusstseinsstörungen, Multiorganversagen
- Herzrhythmusstörungen, Vorhofflimmern
- Osteoporose durch gesteigerten Knochenabbau
- Herzinsuffizienz durch chronische Tachykardie
- Leberfunktionsstörungen
- Sehstörungen, Diplopie bei endokriner Orbitopathie
- Medikamenten-Nebenwirkungen (z. B. Agranulozytose unter Thiamazol)

Therapie

- Medikamentös:
  - Thionamide wie Thiamazol oder Carbimazol → Hemmung der Schilddrüsenhormonsynthese
  - Betablocker (z. B. Propranolol) zur Symptomkontrolle (z. B. Tachykardie, Tremor)
- Definitive Maßnahmen:
  - Radiojodtherapie zur Zerstörung von Schilddrüsengewebe
  - Operative Resektion (Thyreoidektomie) bei Struma, malignem Verdacht oder Kontraindikation zur Radiojodtherapie
- Therapie der Grunderkrankung:
  - Bei Basedow: Immunsuppression, ggf. Augentherapie bei Orbitopathie
- Supportiv: Flüssigkeitszufuhr, Elektrolytausgleich, antipyretische Maßnahmen bei thyreotoxischer Krise

Spezielle Pflegeinterventionen

- Überwachung von Vitalzeichen, insbesondere Herzfrequenz, Blutdruck und Temperatur
- Beobachtung auf Symptome einer thyreotoxischen Krise (z. B. Unruhe, Fieber, Bewusstseinsveränderung)
- Sicherstellung der korrekten Medikamenteneinnahme und -zeiten
- Information über mögliche Nebenwirkungen von Thionamiden (z. B. Halsschmerzen bei Agranulozytose → sofort Arzt informieren)
- Bettruhe und reizabschirmende Umgebung in der akuten Phase
- Unterstützung bei der Körperpflege bei Schwäche, Schwitzen
- Hautpflege bei vermehrtem Schwitzen
- Psychische Betreuung bei Unruhe, Angst, Schlafstörungen
- Aufklärung über Langzeitkontrollen, Bedeutung der Blutwertkontrollen
- Beobachtung auf Anzeichen einer Hypothyreose nach Therapie (z. B. Gewichtszunahme, Müdigkeit)
- Anleitung zur selbstständigen Medikamentenkontrolle und Arztkontakt bei Veränderungen
- Zusammenarbeit mit Endokrinologie, ggf. Augenarzt bei Orbitopathie

2.10 Hypoglykämie [ICD-10: E16]

Definition

- Zustand mit einem abnorm niedrigen Blutzuckerspiegel (unter 50–60 mg/dl)
- Schweregradeinteilung in leichte, mittlere und schwere Hypoglykämie je nach klinischer Ausprägung und Notwendigkeit externer Hilfe
- Lebensbedrohlich, wenn unbehandelt, da Glukose Hauptenergiequelle des Gehirns ist

Ätiologie

- Medikamentös bedingt: Überdosierung von Insulin oder oralen Antidiabetika (z. B. Sulfonylharnstoffe)
- Nahrungsmangel: ausgelassene Mahlzeiten oder unzureichende Kohlenhydratzufuhr
- Übermäßige körperliche Aktivität ohne Anpassung der Insulin- oder Nahrungszufuhr
- Alkoholkonsum: beeinträchtigt Glukoneogenese in der Leber
- Störungen im endokrinen System: z. B. Nebenniereninsuffizienz oder Hypophyseninsuffizienz
- Insulinom: insulinproduzierender Tumor der Bauchspeicheldrüse
- Reaktive Hypoglykämie: postprandial durch überschießende Insulinantwort

Pathophysiologie

- Abfall des Blutzuckerspiegels unter physiologischen Schwellenwert → Aktivierung gegenregulatorischer Systeme
- Ausschüttung von Stresshormonen (Adrenalin, Glukagon, Kortisol, Wachstumshormon)
- Sympathikusaktivierung → adrenerge Symptome wie Schwitzen, Zittern, Tachykardie
- Bei weiterem Absinken kommt es zu neuroglukopenischen Symptomen (gestörte Gehirnfunktion)
- Gehirn ist auf kontinuierliche Glukoseversorgung angewiesen → Gefahr von Bewusstlosigkeit, Krampfanfällen, Koma

Diagnostik

- Blutzuckermessung (BZ): Goldstandard, Bestimmung kapillär oder venös
- Werte < 50 mg/dl bestätigen Hypoglykämie
- Whipple-Trias (diagnostisch relevant):mtypische Symptome; niedriger BZ-Wert; Besserung nach Glukosezufuhr
- Laboranalysen: Insulin-, C-Peptid-, Glukagonspiegel zur Ursachenklärung bei unklarer Hypoglykämie

- Anamnese: Medikamenteneinnahme, Essverhalten, körperliche Aktivität, Alkohol

Symptome

- Adrenerge Symptome (durch Adrenalinanstieg):
  - Kaltschweißigkeit; Zittern; Herzklopfen, Tachykardie; Unruhe, Nervosität; Heißhunger; Blässe
- Neuroglukopenische Symptome (durch Glukosemangel im Gehirn):
  - Konzentrationsstörungen; Sehstörungen; Sprachstörungen; Verwirrtheit; Krampfanfälle; Bewusstlosigkeit bis Koma

Prognose

- Gute Prognose bei frühzeitiger Erkennung und Behandlung
- Wiederholte Hypoglykämien → Hypoglykämiewahrnehmungsstörung → erhöhtes Risiko für schwere Verläufe
- Lebensbedrohlich bei schwerer, nicht erkannter oder unbehandelter Hypoglykämie
- Prognose abhängig von Grunderkrankung und Fähigkeit zur Selbstregulation (z. B. Schulung bei Diabetes)

Komplikationen

- Hypoglykämisches Koma: Bewusstlosigkeit durch Glukosemangel im Gehirn
- Krampfanfälle, zerebrale Schädigungen bei langanhaltender Unterzuckerung
- Stürze, Verletzungen durch Schwindel oder Bewusstseinsverlust
- Herzrhythmusstörungen, insbesondere bei älteren oder kardial vorerkrankten Patient:innen
- Hypoglykämiewahrnehmungsstörung: häufige Episoden führen zu abgeschwächter Symptomwahrnehmung
- Fehltherapie durch Laien: falsche Maßnahmen können Zustand verschlechtern

Therapie

- Leichte bis mittlere Hypoglykämie (bewusstseinsklar)
  - Sofortige Gabe schnell resorbierbarer Kohlenhydrate (z. B. Traubenzucker (15–20 g), gezuckerte Getränke)
  - Anschließend langkettige Kohlenhydrate (z. B. Vollkornbrot) zur Stabilisierung
  - Kontrolle des BZ nach 15 Minuten
  - Schulung zur Selbstkontrolle und Ursachenanalyse
- Schwere Hypoglykämie (bewusstlos oder nicht ansprechbar)
  - Notfall
  - Glukagon-Injektion i. m. oder s. c. durch Angehörige/Personal (Notfallset)
  - Alternativ: Glukose 40 % i. v. durch medizinisches Personal

  - Notruf, stationäre Überwachung
  - Ursache eruieren und Therapie anpassen

Spezielle Pflegeinterventionen

- Regelmäßige Blutzuckerkontrollen gemäß ärztlicher Anordnung, insbesondere bei insulinpflichtigen Patient:innen
- Beobachtung auf Frühsymptome der Hypoglykämie, insbesondere bei Risikopatienten
- Sofortmaßnahmen bei Unterzuckerung kennen und anwenden können
- Vermeidung langer Nüchternzeiten, regelmäßige Essenszeiten beachten
- Information und Schulung der Patient:innen zur Erkennung und Behandlung leichter Hypoglykämien
- Tragen von Notfallausweisen bei insulinpflichtigen Patient:innen unterstützen
- Anleitung zur Mitführung von Traubenzucker oder Glukose-Gel
- Anwendung des Glukagon-Notfallsets schulen (Pflegekräfte und Angehörige)
- Dokumentation aller Hypoglykämie-Episoden und Maßnahmen
- Zusammenarbeit mit Diabetolog:innen, Ernährungstherapeut:innen und Ärzt:innen zur individuellen Therapieanpassung
- Psychosoziale Unterstützung bei Angst vor Hypoglykämie (Hypoglykämieangst kann zu Non-Compliance führen)

2.11 Hyperglykämie [ICD-10: R73]

Definition

- Erhöhter Blutzuckerspiegel über den physiologischen Normwert
- Normwert nüchtern < 100 mg/dl (5,6 mmol/l), Hyperglykämie beginnt ab > 126 mg/dl (7,0 mmol/l) nüchtern
- Kann akut oder chronisch auftreten
- Leitsymptom bei Diabetes mellitus Typ 1 und Typ 2

Ätiologie

- Unzureichende Insulinwirkung (absoluter oder relativer Insulinmangel)
- Primäre Ursachen:
  - Diabetes mellitus Typ 1 (Insulinmangel durch Autoimmunprozess)
  - Diabetes mellitus Typ 2 (Insulinresistenz mit relativer Insulininsuffizienz)
- Sekundäre Ursachen:
  - Medikamente (z. B. Glukokortikoide, Diuretika, Beta-Blocker)
  - Akute Erkrankungen (z. B. Infektionen, Herzinfarkt, Schlaganfall)

- Stresszustände (physiologischer Stress führt zur Ausschüttung von Stresshormonen, z. B. Adrenalin, Kortisol)
- Ernährung (hohe Zuckerzufuhr, insbesondere bei unzureichender Insulintherapie)
- Bewegungsmangel
- Alkoholabusus

Pathophysiologie

- Erhöhter Blutzuckerspiegel durch gestörten Glukosestoffwechsel
- Typ 1 Diabetes: keine oder kaum Insulinproduktion, Glukose kann nicht in die Zellen aufgenommen werden
- Typ 2 Diabetes: reduzierte Insulinwirkung (Insulinresistenz), verminderte Glukoseaufnahme in Zellen
- Glukose verbleibt im Blut, Zellen bleiben unterversorgt
- Leber setzt weiterhin Glukose frei (Gluconeogenese), Verschärfung der Hyperglykämie
- Überschreiten der Nierenschwelle (ca. 180 mg/dl), Glukoseausscheidung im Urin (Glukosurie), osmotische Diurese
- Dehydration, Elektrolytverluste, Azidose bei Ketoazidose

Diagnostik

- Anamnese (z. B. bei bekannten Diabetikern oder bei unspezifischen Symptomen)
- Blutzuckermessung kapillär oder venös
- Nüchternblutzucker > 126 mg/dl
- Gelegenheitsblutzucker > 200 mg/dl bei Symptomen
- HbA1c (Langzeitblutzucker, Zielwert meist < 7,0 %)
- Urinuntersuchung: Glukosurie, ggf. Ketone
- Elektrolyte, Nierenwerte, Säure-Basen-Haushalt (z. B. bei Verdacht auf diabetische Ketoazidose)
- Differenzialdiagnostik zur Abgrenzung von Hypoglykämie oder anderen Stoffwechselentgleisungen

Symptome

- Polydipsie (vermehrter Durst)
- Polyurie (vermehrte Harnausscheidung)
- Trockene Schleimhäute, trockene Haut
- Müdigkeit, Schwäche, Konzentrationsstörungen
- Verschwommenes Sehen
- Gewichtsverlust bei Insulinmangel
- Übelkeit, Bauchschmerzen
- Azetongeruch des Atems (bei Ketoazidose)
- Bewusstseinsstörungen bis Koma bei entgleister Hyperglykämie

Prognose

- Akute Hyperglykämie kann bei rechtzeitiger Therapie vollständig reversibel sein
- Häufige oder lang andauernde Hyperglykämie führt zu schweren Spätkomplikationen
- Gute Blutzuckereinstellung senkt Risiko für Mikro- und Makroangiopathien (z. B. Retinopathie, Nephropathie, Neuropathie, KHK)
- Prognose abhängig von Compliance, metabolischer Kontrolle, Begleiterkrankungen

Komplikationen

- Diabetische Ketoazidose (v. a. bei Typ 1), mit metabolischer Azidose, Ketonurie, Exsikkose, Koma
- Hyperosmolares hyperglykämisches Syndrom (v. a. bei Typ 2), mit starker Dehydration, Elektrolytverschiebung, Bewusstlosigkeit
- Infektanfälligkeit (z. B. Harnwegsinfekte, Pneumonie)
- Dehydration mit Hypotonie, Nierenversagen
- Störung des Elektrolythaushalts (z. B. Hyponatriämie, Hypokaliämie)
- Langfristig Mikroangiopathien (Retinopathie, Nephropathie), Makroangiopathien (pAVK, Myokardinfarkt)

Therapie

- Akut:
  - Flüssigkeitszufuhr (oral oder intravenös) zur Rehydratation
  - Insulingabe, meist intravenös (schnell wirksames Insulin)
  - Elektrolytausgleich, insbesondere Kalium
  - Überwachung von Vitalparametern, Blutzucker, Bewusstsein
  - ggf. Intensivmedizinische Betreuung bei Ketoazidose oder Koma
- Langfristig:
  - Optimierung der Blutzuckereinstellung durch Insulintherapie oder orale Antidiabetika
  - Ernährungstherapie mit Reduktion von schnell resorbierbaren Kohlenhydraten
  - Gewichtsnormalisierung, Bewegung
  - Schulungen zur Blutzuckerselbstkontrolle
  - Regelmäßige Kontrolle von HbA1c, Nierenfunktion, Augen, Füßen

Spezielle Pflegeinterventionen

- Regelmäßige Blutzuckerkontrollen gemäß ärztlicher Anordnung
- Beobachtung auf Symptome einer Entgleisung (Durst, Polyurie, Verwirrtheit, Azetongeruch)
- Sicherstellung ausreichender Flüssigkeitszufuhr
- Unterstützung bei der Insulinapplikation oder Einnahme oraler Antidiabetika

- Kontrolle der korrekten Insulindosierung, Spritztechnik und Injektionsstellen
- Schulung und Anleitung zur Ernährung, ggf. Unterstützung durch Ernährungsberatung
- Dokumentation von Blutzuckerwerten, Insulingaben, Nahrungsaufnahme
- Engmaschige Überwachung bei fieberhaften Infekten, Stress oder OP
- Aufklärung über die Bedeutung der Blutzuckereinstellung zur Vermeidung von Folgeerkrankungen
- Anleitung zur Selbstbeobachtung (z. B. Anzeichen von Hyperglykämie oder Hypoglykämie)
- Zusammenarbeit mit Diabetesteam, Ärzt:innen, Ernährungs- und Diabetesberater:innen

2.12 Insulinresistenz [ICD-10: E88]

Definition

- Störung der Insulinwirkung an Zielzellen (v. a. Muskel-, Leber- und Fettzellen)
- Verminderte zelluläre Reaktion auf das Hormon Insulin trotz ausreichender oder erhöhter Konzentration
- Folge: Glukose kann nicht effizient aus dem Blut in die Zellen aufgenommen werden
- Kompensatorisch gesteigerte Insulinproduktion durch die Betazellen des Pankreas (Hyperinsulinämie)
- Zentrale Rolle bei der Entstehung von Typ-2-Diabetes mellitus und metabolischem Syndrom

Ätiologie

- Primäre (genetisch bedingte) Insulinresistenz
  - Familiäre Prädisposition für Diabetes mellitus Typ 2
  - Genetische Veränderungen an Insulinrezeptoren oder intrazellulären Signalkaskaden
- Sekundäre (erworbene) Insulinresistenz
  - Übergewicht, insbesondere viszerale Adipositas (Fettansammlung im Bauchraum)
  - Bewegungsmangel
  - Chronische Überernährung, v. a. hoher Konsum schnell resorbierbarer Kohlenhydrate
  - Chronischer Stress, erhöhte Cortisolspiegel (Stresshormon)
  - Hormonelle Störungen (z. B. Polyzystisches Ovarialsyndrom = PCOS)
  - Medikamente (z. B. Glukokortikoide, bestimmte Antipsychotika)
  - Schlafmangel, Schichtarbeit

- Chronische Entzündungsprozesse im Körper

Pathophysiologie

- Zielzellen reagieren vermindert auf Insulin
- Glukoseaufnahme in Muskel- und Fettzellen über Glukosetransporter (GLUT-4) gestört
- Leber setzt weiterhin Glukose frei (Glukoneogenese), obwohl bereits hohe Blutzuckerspiegel vorliegen
- Betazellen im Pankreas steigern Insulinproduktion → Hyperinsulinämie
- Längerfristige Überlastung der Betazellen → Erschöpfung → Manifestation eines Typ-2-Diabetes
- Erhöhte Lipolyse (Fettabbau) → vermehrte Freisetzung freier Fettsäuren → Verstärkung der Insulinresistenz
- Chronische subklinische Entzündungen durch Fettgewebe (Adipozytokine wie TNF-α und IL-6 beteiligt)

Diagnostik

- Anamnese und klinische Untersuchung
  - Familienanamnese, Lebensstil, Gewichtsentwicklung
- Laborwerte
  - Nüchternblutzucker, HbA1c (Langzeitblutzuckerwert), Insulinspiegel
  - HOMA-Index (Homeostasis Model Assessment zur Berechnung der Insulinresistenz)
  - Lipidprofil (Triglyzeride erhöht, HDL-Cholesterin niedrig)
  - Leberwerte (Hinweis auf Fettleber = Steatosis hepatis)
- Glukosetoleranztest (oGTT)
  - Messung von Blutzuckerwerten nach oraler Glukoseaufnahme
- Körperliche Messdaten
  - Bauchumfang (zentraler Adipositasindikator), BMI; Blutdruck
- Screening auf metabolisches Syndrom
  - Kombination aus Adipositas, Hypertonie, Hyperglykämie, Dyslipidämie

Symptome

- Unspezifische Frühsymptome
  - Müdigkeit, Leistungsminderung; Konzentrationsstörungen; Gewichtszunahme, v. a. im Bauchbereich; Reaktive Hypoglykämien (Unterzuckerung nach kohlenhydratreichen Mahlzeiten)
- Hautveränderungen
  - Acanthosis nigricans (braun-schwarze, samtartige Hautverfärbungen in Hautfalten)
- Spätfolgen (bei Übergang zu Diabetes mellitus Typ 2)
  - Vermehrter Durst (Polydipsie), häufiges Wasserlassen (Polyurie)
  - Wundheilungsstörungen, Infektanfälligkeit

– Neuropathien, Sehstörungen

Prognose

- Reversibel in frühen Stadien durch Lebensstilveränderung
- Progression zum manifesten Typ-2-Diabetes bei unbehandelter Insulinresistenz
- Erhöhtes Risiko für kardiovaskuläre Erkrankungen (z. B. Herzinfarkt, Schlaganfall)
- Assoziiert mit metabolischem Syndrom und Fettlebererkrankung
- Langfristige Prognose stark abhängig von Adhärenz (Therapietreue) und Lebensführung

Komplikationen

- Diabetes mellitus Typ 2
  - Vollbild des Diabetes mit Folgekomplikationen
- Nicht-alkoholische Fettleber (NAFLD)
  - Kann in Leberfibrose und Leberzirrhose übergehen
- Kardiovaskuläre Komplikationen
  - Arteriosklerose, Herzinfarkt, Schlaganfall
- PCOS bei Frauen
  - Zyklusstörungen, Infertilität, Hirsutismus (vermehrte Körperbehaarung)
- Metabolisches Syndrom
  - Kombination von Adipositas, Dyslipidämie, Hypertonie, Hyperglykämie

Therapie

- Lebensstilmodifikation (Basistherapie)
  - Gewichtsreduktion (bereits 5–10 % führen zu deutlicher Verbesserung der Insulinwirkung)
  - Ausgewogene Ernährung mit niedrigem glykämischen Index
  - Regelmäßige körperliche Aktivität (150 Minuten/Woche moderates Training)
  - Reduktion von Stress, gesunder Schlaf
- Medikamentöse Therapie (bei Manifestation eines Diabetes)
  - Metformin (verbessert Insulinwirkung und senkt Glukoseproduktion in der Leber)
  - SGLT2-Hemmer, GLP-1-Rezeptoragonisten bei Adipositas
  - Weitere Antidiabetika je nach Verlauf
- Behandlung von Begleiterkrankungen
  - Hypertonie, Hyperlipidämie, Fettleber
- Regelmäßige Verlaufskontrollen
  - Laborwerte, Gewicht, Blutdruck, körperliche Fitness

Spezielle Pflegeinterventionen

- Beobachtung und Dokumentation
  - Körpergewicht, Bauchumfang, Blutdruck regelmäßig erfassen
  - Blutzuckerkontrollen bei manifester Hyperglykämie oder Diabetes
  - Hautveränderungen (v. a. Acanthosis nigricans) dokumentieren
- Unterstützung bei Lebensstilveränderung
  - Motivation zu körperlicher Aktivität fördern (z. B. Spaziergänge, Gruppenangebote)
  - Aufklärung zu gesunder Ernährung, evtl. Ernährungsberatung vermitteln
  - Trinkverhalten, Schlafhygiene besprechen
- Patientenedukation
  - Aufklärung über Erkrankung, Entstehungsmechanismen und Folgen
  - Schulung zur Selbstbeobachtung (z. B. Ernährungstagebuch)
  - Aufklärung über Bedeutung der Bewegung für die Insulinwirkung
- Beratung bei medikamentöser Therapie (z. B. Metformin)
  - Einnahmezeiten, mögliche Nebenwirkungen, Wechselwirkungen erklären
  - Beobachtung auf gastrointestinale Beschwerden (häufig bei Therapiebeginn)
- Psychosoziale Unterstützung
  - Gesprächsangebote bei Frustration, Diätmüdigkeit oder Körperbildproblemen
  - Vermittlung an Selbsthilfegruppen oder Bewegungsgruppen
- Multidisziplinäre Zusammenarbeit fördern
  - Zusammenarbeit mit Diabetolog:innen, Ernährungsberatung, Sporttherapeut:innen, Ärzt:innen

2.13 Ketoazidose [ICD-10: E10]

Definition

- Akute, lebensbedrohliche Stoffwechselentgleisung bei absolutem Insulinmangel
- Gekennzeichnet durch Hyperglykämie (erhöhter Blutzucker), Ketose (vermehrte Bildung von Ketonkörpern) und metabolische Azidose (Übersäuerung des Blutes)
- Komplikation des Diabetes mellitus Typ 1, seltener bei Typ 2 unter extremen Belastungen
- Erfordert notfallmedizinische und intensivmedizinische Behandlung

Ätiologie

- Absoluter Insulinmangel, häufig durch Therapiefehler (z. B. ausgelassene Insulingabe)

- Erstmanifestation eines Diabetes mellitus Typ 1
- Akute Infektionen (z. B. Pneumonie, Harnwegsinfekt)
- Erhöhter Insulinbedarf bei Stress, Trauma, Operationen
- Hormonelle Veränderungen (z. B. Schwangerschaft, Pubertät)
- Einnahme diabetogener Medikamente (z. B. Glukokortikoide, Thiazide)
- Alkoholmissbrauch
- Essstörungen mit absichtlichem Insulinverzicht (Diabulimie)

Pathophysiologie

- Fehlendes Insulin verhindert Glukoseaufnahme in Zellen → Anstieg des Blutzuckerspiegels
- Zellen schalten auf Fettabbau (Lipolyse) um, um Energie zu gewinnen
- Leber wandelt freie Fettsäuren in Ketonkörper um → Ketose
- Ketonkörper (Aceton, Acetessigsäure, β-Hydroxybutyrat) senken den Blut-pH → metabolische Azidose
- Hyperglykämie führt zu osmotischer Diurese → Dehydratation und Elektrolytverlust
- Kalium verschiebt sich aus den Zellen → scheinbare Hyperkaliämie trotz intrazellulärem Mangel
- Bei fehlender Behandlung → zunehmende Azidose, Bewusstseinsstörung, Koma

Diagnostik

- Blutzucker deutlich erhöht (meist > 250 mg/dl)
- pH-Wert erniedrigt (< 7,3)
- Bicarbonat < 15 mmol/l
- Ketonurie und/oder Ketonämie (nachweisbar im Urin oder Blut)
- Blutgasanalyse zur Beurteilung der metabolischen Azidose
- Elektrolyte: Kalium (initial normal oder erhöht, später erniedrigt), Natrium, Phosphat
- Entzündungszeichen bei infektiöser Ursache (z. B. CRP, Leukozyten)
- Evtl. Zeichen der Nierenfunktionsstörung (Kreatinin, Harnstoff)
- Körperliche Untersuchung: Zeichen der Exsikkose (Austrocknung), Azetongeruch, Kussmaul-Atmung

Symptome

- Polyurie, Polydipsie, Gewichtsverlust
- Übelkeit, Erbrechen, diffuse Bauchschmerzen
- Tiefe, betont langsame Atmung (Kussmaul-Atmung)
- Azetongeruch des Atems (nach überreifem Obst oder Nagellackentferner)
- Müdigkeit, Apathie, Bewusstseinseintrübung bis Koma
- Zeichen der Dehydratation (trockene Haut, stehende Hautfalten, Hypotonie, Tachykardie)

Prognose

- Günstig bei frühzeitiger Diagnostik und adäquater Therapie
- Prognose verschlechtert sich bei verzögerter Behandlung, Komorbiditäten, hohem Alter oder Infektionen
- Wiederholte Ketoazidosen führen zu langfristigen Folgeerkrankungen
- Höhere Sterblichkeit bei älteren Patient:innen, Kindern oder bei zerebralem Ödem

Komplikationen

- Hypokaliämie durch Insulinbehandlung und Diurese → Herzrhythmusstörungen
- Hypoglykämie bei überdosierter Insulingabe oder unzureichender Glukosezufuhr
- Zerebrales Ödem, v. a. bei Kindern (lebensbedrohlich)
- Akutes Nierenversagen bei schwerer Exsikkose
- Herz-Kreislauf-Versagen
- Infektionen durch geschwächte Immunabwehr
- Azidosebedingte respiratorische oder neurologische Störungen

Therapie

- Rehydratation mit isotonischer Kochsalzlösung (NaCl 0,9 %)
- Insulintherapie intravenös, z. B. initialer Bolus, dann Dauerinfusion
- Ziel: langsamer Blutzuckerabfall um 50–70 mg/dl pro Stunde
- Kaliumsubstitution je nach Spiegel, auch bei Normokaliämie frühzeitig erforderlich
- Bikarbonatgabe nur bei schwerer Azidose (pH < 6,9)
- Ursachenbehandlung: z. B. Infektionen mit Antibiotika
- Intensivmedizinische Überwachung (Vitalparameter, Blutzucker, Elektrolyte, BGA)

Spezielle Pflegeinterventionen

- Engmaschige Blutzuckerkontrollen (z. B. stündlich)
- Überwachung der Vitalzeichen, Bewusstseinslage (Glasgow Coma Scale)
- Flüssigkeitsbilanzierung (Einfuhr, Ausfuhr, Urinmenge)
- Kontrolle von Infusionstherapie und Insulinzufuhr (Perfusor)
- Kontrolle der Elektrolytwerte, EKG-Überwachung bei Kaliumveränderungen
- Atemmuster beobachten, Kussmaul-Atmung erkennen und dokumentieren
- Mundpflege und Schleimhautbefeuchtung bei Dehydratation
- Aufklärung nach Stabilisierung: Umgang mit Insulin, Sick-Day-Regeln, Erkennung von Frühzeichen
- Motivation zur Selbstkontrolle und Adhärenz

- Einbeziehung von Diabetesberatung, Sozialdienst, evtl. Psycholog:innen bei Therapieversagen

2.14 Laktoseintoleranz [ICD-10: E73]

Definition

- Unverträglichkeit gegenüber Laktose (Milchzucker), bedingt durch einen Mangel oder eine verminderte Aktivität des Enzyms Laktase im Dünndarm
- Laktase spaltet Laktose in Glukose und Galaktose, die dann resorbiert werden können
- Unzureichende Spaltung führt zur Malabsorption von Laktose und damit zu gastrointestinalen Beschwerden
- Häufigste Kohlenhydratintoleranz weltweit, meist harmlos, aber lebensqualitätsbeeinträchtigend

Ätiologie

- Primärer Laktasemangel: genetisch bedingte Abnahme der Laktaseproduktion nach dem Säuglingsalter (Laktasepersistenz selten)
- Sekundärer Laktasemangel: erworben durch Schädigung der Dünndarmschleimhaut, z. B. bei Enteritis, Zöliakie, Morbus Crohn, Strahlentherapie
- Angeborener Laktasemangel (sehr selten): genetische Defekte der Laktase-Synthese
- Seltene Ursachen: bakterielle Überwucherung, postchirurgische Veränderungen am Darm

Pathophysiologie

- Laktose gelangt unverdaut in den Dickdarm
- Dort wird sie durch Darmbakterien fermentiert (vergoren) → Bildung von Gasen (Wasserstoff, Methan, Kohlendioxid) und kurzkettigen Fettsäuren
- Gase verursachen Blähungen (Flatulenz), Druckgefühl, Bauchschmerzen
- Osmodruck durch nicht resorbierte Laktose zieht Wasser in den Darm → Durchfall (osmotische Diarrhoe)
- Entzündliche Reaktion kann durch Fermentationsprodukte verstärkt werden

Diagnostik

- Anamnese: typische Symptome nach Milch-/Milchproduktkonsum
- Wasserstoff-Atemtest: Messung von Wasserstoff in der Ausatemluft nach Laktoseaufnahme, erhöht bei Malabsorption

- Laktose-Toleranztest: Blutzuckeranstieg nach Laktoseaufnahme bleibt aus oder vermindert
- Stuhluntersuchung auf reduzierende Substanzen und pH-Wert (sauer bei Malabsorption)
- Ausschluss von anderen Ursachen gastrointestinaler Beschwerden (z. B. Zöliakie, Reizdarmsyndrom)
- Selten Dünndarmbiopsie zur Beurteilung der Laktaseaktivität

Symptome

- Blähungen, Flatulenz
- Bauchschmerzen und Krämpfe (viszerale Schmerzen)
- Völlegefühl und Meteorismus (starke Darmgase)
- Durchfall, ggf. wässrig und häufig
- Übelkeit, evtl. Erbrechen
- Stuhlfarbe und -konsistenz meist unauffällig
- Symptome treten typischerweise 30 Minuten bis 2 Stunden nach Laktoseaufnahme auf

Prognose

- Chronisch, nicht heilbar, jedoch gut kontrollierbar durch Ernährungsumstellung
- Keine dauerhaften Organschäden oder lebensbedrohlichen Folgen
- Lebensqualität meist gut bei konsequenter Diät und Beratung
- Sekundäre Formen oft reversibel nach Behandlung der Grunderkrankung

Komplikationen

- Bei unkontrollierter Zufuhr: chronische Durchfälle mit Flüssigkeits- und Elektrolytverlust
- Mangelernährung bei stark eingeschränkter Ernährung ohne adäquate Substitution von Kalzium und Vitamin D
- Psychosoziale Belastungen durch Einschränkungen im Alltag und soziale Situationen
- Fehlinterpretation der Symptome kann zu unnötigen diagnostischen Maßnahmen führen

Therapie

- Ernährungstherapie: Vermeidung oder Reduktion von laktosehaltigen Lebensmitteln (Milch, Sahne, Käse, Joghurt je nach Verträglichkeit)
- Verwendung von laktosefreien oder laktosereduzierten Produkten
- Laktasepräparate (Enzymersatz) zur Unterstützung der Laktoseverdauung bei Bedarf vor laktosehaltigen Mahlzeiten
- Schulung und Aufklärung zu versteckten Laktosequellen in Fertigprodukten

- Ausgleich eines möglichen Kalzium- und Vitamin-D-Mangels durch Nahrungsergänzungsmittel
- Behandlung der Grunderkrankung bei sekundärem Laktasemangel

Spezielle Pflegeinterventionen

- Anamnese erheben: genaue Erfassung der Beschwerden und Ernährungsgewohnheiten
- Beratung zu laktosearmer Ernährung, gemeinsam mit Ernährungsfachkraft
- Anleitung zur Selbstbeobachtung der Symptomatik nach Nahrungsaufnahme
- Unterstützung bei Auswahl geeigneter Lebensmittel und laktosefreier Alternativen
- Beobachtung und Dokumentation der Symptomveränderungen und des Allgemeinzustandes
- Information zur Einnahme von Laktasepräparaten und deren Wirkung
- Aufklärung über mögliche Folgen einer unzureichenden Ernährung (Kalziummangel, Osteoporose)
- Psychosoziale Unterstützung bei sozialer Belastung durch Ernährungseinschränkungen
- Förderung der Eigenverantwortung und Compliance durch verständliche Informationen

2.15 Metabolisches Syndrom [ICD-10: E88]

Definition

- Klinisches Syndrom aus mehreren metabolischen Risikofaktoren, die zusammen das Risiko für kardiovaskuläre Erkrankungen und Typ-2-Diabetes erhöhen
- Typische Merkmale: abdominale Adipositas (Fettansammlung im Bauchbereich), Insulinresistenz, Hypertonie (Bluthochdruck), Dyslipidämie (gestörte Blutfettwerte), gestörter Glukosestoffwechsel
- Diagnostische Kriterien variieren je nach Leitlinie (z. B. WHO, ATP III, IDF), üblicherweise mindestens drei der Hauptkomponenten erforderlich

Ätiologie

- Multifaktorielle Ursachen, Kombination aus genetischer Veranlagung und Umweltfaktoren
- Ungesunde Ernährungsgewohnheiten mit hohem Fett- und Zuckerkonsum
- Bewegungsmangel und Übergewicht, besonders viszerale Fettvermehrung
- Chronischer Stress und Schlafmangel
- Hormonelle Veränderungen, z. B. bei polyzystischem Ovarialsyndrom (PCOS)

- Alter, Geschlecht (höhere Prävalenz. B. bei Männern und älteren Menschen)
- Rauchen und Alkoholkonsum als Risikofaktoren
- Familiäre Häufung von Diabetes, Hypertonie oder Herz-Kreislauf-Erkrankungen

Pathophysiologie

- Insulinresistenz als zentraler Mechanismus → verminderte Insulinwirkung in Muskel-, Fett- und Leberzellen
- Erhöhte Insulinausschüttung (Hyperinsulinämie) führt zu Stimulation der Na +-Retention und Sympathikusaktivität → Blutdruckanstieg
- Viszerale Adipositas fördert Entzündungsprozesse (Chronische Entzündung), durch Freisetzung von Zytokinen (z. B. TNF-α, Interleukine)
- Dysregulation der Lipidstoffwechsel: erhöhte Triglyzeride, erniedrigtes HDL-Cholesterin (gutes Cholesterin)
- Endotheliale Dysfunktion und prothrombotische Veränderungen fördern Arteriosklerose
- Beeinträchtigte Glukoseaufnahme führt zu erhöhtem Blutzuckerspiegel und Diabetesentwicklung

Diagnostik

- Körperliche Untersuchung: Messung von Taillenumfang (> 94 cm Männer, > 80 cm Frauen nach IDF)
- Blutdruckmessung (> 130/85 mmHg)
- Laborwerte: Nüchternblutzucker (> 100 mg/dl oder Diabetesdiagnose)
- Lipidprofil: Triglyzeride > 150 mg/dl, HDL-Cholesterin < 40 mg/dl (Männer), < 50 mg/dl (Frauen)
- Anamnese: Risikofaktoren, familiäre Belastung, Lebensstil
- Ergänzende Diagnostik bei Verdacht auf Folgeerkrankungen (EKG, Echokardiographie)
- Kriterien der International Diabetes Federation (IDF) oder ATP III zur Diagnose heranziehen

Symptome

- Meist keine spezifischen Symptome im Frühstadium
- Sichtbare Anzeichen: zentrale (abdominelle) Fettvermehrung, Bluthochdruck
- Müdigkeit und Leistungsminderung bei metabolischer Dysbalance
- Symptome der Folgeerkrankungen: Angina pectoris, Kurzatmigkeit, Polyurie, Polydipsie bei Diabetes
- Psychosoziale Belastung durch Körperbildveränderungen und chronische Erkrankung

Prognose

- Erhöhtes Risiko für kardiovaskuläre Erkrankungen (Herzinfarkt, Schlaganfall) und Typ-2-Diabetes
- Chronischer Verlauf mit Progression bei unbehandeltem Lebensstil
- Verbesserung möglich durch frühzeitige Interventionen und nachhaltige Lebensstiländerungen
- Hohe Mortalität und Morbidität bei Nichtbeachtung der Risikofaktoren

Komplikationen

- Arteriosklerose mit Folgeerkrankungen wie Koronare Herzkrankheit (KHK), Herzinfarkt
- Schlaganfall durch Gefäßverengung oder -verschluss
- Chronische Nierenerkrankung (Nephropathie)
- Diabetes mellitus Typ 2 mit Folgekomplikationen (Neuropathie, Retinopathie)
- Hypertonie-bedingte Organschäden (Herz, Augen, Nieren)
- Thromboserisiko durch prothrombotische Veränderungen

Therapie

- Primär Lebensstiländerung: Gewichtsreduktion, ausgewogene Ernährung (zucker- und fettreduziert, ballaststoffreich)
- Regelmäßige körperliche Aktivität (mindestens 150 Minuten moderate Belastung pro Woche)
- Nikotin- und Alkoholkarenz oder Reduktion
- Medikamente bei Bedarf: Antihypertensiva, Statine zur Senkung der Blutfette, orale Antidiabetika oder Insulin
- Psychologische Unterstützung bei Adhärenzproblemen
- Regelmäßige Kontrollen und Screening auf Folgeerkrankungen

Spezielle Pflegeinterventionen

- Anamneseerhebung und Risikoaufklärung zu Lebensstil und Erkrankungen
- Beratung zur Ernährung und Bewegung, Zusammenarbeit mit Ernährungsfachkräften und Physiotherapeut:innen
- Motivation zur langfristigen Einhaltung von Therapie und Präventionsmaßnahmen
- Unterstützung bei Medikamenteneinnahme und Beobachtung möglicher Nebenwirkungen
- Monitoring von Vitalparametern (Blutdruck, Blutzucker, Gewicht)
- Anleitung zur Selbstkontrolle und Dokumentation
- Förderung der psychosozialen Stabilität und Stressbewältigung
- Aufklärung zu Warnzeichen von Folgeerkrankungen (z. B. Brustschmerzen, neurologische Ausfälle)
- Koordination interdisziplinärer Behandlungsansätze

2.16 Morbus Addison [ICD-10: E27]

Definition

- Chronische Nebennierenrindeninsuffizienz, bei der die Nebennierenrinde nicht ausreichend Steroidhormone produziert
- Insbesondere Mangel an Kortisol (Glukokortikoid) und Aldosteron (Mineralokortikoid)
- Führt zu Störung des Stoffwechsels, der Wasser- und Elektrolytbalance und verminderter Stressantwort
- Seltene, aber potenziell lebensbedrohliche Erkrankung bei fehlender Therapie

Ätiologie

- Autoimmunbedingte Zerstörung der Nebennierenrinde (häufigste Ursache, ca. 70 %)
- Infektionen: Tuberkulose, Pilzinfektionen, HIV-bedingte Infektionen
- Metastasen oder Tumore der Nebennierenrinde
- Iatrogene Ursachen: plötzlicher Abbruch von Kortikoidtherapie, chirurgische Entfernung der Nebennieren
- Genetische Formen: z. B. kongenitale Nebennierenrindenhyperplasie (CAH)
- Sekundäre Nebennierenrindeninsuffizienz durch Hypophysenfunktionsstörung (verminderte ACTH-Produktion)

Pathophysiologie

- Verminderte Produktion von Kortisol → beeinträchtigte Regulation von Glukose-, Fett- und Proteinstoffwechsel
- Aldosteronmangel → gestörte Natrium-Rückresorption und Kalium-Ausscheidung in der Niere → Hyponatriämie, Hyperkaliämie
- Fehlende Kortisolwirkung auf Gefäßtonus und Stressreaktion → Hypotonie und verminderte Stressanpassung
- Erhöhte ACTH-Produktion durch Hypophysenvorderlappen als Versuch der Nebennierenstimulation
- Pigmentierung der Haut (Hyperpigmentierung) durch ACTH-bedingte Stimulation von Melanozyten

Diagnostik

- Anamnese: Müdigkeit, Schwäche, Gewichtsverlust, Dunkelfärbung der Haut (besonders an Handflächen, Narben, Schleimhäuten)
- Labor: erniedrigtes Serumkortisol, erhöhter ACTH-Spiegel (bei primärer Form)
- Elektrolyte: Hyponatriämie, Hyperkaliämie
- ACTH-Stimulationstest (Synachten-Test): Messung der Kortisolantwort auf synthetisches ACTH

- Bestimmung weiterer Hormone (z. B. Renin, Aldosteron)
- Bildgebung der Nebennieren (CT, MRT) bei unklarer Ätiologie
- Ausschluss anderer Erkrankungen (Hypophysenerkrankungen, sekundäre Insuffizienz)

Symptome

- Chronische Müdigkeit, Schwäche, Leistungsminderung
- Gewichtsverlust und Appetitlosigkeit
- Übelkeit, Erbrechen, Bauchschmerzen
- Hypotonie, Schwindel, Ohnmachtsneigung durch Volumenmangel
- Hyperpigmentierung der Haut und Schleimhäute (besonders bei primärer Insuffizienz)
- Salz- und Mineralstoffverlust führt zu Dehydratation
- Psychische Symptome: Reizbarkeit, Depression, Konzentrationsstörungen
- In akuten Fällen: Addison-Krise mit starkem Kreislaufversagen

Prognose

- Lebenslange Erkrankung mit guter Prognose bei konsequenter Hormonersatztherapie
- Unbehandelt lebensbedrohlich durch Addison-Krise
- Gute Lebensqualität möglich bei regelmäßiger Kontrolle und Therapieanpassung
- Risiko für akute Krisen bei Stress, Infektionen oder Verletzungen erhöht

Komplikationen

- Addison-Krise: akutes lebensbedrohliches Nebennierenversagen mit Kreislaufschock, Hypoglykämie und Elektrolytstörungen
- Chronische Elektrolytstörungen mit Herzrhythmusstörungen (durch Hyperkaliämie)
- Erhöhtes Infektionsrisiko durch Immunsuppression bei Therapie
- Psychische Folgeprobleme durch chronische Erkrankung
- Über- oder Unterdosierung der Hormonersatztherapie mit Symptomen wie Hypertonie oder Nebennierenkrise

Therapie

- Lebenslange Substitution von Glukokortikoiden (meist Hydrocortison oral)
- Substitution von Mineralokortikoiden (Fludrocortison) zur Regulation des Salz- und Wasserhaushalts
- Anpassung der Dosis bei Stress, Krankheit, Operationen (Stressdosierung)
- Behandlung der zugrundeliegenden Ursache falls möglich (z. B. Tuberkulose)
- Notfallmedikation und Addison-Krisen-Management (i. v. Hydrocortison, Volumenersatz)

- Regelmäßige Kontrolle der Elektrolyte, Blutdruck und klinischen Symptome
- Schulung der Patient:innen zur Selbstmanagement und Erkennung von Krisensymptomen

Spezielle Pflegeinterventionen

- Beobachtung und Dokumentation von Vitalzeichen, insbesondere Blutdruck und Herzfrequenz
- Unterstützung bei der regelmäßigen Einnahme der Hormonersatztherapie
- Aufklärung über Bedeutung der Stressdosierung und Krisenerkennung
- Anleitung zum Umgang mit Notfallsituationen und Anwendung der Notfallmedikation
- Beobachtung auf Anzeichen von Elektrolytstörungen und Dehydratation
- Beratung zur Ernährung mit ausreichend Salzaufnahme bei Mineralokortikoidmangel
- Psychosoziale Unterstützung, da chronische Erkrankung und Stressbelastung bestehen
- Zusammenarbeit mit Ärzt:innen zur Dosierungsanpassung und Verlaufsbeurteilung
- Förderung der Eigenkompetenz im Umgang mit der Erkrankung und Notfallsituationen

2.17 Morbus Basedow [ICD-10: E05]

Definition

- Autoimmunbedingte Schilddrüsenerkrankung, die zu einer Überfunktion der Schilddrüse (Hyperthyreose) führt
- Produktion von Antikörpern gegen den TSH-Rezeptor (TRAK = TSH-Rezeptor-Antikörper), die die Schilddrüse dauerhaft stimulieren
- Typisch: Merseburger Trias mit Struma (vergrößerte Schilddrüse), Tachykardie (Herzrasen) und Exophthalmus (Hervortreten der Augäpfel)

Ätiologie

- Autoimmunreaktion durch Bildung stimulierender Autoantikörper gegen den TSH-Rezeptor
- Genetische Prädisposition (familiäre Häufung von Autoimmunerkrankungen)
- Frauen häufiger betroffen als Männer, meist zwischen dem 20. und 50. Lebensjahr
- Auslöser wie Stress, Infektionen, hormonelle Umstellungen (z. B. Schwangerschaft, Klimakterium)

- Nikotinkonsum fördert insbesondere die Ausbildung einer endokrinen Orbitopathie (Augenbeteiligung)

Pathophysiologie

- Autoantikörper (TRAK) binden an den TSH-Rezeptor der Schilddrüsenzellen
- Dauerstimulation führt zur gesteigerten Produktion der Schilddrüsenhormone T3 (Trijodthyronin) und T4 (Thyroxin)
- Negative Rückkopplung auf die Hypophyse → erniedrigter TSH-Spiegel
- Gesteigerte Stoffwechselaktivität in nahezu allen Organsystemen
- Endokrine Orbitopathie durch Autoimmunreaktion gegen Bindegewebe und Augenmuskeln → Entzündung, Schwellung, Protrusion der Augen
- Struma entsteht durch vermehrte Schilddrüsenzellproliferation unter Autoantikörperwirkung

Diagnostik

- Anamnese: Gewichtsverlust, Nervosität, Hitzeintoleranz, Palpitationen
- Körperliche Untersuchung: Struma, feinschlägiger Tremor, warme, feuchte Haut, Exophthalmus
- Labor: erniedrigtes TSH, erhöhtes freies T3 und T4, Nachweis von TRAK
- Bildgebung: Schilddrüsensonographie zur Beurteilung von Größe, Struktur und Durchblutung
- Szintigrafie mit Technetium oder Jod: diffuse Mehrspeicherung bei Basedow
- Ophthalmologische Untersuchung bei Augenbeteiligung (endokrine Orbitopathie)

Symptome

- Typische Symptome der Hyperthyreose: Nervosität, Reizbarkeit, Schlaflosigkeit, Schwitzen, Wärmeintoleranz, Gewichtsverlust trotz gesteigertem Appetit
- Tachykardie, Vorhofflimmern, Hypertonie
- Feinschlägiger Tremor, Muskelschwäche, Unruhe
- Zyklusstörungen, Fertilitätsprobleme bei Frauen
- Exophthalmus mit trockenen, tränenden oder hervortretenden Augen
- Struma mit evtl. lokalem Druckgefühl oder Schluckbeschwerden
- Diarrhoe, gesteigerte Stuhlfrequenz durch erhöhte Darmmotilität

Prognose

- In vielen Fällen gute Prognose bei frühzeitiger Diagnose und adäquater Behandlung
- Hohe Rückfallrate nach medikamentöser Therapie, vor allem ohne Lebensstilveränderung
- Bei erfolgreicher definitiver Therapie (Radiojod oder Operation) meist Ausheilung, aber Risiko für Hypothyreose

- Orbitopathie kann unabhängig vom Schilddrüsenzustand chronisch verlaufen

Komplikationen

- Thyreotoxische Krise: akute, lebensbedrohliche Entgleisung der Schilddrüsenüberfunktion mit Fieber, Tachykardie, Bewusstseinsstörung
- Herzrhythmusstörungen, insbesondere Vorhofflimmern mit Schlaganfallrisiko
- Osteoporose bei langanhaltender Hyperthyreose
- Psychische Belastungen bis hin zu Angststörungen oder Depression
- Augenkomplikationen bei endokriner Orbitopathie wie Hornhautulzera, Sehstörungen, Expositionskeratitis
- Rezidivierende Hyperthyreose bei unzureichender Behandlung

Therapie

- Medikamentös: Thyreostatika wie Thiamazol oder Carbimazol zur Hemmung der Hormonbildung
- Regelmäßige Laborkontrollen zur Steuerung der Dosierung
- Radiojodtherapie zur definitiven Zerstörung des Schilddrüsengewebes bei Rückfällen oder Kontraindikationen gegen Operation
- Chirurgisch: subtotale oder totale Thyreoidektomie (Entfernung der Schilddrüse) bei großen Strumen, Kompression, Schwangerschaft oder malignem Verdacht
- Kortikosteroide oder immunmodulierende Therapie bei schwerer endokriner Orbitopathie
- Augenschutzmaßnahmen bei Exophthalmus (künstliche Tränen, Prismenbrille, ggf. Operation)

Spezielle Pflegeinterventionen

- Überwachung von Vitalparametern, insbesondere Herzfrequenz, Blutdruck, Körpertemperatur
- Beobachtung auf Symptome einer thyreotoxischen Krise
- Unterstützung bei regelmäßiger Medikamenteneinnahme und Information über Nebenwirkungen von Thyreostatika (z. B. Agranulozytose, Leberfunktionsstörung)
- Aufklärung über die Wichtigkeit regelmäßiger Blutkontrollen (TSH, T3, T4, Leukozyten)
- Beobachtung und Betreuung bei psychischer Unruhe oder Angstzuständen
- Maßnahmen zur Hautpflege bei übermäßiger Schweißsekretion
- Augenschutz z. B. bei Exophthalmus: Augensalben, feuchte Kompressen, Sonnenbrille, Lagerung mit erhöhtem Oberkörper
- Aufklärung über das Rückfallrisiko und notwendige Langzeitkontrollen
- Ernährungsberatung: eiweiß- und kalorienreiche Ernährung zur Deckung des erhöhten Grundumsatzes
- Unterstützung bei der Krankheitsverarbeitung und ggf. psychosoziale Beratung

2.18 Morbus Cushing [ICD-10: E24]

Definition

- Endokrine Erkrankung durch eine chronische Überproduktion oder -zufuhr von Glukokortikoiden, insbesondere Kortisol
- Morbus Cushing im engeren Sinne ist ACTH-abhängig, meist durch ein Hypophysenadenom verursacht
- Führt zu einem Hyperkortisolismus mit charakteristischen körperlichen und metabolischen Veränderungen

Ätiologie

- ACTH-produzierendes Hypophysenadenom (Morbus Cushing, häufigste endogene Ursache)
- Ektopische ACTH-Produktion bei paraneoplastischen Syndromen (z. B. kleinzelliges Bronchialkarzinom)
- Primäre autonome Kortisolproduktion durch Nebennierentumoren (Adenome oder Karzinome)
- Iatrogener Cushing-Syndrom durch langfristige Therapie mit Glukokortikoiden (z. B. Prednisolon)
- Seltener: CRH-produzierende Hypothalamustumoren

Pathophysiologie

- Chronisch erhöhter Kortisolspiegel im Blut führt zu gesteigertem Protein-, Fett- und Kohlenhydratabbau
- Kortisol wirkt antianabol und immunsuppressiv, fördert Glukoneogenese, Lipolyse und Katabolismus
- Hemmung der Insulinwirkung → Entwicklung einer sekundären Insulinresistenz und Hyperglykämie
- Hemmung von Osteoblastenaktivität → Osteoporose
- Schwächung des Immunsystems durch Lymphozytenhemmung
- Erhöhte Wirkung auf die Psyche und das ZNS, z. B. Affektlabilität oder Depression
- ACTH-Stimulation der Nebennierenrinde bei zentraler Form → bilaterale Nebennierenhyperplasie

Diagnostik

- Anamnese: Gewichtszunahme, Zyklusstörungen, Stimmungsschwankungen, Infektanfälligkeit
- Klinische Untersuchung: Stammfettsucht, Vollmondgesicht, Büffelnacken, Striae rubrae

- Dexamethason-Hemmtest (Niedrig- und Hochdosis) zur Prüfung der Kortisolsuppression
- Bestimmung von freiem Kortisol im 24-Stunden-Urin
- Mitternachts-Kortisol im Speichel oder Serum
- ACTH-Bestimmung zur Differenzierung zwischen zentraler und peripherer Ursache
- Bildgebung: MRT der Hypophyse, CT/MRT der Nebennieren
- Bei Verdacht auf ektopische ACTH-Produktion: Tumorsuche mit Bildgebung (z. B. CT Thorax)

Symptome

- Stammfettsucht mit dünnen Extremitäten durch Muskelabbau
- Vollmondgesicht, dorsocervikale Fettansammlung (Büffelnacken)
- Hautveränderungen: dünne Haut, Striae rubrae (rötlich-violette Dehnungsstreifen), Hämatomneigung, schlechte Wundheilung
- Muskelschwäche, Osteoporose, Rückenschmerzen
- Zyklusstörungen bei Frauen, Libidoverlust, Hirsutismus (vermehrte Körperbehaarung)
- Hypertonie durch verstärkte Vasokonstriktion und Mineralokortikoidwirkung
- Hyperglykämie, evtl. manifest werdender Diabetes mellitus
- Affektstörungen: Depression, Reizbarkeit, Schlafstörungen, kognitive Einschränkungen
- Infektanfälligkeit durch Immunsuppression
- Kinder: Wachstumsverzögerung trotz Gewichtszunahme

Prognose

- Heilung möglich bei erfolgreicher Entfernung des hormonproduzierenden Tumors
- Prognose abhängig von Ursache, Tumorart und Dauer des Hyperkortisolismus
- Unbehandelt führt die Erkrankung zu schwerwiegenden kardiovaskulären und metabolischen Komplikationen
- Langfristige Folgeschäden trotz Therapie möglich, z. B. Osteoporose oder Diabetes mellitus
- Bei iatrogener Form kann Rückbildung lange dauern, ggf. Nebennierenrindeninsuffizienz nach abruptem Absetzen

Komplikationen

- Hypertoniebedingte kardiovaskuläre Erkrankungen (Herzinfarkt, Schlaganfall)
- Sekundärer Diabetes mellitus mit Folgekomplikationen
- Osteoporose mit erhöhtem Frakturrisiko
- Psychische Erkrankungen wie Depression oder Psychosen
- Infektanfälligkeit, Sepsisgefahr durch Immunsuppression
- Steroidinduzierte Myopathie (Muskelschwäche durch Proteinabbau)

- Nebennierenrindeninsuffizienz nach Therapie oder Absetzen von Steroiden

Therapie

- Operative Entfernung eines ACTH-produzierenden Hypophysenadenoms (transsphenoidale Adenomektomie)
- Resektion von Nebennierentumoren oder ektopisch hormonproduzierenden Tumoren
- Strahlentherapie bei nicht operablen Hypophysentumoren
- Medikamentöse Therapie: Hemmung der Kortisolsynthese (z. B. Ketoconazol, Metyrapon)
- Behandlung der Symptome: Antihypertensiva, Insulin bei Hyperglykämie, Osteoporoseprophylaxe
- Bei iatrogener Ursache: langsames Ausschleichen der Glukokortikoide zur Vermeidung einer Nebenniereninsuffizienz
- Nach Therapie: evtl. vorübergehende oder dauerhafte Substitution von Glukokortikoiden erforderlich

Spezielle Pflegeinterventionen

- Beobachtung und Dokumentation von Gewicht, Blutdruck, Blutzucker, Hautveränderungen
- Unterstützung bei der Medikamenteneinnahme und Aufklärung über Nebenwirkungen
- Begleitung bei psychischer Belastung, ggf. Kontakt zu psychosozialem Dienst herstellen
- Hilfestellung bei Bewegung und Mobilität zur Vermeidung von Stürzen durch Muskelschwäche und Osteoporose
- Hautpflege zur Vermeidung von Läsionen und Infektionen bei dünner, verletzlicher Haut
- Prävention von Infektionen durch Hygienemaßnahmen und Aufklärung
- Unterstützung bei der Krankheitsverarbeitung, z. B. bei Veränderungen des Körperbilds
- Aufklärung über die Wichtigkeit langsamer Steroidreduktion bei iatrogener Ursache
- Ernährungsschulung: kalorienarme, eiweißreiche Kost, Reduktion von Kochsalz und Zucker
- Nach OP: Beobachtung auf Anzeichen einer Nebennierenrindeninsuffizienz, z. B. Hypotonie, Schwäche, Übelkeit

2.19 Schilddrüsenkarzinom [ICD-10: C73]

Definition

- Maligne Neubildung der Schilddrüse, ausgehend von epithelialen Schilddrüsenzellen oder C-Zellen
- Unterscheidung in verschiedene histologische Typen: papillär, follikulär, medullär, anaplastisch
- Meist langsam wachsend und gut behandelbar, außer bei anaplastischen Formen
- Seltene Krebserkrankung mit im Vergleich günstiger Prognose bei früher Diagnose

Ätiologie

- Ionisierende Strahlung in der Kindheit oder Jugend (z. B. durch Strahlentherapie, Reaktorkatastrophen)
- Genetische Prädisposition bei medullärem Karzinom (z. B. MEN-2-Syndrom = Multiple endokrine Neoplasie Typ 2)
- Schilddrüsenautonomie oder -adenome als mögliche Vorläufer bei follikulären Karzinomen
- Chronische Schilddrüsenentzündungen wie Hashimoto-Thyreoiditis als möglicher Risikofaktor
- Höheres Alter und weibliches Geschlecht als zusätzliche Risikofaktoren
- Umweltfaktoren und Jodmangel als mögliche Einflussgrößen

Pathophysiologie

- Entstehung durch maligne Entartung von Schilddrüsenzellen oder C-Zellen
- Papilläres Karzinom: häufigste Form, metastasiert bevorzugt lymphogen
- Follikuläres Karzinom: zweit häufigste Form, metastasiert hämatogen, z. B. in Knochen oder Lunge
- Medulläres Karzinom: aus parafollikulären C-Zellen, produziert Calcitonin
- Anaplastisches Karzinom: hochaggressiv, schnelles Wachstum, schlechte Prognose
- Tumorwachstum kann benachbarte Strukturen verdrängen oder infiltrieren (z. B. Trachea, Ösophagus, Nerven)

Diagnostik

- Anamnese: Knoten in der Schilddrüse, Heiserkeit, Schluckbeschwerden, Druckgefühl
- Palpation eines Schilddrüsenknotens oder tastbare Lymphknotenvergrößerung
- Sonografie der Schilddrüse zur Beurteilung von Größe, Echogenität, Verkalkungen
- Szintigrafie zur Beurteilung der Funktion (kalter Knoten = suspekt)

- Feinnadelpunktion zur zytologischen Beurteilung des Knotens
- Labordiagnostik: TSH, fT3, fT4, Calcitonin bei Verdacht auf medulläres Karzinom
- Tumormarker: Calcitonin und CEA (Carcinoembryonales Antigen) bei medullärem Karzinom
- CT oder MRT bei Verdacht auf Infiltration oder Fernmetastasen
- Staging nach TNM-Klassifikation zur Therapieplanung

Symptome

- Häufig asymptomatisch im Frühstadium, Knoten wird zufällig entdeckt
- Fester, nicht verschieblicher Knoten in der Schilddrüse
- Heiserkeit durch Reizung oder Infiltration des Nervus recurrens
- Schluckbeschwerden, Dyspnoe durch Kompression von Trachea oder Ösophagus
- Tastbare vergrößerte zervikale Lymphknoten bei lymphogener Metastasierung
- Bei medullärem Karzinom evtl. Flush, Durchfall durch hormonaktive Tumorzellen (Calcitoninproduktion)
- Allgemeine Symptome wie Gewichtsverlust oder Schwäche meist erst in Spätstadien

Prognose

- Abhängig vom histologischen Typ, Tumorstadium und Metastasierung
- Papilläres und follikuläres Karzinom: gute Prognose bei früher Diagnose, 10-Jahres-Überlebensrate > 90 %
- Medulläres Karzinom: mittlere Prognose, abhängig von genetischer Form und Frühdiagnose
- Anaplastisches Karzinom: sehr schlechte Prognose, Überlebenszeit meist unter einem Jahr
- Langfristige Nachsorge entscheidend für frühzeitiges Erkennen von Rezidiven oder Metastasen

Komplikationen

- Infiltration oder Kompression von Nachbarstrukturen (Trachea, Ösophagus, Kehlkopfnerven)
- Lymphogene oder hämatogene Metastasierung (Lunge, Knochen, Gehirn)
- Nach Schilddrüsenoperation: Stimmbandlähmung, Hypoparathyreoidismus mit Hypokalzämie
- Rezidivbildung trotz initial erfolgreicher Therapie
- Hormonelle Dysregulation bei totaler Schilddrüsenentfernung ohne adäquate Substitution

Therapie

- Chirurgisch: totale Thyreoidektomie (vollständige Entfernung der Schilddrüse)
- Zervikale Lymphknotendissektion bei Lymphknotenbefall
- Radiojodtherapie bei differenzierten Karzinomen zur Zerstörung von Restgewebe oder Metastasen
- Substitution mit L-Thyroxin zur Vermeidung von Hypothyreose und TSH-Suppression (TSH könnte Tumorzellen stimulieren)
- Externe Strahlentherapie bei inoperablen oder aggressiven Tumoren
- Chemotherapie nur bei aggressiven, nicht differenzierten Karzinomen (z. B. anaplastisch)
- Beim medullären Karzinom keine Radiojodtherapie wirksam, da C-Zellen kein Jod aufnehmen
- Langfristige Verlaufskontrolle durch Tumormarker und Bildgebung

Spezielle Pflegeinterventionen

- Präoperative Aufklärung und psychische Unterstützung zur Angstbewältigung
- Kontrolle der Vitalzeichen, insbesondere Atmung bei möglicher Tracheakompression
- Beobachtung nach Schilddrüsenoperation auf Nachblutung, Atemnot und Kalziumabfall
- Kontrolle auf Zeichen einer Hypokalzämie (z. B. Kribbeln, Tetanie), bei Verletzung der Nebenschilddrüsen
- Stimmbandfunktion überwachen (Heiserkeit, Schluckbeschwerden als Hinweis auf Nervus recurrens-Schädigung)
- Unterstützung bei Hormontherapieeinnahme und Aufklärung über lebenslange Substitution
- Anleitung zur Selbstbeobachtung auf Knotenrezidive oder Lymphknotenschwellungen
- Förderung der Körperwahrnehmung bei sichtbarer Narbe im Halsbereich
- Organisation von Nachsorgeuntersuchungen und interdisziplinärer Betreuung
- Unterstützung bei Nebenwirkungen der Radiojodtherapie (z. B. Mundtrockenheit, Übelkeit, Isolation während Therapie)

2.20 Vitamin-B12-Mangel [ICD-10: E53]

Definition

- Hypovitaminose, bei der der Körper nicht ausreichend mit Vitamin B12 (Cobalamin) versorgt ist

- Vitamin B12 ist ein essentielles, wasserlösliches Vitamin, das vor allem für die Zellteilung, DNA-Synthese, Blutbildung und Funktion des Nervensystems notwendig ist
- Ein Mangel kann zu hämatologischen (megaloblastäre Anämie) und neurologischen Störungen führen
- Langfristig unbehandelt potenziell irreversibel

Ätiologie

- Unzureichende Zufuhr bei veganer oder streng vegetarischer Ernährung ohne Supplemente
- Malabsorption bei atrophischer Gastritis oder chronischer Typ-A-Gastritis
- Perniziöse Anämie (Autoimmunerkrankung mit Antikörpern gegen Intrinsic Factor oder Parietalzellen)
- Zustand nach Gastrektomie oder Magenbypass-Operation
- Erkrankungen des terminalen Ileums (z. B. Morbus Crohn, Zöliakie, Kurzdarmsyndrom)
- Medikamente, z. B. Protonenpumpenhemmer, Metformin, Zytostatika
- Chronischer Alkoholismus mit Ernährungsmangel
- Infektionen mit Bandwurm (Diphyllobothrium latum), der Vitamin B12 aufnimmt
- Angeborene Resorptionsstörungen (sehr selten)

Pathophysiologie

- Vitamin B12 wird im Magen durch Magensäure freigesetzt und bindet an den Intrinsic Factor (Glykoprotein aus Parietalzellen)
- Komplex wird im terminalen Ileum über spezifische Rezeptoren aufgenommen
- Bei gestörter Produktion von Intrinsic Factor oder gestörter Aufnahme im Darm → Malabsorption
- B12-Mangel hemmt die DNA-Synthese in Zellen mit hoher Teilungsrate, z. B. Knochenmark → megaloblastäre Anämie (vergrößerte, unreife Erythrozyten)
- Störung der Myelinsynthese (Schutzhülle der Nerven) führt zu neurologischen Defiziten
- Speicherung in der Leber, daher treten Symptome oft verzögert auf (nach Monaten bis Jahren)

Diagnostik

- Anamnese: Ernährung, gastrointestinale Erkrankungen, OP-Anamnese, Medikamente
- Blutbild: makrozytäre, megaloblastäre Anämie, oft mit Hypersegmentierten Neutrophilen
- Hämoglobin, Hämatokrit und Erythrozytenzahl erniedrigt
- Serum-Vitamin-B12 erniedrigt (< 200 pg/ml), eventuell zusätzlich Holotranscobalamin II (aktive Form)

- Erhöhung von Methylmalonsäure und Homocystein im Serum als funktionelle Marker
- Gastroskopie mit Biopsie bei Verdacht auf atrophische Gastritis oder perniziöse Anämie
- Antikörpernachweis gegen Intrinsic Factor oder Parietalzellen
- Neurologische Untersuchung bei Verdacht auf Polyneuropathie
- Differentialdiagnostik: Folsäuremangel, Eisenmangelanämie, myelodysplastisches Syndrom

Symptome

- Allgemeine Symptome einer Anämie: Müdigkeit, Blässe, Schwindel, Belastungsdyspnoe, Herzklopfen
- Glossitis (entzündete, glatte, brennende Zunge)
- Gastrointestinale Beschwerden: Appetitlosigkeit, Völlegefühl, Gewichtsverlust, Diarrhö
- Neurologische Symptome: Parästhesien (Kribbeln), Gangunsicherheit, Muskelschwäche
- Störungen der Tiefensensibilität und der Reflexe
- Psychiatrische Symptome: Konzentrationsstörungen, Depression, Demenzähnliche Zustände
- Bei perniziöser Anämie: evtl. begleitende Autoimmunerkrankungen (z.B. Vitiligo, Hashimoto)

Prognose

- Frühzeitig erkannt und behandelt sehr gute Prognose
- Hämatologische Symptome reversibel innerhalb weniger Wochen
- Neurologische Schäden teilweise oder vollständig reversibel, abhängig von Dauer des Mangels
- Bei unbehandelter perniziöser Anämie oder chronischem Mangel mögliches Fortschreiten zu irreversiblen Nervenschäden
- Lebenslange Substitution erforderlich bei irreversiblem Aufnahmedefekt

Komplikationen

- Persistierende megaloblastäre Anämie mit erhöhter Infektanfälligkeit und Leistungsschwäche
- Neurologische Langzeitschäden bei chronischem Mangel: bleibende Polyneuropathie, Querschnittssyndrome
- Erhöhtes Homocystein → kardiovaskuläre Risiken (z.B. Arteriosklerose, Thrombosen)
- Psychiatrische Folgeerscheinungen: Demenz, Depression, kognitive Einschränkungen
- Fehlgeburt oder Neuralrohrdefekte bei Schwangeren mit unbehandeltem Mangel

- Karzinomrisiko bei chronischer atrophischer Gastritis erhöht (Magenkarzinom)

Therapie

- Kausal: Behandlung der Grunderkrankung (z. B. chronische Gastritis, Resorptionsstörung)
- Vitamin-B12-Substitution parenteral (intramuskulär oder subkutan), initial hoch dosiert, dann Erhaltungstherapie
- Alternative bei leichterem Mangel ohne Resorptionsstörung: orale Therapie in hoher Dosierung möglich
- Dosierung: initial z. B. 1000 µg i. m. täglich über 1 Woche, dann wöchentlich, schließlich monatlich
- Lebenslange Substitution bei permanenter Malabsorption (z. B. nach Gastrektomie oder perniziöser Anämie)
- Kontrolle von Blutbild, Vitamin-B12-Spiegel, neurologischen Symptomen
- Substitution von Folsäure bei kombiniertem Mangel
- Ernährungsschulung bei veganer Lebensweise, ggf. Beratung durch Ernährungsfachkraft

Spezielle Pflegeinterventionen

- Beobachtung auf Anzeichen der Anämie: Blässe, Müdigkeit, Tachykardie
- Kontrolle neurologischer Symptome: Gangbild, Sensibilität, Reflexe
- Unterstützung bei Mobilitätseinschränkungen durch Neuropathien
- Aufklärung über die Bedeutung einer regelmäßigen Vitamin-B12-Substitution
- Anleitung zur Selbstinjektion bei langfristiger Therapie zu Hause (nach ärztlicher Anweisung)
- Dokumentation von Injektionen, Verträglichkeit und Nebenwirkungen
- Förderung einer ausgewogenen, B12-reichen Ernährung, wenn möglich (tierische Produkte, angereicherte Lebensmittel)
- Motivation zur Therapietreue bei chronischer Grunderkrankung
- Unterstützung bei psychischen Symptomen wie depressiver Verstimmung oder kognitiven Einschränkungen
- Regelmäßige Blutbild- und Laborkontrollen organisieren und dokumentieren

2.21 Zöliakie [ICD-10: K90]

Definition

- Chronisch-entzündliche, autoimmunvermittelte Systemerkrankung, ausgelöst durch Gluten (Klebereiweiß)

- Führt bei genetisch prädisponierten Personen nach Glutenaufnahme zu einer Entzündungsreaktion im Dünndarm
- Charakteristisch ist die Rückbildung (Atrophie) der Dünndarmzotten, was die Nährstoffaufnahme stark beeinträchtigt
- Verläuft lebenslang, aber symptomfrei bei strikt glutenfreier Ernährung

Ätiologie

- Autoimmunreaktion gegen Glutenbestandteile, insbesondere Gliadin (Teil des Glutens)
- Genetische Prädisposition: fast alle Betroffenen tragen HLA-DQ2 oder HLA-DQ8 Merkmale
- Auslöser ist die Aufnahme glutenhaltiger Getreideprodukte (Weizen, Roggen, Gerste, Dinkel, teils Hafer)
- Häufiger bei Personen mit anderen Autoimmunerkrankungen, z. B. Typ-1-Diabetes, Hashimoto-Thyreoiditis
- Umweltfaktoren (z. B. Infektionen, Stilldauer, Art der Beikosteinführung) möglicherweise mitbeteiligt

Pathophysiologie

- Immunreaktion auf Gliadin führt zur Aktivierung von T-Lymphozyten im Dünndarm
- Antigenpräsentation durch HLA-DQ2/8 an $CD4^+$-T-Zellen aktiviert Entzündungsreaktion
- Entzündung schädigt Enterozyten (Dünndarmzellen), Zottenatrophie (Verflachung der Darmschleimhaut) entsteht
- Nährstoffe, Vitamine und Spurenelemente können nur noch eingeschränkt aufgenommen werden (Malabsorption)
- Bildung von Autoantikörpern, z. B. gegen Gewebetransglutaminase (tTG) und Endomysium
- Beteiligung anderer Organsysteme möglich (z. B. Haut, ZNS), besonders bei atypischer Zöliakie

Diagnostik

- Anamnese: gastrointestinale Beschwerden, Familienanamnese, andere Autoimmunerkrankungen
- Serologische Tests: Nachweis von Anti-tTG-IgA (Gewebetransglutaminase-Antikörper), ggf. Anti-Endomysium-Antikörper
- Gesamt-IgA zur Erkennung eines IgA-Mangels (Störfaktor bei Diagnostik)
- Dünndarmbiopsie (Goldstandard): Zottenatrophie, Kryptenhyperplasie, lymphozytäre Infiltration
- Genetische Testung auf HLA-DQ2/DQ8 zur Ausschlussdiagnostik
- Besserung der Symptome unter glutenfreier Ernährung als Bestätigung

- Kinder: in bestimmten Fällen Diagnose ohne Biopsie möglich (hohe Antikörperspiegel, passende Symptome)

Symptome

- klassisch (gastrointestinal)
  - Chronische Diarrhö (Durchfall), steatorrhoeartige Fettstühle
  - Blähungen, Meteorismus, Bauchschmerzen
  - Übelkeit, Appetitlosigkeit, Gewichtsverlust
  - Gedeihstörung bei Kindern
- atypisch (extraintestinal)
  - Müdigkeit, Leistungsschwäche
  - Eisenmangelanämie, Vitamin-B12- oder Folsäuremangel
  - Osteoporose durch Kalzium- und Vitamin-D-Mangel
  - Aphthen (schmerzhafte Schleimhautläsionen im Mund)
  - Hautmanifestation: Dermatitis herpetiformis Duhring (bläschenbildender Hautausschlag)
  - Menstruationsstörungen, Infertilität
  - neurologisch: Ataxie, periphere Neuropathien, Konzentrationsstörungen

Prognose

- Bei konsequenter, lebenslanger glutenfreier Ernährung sehr gute Prognose
- Rückbildung der Dünndarmveränderungen nach Monaten möglich
- Symptome und Nährstoffmängel bilden sich häufig vollständig zurück
- Unbehandelt Risiko für Mangelernährung, Wachstumsstörungen, Unfruchtbarkeit, Osteoporose
- Erhöhtes Risiko für Lymphome (z. B. T-Zell-Lymphom des Dünndarms) bei Nichtbehandlung

Komplikationen

- Refraktäre Zöliakie (Symptome trotz Diät, seltene, schwere Verlaufsform)
- Malignome: Enteropathie-assoziiertes T-Zell-Lymphom, Adenokarzinom des Dünndarms
- Chronische Malabsorption mit Gewichtsverlust, Anämien, Osteoporose
- Wachstumsverzögerung bei Kindern
- Autoimmunerkrankungen (z. B. Diabetes mellitus Typ 1, Autoimmunthyreoiditis)
- Psychosoziale Belastung durch strikte Diätanforderungen

Therapie

- Konsequente, lebenslange glutenfreie Ernährung als einzige wirksame Therapie
- Verzicht auf Weizen, Roggen, Gerste, Dinkel, herkömmlichen Hafer (Kontamination möglich)

- Nutzung zertifizierter glutenfreier Produkte
- Substitution fehlender Nährstoffe: Eisen, Folsäure, Vitamin B12, Kalzium, Vitamin D
- Kontrolle der Antikörperwerte (z. B. tTG-IgA) zur Therapiekontrolle
- Ernährungstherapeutische Begleitung durch Diätassistentin oder Ernährungsberaterin
- Behandlung von Komplikationen und Begleiterkrankungen
- Refraktäre Zöliakie: evtl. Immunsuppressiva, Biologika (z. B. Budesonid, Azathioprin)

Spezielle Pflegeinterventionen

- Beobachtung und Dokumentation von gastroenterologischen Symptomen (z. B. Stuhlveränderungen, Bauchschmerzen)
- Unterstützung bei der Umsetzung einer glutenfreien Ernährung im Klinikalltag
- Aufklärung über verstecktes Gluten in Lebensmitteln, Medikamenten, Kosmetika
- Unterstützung bei der Nahrungsmittelauswahl, z. B. Schulung zum Lesen von Zutatenlisten
- Organisation einer diätetischen Beratung durch Ernährungsexperten
- Kontrolle auf Mangelerscheinungen (z. B. Haut, Schleimhaut, neurologische Auffälligkeiten)
- Förderung der Adhärenz durch regelmäßige Gespräche, Motivation, Informationsmaterial
- Unterstützung bei psychosozialen Belastungen, z. B. Essstörungen, soziale Ausgrenzung
- Einhaltung glutenfreier Diät auch bei stationärer Verpflegung, Zusammenarbeit mit der Küche
- Langfristige Nachsorge organisieren (Laborkontrollen, ärztliche Verlaufskontrollen)

3 Gastroenterologie

3.1 Akute Appendizitis [ICD-10: K35]

Definition

- Entzündung des Wurmfortsatzes (Appendix vermiformis), der am Zökum (Blinddarm) ansetzt
- Akuter oder seltener chronischer Verlauf
- Häufigste Ursache für eine akute Abdomenproblematik im Kindes- und Jugendalter

Ätiologie

- Lumeneinengung (Verlegung des Appendixlumens), z. B. durch
  - Kotsteine (Appendikolith); Lymphfollikelhyperplasie (Vergrößerung von Lymphgewebe bei Infekten); Fremdkörper, Tumoren oder Parasiten
- Bakterielle Infektion, meist durch aerobe und anaerobe Darmflora (z. B. *Escherichia coli*, *Bacteroides fragilis*)
- Seltener idiopathisch (ohne erkennbare Ursache)

Pathophysiologie

- Obstruktion des Lumens → Sekretstau → Druckanstieg intraluminal
- Ischämie (Mangeldurchblutung) der Appendixwand
- Bakterielle Invasion der Wandstruktur
- Entzündliche Reaktion mit Neutrophileninfiltration
- Perforation möglich → Ausbreitung der Entzündung in das Peritoneum (Bauchfell)
- Übergang zur Peritonitis (Bauchfellentzündung) bei fortgeschrittener Perforation

Diagnostik

- Klinische Untersuchung:
  - Druckschmerz im rechten Unterbauch (McBurney-Punkt, Lanz-Punkt)
  - Loslassschmerz (Blumberg-Zeichen)
  - Rovsing-Zeichen (Schmerz z. B. bei Palpation des linken Unterbauchs)

  - Psoas-Zeichen (Schmerz z. B. bei Anheben des gestreckten rechten Beins)
- Labor:
  - Leukozytose (erhöhte weiße Blutkörperchen); Erhöhtes C-reaktives Protein (CRP, Entzündungsmarker)
- Bildgebung:
  - Sonographie (Ultraschall), erste Wahl; CT-Abdomen (bei unklarer Diagnose); MRT bei Schwangeren oder Kindern zur Strahlenvermeidung
- Anamnese:
  - Schmerzbeginn meist periumbilikal, später Verlagerung in rechten Unterbauch; Appetitlosigkeit, Übelkeit, Erbrechen

Symptome

- Akuter Schmerzbeginn, zunächst diffus, dann lokalisiert im rechten Unterbauch
- Übelkeit, Erbrechen, Appetitlosigkeit (Anorexie)
- Fieber (subfebril bis febril)
- Stuhlverhalt oder Diarrhö
- Abwehrspannung bei Palpation
- Ggf. Tachykardie (erhöhte Herzfrequenz)

Prognose

- Gute Prognose bei frühzeitiger Diagnose und Therapie
- Vollständige Heilung nach Appendektomie (operative Entfernung der Appendix)
- Verzögerung kann zu Komplikationen führen
- Mortalität bei unkomplizierter Appendizitis gering
- Erhöhtes Risiko bei Perforation, insbesondere bei älteren Menschen oder Immunsupprimierten

Komplikationen

- Perforation der Appendix
- Peritonitis (Entzündung des Bauchfells)
- Abszessbildung im rechten Unterbauch
- Sepsis (Blutvergiftung) bei Ausbreitung der Infektion
- Ileus (Darmverschluss)
- Postoperative Wundinfektion
- Verwachsungen (Briden), mögliche Spätkomplikationen

Therapie

- Operativ:
  - Appendektomie (laparoskopisch oder offen chirurgisch); Laparoskopie (bevorzugt bei unkomplizierter Appendizitis); Drainage (bei Abszessen oder Peritonitis)

- Konservativ (nur bei milder Verlaufsform in Einzelfällen):
  - Antibiotikatherapie (z. B. Cephalosporine, Metronidazol); Engmaschige klinische Überwachung
- Postoperativ:
  - Schmerztherapie; Frühmobilisation zur Thromboseprophylaxe; Kostaufbau je nach klinischem Verlauf

Spezielle Pflegeinterventionen

- Präoperativ:
  - Nüchternhaltung zur OP-Vorbereitung
  - Vitalzeichenkontrolle (insbesondere Temperatur und Puls)
  - Beobachtung auf Zeichen einer Perforation (zunehmende Schmerzen, Fieber)
  - Aufklärung unterstützen, Ängste nehmen
  - Lagerung mit angezogenen Beinen zur Entlastung des Abdomens
- Postoperativ:
  - Wundkontrolle auf Rötung, Schwellung, Sekret
  - Schmerzmanagement (z. B. nach WHO-Stufenschema)
  - Frühmobilisation zur Pneumonie- und Thromboseprophylaxe
  - Beobachtung auf Darmtätigkeit (Auskultation, Stuhlgang)
  - Kostaufbau beginnen mit Flüssigkeit, dann leicht verdauliche Nahrung
  - Dokumentation aller Pflegebeobachtungen
- Aufklärung und Anleitung:
  - Patient:innen über Schonung, Wundpflege und mögliche Komplikationen informieren
  - Entlassungsmanagement (z. B. Termin zur Wundkontrolle)
  - Hinweise zur körperlichen Schonung in den ersten Wochen

3.2 Cholezystitis [ICD-10: K81]

Definition

- Entzündung der Gallenblase (Vesica biliaris)
- Meist akuter Verlauf, seltener chronisch
- Häufigste Ursache ist eine Obstruktion (Verschluss) des Ductus cysticus durch Gallensteine (Cholelithiasis)
- Unterscheidung in kalkulöse (mit Gallensteinen) und akalkulöse (ohne Steine) Cholezystitis

Ätiologie

- Kalkulöse Cholezystitis (ca. 90–95 % der Fälle):
  - Gallensteinverlegung des Ductus cysticus → Stase (Rückstau) von Galle
  - Erhöhter intraluminaler Druck, Ischämie der Gallenblasenwand
  - Sekundäre bakterielle Infektion durch Darmkeime (z. B. E. *coli, Enterokokken*)
- Akalkulöse Cholezystitis (ca. 5–10 % der Fälle):
  - Häufig bei schwer kranken oder intensivpflichtigen Patient:innen
  - Ursachen: Hypoperfusion (verminderte Durchblutung), Gallenstase durch parenterale Ernährung, septische Zustände
- Risikofaktoren: Adipositas, weibliches Geschlecht, Alter über 40 Jahre, Schwangerschaft, Fastenkuren, fettreiche Ernährung

Pathophysiologie

- Obstruktion des Ductus cysticus führt zur Gallenstase
- Druckanstieg innerhalb der Gallenblase
- Ischämie der Gallenblasenwand durch Gefäßkompression
- Entzündungsreaktion mit Infiltration durch neutrophile Granulozyten
- Sekundäre bakterielle Besiedlung der gestauten Galle
- Mögliche Entwicklung von Gangrän (Gewebsnekrose) oder Perforation
- Bei chronischer Cholezystitis: wiederholte Entzündungen → Fibrosierung (narbiger Umbau), Wandverdickung

Diagnostik

- Klinische Untersuchung:
  - Druckschmerz im rechten Oberbauch; Murphy-Zeichen positiv (Schmerz z. B. bei tiefer Inspiration unter Palpation im rechten Oberbauch); ggf. Abwehrspannung
- Anamnese:
  - Schmerzen nach fettreichen Mahlzeiten; Übelkeit, Erbrechen, Fieber
- Labor:
  - Leukozytose (erhöhte weiße Blutkörperchen); Erhöhtes C-reaktives Protein (CRP); Erhöhte Transaminasen (z. B. AST, ALT) und Cholestaseparameter (Gamma-GT, AP, Bilirubin) bei Beteiligung der Leber oder Gallengänge
- Bildgebung:
  - Sonographie: Wandverdickung, Gallensteine, Pericholezystische Flüssigkeit; CT bei unklarer Sonographie oder Komplikationen; ggf. MRCP (Magnetresonanz-Cholangiopankreatikographie) zur Darstellung der Gallengänge

Symptome

- Schmerzen im rechten Oberbauch, ggf. ausstrahlend in die rechte Schulter oder den Rücken
- Fieber, Schüttelfrost

- Übelkeit, Erbrechen
- Druckschmerz im rechten Oberbauch
- Murphy-Zeichen positiv
- Blähungen, Völlegefühl
- Ggf. Ikterus (Gelbsucht) bei Abflussstörung der Galle

Prognose

- Gute Prognose bei frühzeitiger Diagnosestellung und Therapie
- Risiko für Komplikationen bei verzögerter Behandlung erhöht
- Chronische Verläufe können zu wiederholten Episoden führen
- Nach Cholezystektomie (Gallenblasenentfernung) in der Regel vollständige Genesung
- Akalkulöse Cholezystitis hat schlechtere Prognose, oft bei kritisch Kranken

Komplikationen

- Empyem (Eiteransammlung) der Gallenblase
- Gallenblasenperforation mit Peritonitis
- Gangränöse Cholezystitis (Gewebsnekrose)
- Abszessbildung
- Choledocholithiasis (Steine im Ductus choledochus)
- Cholangitis (Entzündung der Gallenwege)
- Sepsis bei Ausbreitung der Infektion
- Gallensteinileus bei Steinwanderung in den Darm
- Chronische Cholezystitis mit Schrumpfgallenblase

Therapie

- Konservativ (bei stabilen Patient:innen ohne Komplikationen):
  - Nüchternhaltung zur Entlastung des Gallensystems
  - Flüssigkeits- und Elektrolytsubstitution
  - Schmerztherapie (z. B. Metamizol, NSAID)
  - Antibiotikatherapie (z. B. Ceftriaxon plus Metronidazol)
- Operativ:
  - Cholezystektomie (laparoskopisch oder offen chirurgisch)
  - Bei komplizierter Cholezystitis bevorzugt frühzeitige OP
  - Drainage bei Abszess oder Perforation (z. B. perkutane Cholezystostomie bei inoperablen Patient:innen)
- Postoperative Maßnahmen:
  - Kontrolle von Vitalzeichen und Wundheilung
  - Kostaufbau je nach Zustand
  - Thrombose- und Pneumonieprophylaxe

Spezielle Pflegeinterventionen

- Präoperativ:
  - Nüchtern lassen, Infusionstherapie vorbereiten
  - Vitalzeichenkontrolle, Fieberdokumentation
  - Beobachtung auf Schmerzlokalisation und -qualität
  - Patienteninformation über geplante Eingriffe und Ablauf
  - Psychosoziale Unterstützung, Angst nehmen
- Postoperativ:
  - Überwachung von OP-Wunde und Drainagen (z. B. Redon oder Easy-Flow)
  - Beobachtung auf Zeichen einer Infektion oder Peritonitis
  - Frühmobilisation zur Thromboseprophylaxe
  - Atemübungen zur Pneumonieprophylaxe
  - Kostaufbau: nach Rückkehr der Darmtätigkeit (z. B. durch Auskultation) schrittweise Flüssig- und Schonkost
  - Schmerzmanagement nach Standard
  - Unterstützung bei Körperpflege und Mobilität
- Beratung und Aufklärung:
  - Ernährungsempfehlungen: zunächst fettarme Kost, ggf. langfristige Umstellung
  - Wundpflegeanleitung nach Entlassung
  - Aufklärung über mögliche postoperative Beschwerden (z. B. Diarrhö durch fehlende Gallekonzentration)
  - Hinweise zu Schonung und Bewegung

3.3 Colitis ulcerosa [ICD-10: K51]

Definition

- Chronisch-entzündliche Erkrankung des Dickdarms (Colon)
- Entzündung beginnt immer im Rektum (Enddarm) und breitet sich kontinuierlich oralwärts aus
- Betroffen ist primär die Mukosa (Schleimhaut) des Dickdarms
- Verläuft schubweise mit symptomfreien Remissionsphasen und entzündlichen Schüben
- Gehört zu den chronisch-entzündlichen Darmerkrankungen (CED), gemeinsam mit Morbus Crohn

Ätiologie

- Genetische Prädisposition, familiäre Häufung
- Fehlgeleitete Immunreaktion gegen die Darmflora (Autoimmunreaktion)

- Umweltfaktoren: westlicher Lebensstil, Ernährung, Hygienehypothese
- Triggerfaktoren: Infektionen, Stress, Raucherentwöhnung (interessanterweise schubauslösend), bestimmte Medikamente (z. B. NSAR)
- Keine eindeutig geklärte Ursache (multifaktoriell)

Pathophysiologie

- Aktivierung des Immunsystems gegen die Darmschleimhaut
- Chronische Entzündungsreaktion mit Infiltration durch Granulozyten und Lymphozyten
- Bildung von Ulzerationen (Schleimhautgeschwüre)
- Schleimhautblutungen, Abnahme der Resorptionsfläche
- Im weiteren Verlauf: Verlust der Schleimhautarchitektur, Pseudopolypenbildung
- Keine transmuralen (die ganze Darmwand betreffenden) Läsionen, im Gegensatz zu Morbus Crohn

Diagnostik

- Anamnese:
  - Chronischer, oft blutiger Durchfall, evtl. mit Schleimbeimengung; Bauchschmerzen, meist im linken Unterbauch; Dranggefühl (Tenesmen), imperativer Stuhldrang
- Körperliche Untersuchung:
  - ggf. Druckschmerz im linken Unterbauch; Zeichen der Dehydratation oder Anämie
- Labor:
  - Erhöhtes C-reaktives Protein (CRP), BSG (Entzündungsparameter); Leukozytose; Eisenmangelanämie, ggf. Mangel an Vitamin B12 und Folsäure; Calprotectin im Stuhl erhöht (Marker für Darmentzündung)
- Stuhluntersuchung:
  - Ausschluss infektiöser Ursachen (z. B. Clostridium difficile, Campylobacter)
- Endoskopie (Koloskopie):
  - Typischer Befund: kontinuierliche, flächenhafte Entzündung, beginnend im Rektum; Schleimhaut gerötet, ödematös, ulzeriert; Biopsien zur histologischen Sicherung
- Bildgebung (bei Komplikationen):
  - Abdomenübersichtsaufnahme (z. B. bei Ileus oder toxischem Megakolon); MRT/CT bei Verdacht auf extraintestinale Manifestationen

Symptome

- Häufige, oft blutige und schleimige Durchfälle
- Bauchschmerzen, vor allem im linken Unterbauch
- Tenesmen (schmerzhafter Stuhldrang)
- Müdigkeit, Leistungsminderung

- Gewichtsverlust bei längerem Verlauf
- Fieber bei starkem Schub
- Extraintestinale Manifestationen möglich:
  - Arthritis (Gelenkentzündung), Erythema nodosum (Hautentzündungen), Uveitis (Regenbogenhautentzündung), Leberbeteiligung (z. B. primär sklerosierende Cholangitis)

Prognose

- Chronischer Verlauf mit wechselnden Remissions- und Schubphasen
- Bei guter Therapie langfristig gute Lebensqualität möglich
- Schwere Verläufe können zu Hospitalisierung oder OP führen
- Langfristig erhöhtes Risiko für kolorektales Karzinom, besonders bei ausgedehnter Entzündung und langer Krankheitsdauer
- Regelmäßige endoskopische Verlaufskontrollen erforderlich

Komplikationen

- Akuter schwerer Schub mit massiven blutigen Durchfällen, Fieber, Elektrolytverlust
- Toxisches Megakolon (massive Erweiterung des Dickdarms mit Perforationsgefahr)
- Darmperforation mit Peritonitis
- Blutungen aus Ulzerationen
- Strikturen (narbige Engstellen)
- Colonkarzinom bei langjährigem Verlauf
- Wachstumsverzögerungen bei Kindern und Jugendlichen

Therapie

- Medikamentös:
  - 5-Aminosalicylate (z. B. Mesalazin) zur Remissionserhaltung
  - Glukokortikoide (z. B. Prednisolon) zur Schubtherapie
  - Immunsuppressiva (z. B. Azathioprin, Methotrexat) bei steroidabhängigem Verlauf
  - Biologika (z. B. TNF-α-Blocker wie Infliximab) bei therapierefraktären Fällen
- Ernährungstherapie:
  - Während Schub: leicht verdauliche, ballaststoffarme Kost
  - Mangelernährung vermeiden, Supplementierung von Eisen, Folsäure, Vitamin B12, Vitamin D
- Chirurgisch (bei Komplikationen oder medikamentöser Therapieresistenz):
  - Kolektomie (Entfernung des Dickdarms), evtl. mit Anlage eines Ileostomas oder Pouch
- Psychosoziale Unterstützung:
  - Umgang mit chronischer Erkrankung, Stressbewältigung, ggf. psychologische Begleitung

Spezielle Pflegeinterventionen

- Beobachtung:
  - Stuhlbeobachtung: Häufigkeit, Konsistenz, Blut- oder Schleimbeimengung
  - Flüssigkeitsbilanzierung, Kontrolle auf Dehydratation
  - Vitalzeichenkontrolle, Fiebermonitoring
  - Hautzustand beobachten, v. a. perianal bei häufigem Stuhlgang
- Pflegemaßnahmen während des Schubs:
  - Bettruhe bei schwerem Schub
  - Intimpflege nach jedem Stuhlgang, hautschonende Produkte
  - Unterstützung bei Ernährung (kleine, häufige Mahlzeiten, angepasste Kost)
  - Schmerzmanagement nach ärztlicher Anordnung
- Unterstützung bei psychischer Belastung:
  - Gesprächsangebot, Aufklärung über Krankheit und Verlauf
  - Vermittlung an Beratungsstellen, Selbsthilfegruppen
- Begleitung bei Diagnostik und Therapie:
  - Vorbereitung und Nachsorge bei Endoskopien
  - Begleitung bei i. v.-Gabe von Medikamenten (z. B. Biologika)
  - Dokumentation der Symptomverläufe
- Prävention von Komplikationen:
  - Thromboseprophylaxe bei längerer Immobilität
  - Information über Karzinomrisiko, Motivation zur Vorsorgekoloskopie
  - Aufklärung über Medikamentenadhärenz

3.4 Divertikulitis [ICD-10: K57]

Definition

- Entzündung eines oder mehrerer Divertikel (Ausstülpungen der Mukosa durch Muskellücken der Darmwand)
- Teil der Divertikelkrankheit (Divertikulose = das bloße Vorhandensein von Divertikeln, meist ohne Symptome)
- Meist im Sigma lokalisiert (sigmoidale Divertikulitis)
- Klassifikation nach CDD (Classification of Diverticular Disease): von unkomplizierter bis hin zu komplizierter Divertikulitis

Ätiologie

- Zunehmendes Alter (altersbedingte Schwäche der Darmwand)
- Ballaststoffarme Ernährung → harter Stuhl → erhöhter intraluminaler Druck → Ausstülpung
- Bewegungsmangel, Adipositas

- Chronische Obstipation (Verstopfung)
- Erhöhte Kolonmotilität mit segmentalem Druckanstieg
- Mikroläsionen an Divertikelausgängen durch Kot oder Bakterien → Entzündung

Pathophysiologie

- Stuhlreste oder Fremdkörper gelangen in Divertikel → Mikroläsionen → Entzündung
- Infiltration durch neutrophile Granulozyten in der Divertikelwand
- Schleimhautödem, Wandverdickung, lokale Perforation möglich
- Einklemmung kleiner Gefäße kann zu Mikroabszessen oder größeren Abszessen führen
- Komplikationen wie Fistelbildung (pathologische Verbindung zu anderen Organen), Stenose (Verengung), Perforation (Durchbruch)
- Chronisch-rezidivierende Form möglich

Diagnostik

- Anamnese:
  - Plötzlich einsetzender Schmerz im linken Unterbauch; Fieber; Übelkeit; veränderter Stuhlgang
- Körperliche Untersuchung:
  - Druckschmerz im linken Unterbauch (meist im Sigmabereich); Abwehrspannung bei Peritonitis; ggf. tastbare Resistenz z. B. bei Abszess
- Labor:
  - Leukozytose; Erhöhtes C-reaktives Protein (CRP)
- Bildgebung:
  - CT-Abdomen mit Kontrastmittel = Goldstandard zur Diagnosesicherung und Klassifikation; Sonographie (abhängig von Erfahrung der Untersucher)
- Koloskopie erst in der entzündungsfreien Phase zur Abklärung anderer Ursachen (z. B. Tumor)

Symptome

- Akuter, meist linksseitiger Unterbauchschmerz
- Fieber, Schüttelfrost
- Übelkeit, Erbrechen
- Stuhlunregelmäßigkeiten: Obstipation oder Diarrhö
- Druckschmerz, Abwehrspannung
- ggf. tastbare Verhärtung (inflammatorisches Infiltrat)
- Tenesmen (schmerzhafter Stuhldrang)

Prognose

- Gute Prognose bei unkomplizierter Divertikulitis mit konservativer Therapie
- Risiko für Rezidive bei wiederholter Entzündung
- Komplizierte Verläufe erfordern häufig chirurgische Intervention
- Lebensqualität kann bei häufigen Schüben beeinträchtigt sein
- Langfristige Prophylaxe (Ernährungsumstellung, Lebensstilmodifikation) entscheidend

Komplikationen

- Abszessbildung
- Perforation mit Peritonitis
- Fistelbildung (z. B. Kolovesikale Fistel zur Harnblase)
- Darmstenose oder -obstruktion
- Blutungen aus Divertikeln
- Chronisch-rezidivierende Verläufe mit Vernarbungen und Darmmotilitätsstörungen
- Generalisierte Sepsis bei unbehandelter Perforation

Therapie

- Unkomplizierte Divertikulitis (ohne Abszess, Perforation, Fistel):
  - Nahrungsreduktion oder vorübergehende Nahrungskarenz
  - Flüssigkeitssubstitution intravenös
  - Antibiose bei schwereren Verläufen (z. B. Ciprofloxacin + Metronidazol)
  - Schmerztherapie (z. B. Metamizol, keine NSAR wegen Blutungsgefahr)
- Komplizierte Divertikulitis:
  - Stationäre Überwachung; CT-gesteuerte Abszessdrainage; Chirurgische Resektion (meist Sigmaresektion) bei Perforation, Fistel, Stenose oder rezidivierenden Schüben
- Langzeittherapie und Prophylaxe:
  - Ballaststoffreiche Kost, ausreichende Trinkmenge; Körperliche Aktivität; Vermeidung von Abführmitteln und NSAR

Spezielle Pflegeinterventionen

- Beobachtung:
  - Kontrolle von Temperatur, Puls, Blutdruck und Schmerzintensität
  - Dokumentation von Stuhlgewohnheiten und Abdomenbefunden
  - Beobachtung auf Zeichen der Peritonitis (z. B. Abwehrspannung, Fieberanstieg, Tachykardie)
- Ernährung:
  - Bei akuter Entzündung: Nahrungskarenz oder Schonkost nach ärztlicher Anordnung
  - Später Kostaufbau mit ballaststoffarmer, leicht verdaulicher Nahrung

- Langfristig: Beratung zu ballaststoffreicher Ernährung
- Pflegemaßnahmen bei operativer Therapie:
  - Wundkontrolle, ggf. Versorgung eines Stomas
  - Beobachtung auf postoperative Komplikationen (z. B. Ileus, Infektion, Nachblutung)
  - Thrombose- und Pneumonieprophylaxe
  - Mobilisation frühzeitig fördern
- Psychoedukation und Beratung:
  - Aufklärung über Bedeutung der Ernährung und Flüssigkeitszufuhr
  - Motivation zur Bewegung, Gewichtskontrolle
  - Umgang mit wiederkehrenden Beschwerden besprechen
  - Beratung im Umgang mit Stoma (wenn vorhanden)
- Dokumentation:
  - Exakte Erfassung aller pflegerischen Beobachtungen, Maßnahmen und Reaktionen
  - Überwachung des Verlaufs zur rechtzeitigen Erkennung von Komplikationen

3.5 Dünndarmmileus [ICD-10: K56]

Definition

- Mechanischer oder funktioneller Verschluss des Dünndarms (Ileus = Darmverschluss)
- Unterbrechung der Darmpassage mit Störung der physiologischen Peristaltik (Peristaltik = rhythmische Darmbewegung zur Fortbewegung des Darminhalts)
- Lebensbedrohlicher Notfallzustand, der eine rasche Diagnostik und Therapie erfordert

Ätiologie

- Mechanischer Ileus durch intraluminale, intramurale oder extramurale Obstruktion (Obstruktion = Verlegung, Verstopfung)
  - Adhäsionen (Verwachsungen nach Operationen)
  - Briden (faserige Gewebsstränge)
  - Hernien (Eingeweidebrüche mit Darmeinklemmung)
  - Tumoren (z. B. Adenokarzinome)
  - Fremdkörper oder Gallensteine
  - Invagination (Einstülpung eines Darmabschnitts)
  - Volvulus (Drehung des Darms um die eigene Achse)
- Paralytischer Ileus durch Ausfall der Darmmotilität
  - Postoperativ
  - Peritonitis (Bauchfellentzündung)

- Medikamentös (z. B. Opiate, Anticholinergika)
- Metabolisch (z. B. Elektrolytstörungen, diabetische Ketoazidose)
- Sepsis

Pathophysiologie

- Mechanischer Ileus: gesteigerte Peristaltik oberhalb der Obstruktion, anschließende Dilatation (Aufweitung) und Flüssigkeitsansammlung
- Sekretstau im Darmlumen → Flüssigkeitsverlust → Hypovolämie (vermindertes Blutvolumen)
- Bakterielle Fehlbesiedelung → Gefahr einer Sepsis
- Erhöhte Wandspannung → Ischämie (Minderdurchblutung) → Nekrose (Gewebeuntergang) → Perforation (Darmdurchbruch)
- Beim paralytischen Ileus kein mechanisches Hindernis, sondern Lähmung der Darmmuskulatur → Darminhalt staut sich

Diagnostik

- Anamnese (Erhebung der Krankengeschichte), z. B. Operationen, Stuhlverhalten, Schmerzen
- Körperliche Untersuchung, insbesondere Auskultation (Abhören)
  - Mechanischer Ileus: hochgestellte, klingende Darmgeräusche
  - Paralytischer Ileus: fehlende Darmgeräusche
- Abdomenstatus: geblähtes Abdomen, Druckschmerz, ggf. Abwehrspannung
- Röntgen Abdomen in Stehposition oder liegend: Spiegelbildung, dilatierte Darmschlingen
- Sonografie (Ultraschall) des Abdomens
- CT-Abdomen mit Kontrastmittel zur Differenzierung von Ursache und Lokalisation
- Labor: Entzündungszeichen (CRP, Leukozyten), Elektrolytstatus, Laktat (Hinweis auf Ischämie)

Symptome

- Akut einsetzende, kolikartige Bauchschmerzen
- Übelkeit und Erbrechen, ggf. mit Stuhl- oder Koterbrechen (Miserere)
- Aufgetriebener Bauch (Meteorismus)
- Stuhl- und Windverhalt
- Dehydratation (Austrocknung)
- Allgemeinzustand reduziert, ggf. Kreislaufdysregulation

Prognose

- Abhängig von Ätiologie, Dauer des Verschlusses, Allgemeinzustand der Patient:innen
- Frühzeitige Behandlung verbessert Prognose erheblich

- Komplikationen wie Perforation, Sepsis oder Multiorganversagen verschlechtern die Prognose deutlich
- Mortalität insbesondere bei paralytischem Ileus oder strangulierten Ileusformen hoch

Komplikationen

- Ischämie und Nekrose der Darmwand
- Perforation mit Peritonitis
- Sepsis mit Multiorganversagen
- Hypovolämischer Schock
- Elektrolyt- und Flüssigkeitsentgleisungen
- Ateminsuffizienz durch Zwerchfellhochstand bei geblähtem Abdomen

Therapie

- Nüchternheit zur Darmruhe
- Magensonde zur Entlastung bei Erbrechen oder Dilatation
- Volumensubstitution mit kristalloiden Infusionen
- Elektrolytausgleich
- Schmerztherapie unter Beachtung der Darmmotilität (Opiate mit Vorsicht)
- Antibiotische Therapie bei Infektionszeichen
- Operative Therapie bei mechanischem Ileus ohne spontane Entlastung
  - Adhäsiolyse (Lösung von Verwachsungen); Resektion nekrotischer Darmabschnitte; Behandlung der Grunderkrankung (z. B. Tumorresektion)
- Beim paralytischen Ileus Behandlung der Ursache, z. B. Elektrolytausgleich, Absetzen auslösender Medikamente, ggf. Prokinetika (Medikamente zur Förderung der Darmbewegung)

Spezielle Pflegeinterventionen

- Überwachung der Vitalzeichen (RR, Puls, Temperatur, Atmung) zur Früherkennung von Kreislaufveränderungen und Sepsis
- Kontrolle der Flüssigkeitsbilanz (Einfuhr und Ausfuhr), Beobachtung auf Dehydratation
- Regelmäßige Abdominalkontrollen, Beobachtung auf Meteorismus, Druckschmerz, Abwehrspannung
- Beobachtung der Stuhlausscheidung und Darmgeräusche
- Pflegerische Überwachung der Magensonde, Kontrolle der Fördermenge und Farbe
- Infusionstherapie fachgerecht durchführen, Zugänge kontrollieren
- Vorbereitung und Nachsorge bei operativen Eingriffen
- Anleitung zur Mobilisation zur Förderung der Darmperistaltik
- Psychosoziale Begleitung bei Angst und Unsicherheit
- Dokumentation aller pflegerischer Beobachtungen und Maßnahmen

- Interdisziplinäre Zusammenarbeit mit ärztlichen Team und Ernährungsberatung

3.6 Dyspepsie [ICD-10: K30]

Definition

- Oberbauchbeschwerden, die chronisch oder rezidivierend auftreten
- Funktionelle oder organische Ursache möglich
- Leitsymptome sind Völlegefühl, Druck, Schmerzen, Übelkeit oder frühes Sättigungsgefühl
- Diagnose wird gestellt, wenn keine eindeutige organische Ursache vorliegt (funktionelle Dyspepsie)

Ätiologie

- Funktionelle Dyspepsie (häufigste Form)
  - Gestörte Magenentleerung (gastroparese)
  - Viszerale Hypersensitivität (erhöhte Schmerzempfindlichkeit im Verdauungstrakt)
  - Motilitätsstörungen (gestörte Bewegungsfunktion des Magens)
  - Stress, Angst, Depressionen
  - Ernährungseinflüsse, z. B. fettreiche oder scharfe Speisen, Alkohol, Nikotin, Koffein
- Organische Dyspepsie
  - Ulcus ventriculi oder duodeni (Magengeschwür oder Zwölffingerdarmgeschwür)
  - Gastritis (Magenschleimhautentzündung)
  - Refluxkrankheit (Rückfluss von Magensäure in die Speiseröhre)
  - Helicobacter pylori-Infektion
  - Gallenwegserkrankungen
  - Pankreaserkrankungen
  - Medikamente (z. B. NSAR, ASS, Kortikosteroide)
  - Malignome des oberen Gastrointestinaltrakts

Pathophysiologie

- Bei funktioneller Dyspepsie keine nachweisbare organische Schädigung
- Mögliche Störungen der Magenmotilität, z. B. verzögerte Magenentleerung
- Viszerale Hypersensitivität führt zu verstärkter Schmerz- oder Dehnungswahrnehmung im Magenbereich
- Gestörte Gastrin- oder Ghrelinregulation (Verdauungshormone)

- Beeinträchtigte Anpassungsfähigkeit der Magenwand an Nahrungsaufnahme (gestörte fundale Akkommodation, also eine den Magengrund betreffende Dehnungs- und Entspannungsproblematik)
- Bei organischer Dyspepsie pathologische Veränderungen z. B. der Schleimhaut, Ulzera oder Entzündungen

Diagnostik

- Ausführliche Anamnese zu Symptomen, zeitlichem Verlauf, Essverhalten, Medikamenteneinnahme
- Körperliche Untersuchung, insbesondere Palpation des Abdomens
- Labordiagnostik: Entzündungsparameter, Leber- und Pankreaswerte
- Sonografie des Abdomens zur Beurteilung der Gallenblase, Leber, Bauchspeicheldrüse
- Ösophagogastroduodenoskopie (Magenspiegelung) zur Abklärung organischer Ursachen
- Helicobacter pylori-Test (Atemtest, Stuhltest oder Biopsie)
- Ausschluss anderer Erkrankungen, z. B. Reizmagen, Reflux, Zöliakie, Malignome
- Ggf. funktionelle Diagnostik: Magenentleerungsszintigraphie, pH-Metrie, Manometrie

Symptome

- Druck- oder Völlegefühl im Oberbauch
- Frühes Sättigungsgefühl bereits nach kleinen Mahlzeiten
- Übelkeit, gelegentlich Erbrechen
- Appetitlosigkeit
- Aufstoßen oder saures Aufstoßen
- Blähgefühl, Meteorismus
- Epigastrische Schmerzen (Schmerzen im Oberbauch, oft brennend oder stechend)
- Symptome oft nach Nahrungsaufnahme verstärkt
- Keine eindeutige Besserung durch Defäkation

Prognose

- Funktionelle Dyspepsie verläuft meist chronisch, aber gutartig
- Symptome können langanhaltend sein, aber Lebensprognose in der Regel nicht beeinträchtigt
- Lebensqualität kann stark eingeschränkt sein
- Organische Ursachen müssen ausgeschlossen oder behandelt werden, z. B. Ulcus
- Rezidive möglich, insbesondere bei anhaltender Stressbelastung oder ungesunder Lebensweise

Komplikationen

- Bei organischer Dyspepsie: Blutungen, Perforationen, Stenosen bei Ulcusleiden
- Chronische Schleimhautreizung kann zu Barrett-Ösophagus oder Magenkarzinom führen
- Mangelernährung durch Appetitverlust oder Nahrungsvermeidung
- Psychische Belastung, Angst vor ernsthaften Erkrankungen
- Bei funktioneller Dyspepsie keine lebensbedrohlichen Komplikationen, aber hoher Leidensdruck

Therapie

- Behandlung der zugrunde liegenden Ursache bei organischer Dyspepsie
- Bei funktioneller Dyspepsie symptomatische Therapie
  - Ernährungsumstellung: kleine, fettarme Mahlzeiten, Vermeidung blähender Speisen
  - Meiden von Alkohol, Koffein, Nikotin
  - Prokinetika zur Förderung der Magenentleerung (z. B. Domperidon, Metoclopramid)
  - Protonenpumpenhemmer (PPI) bei Verdacht auf Säurebeteiligung
  - Antazida zur Säureneutralisation
  - Pflanzliche Präparate wie Iberogast oder Pfefferminz-Kümmelöl
  - Psychotherapeutische Maßnahmen bei psychosomatischer Beteiligung
  - Stressbewältigung, Entspannungsverfahren
  - Helicobacter pylori-Eradikationstherapie bei positivem Nachweis

Spezielle Pflegeinterventionen

- Beobachtung und Dokumentation von Beschwerden, Symptomverlauf und Essverhalten
- Unterstützung bei der Nahrungsaufnahme, ggf. kleine und häufige Mahlzeiten anbieten
- Information und Beratung zu magenfreundlicher Ernährung
- Unterstützung bei der Medikamenteneinnahme, Beobachtung auf Nebenwirkungen
- Förderung von Ruhe und Stressreduktion im Tagesablauf
- Anleitung zu Entspannungstechniken, z. B. progressive Muskelrelaxation
- Motivation zur Vermeidung von Alkohol, Nikotin und stark gewürzten Speisen
- Aufklärung über die gutartige Natur funktioneller Dyspepsie zur Reduktion von Krankheitsangst
- Begleitung bei diagnostischen Maßnahmen, z. B. Magenspiegelung
- Interdisziplinäre Zusammenarbeit mit Ernährungsberatung und psychosozialem Dienst
- Evaluation der Therapieeffekte und ggf. Rückmeldung an das ärztliche Team

3.7 Dysphagie [ICD-10: R13]

Definition

- Schluckstörung mit Störung des Transports von Speichel, Flüssigkeiten oder Nahrung vom Mund zum Magen
- Kann sowohl oropharyngeal (im Mund-Rachen-Raum) als auch ösophageal (in der Speiseröhre) lokalisiert sein
- Störung kann in jeder Phase des Schluckvorgangs auftreten: oraler, pharyngealer oder ösophagealer Phase
- Dysphagie ist ein Symptom, keine eigenständige Erkrankung

Ätiologie

- Neurologische Ursachen
  - Schlaganfall (Apoplex) mit zentralen Schluckstörungen
  - Schädel-Hirn-Trauma
  - Multiple Sklerose (chronisch-entzündliche Erkrankung des Nervensystems)
  - Morbus Parkinson (neurodegenerative Erkrankung)
  - Amyotrophe Lateralsklerose (ALS)
  - Demenzen, z. B. Alzheimer-Krankheit
- Mechanische Ursachen
  - Tumoren im Mund, Rachen, Speiseröhre
  - Stenosen (Verengungen) der Speiseröhre durch Narbenbildung, Strikturen
  - Fremdkörperobstruktion
  - Achalasie (Motilitätsstörung der Speiseröhre mit unzureichendem Öffnen des unteren Speiseröhrenschließmuskels)
- Entzündliche Ursachen
  - Ösophagitis (Speiseröhrenentzündung) z. B. durch Reflux oder Infektionen
- Funktionelle Ursachen
  - Psychogene Dysphagie; Globusgefühl (Kloßgefühl im Hals ohne organischen Befund)
- Andere Ursachen
  - Strahlentherapiefolgen; Medikamentennebenwirkungen (z. B. Anticholinergika, Neuroleptika)

Pathophysiologie

- Beeinträchtigung der oralen Phase: eingeschränkte Lippen-, Zungen- und Kieferbeweglichkeit führt zu unzureichendem Bolustransport (Bolus = geformte Nahrungsportion)
- Pharyngeale Phase: gestörte Koordination des Schluckreflexes, verminderte Verschlussfunktion der Atemwege → Aspirationsgefahr (Verschlucken von Nahrung in die Atemwege)

- Ösophageale Phase: gestörte Peristaltik oder mechanische Hindernisse verzögern oder verhindern den Nahrungstransport
- Störung der neuromuskulären Steuerung bei neurologischen Erkrankungen
- Vernarbungen oder Tumoren verursachen mechanische Engstellen

Diagnostik

- Anamnese: Art der Beschwerden, Dauer, Auslöser, Begleitsymptome (z.B. Gewichtsverlust, Husten, Heiserkeit)
- Klinische Schluckuntersuchung durch Logopäden oder Pflegefachkräfte
- Videofluoroskopische Schluckuntersuchung (Videofluoroskopie, dynamische Röntgenuntersuchung)
- Endoskopische Schluckuntersuchung (FEES – fiberoptische endoskopische Evaluation des Schluckens)
- Ösophagogastroduodenoskopie (Magenspiegelung) zum Ausschluss organischer Ursachen
- Manometrie der Speiseröhre zur Untersuchung der Muskelaktivität
- Bildgebung (Röntgen, CT, MRT) zur Abklärung von Tumoren oder neurologischen Ursachen
- Neurologische Diagnostik bei Verdacht auf zentrale Ursachen

Symptome

- Schwierigkeiten beim Einleiten des Schluckaktes
- Gefühl des Steckenbleibens von Nahrung im Hals oder Brustkorb
- Husten, Räuspern oder Würgen während oder nach dem Essen
- Speichelfluss, manchmal Speichelverlust (Sialorrhoe)
- Gewichtsverlust und Mangelernährung durch verminderte Nahrungsaufnahme
- Heiserkeit, wiederkehrende Pneumonien durch Aspirationsaspiration
- Schmerzen beim Schlucken (Odynophagie) bei entzündlichen oder mechanischen Ursachen

Prognose

- Abhängig von Grunderkrankung und Schwere der Schluckstörung
- Bei neurologischen Erkrankungen häufig chronisch progredient
- Mechanische Ursachen sind oft durch chirurgische oder interventionelle Maßnahmen behandelbar
- Bei fehlender Therapie hohe Aspirationsgefahr mit möglicher Pneumonie und Mortalität
- Gute Prognose bei frühzeitiger Diagnostik und Therapie

Komplikationen

- Aspirationspneumonie durch Eindringen von Nahrung oder Flüssigkeit in die Lunge

- Mangelernährung und Dehydratation durch unzureichende Nahrungs- und Flüssigkeitsaufnahme
- Soziale Isolation und psychische Belastung durch Essensbeschwerden
- Erhöhtes Risiko für Lungenentzündungen und Sekundärinfektionen
- Chronische Schmerzen und Schluckangst

Therapie

- Behandlung der Grunderkrankung (z. B. Tumorresektion, neurologische Therapie)
- Schlucktherapie durch Logopäden zur Verbesserung der Schluckkoordination
- Anpassung der Nahrungsform (püriert, breiig, dickflüssig) zur Reduktion der Aspirationsgefahr
- Lagerungstechniken beim Essen, z. B. Oberkörperhochlagerung
- Medikamentöse Behandlung bei entzündlichen Ursachen oder Speichelfluss
- Interventionelle Maßnahmen bei mechanischen Hindernissen, z. B. Dilatation von Stenosen
- Ernährungssonde bei schwerer Dysphagie und unzureichender Nahrungsaufnahme
- Schulung und Beratung von Patient:innen und Angehörigen
- Psychologische Begleitung bei psychogenen Dysphagien

Spezielle Pflegeinterventionen

- Beobachtung und Dokumentation der Schluckfähigkeit und Nahrungsaufnahme
- Unterstützung und Anleitung bei der Einnahme angepasster Kostformen
- Überwachung der Lagerung während und nach dem Essen, um Aspiration zu vermeiden
- Überprüfung und Pflege der Ernährungssonden bei Bedarf
- Förderung der oralen Hygiene zur Vermeidung von Infektionen
- Zusammenarbeit mit Logopäden, Ernährungsberatung und ärztlichem Team
- Schulung der Angehörigen zur sicheren Nahrungsaufnahme und Erkennung von Komplikationen
- Psychosoziale Unterstützung bei Essensangst und sozialen Einschränkungen
- Kontinuierliche Einschätzung des Schluckstatus und Anpassung der Pflegeinterventionen

3.8 Ösophagusvarizen [ICD-10: I85]

Definition

- Erweiterte, knotig geschlängelte Venen in der Speiseröhre (Ösophagus)
- Entstehen durch portale Hypertension (erhöhter Blutdruck in der Pfortader)
- Gefährliche Komplikation bei Leberzirrhose und anderen Lebererkrankungen
- Erhöhte Blutungsgefahr durch dünne Gefäßwände und hoher Druck

Ätiologie

- Häufigste Ursache: Leberzirrhose (chronische Vernarbung der Leber)
- Portale Hypertension durch Lebererkrankungen oder Pfortaderthrombose
- Schwere Leberfibrose und Lebervenenverschlusskrankheit
- Seltener: Schistosomiasis (Parasitenerkrankung), Tumoren, kongenitale Anomalien
- Andere Ursachen: Stauung durch Rechtsherzinsuffizienz oder Budd-Chiari-Syndrom

Pathophysiologie

- Chronisch erhöhter Druck in der Pfortader führt zu Umgehungskreisläufen (portokavale Anastomosen)
- Dilatation der submukösen Venen im unteren Ösophagus und Magenfundus
- Gefäßwände sind durch Druck und hypoxische Schädigung dünn und fragil
- Risiko der Ruptur mit massiver Blutung
- Störung der Blutgerinnung bei Lebererkrankungen verschlechtert Blutungslage

Diagnostik

- Anamnese: Symptome wie Erbrechen von Blut (Hämatemesis), schwarzer Stuhl (Meläna)
- Körperliche Untersuchung: Zeichen der Leberzirrhose (Ikterus, Aszites, Spider-Naevi)
- Ösophagogastroduodenoskopie (EGD) als Goldstandard zum Nachweis und Beurteilung der Varizen
- Sonografie der Leber und Pfortader zur Beurteilung der portalen Hypertension
- Doppler-Sonografie zur Blutflussmessung
- Labordiagnostik: Leberfunktionstests, Gerinnungsparameter, Blutbild
- Bildgebende Verfahren wie CT oder MRT bei Komplikationen oder unklarer Diagnostik

Symptome

- Initial oft symptomlos
- Zeichen einer Blutung: Hämatemesis (Bluterbrechen), Meläna (teerschwarzer Stuhl)
- Hypotonie, Tachykardie bei Blutverlust
- Schwindel, Synkopen durch Volumenmangel
- Zeichen der Grunderkrankung Leberzirrhose (Müdigkeit, Aszites, Ödeme)
- Schluckbeschwerden oder Druckgefühl selten

Prognose

- Abhängig vom Schweregrad der Lebererkrankung und Ausmaß der Varizen
- Hohe Mortalität bei akuter Varizenblutung (bis 20–30 % in 6 Wochen)
- Wiederholte Blutungen möglich ohne adäquate Therapie
- Lebenslange Überwachung und Therapie notwendig

Komplikationen

- Akute Varizenblutung mit hohem Blutverlust und Schockgefahr
- Reblutung nach erfolgreicher Erstbehandlung häufig
- Leberversagen durch Kreislaufbelastung und Blutverlust
- Infektionen, z. B. bakterielle Peritonitis
- Hepatische Enzephalopathie durch Verschlechterung der Leberfunktion
- Anämie und Multiorganversagen bei schweren Blutungen

Therapie

- Akutbehandlung der Blutung: Volumenersatz und Bluttransfusionen
- Endoskopische Varizenligatur (Gummibandligatur) zur Blutstillung
- Medikamentöse Therapie mit Vasokonstriktoren (z. B. Terlipressin) zur Drucksenkung in der Pfortader
- Antibiotikaprophylaxe zur Vermeidung bakterieller Infektionen
- Betablocker zur Sekundärprophylaxe gegen erneute Blutungen
- Transjugulärer intrahepatischer portosystemischer Shunt (TIPS) bei therapierefraktären Blutungen
- Behandlung der Grunderkrankung Leberzirrhose
- Selten chirurgische Verfahren oder Lebertransplantation bei fortgeschrittener Lebererkrankung

Spezielle Pflegeinterventionen

- Engmaschige Überwachung von Vitalzeichen, Blutverlust und Bewusstseinszustand
- Vorbereitung und Begleitung bei endoskopischen und interventionellen Maßnahmen

- Unterstützung bei der Volumensubstitution und Infusionstherapie
- Beobachtung der Ausscheidungen auf Blutspuren (Hämatemesis, Meläna)
- Prävention von Komplikationen wie Infektionen und Dekubitus
- Schulung der Patient:innen und Angehörigen zur Ernährung und Vermeidung von Risikofaktoren
- Psychosoziale Unterstützung bei chronischer Erkrankung und Lebensumstellung
- Koordination interdisziplinärer Versorgung mit Ärzt:innen, Ernährungsberatung und Sozialdienst
- Überwachung der medikamentösen Therapie und Nebenwirkungen

3.9 Gastritis [ICD-10: K29]

Definition

- Entzündung der Magenschleimhaut (Gastritis)
- Kann akut oder chronisch verlaufen
- Unterscheidung in erosive (mit Schleimhautdefekten) und nicht-erosive Formen
- Führt zu Störung der Magenschleimhautbarriere und gesteigerter Magensäureproduktion oder -schädigung

Ätiologie

- Infektiöse Ursachen: Helicobacter pylori (Bakterium, das die Magenschleimhaut besiedelt)
- Medikamentös-toxisch: NSAR (nichtsteroidale Antirheumatika), Kortikosteroide, Alkohol, Nikotin
- Physikalisch-chemisch: Stress (Stressgastritis), Verbrennungen (Curling-Ulkus), Schädel-Hirn-Trauma (Cushing-Ulkus)
- Autoimmun: Autoimmun-Gastritis mit Zerstörung der Belegzellen (säureproduzierende Zellen)
- Andere Ursachen: Reflux von Galle (biliäre Gastritis), Strahlenexposition, Allergien

Pathophysiologie

- Schädigung der schützenden Magenschleimhaut durch Magensäure, Pepsin oder externe Faktoren
- Entzündliche Reaktion mit Infiltration von Leukozyten in die Schleimhaut
- Bei chronischer Gastritis Atrophie der Magenschleimhaut mit Verlust der Drüsenzellen

- Reduzierte Schleimproduktion und verminderte Bikarbonat-Sekretion beeinträchtigen Schutzmechanismus
- Veränderung der Magensäuresekretion (hyper- oder hypochlorhydrie)
- Chronische Entzündung kann zu Intestinalmetaplasie und erhöhtem Risiko für Magenkarzinom führen

Diagnostik

- Anamnese: Oberbauchbeschwerden, Völlegefühl, Übelkeit, Risikofaktoren (Medikamente, Alkohol, Stress)
- Körperliche Untersuchung: meist unspezifisch, Druckschmerz im Oberbauch möglich
- Endoskopie mit Biopsie zur Sichtung und Differenzierung von Entzündung, Erosionen und Ausschluss von Tumoren
- Histologische Untersuchung zur Erkennung von Helicobacter pylori und entzündlichen Veränderungen
- Atemtest (Urease-Test) oder Stuhl-Antigentest zum Nachweis von Helicobacter pylori
- Blutuntersuchungen: Entzündungsparameter, Antikörper bei Autoimmun-Gastritis, Blutbild bei Blutungen

Symptome

- Oberbauchschmerzen oder -brennen (Epigastralgie)
- Völlegefühl, Übelkeit, Erbrechen
- Appetitlosigkeit, Gewichtsverlust bei chronischer Form
- Sodbrennen und saures Aufstoßen bei Reflux-Gastritis
- Blut im Erbrochenen oder Teerstuhl bei erosiver Gastritis
- Oft asymptomatisch, besonders bei chronischer Gastritis

Prognose

- Akute Gastritis heilt meist vollständig ab bei Beseitigung der Ursache
- Chronische Gastritis kann zu Komplikationen führen, wenn unbehandelt
- Risiko für Magengeschwüre, Magenkarzinom und perniziöse Anämie (durch Vitamin-B12-Mangel) erhöht
- Frühzeitige Therapie verbessert Prognose und Lebensqualität

Komplikationen

- Magen- und Duodenalgeschwüre (Ulcus ventriculi/duodeni)
- Gastrointestinale Blutungen durch Schleimhauterosionen
- Anämie durch chronische Blutverluste oder Vitamin-B12-Mangel bei Autoimmun-Gastritis
- Magenkarzinom durch chronische Entzündung und Intestinalmetaplasie
- Perforation der Magenschleimhaut bei tiefen Erosionen

Therapie

- Eradikation von Helicobacter pylori mit Kombination aus Protonenpumpeninhibitoren (PPI) und Antibiotika
- Säurehemmende Medikamente: Protonenpumpenhemmer, H2-Rezeptorantagonisten
- Vermeidung von auslösenden Faktoren: NSAR absetzen, Alkohol und Nikotin meiden
- Ernährungsempfehlungen: schonende Kost, kleine Mahlzeiten, Vermeidung von scharfen, fettigen Speisen
- Symptomatische Behandlung mit Antazida und Schleimhautschutzmitteln
- Bei Autoimmun-Gastritis eventuell Substitution von Vitamin B12
- Kontrolle durch Endoskopie bei chronischer Gastritis und Risikofaktoren

Spezielle Pflegeinterventionen

- Beobachtung und Dokumentation von Oberbauchbeschwerden und Erbrechen
- Unterstützung bei der Ernährungsumstellung und Beratung zu Lebensstiländerungen
- Schulung zur Medikamenteneinnahme, insbesondere zur korrekten Einnahme von PPI und Antibiotika
- Anleitung zur Vermeidung von Reizfaktoren wie Rauchen, Alkohol und NSAR
- Überwachung bei Anzeichen von Blutungen (z. B. Teerstuhl, Bluterbrechen) und sofortige Meldung
- Förderung der Mund- und Schluckhygiene bei Übelkeit und Erbrechen
- Psychosoziale Unterstützung bei chronischer Erkrankung und Ernährungsproblemen
- Kooperation mit ärztlichem Team zur Verlaufskontrolle und Anpassung der Therapie

3.10 Gastroenteritis [ICD-10: A09]

Definition

- Entzündung der Magen-Darm-Schleimhaut (Gastroenteritis)
- Betrifft Magen und Dünn- oder Dickdarm
- Akuter oder chronischer Verlauf möglich, meist akut
- Führt zu Durchfall (Diarrhoe), Erbrechen (Emesis) und Bauchschmerzen

Ätiologie

- Infektiöse Ursachen: Viren (z. B. Noroviren, Rotaviren), Bakterien (z. B. Salmonellen, Campylobacter), Parasiten (z. B. Giardia lamblia)
- Toxinbedingte Ursachen: bakterielle Toxine (z. B. Staphylokokkenenterotoxin)
- Nicht-infektiöse Ursachen: Nahrungsmittelunverträglichkeiten, Medikamente (Antibiotika)
- Häufig durch fäkal-orale Übertragung oder kontaminierte Lebensmittel/Trinkwasser

Pathophysiologie

- Schädigung der Darmepithelzellen durch Erreger oder Toxine
- Entzündliche Reaktion mit Schleimhautschwellung, erhöhte Permeabilität
- Verlust von Elektrolyten und Wasser in den Darmlumen, führt zu Durchfall
- Beeinträchtigte Resorption von Nährstoffen und Flüssigkeit
- Erbrechen als Schutzreflex gegen toxische Substanzen
- Bei manchen Erregern toxische Zytokinfreisetzung und systemische Reaktion möglich

Diagnostik

- Anamnese: plötzlicher Beginn von Durchfall, Erbrechen, Bauchkrämpfen, Reisedauer, Nahrungsmittelaufnahme
- Körperliche Untersuchung: Dehydratationszeichen (Hautturgor, Schleimhäute), Fieber, Bauchschmerzlokalisation
- Stuhluntersuchung: Mikrobiologie (Kultur, PCR), Nachweis von Parasiten und Toxinen
- Blutuntersuchung bei schwerem Verlauf: Elektrolyte, Entzündungsparameter, Nierenfunktion
- Eventuell Ultraschall bei unklaren Bauchschmerzen

Symptome

- Akuter wässriger oder schleimiger Durchfall (Diarrhoe)
- Übelkeit, Erbrechen (Emesis)
- Bauchkrämpfe, -schmerzen, Meteorismus (Blähungen)
- Fieber bei infektiöser Ursache
- Allgemeine Symptome: Schwäche, Durst, Dehydratation (Flüssigkeitsmangel)
- Bei schweren Verläufen: Schockzeichen durch Volumenmangel

Prognose

- In der Regel selbstlimitierend, meist innerhalb von Tagen bis 2 Wochen abheilend
- Gute Prognose bei frühzeitiger Flüssigkeits- und Elektrolytsubstitution

- Besonders bei Säuglingen, Kleinkindern, älteren oder immungeschwächten Patient:innen Risiko für Komplikationen
- Chronische Verläufe bei bestimmten Erregern oder Folgeerkrankungen möglich

Komplikationen

- Dehydratation mit Elektrolytstörungen (Hyponatriämie, Hypokaliämie)
- Azidose durch Verlust von Bikarbonat im Stuhl
- Niereninsuffizienz durch Volumenmangel (Prärenale Niereninsuffizienz)
- Sepsis bei bakterieller Translokation
- Chronische Entzündungen und Malabsorption bei bestimmten Infektionen
- Gedeihstörungen bei Kindern

Therapie

- Flüssigkeits- und Elektrolytersatz oral (z. B. orale Rehydratationslösung) oder intravenös bei schwerer Dehydratation
- Symptomatische Behandlung: Antiemetika bei starkem Erbrechen, Antidiarrhoika nur eingeschränkt und nach ärztlicher Anweisung
- Ernährung: leichte, gut verträgliche Kost, kleine Mahlzeiten, ausreichend Flüssigkeit
- Antibiotika nur bei bestimmten bakteriellen Infektionen oder schwerem Verlauf
- Hygienemaßnahmen zur Infektionskontrolle und Vermeidung der Weiterverbreitung
- Probiotika können unterstützend wirken

Spezielle Pflegeinterventionen

- Überwachung des Flüssigkeitshaushalts: Ein- und Ausfuhrkontrolle (Menge und Art von Flüssigkeiten)
- Beobachtung auf Anzeichen von Dehydratation und Volumenmangel (z. B. Hautturgor, Bewusstsein, Puls, Blutdruck)
- Unterstützung bei der oralen Flüssigkeitszufuhr und Anleitung zur Einnahme von Rehydratationslösungen
- Pflege und Hygiene zur Vermeidung nosokomialer Infektionen und Schutz vor Kreuzkontamination
- Beratung und Information zu Infektionsprävention (Händehygiene, Vermeidung von kontaminierten Lebensmitteln)
- Dokumentation von Stuhlfrequenz und -beschaffenheit
- Kooperation mit ärztlichem Team zur Therapieanpassung und Beobachtung von Komplikationen
- Psychosoziale Unterstützung bei belastenden Symptomen und Angst vor Kontamination

3.11 Gastroösophagealer Reflux [ICD-10: K21]

Definition

- Rückfluss (Reflux) von Mageninhalt in die Speiseröhre (Ösophagus)
- Störung der unteren Ösophagussphinkterfunktion (UÖS), die den Rückfluss normalerweise verhindert
- Kann zu Reizung und Entzündung der Ösophagusschleimhaut führen (Refluxösophagitis)
- Unterschied zwischen physiologischem (normalem) und pathologischem Reflux (krankhaft und symptomatisch)

Ätiologie

- Schwäche oder Funktionsstörung des unteren Ösophagussphinkters (UÖS)
- Hiatushernie (Bruch des Zwerchfells mit Verschiebung des Magens in den Brustraum)
- Verzögerte Magenentleerung
- Übergewicht (Adipositas) und erhöhter intraabdomineller Druck
- Schwangerschaft durch hormonelle Veränderungen und Druckanstieg
- Ernährung: fettige Speisen, Alkohol, Nikotin, Kaffee, scharfe Gewürze
- Medikamente: Calciumantagonisten, Nitrate, Theophyllin, Anticholinergika
- Stress und gestörte Motilität des Ösophagus

Pathophysiologie

- Unzureichender Verschluss des unteren Ösophagussphinkters (UÖS)
- Rückfluss von saurem Mageninhalt (pH-Wert meist < 4) in die Ösophagus-Schleimhaut
- Schädigung der Schleimhaut durch Säure, Pepsin und andere Enzyme
- Entzündliche Reaktion mit Ödem (Schwellung), Erosionen und manchmal Ulzerationen
- Chronische Reizung kann zu Narbenbildung, Stenosen (Verengungen) und Barrett-Ösophagus (Zellumwandlung) führen
- Beeinträchtigung der Speiseröhrenmotilität und Schutzmechanismen wie Speichelsekretion

Diagnostik

- Anamnese: Sodbrennen, saures Aufstoßen, retrosternaler Schmerz, Schluckbeschwerden
- Körperliche Untersuchung meist unauffällig, evtl. Zeichen von Komplikationen
- Ösophagogastroduodenoskopie (ÖGD): Beurteilung der Schleimhaut, Ausschluss von Komplikationen und Biopsie bei Barrett-Ösophagus
- 24-Stunden-pH-Metrie zur quantitativen Messung des Refluxes

- Manometrie zur Untersuchung der Ösophagusmotilität und Schließdruckes des UÖS
- Bildgebung bei Verdacht auf Hiatushernie (Röntgen mit Kontrastmittel)
- Differentialdiagnostik: Ausschluss von kardiologischen oder pulmonalen Ursachen der Beschwerden

Symptome

- Typisch: Sodbrennen (brennendes Gefühl hinter dem Brustbein)
- Saures Aufstoßen (Regurgitation von Mageninhalt)
- Retrosterne Schmerzen, oft nach Mahlzeiten oder im Liegen
- Schluckstörungen (Dysphagie) bei Schleimhautveränderungen oder Stenosen
- Husten, Heiserkeit und Halsschmerzen durch Reizung der Atemwege (extraösophageale Symptome)
- Schlafstörungen durch nächtlichen Reflux
- Manchmal Übelkeit oder Erbrechen

Prognose

- Meist gut bei adäquater Therapie und Lebensstiländerungen
- Chronischer Reflux kann zu Komplikationen wie Refluxösophagitis, Stenosen oder Barrett-Ösophagus führen
- Barrett-Ösophagus ist Präkanzerose mit Risiko für Ösophaguskarzinom
- Langfristige Behandlung und Kontrolle notwendig, um Komplikationen zu vermeiden

Komplikationen

- Refluxösophagitis mit Schleimhautschädigung und Ulzerationen
- Ösophagusstrikturen (Verengungen) durch Narbenbildung
- Barrett-Ösophagus: Umwandlung der Plattenepithelzellen in Darm-ähnliche Zellen (Intestinalmetaplasie)
- Ösophaguskarzinom (Adenokarzinom) als Folge von Barrett-Ösophagus
- Aspiration von Magensaft in die Atemwege mit Pneumonie
- Chronischer Husten, Heiserkeit und Laryngitis durch Reflux in die oberen Atemwege

Therapie

- Lebensstilmodifikation: Gewichtsreduktion, Vermeidung von Auslösern (Alkohol, Nikotin, fettige Speisen, Kaffee)
- Hochlagern des Oberkörpers beim Schlafen zur Verhinderung nächtlicher Reflux
- Medikamente: Protonenpumpenhemmer (PPI) zur Säurehemmung, H2-Rezeptorantagonisten, Antazida
- Förderung der Speiseröhrenmotilität mit Prokinetika bei Bedarf

- Bei Hiatushernie ggf. operative Maßnahmen (z. B. Fundoplicatio)
- Endoskopische Therapieverfahren bei speziellen Indikationen
- Regelmäßige Kontrollendoskopien bei Barrett-Ösophagus

Spezielle Pflegeinterventionen

- Aufklärung und Beratung zu Lebensstiländerungen und Auslöservermeidung
- Unterstützung bei der korrekten Einnahme von Medikamenten (z. B. PPI vor den Mahlzeiten)
- Beobachtung und Dokumentation von Symptomen und Nebenwirkungen der Therapie
- Beratung zur Schlafposition und Ernährung (kleine, fettarme Mahlzeiten, kein Essen vor dem Schlafen)
- Erkennen von Komplikationsanzeichen (z. B. Schluckstörungen, starke Schmerzen, Gewichtsverlust) und Meldung an das ärztliche Team
- Unterstützung bei Ernährungsanpassungen und Vermeidung von Reizfaktoren
- Förderung von Stressreduktion und psychosozialer Stabilisierung bei chronischem Verlauf
- Kooperation mit dem interdisziplinären Team zur optimalen Behandlung und Verlaufskontrolle

3.12 Hämorrhoiden [ICD-10: I84]

Definition

- Erweiterung und Vergrößerung der arteriovenösen Gefäßpolster im Analkanal
- Physiologisch vorhanden zur Feinabdichtung des Afters, pathologisch vergrößert und symptomatisch
- Unterteilung in innere Hämorrhoiden (oberhalb der Linea dentata, nicht schmerzhaft) und äußere Hämorrhoiden (unterhalb der Linea dentata, schmerzempfindlich)
- Stadieneinteilung der inneren Hämorrhoiden nach Schweregrad (Grad I–IV)

Ätiologie

- Chronische Obstipation (Verstopfung) mit vermehrtem Pressen
- Schwangerschaft und Geburt durch erhöhten intraabdominellen Druck
- Chronische Diarrhö (Durchfall) und langes Sitzen auf der Toilette
- Übergewicht (Adipositas) und Bewegungsmangel
- Alterungsprozess mit Elastizitätsverlust des Bindegewebes
- Leberzirrhose mit portaler Hypertension (erhöhter Druck in der Pfortader)
- Genetische Disposition und anatomische Besonderheiten

Pathophysiologie

- Erhöhter venöser Druck führt zur Gefäßerweiterung der Hämorrhoidalpolster
- Schwächung des Bindegewebes und Verlust der Fixierung der Gefäßpolster
- Prolaps (Vorfall) innerer Hämorrhoiden durch Verlust der Haltebänder
- Chronische Entzündung und Schwellung fördern Schmerzen und Blutungen
- Thrombosebildung in äußeren Hämorrhoiden bei venösem Stau

Diagnostik

- Anamnese: Schmerzen, Blutungen, Juckreiz, Druckgefühl im Analbereich
- Körperliche Untersuchung: Inspektion des Anus, Palpation und Digital-rektale Untersuchung
- Proktoskopie oder Anoskopie zur Beurteilung der inneren Hämorrhoiden
- Ausschluss anderer Erkrankungen wie Analfissuren, Tumoren oder entzündliche Darmerkrankungen
- Gegebenenfalls rektale Ultraschalluntersuchung oder Endoskopie bei unklaren Befunden

Symptome

- Schmerzloses, hellrotes Rektalbluten, v. a. beim Stuhlgang
- Druck- und Fremdkörpergefühl im Analbereich
- Juckreiz (Pruritus ani) und gelegentlich Nässen durch Sekretabsonderung
- Schmerzen bei Thrombose oder prolabierenden Hämorrhoiden
- Schwellung und Knotenbildung am After
- Schwierigkeiten beim Stuhlgang durch Schmerzen und Schwellung

Prognose

- Meist gut bei frühzeitiger Behandlung und Vermeidung von Risikofaktoren
- Chronische oder wiederkehrende Beschwerden möglich
- Komplikationen können zu stärkeren Beschwerden und Eingriffen führen
- Ohne Behandlung kann es zu Verschlechterung und Chronifizierung kommen

Komplikationen

- Thrombose (Blutgerinnsel) in äußeren Hämorrhoiden mit akuten Schmerzen und Schwellung
- Anämie durch wiederholte Blutungen
- Infektionen und Entzündungen im Analbereich
- Strangulation und Nekrose bei eingeklemmtem Hämorrhoidalprolaps
- Schmerzen und Bewegungseinschränkungen durch massive Schwellung

Therapie

- Konservative Maßnahmen: ballaststoffreiche Ernährung zur Vermeidung von Verstopfung
- Ausreichende Flüssigkeitszufuhr und regelmäßige Bewegung
- Sitzbäder mit Kamille oder warmem Wasser zur Symptomlinderung
- Lokaltherapie mit Salben, Zäpfchen oder Cremes (z. B. mit Lokalanästhetika, Kortikosteroiden)
- Vermeidung von langem Sitzen und starkem Pressen beim Stuhlgang
- Sklerosierung (Verödung) oder Gummibandligatur bei inneren Hämorrhoiden Grad II–III
- Operative Verfahren bei schweren Fällen (Hämorrhoidektomie, Stapler-Hämorrhoidopexie)
- Schmerzmanagement und Behandlung von Komplikationen bei Bedarf

Spezielle Pflegeinterventionen

- Beratung und Unterstützung bei Ernährungsumstellung und Trinkverhalten
- Anleitung zu korrekt ausgeführten Sitzbädern und Hygiene im Analbereich
- Beobachtung und Dokumentation von Blutungen, Schmerzen und Schwellungen
- Schulung zur Vermeidung von Pressen und langem Sitzen auf der Toilette
- Unterstützung bei der Anwendung lokaler Medikamente und Schmerztherapie
- Erkennen von Komplikationen wie Thrombosen oder Infektionen und rechtzeitige Meldung
- Psychosoziale Unterstützung bei Belastung durch chronische Beschwerden
- Förderung der Mobilisation zur Verbesserung der Darmfunktion und Venendrainage
- Zusammenarbeit mit dem ärztlichen Team zur Verlaufskontrolle und Therapieanpassung

3.13 Hepatitis [ICD-10: K73]

Definition

- Chronische Leberentzündung
- Entzündung der Leber (Hepatozyten = Leberzellen) durch persistierende schädigende Einflüsse
- Dauer der Entzündung länger als sechs Monate
- Nicht-virale Hepatitisformen mit chronischem Verlauf, z. B. autoimmun, toxisch oder medikamentös bedingt
- Abgrenzung zu akuter Hepatitis durch Verlauf und histologische Veränderungen

Ätiologie

- Autoimmunhepatitis (AIH): fehlgeleitete Immunreaktion gegen körpereigene Leberzellen
- Alkoholtoxische Hepatitis: durch chronischen Alkoholmissbrauch verursachte Zellschädigung
- Medikamentös-toxische Hepatitis: z. B. durch Paracetamol, Methotrexat, Amiodaron
- Stoffwechselerkrankungen: z. B. Morbus Wilson (Kupferspeicherkrankheit), Hämochromatose (Eisenüberladung)
- Nicht-alkoholische Steatohepatitis (NASH): entzündliche Form der Fettleber ohne Alkoholkonsum, assoziiert mit Adipositas, Diabetes mellitus Typ 2, Hyperlipidämie
- Chronische virale Hepatitis: z. B. Hepatitis B oder C, jedoch in ICD-10 meist separat klassifiziert

Pathophysiologie

- Anhaltende Schädigung der Leberzellen führt zu entzündlicher Reaktion
- Aktivierung von Kupfer-Zellen (lebereigene Makrophagen), Freisetzung von Zytokinen
- Fibrosierung (Bindegewebsvermehrung) durch Aktivierung von Sternzellen
- Übergang zur Leberzirrhose bei fortschreitender Fibrose
- Verlust der Leberfunktion (synthetische, metabolische, entgiftende Aufgaben)
- Entwicklung eines portalen Hypertonus (Druckerhöhung im Pfortaderkreislauf)

Diagnostik

- Anamnese: Alkoholkonsum, Medikamente, Familienanamnese, Begleiterkrankungen
- Körperliche Untersuchung: Lebergröße, Druckschmerz, Ikterus (Gelbfärbung)
- Laborwerte:
  - Leberenzyme: GOT (AST), GPT (ALT), Gamma-GT, AP
  - Bilirubin erhöht bei gestörter Bilirubinkonjugation oder -ausscheidung
  - Entzündungsparameter: CRP, BSG
  - Albumin und Gerinnungswerte (Quick, INR) zur Beurteilung der Leberfunktion
  - Autoantikörper bei Verdacht auf AIH: ANA, SMA, LKM, IgG
- Bildgebung:
  - Sonographie zur Beurteilung von Leberstruktur und -größe; Elastographie (z. B. FibroScan) zur Messung der Lebersteifigkeit
- Leberbiopsie zur histologischen Sicherung bei unklarer Genese oder Therapieplanung

Symptome

- Müdigkeit, Abgeschlagenheit
- Oberbauchschmerzen, Völlegefühl
- Ikterus bei gestörtem Bilirubinabbau
- Juckreiz (Pruritus) durch Gallensäuren
- Übelkeit, Appetitlosigkeit
- Gewichtsabnahme
- Asymptomatischer Verlauf möglich
- Bei Leberzirrhose: Aszites, Ösophagusvarizen, Enzephalopathie, Gerinnungsstörungen

Prognose

- Abhängig von Ursache, Therapiebeginn und Komplikationen
- Gute Prognose bei frühzeitiger Diagnose und konsequenter Therapie
- Fortschreitende Fibrose kann in Leberzirrhose übergehen
- Zirrhose erhöht Risiko für hepatozelluläres Karzinom (HCC)
- Schlechte Prognose bei unkontrollierter Ursache, z. B. anhaltendem Alkoholkonsum

Komplikationen

- Entwicklung einer Leberzirrhose mit Leberinsuffizienz
- Portale Hypertension mit Varizenblutung, Splenomegalie, Aszites
- Hepatische Enzephalopathie durch Ammoniak-Anstieg
- Hepatorenales Syndrom (Funktionsversagen der Nieren ohne primäre Nierenerkrankung)
- Erhöhtes Risiko für Leberzellkarzinom
- Blutgerinnungsstörungen durch verminderte Synthese von Gerinnungsfaktoren
- Infektionen aufgrund eingeschränkter Immunfunktion

Therapie

- Ursache behandeln:
  - Alkoholabstinenz (z. B. bei alkoholtoxischer Hepatitis); Absetzen auslösender Medikamente; Immunsuppressiva bei AIH (z. B. Prednisolon, Azathioprin)
- Symptomatische Therapie:
  - Antipruritische Mittel bei Juckreiz; Ausgleich von Mangelzuständen, z. B. Vitamine, Elektrolyte
- Überwachung der Leberfunktion, regelmäßige Kontrolle der Leberwerte
- Lebertransplantation bei terminaler Leberinsuffizienz
- Lebensstilmodifikation: ausgewogene Ernährung, Gewichtsreduktion bei NASH

Spezielle Pflegeinterventionen

- Beobachtung auf Symptome einer Leberdekompensation, z. B. Aszites, Ikterus, Bewusstseinsveränderungen
- Flüssigkeitsbilanzierung bei Aszites, ggf. Gewichtsverlauf dokumentieren
- Hautpflege bei Pruritus, Vermeidung von Hautverletzungen
- Sturzprophylaxe bei Blutungsneigung, z. B. durch verminderte Thrombozytenzahl
- Unterstützung bei Alkoholabstinenz, ggf. Kontakt zu Suchtberatung initiieren
- Aufklärung über medikamentöse Therapie und deren Nebenwirkungen
- Unterstützung bei psychischer Belastung durch chronische Erkrankung
- Ernährung anpassen, ggf. in Zusammenarbeit mit Diätassistenz (Eiweißreduktion bei Enzephalopathie, salzarme Kost bei Aszites)
- Vorbereitung und Begleitung bei diagnostischen Maßnahmen, z. B. Biopsie oder Sonographie
- Infektionsprophylaxe durch Hygienemaßnahmen, da Lebererkrankte infektanfälliger sind

3.14 Leberzirrhose [ICD-10: K74]

Definition

- Chronisch-progrediente, irreversible Umwandlung des normalen Lebergewebes in knotig-regeneratives Bindegewebe
- Führt zu struktureller Zerstörung der Leberarchitektur und Funktionsverlust der Leber
- Endstadium vieler chronischer Lebererkrankungen
- Einteilung in kompensierte und dekompensierte Zirrhose

Ätiologie

- Chronischer Alkoholabusus (alkoholische Fettleberhepatitis)
- Chronische Virushepatitiden, v. a. Hepatitis B und C
- Nicht-alkoholische Fettlebererkrankung (NAFLD) und Steatohepatitis (NASH)
- Autoimmunhepatitis (AIH)
- Primär biliäre Cholangitis (PBC)
- Primär sklerosierende Cholangitis (PSC)
- Genetische Erkrankungen wie Hämochromatose (Eisenspeicherkrankheit), Morbus Wilson (Kupferspeicherkrankheit), Alpha-1-Antitrypsinmangel
- Medikamente und Toxine
- Chronische Gallenwegsobstruktionen

Pathophysiologie

- Leberzellen (Hepatozyten) gehen zugrunde, Regeneration erfolgt unkontrolliert mit knotiger Umstrukturierung
- Vermehrung von Bindegewebe (Fibrose) durch Aktivierung der Sternzellen
- Umstrukturierung stört die Blutversorgung der Leber und den Gallefluss
- Bildung von Pseudo-Läppchen, die normale Funktionseinheiten ersetzen
- Entwicklung einer portalen Hypertension (erhöhter Druck in der Pfortader) durch gestörten Blutfluss
- Verminderte Syntheseleistung der Leber (z. B. Gerinnungsfaktoren, Albumin)
- Akkumulation toxischer Substanzen wie Ammoniak

Diagnostik

- Anamnese: Alkohol-, Medikamenten- und Infektionsanamnese
- Klinische Untersuchung: Leberhautzeichen wie Spider naevi (Gefäßspinnen), Lacklippen, Palmarerythem, Gynäkomastie
- Sonographie: echoarme, höckrige Leber, Splenomegalie (Milzvergrößerung), Aszites
- Labor: erhöhte Leberenzyme (AST, ALT, γ-GT), verminderte Albumin- und Gerinnungswerte, Bilirubinerhöhung
- Fibroscan oder Elastographie zur Bestimmung der Lebersteifigkeit
- Leberbiopsie zur histologischen Sicherung, wenn unklar
- Ösophago-Gastro-Duodenoskopie ÖGD) zum Ausschluss von Ösophagusvarizen
- Bestimmung von Ammoniak im Serum bei Verdacht auf hepatische Enzephalopathie

Symptome

- Müdigkeit, Leistungsminderung, Druck- oder Völlegefühl im rechten Oberbauch
- Übelkeit, Appetitlosigkeit, Gewichtsverlust
- Ikterus (Gelbfärbung der Haut und Skleren durch Bilirubinanstieg)
- Hautveränderungen: Spider naevi, Palmarerythem, gelbliche Haut
- Aszites (Bauchwassersucht), periphere Ödeme
- Hämatomneigung durch Gerinnungsstörung
- Verwirrtheit, Konzentrationsstörungen, Bewusstseinsveränderungen bei hepatischer Enzephalopathie
- Libidoverlust, Amenorrhoe, Gynäkomastie durch hormonelle Dysbalance

Prognose

- Abhängig vom Stadium der Erkrankung und Komplikationen
- Besser bei kompensierter Zirrhose ohne Folgeerscheinungen
- Dekompensation (z. B. Aszites, Enzephalopathie, Varizenblutung) verschlechtert Prognose deutlich

- MELD-Score (Model for End-Stage Liver Disease) zur Einschätzung der Schwere
- Nur Lebertransplantation bietet kurative Option im Endstadium

Komplikationen

- Ösophagusvarizen mit Blutungsgefahr durch portale Hypertension
- Aszites mit Risiko für spontane bakterielle Peritonitis (SBP)
- Hepatische Enzephalopathie durch toxische Substanzen (v. a. Ammoniak)
- Leberzellkarzinom (HCC) als Spätkomplikation
- Nierenfunktionsstörung (hepatorenales Syndrom)
- Infektanfälligkeit durch Immunschwäche
- Gerinnungsstörung mit erhöhter Blutungsneigung
- Hypoglykämien durch gestörte Glukoneogenese

Therapie

- Grunderkrankung behandeln oder ausschalten (z. B. Alkoholabstinenz, antivirale Therapie)
- Komplikationen behandeln:
  - Aszites: salzarme Diät, Diuretika (z. B. Spironolacton, Furosemid), ggf. Punktion
  - Enzephalopathie: Laktulose (bindet Ammoniak), Eiweißreduktion, Antibiotika (z. B. Rifaximin)
  - Varizen: Betablocker (z. B. Propranolol), endoskopische Ligatur
- Vermeidung hepatotoxischer Substanzen (Alkohol, bestimmte Medikamente)
- Regelmäßige Screeninguntersuchungen auf HCC (alle 6 Monate Sonographie)
- Vitamin- und Spurenelementsubstitution bei Mangelzuständen
- Impfungen gegen Hepatitis A und B, Influenza, Pneumokokken
- Lebertransplantation bei fortgeschrittener, nicht kompensierter Zirrhose

Spezielle Pflegeinterventionen

- Regelmäßige Beobachtung und Dokumentation von Vitalzeichen, neurologischem Status und Flüssigkeitshaushalt
- Überwachung auf Anzeichen von Enzephalopathie wie Bewusstseinstrübung, Verwirrtheit oder Asterixis (Flapping Tremor)
- Kontrolle und Dokumentation der Bilanzierung, insbesondere bei Aszites
- Hautpflege zur Vermeidung von Hautläsionen und Juckreizmanagement
- Ernährungsberatung: eiweißangepasste, salzarme Diät, ausreichende Kalorienzufuhr
- Anleitung zur Medikamenteneinnahme, insbesondere Laktulose und Diuretika
- Aufklärung über Alkoholkarenz und infektionsvermeidende Maßnahmen
- Psychosoziale Begleitung bei chronischer Erkrankung, insbesondere bei Einschränkungen durch Aszites, Enzephalopathie oder Fatigue
- Zusammenarbeit mit dem ärztlichen Team bei Leberfunktionsverschlechterung oder geplanter Transplantation

3.15 Magengeschwür [ICD-10: K25]

Definition

- Umschriebener Defekt der Magenschleimhaut, der bis in tiefere Schichten der Magenwand reicht
- Gehört zur Gruppe der peptischen Ulzera
- Abgrenzung zu Erosionen, die nur die Schleimhautoberfläche betreffen
- Kann akut oder chronisch verlaufen

Ätiologie

- Infektion mit Helicobacter pylori (spiralförmiges Bakterium, das die Schleimhaut besiedelt und schädigt)
- Einnahme nichtsteroidaler Antirheumatika (NSAR), insbesondere bei Langzeitanwendung
- Glukokortikoide, vor allem in Kombination mit NSAR
- Rauchen, übermäßiger Alkoholkonsum, hoher Kaffeekonsum
- Chronischer Stress, psychosomatische Einflüsse
- Genetische Prädisposition
- Zollinger-Ellison-Syndrom (hormonaktive Tumoren, die Gastrin produzieren)

Pathophysiologie

- Ungleichgewicht zwischen aggressiven Faktoren (Magensäure, Pepsin, Helicobacter pylori) und protektiven Faktoren (Schleim, Bikarbonat, Durchblutung)
- Helicobacter pylori schädigt die Schleimhautschutzbarriere durch Toxine und Entzündungsreaktionen
- NSAR hemmen die Prostaglandinsynthese, was die Schleimhautdurchblutung und Schleimproduktion verringert
- Bei bestehender Vorschädigung kommt es zur tiefgreifenden Gewebeschädigung und Ulkusbildung
- Lokale Entzündungsreaktionen fördern Ulkuserweiterung und Blutungsgefahr

Diagnostik

- Anamnese: Schmerzlokalisation, Einnahme von NSAR, Risikofaktoren, Ernährungsgewohnheiten
- Gastroskopie mit Biopsie zur Sicherung der Diagnose und Differenzierung gegenüber Tumoren
- Nachweis von Helicobacter pylori mittels Biopsie (Urease-Test), Atemtest, Stuhl-Antigentest oder Serologie
- Labor: Blutbild zur Kontrolle auf Anämie bei Blutung, ggf. Entzündungsparameter
- Test auf okkultes Blut im Stuhl bei Verdacht auf Blutung

Symptome

- Druck- oder Brennschmerz im Epigastrium (Oberbauch), oft nahrungsabhängig
- Besserung oder Verschlimmerung nach Nahrungsaufnahme, je nach Lokalisation
- Übelkeit, Appetitlosigkeit, Völlegefühl
- Aufstoßen, Sodbrennen
- Gewichtsverlust bei längerem Verlauf
- Blut im Erbrochenen (Hämatemesis) oder Teerstuhl (Meläna) bei Blutung
- Teilweise asymptomatischer Verlauf, besonders bei älteren Menschen

Prognose

- In der Regel gute Heilungsaussichten bei konsequenter Behandlung und Ursachenbeseitigung
- Helicobacter-pylori-eradikationsrate über 90 %
- Rückfallrisiko bei fortbestehender Risikofaktorbelastung deutlich erhöht
- Komplikationen können Prognose erheblich verschlechtern

Komplikationen

- Blutung, oft schleichend, gelegentlich massiv mit hämodynamischer Instabilität
- Perforation in die freie Bauchhöhle mit Entwicklung einer akuten Peritonitis (Bauchfellentzündung)
- Penetration in Nachbarorgane wie Bauchspeicheldrüse oder Leber
- Pylorusstenose (Verengung des Magenausgangs) bei narbiger Abheilung
- Maligne Entartung bei chronischer Ulzera selten, aber möglich

Therapie

- Eradikationstherapie (Behandlung zur Beseitigung) bei Helicobacter pylori: Protonenpumpeninhibitor (PPI) plus zwei Antibiotika (z. B. Clarithromycin, Amoxicillin oder Metronidazol)
- Protonenpumpenhemmer zur Säureblockade und Ulkusheilung
- Absetzen oder Umstellung ulcerogener Medikamente wie NSAR
- Antazida zur symptomatischen Linderung
- Diätetische Maßnahmen: fettarme, reizstoffarme Ernährung, kleine Mahlzeiten
- Nikotin- und Alkoholkarenz
- Endoskopische Blutstillung bei Blutungen
- Chirurgische Therapie bei Perforation, Penetration oder therapierefraktärer Ulzera

Spezielle Pflegeinterventionen

- Beobachtung und Dokumentation von Schmerzintensität, Lokalisation und -verlauf

- Überwachung auf Anzeichen gastrointestinaler Blutung: Hämatemesis, Meläna, Blutdruckabfall, Tachykardie
- Anleitung zur korrekten Einnahme der Medikamente, insbesondere PPI und Antibiotika
- Unterstützung bei der Umsetzung diätetischer Maßnahmen
- Aufklärung über Risikofaktoren und Präventionsmaßnahmen
- Motivation zur Nikotin- und Alkoholkarenz
- Beobachtung des Allgemeinzustandes und Vitalzeichen bei Verdacht auf Komplikationen
- Enge Zusammenarbeit mit dem ärztlichen Team bei plötzlicher Verschlechterung
- Psychosoziale Unterstützung bei rezidivierenden Beschwerden oder chronischem Verlauf

3.16 Morbus Crohn [ICD-10: K50]

Definition

- Chronisch-entzündliche Darmerkrankung (CED), die alle Abschnitte des Magen-Darm-Trakts betreffen kann
- Häufig Lokalisation im terminalen Ileum (letzter Abschnitt des Dünndarms) und Kolon
- Segmentaler Befall mit sogenannten Skip-Läsionen (wechselnd gesunde und entzündete Darmabschnitte)
- Transmurale Entzündung (alle Wandschichten betreffend)
- Schubweiser oder kontinuierlicher Verlauf

Ätiologie

- Multifaktorielle Genese
- Genetische Prädisposition, familiäre Häufung
- Immunologische Fehlregulation mit überschießender Entzündungsreaktion auf Darmbakterien
- Umweltfaktoren wie Rauchen, Ernährung, Hygienehypothese
- Psychosoziale Belastungen als möglicher Trigger, nicht Ursache

Pathophysiologie

- Aktivierung des Immunsystems gegen Darmbestandteile und Bakterien
- Chronisch-transmurale Entzündung mit Ulzerationen, Granulombildung (Zellansammlungen von Makrophagen) und Fisteln

- Zerstörung der Schleimhaut, submukösen Schichten, Muskelschicht bis zur Serosa
- Bildung von narbigen Strikturen (Verengungen) und Abszessen
- Malabsorption (gestörte Nährstoffaufnahme) bei ausgedehntem Dünndarmbefall

Diagnostik

- Anamnese: chronische Durchfälle, Bauchschmerzen, Gewichtsverlust, familiäre Belastung
- Körperliche Untersuchung: Druckschmerz im rechten Unterbauch, evtl. tastbare Resistenzen bei entzündlichen Konglomeraten
- Labordiagnostik: Entzündungsparameter (CRP, BSG), Anämie, Elektrolytstörungen, Mangelerscheinungen
- Stuhluntersuchung: Calprotectin (Entzündungsmarker), Ausschluss von Infektionen
- Endoskopie (Ileokoloskopie) mit Biopsien zur histologischen Sicherung
- Bildgebung: MRT-Enterografie, Sonografie, CT bei Komplikationen
- Kapselendoskopie bei Dünndarmbefall

Symptome

- Chronisch-wässrige oder breiige Durchfälle, oft ohne Blutbeimengung
- Krampfartige Bauchschmerzen, insbesondere im rechten Unterbauch
- Gewichtsverlust durch Malabsorption und Appetitlosigkeit
- Fieber in akuten Schüben
- Abgeschlagenheit, Leistungsminderung
- Extraintestinale Manifestationen: Gelenkschmerzen (Arthritis), Augenentzündungen (Uveitis), Hautveränderungen (Erythema nodosum)
- Perianale Beschwerden: Fisteln, Abszesse, Analfissuren

Prognose

- Chronischer Verlauf mit wechselnden Remissions- und Schubphasen
- Keine kausale Heilung möglich
- Langfristig abhängig von Schweregrad, Lokalisation, Therapieansprechen
- Lebensqualität kann durch gute medikamentöse Kontrolle verbessert werden
- Häufig Rezidive, oft chirurgische Eingriffe erforderlich
- Gering erhöhte Karzinomgefahr bei langjährigem Kolonbefall

Komplikationen

- Stenosen und Strikturen mit Ileusgefahr
- Fistelbildung (Verbindungen zu anderen Organen oder zur Haut)
- Abszesse, besonders perianal

- Malabsorption mit Mangelernährung (z. B. Eisen, Vitamin B12, Folsäure, Eiweiß)
- Osteoporose bei langjähriger Kortisontherapie
- Psychosoziale Belastung durch chronische Symptomatik
- Erhöhtes Risiko für Darmkrebs bei ausgedehntem Kolonbefall

Therapie

- Basistherapie mit Immunsuppressiva (z. B. Azathioprin, Methotrexat)
- Akuttherapie mit Kortikosteroiden zur Schubbehandlung
- Biologika (z. B. TNF-α-Antikörper wie Infliximab oder Adalimumab) bei schwerem oder therapierefraktärem Verlauf
- Antibiotika bei bakteriellen Komplikationen oder Fisteln
- Ernährungstherapie: enterale Ernährung, bei Mangelzuständen Substitution (Vitamine, Spurenelemente)
- Chirurgische Maßnahmen bei Komplikationen (z. B. Stenosen, Fisteln, Abszesse), meist Darmresektionen
- Rauchstopp zur Rezidivvermeidung

Spezielle Pflegeinterventionen

- Beobachtung und Dokumentation der Stuhlfrequenz, Konsistenz, Begleitsymptome
- Unterstützung bei der Medikamenteneinnahme, Aufklärung über Nebenwirkungen und Therapietreue
- Anleitung zur selbstständigen Kontrolle auf Schubzeichen
- Ernährungsberatung bei Mangelzuständen, Unterstützung bei enteraler Ernährung
- Überwachung von Gewicht, Flüssigkeitshaushalt, Hautzustand
- Maßnahmen zur Dekubitusprophylaxe bei starker Abgeschlagenheit
- Hilfestellung bei der Bewältigung von psychosozialen Belastungen, z. B. durch chronischen Verlauf oder Inkontinenz
- Wundversorgung bei perianalen Fisteln oder Abszessen
- Kooperation mit Ärzt:innen, Ernährungsberatung, Sozialdienst

3.17 Obstipation [ICD-10: K59]

Definition

- Verzögerte, erschwerte oder seltene Darmentleerung
- Weniger als drei Stuhlentleerungen pro Woche

- Häufig verbunden mit hartem, trockenem Stuhl und unvollständigem Entleerungsgefühl
- Einteilung in akute und chronische Obstipation
- Subtypen: primäre (funktionelle) und sekundäre Obstipation

Ätiologie

- Funktionelle Ursachen: verlangsamte Kolontransitzeit, Beckenboden-Dysfunktion, habituelle Fehlernährung
- Medikamentös bedingt: Opiate, Anticholinergika, Eisenpräparate, Antidepressiva
- Endokrinologisch: Hypothyreose, Diabetes mellitus
- Neurologisch: Parkinson-Krankheit, Multiple Sklerose, Schlaganfall
- Psychogene Faktoren: Depression, Angststörungen, Unterdrückung des Stuhlgangs
- Lebensstilfaktoren: Bewegungsmangel, ballaststoffarme Ernährung, zu geringe Flüssigkeitszufuhr
- Organisch-mechanisch: Tumoren, Analfissuren, Hämorrhoiden, Stenosen

Pathophysiologie

- Verlangsamung der Darmmotilität führt zu verlängerter Passagezeit
- Vermehrte Wasserresorption aus dem Stuhl, wodurch er hart und trocken wird
- Beeinträchtigte Koordination der Beckenbodenmuskulatur oder des Analschließmuskels
- Störungen in der neuronalen Steuerung der Darmperistaltik
- Häufige Stuhlunterdrückung führt zu reduzierter Stuhlentleerungsfrequenz und verminderter Reflexauslösung

Diagnostik

- Anamnese: Stuhlfrequenz, Stuhlkonsistenz, Ernährungs- und Trinkverhalten, Medikamenteneinnahme
- Körperliche Untersuchung: Inspektion und Palpation des Abdomens, digital-rektale Untersuchung
- Laboruntersuchung bei Verdacht auf metabolische oder endokrine Ursachen
- Bildgebung: Sonografie, ggf. Röntgen Abdomen bei Ileusverdacht
- Koloskopie bei unklarer Ursache, vor allem bei Blut im Stuhl oder Alarmzeichen
- Transitzeitmessung (Marker-Test) bei chronischer Obstipation
- Proktologische Funktionsdiagnostik bei Verdacht auf Entleerungsstörung

Symptome

- Seltener Stuhlgang mit harter, trockener Konsistenz
- Pressen und Anstrengung bei der Entleerung
- Gefühl der unvollständigen Entleerung

- Völlegefühl, Blähungen, abdominelle Schmerzen
- Appetitlosigkeit, Übelkeit
- Analfissuren oder Hämorrhoiden durch Pressen
- Stuhlschmieren oder paradoxe Diarrhö bei Überlaufobstipation

Prognose

- Akute Obstipation meist reversibel durch kausale Therapie
- Chronische Formen häufig langwierig, aber symptomatisch gut behandelbar
- Prognose abhängig von Ursache und Therapietreue
- Bei frühzeitiger Behandlung gute Kontrolle möglich
- Lebensqualität bei unbehandelter chronischer Obstipation deutlich eingeschränkt

Komplikationen

- Hämorrhoiden, Analfissuren durch starkes Pressen
- Koprostase (Stuhlverhärtung) mit Gefahr eines mechanischen Ileus
- Megakolon (krankhafte Dickdarmerweiterung) bei chronischer Obstipation
- Überlaufinkontinenz mit paradoxem Durchfall
- Rektumprolaps durch chronisches Pressen
- Psychische Belastung, soziale Einschränkungen

Therapie

- Lebensstiländerung: ballaststoffreiche Ernährung, ausreichende Flüssigkeitszufuhr, Bewegung
- Schulung zur Toilettengewohnheit und Förderung des natürlichen Defäkationsreflexes
- Medikamentöse Therapie: Laxanzien wie Macrogol, Lactulose, Bisacodyl, Natriumpicosulfat
- Prokinetika zur Förderung der Darmmotilität
- Reizdarmlaxanzien nur kurzzeitig, um Abhängigkeit und Darmträgheit zu vermeiden
- Biofeedback-Therapie bei Beckenbodendysfunktion
- Bei sekundärer Obstipation: Therapie der Grunderkrankung
- Chirurgische Maßnahmen bei therapieresistenter chronischer Obstipation, z. B. subtotale Kolektomie

Spezielle Pflegeinterventionen

- Beobachtung und Dokumentation der Stuhlfrequenz, Konsistenz und Begleitsymptome
- Unterstützung bei der Toilettenbenutzung und Förderung regelmäßiger Entleerung
- Beratung zur ballaststoffreichen Ernährung und ausreichenden Trinkmenge

- Anleitung zur korrekten Anwendung von Abführmitteln und Monitoring auf Nebenwirkungen
- Förderung von Bewegung im Rahmen der Möglichkeiten
- Hautpflege im Analbereich bei Reizungen oder Schmierblutungen
- Entlastungsgespräche bei Schamgefühl oder psychischer Belastung
- Aufklärung über selbstständige Maßnahmen zur Vermeidung von Komplikationen
- Enge Zusammenarbeit mit Ärzt:innen, Ernährungsteam und ggf. Psycholog:innen bei chronischem Verlauf

3.18 Pankreatitis [ICD-10: K85]

Definition

- Entzündung der Bauchspeicheldrüse (Pankreas)
- Unterteilung in akute und chronische Verlaufsform
- Akute Form verläuft plötzlich mit potenziell lebensbedrohlicher Symptomatik
- Chronische Form entwickelt sich über längeren Zeitraum mit progredientem Funktionsverlust

Ätiologie

- Gallenwegserkrankungen, insbesondere Gallensteine (Choledocholithiasis)
- Alkoholabusus als häufigste Ursache der chronischen Pankreatitis
- Medikamente wie Diuretika, Immunsuppressiva, Tetrazykline
- Virusinfektionen z. B. Mumps, Coxsackie-Viren
- Hypertriglyzeridämie, Hyperkalzämie
- Idiopathisch (ohne erkennbare Ursache)
- Trauma oder iatrogene Schädigung (z. B. nach ERCP)
- Autoimmunpankreatitis
- Genetische Ursachen (z. B. Mutationen im PRSS1-Gen)

Pathophysiologie

- Frühzeitige Aktivierung pankreatischer Verdauungsenzyme im Drüsengewebe
- Autodigestion (Selbstverdauung) des Pankreasgewebes durch Enzyme wie Trypsin
- Entzündliche Infiltration mit Ödembildung, Blutungen und Nekrosen
- Systemische Entzündungsreaktionen mit Zytokinausschüttung
- Bei chronischer Pankreatitis Fibrosierung, Parenchymverlust und Verkalkungen
- Endokrine (Insulinproduktion) und exokrine (Verdauungsenzyme) Insuffizienz im Spätstadium

Diagnostik

- Anamnese: Alkohol- und Ernährungsanamnese, Schmerzcharakteristik
- Körperliche Untersuchung: Abwehrspannung, Übelkeit, Ikterus bei Gallengangsverlegung
- Labor: Erhöhung von Pankreasenzymen (Lipase, Amylase), Leukozytose, CRP
- Bildgebung: Sonografie, CT-Abdomen mit Kontrastmittel zur Darstellung von Ödem, Nekrosen, Pseudozysten
- Endosonografie und MRCP zur Diagnostik von Gallenwegserkrankungen
- Stuhluntersuchung bei chronischer Pankreatitis zum Nachweis exokriner Insuffizienz (z. B. Elastase-Messung)

Symptome

- Plötzlich einsetzender, gürtelförmiger Oberbauchschmerz mit Ausstrahlung in den Rücken
- Übelkeit, Erbrechen, Völlegefühl
- Meteorismus (Blähbauch), paralytischer Ileus
- Fieber, Kreislaufinstabilität bei schwerem Verlauf
- Ikterus bei Gallenstau
- Gewichtsverlust, fettiger Stuhl (Steatorrhö) bei chronischer Form
- Hypoglykämie oder Hyperglykämie bei endokriner Insuffizienz

Prognose

- Akute leichte Pankreatitis meist reversibel mit vollständiger Heilung
- Schwere akute Pankreatitis mit Nekrosen oder Organversagen prognostisch ungünstig
- Chronische Pankreatitis führt fortschreitend zu Funktionsverlust und Komplikationen
- Alkoholabstinenz entscheidend für Prognose bei alkoholischer Form
- Prognose verbessert sich bei konsequenter Therapie und Lebensstiländerung

Komplikationen

- Pankreasnekrosen mit Superinfektion
- Pankreaspseudozysten mit Ruptur- oder Infektionsgefahr
- Abszessbildung, Sepsis
- Multiorganversagen (z. B. Lunge, Niere) bei schwerem Verlauf
- Diabetes mellitus bei endokrinem Zellverlust
- Maldigestion und Mangelernährung durch exokrine Insuffizienz
- Chronischer Schmerz und Einschränkung der Lebensqualität

Therapie

- Nüchternhaltung zur Pankreasentlastung
- Ausgleich von Flüssigkeits- und Elektrolytverlusten
- Analgesie, z. B. mit Metamizol oder Opioiden
- Antibiotikatherapie bei infizierten Nekrosen
- Behandlung der Grunderkrankung (z. B. Gallensteinentfernung)
- Enzymsubstitution bei chronischer Insuffizienz (Pankreasenzyme)
- Insulintherapie bei diabetesbedingtem Verlauf
- Ernährungstherapie: fettarme Kost, ggf. enterale oder parenterale Ernährung
- Alkoholabstinenz und Nikotinkarenz
- Chirurgische Interventionen bei Komplikationen (z. B. Drainage von Pseudozysten)

Spezielle Pflegeinterventionen

- Überwachung von Vitalzeichen, Flüssigkeitsbilanz und Laborwerten
- Schmerzmanagement nach ärztlicher Verordnung
- Beobachtung auf Komplikationen wie Fieber, Verwirrtheit, Hypotonie
- Unterstützung bei Nahrungsverzicht und parenteraler Ernährung
- Begleitung bei der Einführung einer fettarmen, eiweißreichen Kost
- Schulung zur Alkoholabstinenz und Lebensstiländerung
- Aufklärung über Enzymsubstitution und Einnahmehinweise
- Beobachtung auf Symptome exokriner und endokriner Insuffizienz
- Psychosoziale Begleitung bei chronischen Schmerzen und Ernährungsproblemen
- Interdisziplinäre Zusammenarbeit mit Ärzt:innen, Diätassistenz, Sozialdienst

3.19 Reizdarmsyndrom [ICD-10: K58]

Definition

- Funktionelle gastrointestinale Störung ohne organische Ursache
- Gekennzeichnet durch chronisch rezidivierende Bauchschmerzen, Blähungen und Stuhlunregelmäßigkeiten
- Diagnose erfolgt anhand klinischer Kriterien (z. B. Rom-IV-Kriterien) und Ausschluss anderer Erkrankungen
- Symptome bestehen seit mindestens drei Monaten, mit Beginn vor mindestens sechs Monaten

Ätiologie

- Multifaktorielle Genese, genaue Ursache nicht vollständig geklärt
- Psychosoziale Faktoren wie Stress, Angst, Depression
- Störung der Darm-Hirn-Achse mit veränderter Schmerzverarbeitung
- Motilitätsstörungen des Darms
- Dysbiose (Ungleichgewicht der Darmflora)
- Vorangegangene gastrointestinale Infektionen (postinfektiöses RDS)
- Überempfindlichkeit gegenüber bestimmten Nahrungsmitteln oder FODMAPs (fermentierbare Oligo-, Di-, Monosaccharide und Polyole)

Pathophysiologie

- Viszerale Hypersensitivität mit gesteigerter Schmerzempfindlichkeit auf normale Darmreize
- Veränderungen in der motilitätssteuernden enterischen Nervenfunktion
- Dysregulation der Darmmikrobiota mit proinflammatorischen Veränderungen
- Psychische Belastung beeinflusst über zentrale Mechanismen die Darmfunktion
- Veränderung von Serotoninrezeptoren im Darm, die z. B. an der Steuerung von Motilität und Schmerz beteiligt sind

Diagnostik

- Anamnese: genaue Erfassung der Symptome, Stuhlverhalten, Auslöser
- Rom-IV-Kriterien: wiederkehrende Bauchschmerzen mind. 1x/Woche über drei Monate, in Zusammenhang mit Defäkation oder Stuhlveränderung
- Ausschlussdiagnostik: Blutbild, CRP, Stuhluntersuchung, ggf. Endoskopie zum Ausschluss organischer Erkrankungen (z. B. CED, Zöliakie)
- Ernährungstagebuch zur Erfassung möglicher Auslöser
- Psychosoziale Anamnese zur Identifikation psychischer Belastungen

Symptome

- Chronisch-rezidivierende Bauchschmerzen, häufig krampfartig
- Blähungen, Flatulenz
- Stuhlunregelmäßigkeiten: Obstipation, Diarrhö oder beides im Wechsel
- Gefühl der unvollständigen Entleerung
- Schleimabgang ohne pathologische Beimengungen
- Beschwerden nehmen häufig nach Stuhlgang ab
- Häufig zusätzlich Müdigkeit, Kopfschmerzen, Schlafstörungen
- Keine Alarmsymptome wie Fieber, Gewichtsverlust oder Blut im Stuhl

Prognose

- Gutartige Erkrankung ohne lebensbedrohlichen Verlauf
- Chronischer Verlauf mit wechselnder Symptomintensität

- Keine strukturellen Veränderungen im Darm
- Beschwerden können mit zunehmender Krankheitsdauer abnehmen
- Lebensqualität kann deutlich beeinträchtigt sein
- Prognose günstig bei konsequenter symptomorientierter Therapie und Anpassung des Lebensstils

Komplikationen

- Keine direkten körperlichen Komplikationen
- Sekundäre psychische Belastungen wie Depression, Angststörungen
- Soziale Isolation und Arbeitsunfähigkeit bei ausgeprägter Symptomatik
- Chronifizierung der Schmerzen mit erhöhtem Schmerzmittelgebrauch
- Erhöhte Gefahr der Entwicklung eines funktionellen Schmerzsyndroms

Therapie

- Aufklärung über Gutartigkeit und Funktionalität der Erkrankung
- Ernährungstherapie: Vermeidung individueller Auslöser, ggf. FODMAP-arme Ernährung
- Probiotika zur Unterstützung der Darmflora
- Symptomatische Medikation:
  - Spasmolytika bei krampfartigen Schmerzens; Laxantien bei Verstopfung; Antidiarrhoika bei Durchfall; Antidepressiva (niedrig dosiert) zur Schmerzmodulation
- Stressbewältigung und Psychotherapie, insbesondere kognitive Verhaltenstherapie
- Bewegungstherapie zur Förderung der Darmmotilität
- Reizdarm-spezifische Apps oder Programme zur Selbsthilfe

Spezielle Pflegeinterventionen

- Aktives Zuhören und ernstnehmen der subjektiven Beschwerden
- Unterstützung bei der Führung eines Symptom- und Ernährungstagebuchs
- Beratung zu geeigneten Nahrungsmitteln und Mahlzeitenstruktur
- Anleitung zur Stressbewältigung und Entspannungsverfahren
- Schulung im Umgang mit Medikamenten und deren Nebenwirkungen
- Beobachtung auf Zeichen von Medikamentenmissbrauch
- Förderung körperlicher Aktivität im Rahmen der Möglichkeiten
- Vermittlung von Kontakten zu Selbsthilfegruppen oder psychologischer Unterstützung
- Interdisziplinäre Zusammenarbeit mit Ernährungsberatung, Psycholog:innen und Ärzt:innen

3.20 Stuhlinkontinenz [ICD-10: R15]

Definition

- Unwillkürlicher Verlust von Stuhl, Schleim oder Winden
- Unfähigkeit, Darmentleerung willentlich zu kontrollieren
- Klassifikation in drei Schweregrade:
  - Grad I: Inkontinenz für Winde
  - Grad II: Inkontinenz für flüssigen Stuhl
  - Grad III: Inkontinenz für festen Stuhl

Ätiologie

- Anatomische Schädigungen des Analkanals oder Schließmuskels (z. B. nach Geburtstrauma, Operationen, Fisteln)
- Neurologische Ursachen wie Multiple Sklerose, Querschnittslähmung, Schlaganfall, diabetische Neuropathie
- Funktionelle Störungen durch muskuläre Insuffizienz (z. B. Beckenbodenschwäche, altersbedingte Degeneration)
- Chronische Obstipation mit Überlaufinkontinenz
- Psychogene Ursachen, z. B. Demenz, psychiatrische Erkrankungen
- Entzündliche Darmerkrankungen wie Morbus Crohn mit Schädigung des Schließapparats
- Medikation (z. B. Laxantien, Chemotherapie)

Pathophysiologie

- Störung der Funktion des Kontinenzorgans: Analsphinkter, Beckenboden, Rektum und Nervensystem
- Reduzierte Sensibilität der Rektumschleimhaut beeinträchtigt das rechtzeitige Erkennen von Stuhldrang
- Insuffizienz des externen oder internen Sphinkters führt zu unkontrollierter Entleerung
- Beeinträchtigung der Speicherungskapazität des Rektums durch Entzündung, Narben oder Raumforderungen
- Koordinationsstörungen zwischen Darm und Schließmuskeln bei neurologischen Erkrankungen

Diagnostik

- Anamnese: Ausmaß der Inkontinenz, Stuhlbeschaffenheit, Frequenz, Begleitsymptome
- Körperliche Untersuchung mit rektaler Tastuntersuchung zur Beurteilung des Sphinktertonus
- Proktoskopie und Rektoskopie zum Ausschluss organischer Ursachen

- Endosonografie zur Darstellung der Schließmuskulatur
- Anorektale Manometrie zur Messung von Druckverhältnissen und Sensibilität
- Defäkographie zur funktionellen Analyse der Entleerung
- Stuhltagebuch zur Verlaufsbeobachtung

Symptome

- Unkontrollierter Abgang von Stuhl, Schleim oder Luft
- Ungewolltes Verschmutzen der Unterwäsche
- Hautreizungen im Analbereich, Ekzeme
- Soziale Isolation, Scham, Rückzug
- Begleitende Obstipation oder Diarrhö möglich
- Häufiger imperativer Stuhldrang

Prognose

- Abhängig von der Ursache und Therapie
- Reversible Ursachen (z. B. medikamentös bedingt, postoperativ) mit guter Prognose
- Chronische Verläufe bei neurogenen oder strukturellen Schäden möglich
- Durch gezielte Therapie und Training oft deutliche Verbesserung der Lebensqualität
- Bei unbehandeltem Verlauf hohes Risiko für psychische und soziale Beeinträchtigungen

Komplikationen

- Hautirritationen bis hin zu intertriginösen Ekzemen (Hautentzündungen in Faltenbereichen)
- Soziale Isolation, Scham, Angststörungen und Depressionen
- Infektionen der Perianalregion
- Chronische Obstipation durch willentliche Stuhlvermeidung
- Harninkontinenz durch Beckenbodenschwäche

Therapie

- Behandlung der Grunderkrankung (z. B. bei neurologischer Ursache oder Entzündung)
- Beckenbodentraining, Kontinenztraining mit spezialisierten Physiotherapeut:innen
- Biofeedback-Therapie zur Verbesserung der Wahrnehmung und Muskelkontrolle
- Stuhlregulation durch ballaststoffreiche Ernährung, Flüssigkeitszufuhr und gezielte Medikation
- Elektrostimulation zur Förderung der Schließmuskelaktivität
- Analtampons oder Inkontinenzhilfen zur Unterstützung im Alltag

- Operative Maßnahmen bei anatomischen Defekten (z. B. Sphinkterrekonstruktion, sakrale Nervenstimulation)

Spezielle Pflegeinterventionen

- Sensible, wertschätzende Betreuung mit Wahrung der Intimsphäre
- Anleitung zur regelmäßigen Stuhlentleerung und Anwendung von Toilettentraining
- Hautpflege mit pH-neutralen, reizarmen Produkten zur Vorbeugung von Dermatitis
- Beobachtung und Dokumentation von Stuhlverhalten und Hautveränderungen
- Beratung zur Ernährung mit stuhlfestigenden oder -regulierenden Lebensmitteln
- Unterstützung bei der Anwendung von Inkontinenzhilfen, z. B. Analtampons, Vorlagen
- Schulung im Umgang mit Inkontinenzmaterialien zur Förderung der Selbstständigkeit
- Psychosoziale Unterstützung und ggf. Vermittlung von Selbsthilfegruppen
- Interdisziplinäre Zusammenarbeit mit Ärzt:innen, Physiotherapeut:innen, Ernährungsberatung

4 Hämatologie und Immunologie

4.1 Allergien [ICD-10: T78]

Definition

- Überempfindlichkeitsreaktion (Hypersensitivität) des Immunsystems auf eigentlich harmlose Umweltstoffe (Allergene)
- Reaktion vom Soforttyp (Typ I) bis Spättyp (Typ IV) möglich
- Führt zu Entzündungsreaktionen und Gewebeschädigung

Ätiologie

- Genetische Veranlagung (Atopie) erhöht Allergierisiko
- Allergene: Pollen, Hausstaubmilben, Tierhaare, Lebensmittel, Insektengifte, Medikamente
- Umweltfaktoren: Luftverschmutzung, Hygienehypothese (weniger Infektionen fördern Allergieentwicklung)

Pathophysiologie

- Typ I: IgE-vermittelte Reaktion, Mastzellaktivierung mit Freisetzung von Histamin
- Typ II-IV: zellvermittelte oder Antikörper-vermittelte Reaktionen
- Entzündungsmediatoren führen zu Gefäßpermeabilitätssteigerung, Bronchospasmus, Schleimhautödem

Diagnostik

- Anamnese mit Erfassung der Auslöser und Symptome
- Pricktest, Intrakutantest zur Allergiebestimmung
- Bestimmung spezifischer IgE-Antikörper im Blut
- Provokationstests unter ärztlicher Überwachung
- Differenzialdiagnose anderer Ursachen von Symptomen

Symptome

- Haut: Juckreiz, Urtikaria (Nesselsucht), Ekzeme
- Atemwege: Rhinokonjunktivitis, Asthma bronchiale mit Husten, Atemnot
- Magen-Darm-Trakt: Übelkeit, Durchfall, Bauchschmerzen bei Nahrungsmittelallergien
- Anaphylaxie: lebensbedrohliche systemische Reaktion mit Schock, Atemnot, Kreislaufversagen

Prognose

- Meist chronisch-rezidivierender Verlauf
- Kontrolle durch Vermeidung der Allergene und Therapie möglich
- Anaphylaxie erfordert Notfallmanagement, kann lebensbedrohlich sein

Komplikationen

- Chronisches Asthma mit Atemwegsremodeling
- Anaphylaktischer Schock
- Sekundärinfektionen durch Hautschädigung
- Psychosoziale Belastung durch Einschränkungen

Therapie

- Allergenvermeidung
- Antihistaminika, Kortikosteroide (entzündungshemmend), Mastzellstabilisatoren
- Notfallmedikation mit Adrenalin bei Anaphylaxie
- Hyposensibilisierung (Immuntherapie) zur langfristigen Desensibilisierung
- Behandlung von Folgeerkrankungen wie Asthma

Spezielle Pflegeinterventionen

- Schulung zu Allergenvermeidung und Erkennen von Frühzeichen
- Anleitung zur Anwendung von Notfallmedikamenten (z. B. Adrenalin-Autoinjektor)
- Beobachtung bei allergischen Reaktionen und schnelles Handeln bei Anaphylaxie
- Unterstützung bei psychosozialen Problemen und Lebensstiländerungen
- Zusammenarbeit mit Ärzt:innen zur Therapieanpassung

4.2 Anämie [ICD-10: D64]

Definition

- Verminderung der Hämoglobin-Konzentration (Hb) oder der Erythrozytenzahl im Blut
- Führt zu verringerter Sauerstofftransportkapazität des Blutes
- Klinisches Zeichen, keine eigenständige Krankheit

Ätiologie

- Verminderte Erythrozytenproduktion (z. B. Eisenmangel, Vitamin-B12-Mangel, Knochenmarkserkrankungen)
- Erhöhter Erythrozytenverlust (Blutungen, Hämolyse)
- Kombination mehrerer Ursachen möglich

Pathophysiologie

- Mangel an roten Blutkörperchen oder Hämoglobin führt zu Hypoxie (Sauerstoffmangel) in Geweben
- Kompensatorisch Herzfrequenzanstieg und Vasodilatation
- Chronischer Sauerstoffmangel führt zu Organfunktionsstörungen

Diagnostik

- Anamnese: Symptome wie Müdigkeit, Blässe, Belastungsdyspnoe, Blutungszeichen
- Körperliche Untersuchung: Blässe, Tachykardie, ggf. Zyanose
- Labor: Blutbild (Hb, Erythrozytenzahl, Hämatokrit, MCV), Retikulozytenzahl
- Spezielle Tests zur Ursachenklärung: Eisenstatus, Vitamin-B12, Folsäure, Hämolyseparameter

Symptome

- Müdigkeit, Schwäche, Konzentrationsstörungen
- Blässe der Haut und Schleimhäute
- Herzklopfen, Belastungsdyspnoe (Atemnot bei Belastung)
- Schwindel, Kopfschmerzen
- Bei schweren Formen: Angina pectoris, Herzinsuffizienz

Prognose

- Abhängig von Ursache und Therapie
- Frühzeitige Behandlung meist gute Prognose

- Chronische oder unbehandelte Anämie kann zu schweren Komplikationen führen

Komplikationen

- Herz-Kreislauf-Belastung bis zur Herzinsuffizienz
- Verminderte körperliche und geistige Leistungsfähigkeit
- Verschlechterung von Begleiterkrankungen

Therapie

- Ursachenbehandlung (z. B. Eisen- oder Vitamin-B12-Substitution)
- Bluttransfusion bei schweren Blutverlusten oder kritischer Anämie
- Behandlung von Grunderkrankungen (z. B. Blutungen stillen)
- Ernährungsempfehlungen bei Mangelzuständen

Spezielle Pflegeinterventionen

- Beobachtung von Symptomen und Vitalzeichen
- Unterstützung bei Mobilität und Aktivitäten zur Energieeinsparung
- Schulung zur Ernährungsumstellung und Medikamenteneinnahme
- Überwachung bei Bluttransfusionen und eventuellen Nebenwirkungen
- psychosoziale Unterstützung bei chronischer Erkrankung und Fatigue

4.3 Eisenmangel [ICD-10: D50]

Definition

- Zustand mit verminderter Eisenverfügbarkeit im Körper
- Führt zur reduzierten Hämoglobinbildung und damit zur Eisenmangelanämie
- Häufigste Ursache für Anämie weltweit

Ätiologie

- Unzureichende Eisenaufnahme über die Nahrung (z. B. bei vegetarischer Ernährung, Mangelernährung)
- Erhöhter Eisenbedarf (Schwangerschaft, Wachstum, Blutverlust bei Menstruation)
- Chronische Blutungen (Magen-Darm-Blutungen, Hämorrhoiden, Blutspenden)
- Malabsorption (z. B. bei Zöliakie, entzündlichen Darmerkrankungen)
- Verluste durch Operationen oder Blutentnahmen

Pathophysiologie

- Eisenmangel führt zu verminderter Hämoglobinsynthese in den Erythrozytenvorläuferzellen
- Entstehung von mikrozytärer, hypochromer Anämie (kleine, blasse rote Blutkörperchen)
- Kompensation durch vermehrte Erythropoese zunächst mit ineffektiver Produktion
- Langfristig verminderte Sauerstofftransportfähigkeit des Blutes

Diagnostik

- Anamnese: Blutungsquellen abfragen, Ernährungsgewohnheiten, Symptome von Eisenmangel
- Labor: Blutbild (niedriges Hb, niedriger MCV – mittleres korpuskuläres Volumen, niedriger MCH – mittleres korpuskuläres Hämoglobin)
- Eisenstatus: Serumferritin (Speichereisen), Serum-Eisen, Transferrinsättigung, Gesamt-Eisenbindungskapazität (TIBC)
- Bei unklarer Ursache: endoskopische Abklärung auf Blutungsquellen im Magen-Darm-Trakt

Symptome

- Müdigkeit, Schwäche, verminderte Leistungsfähigkeit
- Blässe der Haut und Schleimhäute
- Kopfschmerzen, Schwindel, Konzentrationsschwierigkeiten
- Brüchige Nägel, Haarausfall, Zungenbrennen (Glossitis)
- Pica (Verlangen nach nicht essbaren Substanzen wie Eis oder Erde)

Prognose

- Gute Heilungschancen bei frühzeitiger Diagnose und konsequenter Therapie
- Unbehandelter Eisenmangel führt zur Verschlechterung der Anämie und Organbelastung
- Chronische Blutverluste und Grunderkrankungen beeinflussen den Verlauf

Komplikationen

- Eisenmangelanämie mit allen Folgeerscheinungen der Anämie
- Verschlechterung von Herz-Kreislauf-Erkrankungen
- Beeinträchtigung der kognitiven Entwicklung bei Kindern
- Sekundäre Infektanfälligkeit durch Immunschwäche

Therapie

- Orale Eisensubstitution (Eisentabletten oder -saft) über mehrere Monate
- Bei Unverträglichkeit oder Resorptionsstörungen intravenöse Eisengabe
- Behandlung der Blutungsquelle oder anderer Ursachen
- Ernährung mit eisenreichen Lebensmitteln (Fleisch, Hülsenfrüchte, grünes Gemüse) und Vitamin-C-reicher Kost zur verbesserten Eisenaufnahme

Spezielle Pflegeinterventionen

- Aufklärung über Einnahmehinweise (z. B. nicht mit Milchprodukten kombinieren, Einnahme auf nüchternen Magen)
- Beobachtung auf Nebenwirkungen wie Magen-Darm-Beschwerden und Compliance
- Unterstützung bei Ernährungsumstellung und Anregung zur regelmäßiger Einnahme
- Dokumentation von Symptomen und Reaktionen auf Therapie
- Beratung zu Vermeidung von Ursachen wie Blutungen oder falscher Ernährung

4.4 Hämophilie [ICD-10: D66]

Definition

- Erbliche, chronische Blutgerinnungsstörung
- Mangel oder Funktionsstörung von Gerinnungsfaktoren, meist Faktor VIII (Hämophilie A) oder Faktor IX (Hämophilie B)
- Führt zu verlängerter Blutungsneigung, besonders in Gelenken und Muskeln

Ätiologie

- X-chromosomal rezessiv vererbte Erkrankung
- Häufiger bei Männern, Frauen meist Überträgerinnen ohne Symptome
- Spontanmutationen möglich, aber selten
- Unterschiedliche Schweregrade je nach Faktoraktivität

Pathophysiologie

- Fehlender oder verminderter Gerinnungsfaktor verhindert Bildung des stabilen Fibrinpfropfs
- Gerinnungsprozess bleibt unvollständig, Blutungen stoppen nicht schnell genug
- Wiederholte Blutungen führen zu Gelenkschäden (Hämarthrosen) und Muskelschäden

Diagnostik

- Anamnese: verlängerte Blutungen nach Verletzungen, Ops oder spontan
- Familienanamnese beachten
- Labor: verlängerte aktivierte partielle Thromboplastinzeit (aPTT)
- Bestimmung der Faktor VIII- bzw. IX-Aktivität
- Thrombinzeit und Prothrombinzeit meist normal

Symptome

- Spontane oder nach leichter Verletzung auftretende Blutungen
- Hämatome, Gelenkblutungen (Hämarthrosen) mit Schmerzen und Bewegungseinschränkungen
- Blutungen in Muskeln und Weichteilen
- Nach Operationen oder Zahnextraktionen starke Blutungen
- Chronische Gelenkveränderungen durch wiederholte Blutungen

Prognose

- Lebenslange Erkrankung, gut kontrollierbar mit moderner Therapie
- Unbehandelt Risiko für schwere Blutungen und bleibende Schäden
- Frühe und konsequente Behandlung verbessert Lebensqualität deutlich

Komplikationen

- Chronische Gelenkarthropathien durch Hämarthrosen
- Muskelkompartmentsyndrom bei ausgedehnten Muskelblutungen
- Lebensbedrohliche Blutungen (z. B. Gehirnblutungen)
- Entwicklung von Inhibitoren (Antikörper gegen Faktorpräparate) erschwert Therapie

Therapie

- Substitution des fehlenden Faktors (Faktor VIII oder IX) bei Bedarf oder prophylaktisch
- Schmerztherapie und Physiotherapie bei Gelenkblutungen
- Vermeidung von Verletzungen und blutverdünnenden Medikamenten
- Schulung und Selbstmanagement der Patient:innen
- Behandlung von Inhibitoren bei deren Auftreten

Spezielle Pflegeinterventionen

- Beobachtung und Dokumentation von Blutungen und Schmerzen
- Unterstützung bei der Durchführung von Faktor-Substitution (z. B. Selbstinjektion)

- Anleitung zu Verletzungsprophylaxe und Vermeidung von blutungsfördernden Faktoren
- Förderung der Mobilität und Gelenkfunktion durch angepasste Physiotherapie
- Psychosoziale Unterstützung und Beratung zur Krankheitsbewältigung
- Kooperation mit Hämatolog:innen und spezialisierten Zentren

4.5 Hodgkin-Lymphom [ICD-10: C81]

Definition

- Bösartige Erkrankung des lymphatischen Systems
- Charakterisiert durch das Vorhandensein von Reed-Sternberg-Zellen (riesige, abnorme B-Lymphozyten)
- Häufige Form von Lymphknotenkrebs, meist im jungen Erwachsenenalter und mittlerem Alter

Ätiologie

- Unklare Ursache, vermutlich multifaktoriell
- Mögliche Faktoren: Infektion mit Epstein-Barr-Virus (EBV), genetische Prädisposition, Umweltfaktoren
- Immunschwäche als Risikofaktor

Pathophysiologie

- Maligne Transformation von B-Lymphozyten im lymphatischen Gewebe
- Proliferation der Reed-Sternberg-Zellen und Infiltration in Lymphknoten und Organe
- Entzündliche Reaktion mit Bildung von Granulomen und Fibrose
- Verdrängung gesunder Immunzellen und gestörte Immunfunktion

Diagnostik

- Anamnese: schmerzlose Lymphknotenschwellungen, B-Symptome (Fieber, Nachtschweiß, Gewichtsverlust)
- Körperliche Untersuchung: tastbare Lymphknotenvergrößerung meist im Halsbereich
- Bildgebung: CT, PET zur Stadieneinteilung und Ausbreitungsdiagnostik
- Lymphknotenbiopsie mit histopathologischer Untersuchung zur Sicherung der Diagnose
- Blutuntersuchungen: Entzündungsparameter, Blutbild, Leber- und Nierenwerte

Symptome

- Schmerzhafte oder schmerzlose Lymphknotenschwellungen, v.a. zervikal, axillär, inguinal
- B-Symptome: ungewollter Gewichtsverlust, nächtliche Schweißausbrüche, Fieber
- Juckreiz (Pruritus)
- Allgemeinsymptome wie Müdigkeit und Leistungsminderung
- Je nach Ausbreitung: Symptome durch Kompression benachbarter Organe

Prognose

- Gute Heilungschancen bei frühzeitiger Diagnose und Behandlung
- Prognose abhängig vom Krankheitsstadium und histologischem Subtyp
- Moderne Therapien ermöglichen hohe Remissionsraten
- Risiko für Langzeitkomplikationen nach Therapie

Komplikationen

- Therapiebedingte Nebenwirkungen (z.B. Infektionen, Organtoxizität)
- Rezidive oder Therapieversagen
- Sekundäre Malignome nach Chemotherapie oder Bestrahlung
- Langzeitfolgen wie Herz- oder Lungenschäden

Therapie

- Chemotherapie als Standardbehandlung (z.B. ABVD-Schema)
- Radiotherapie bei lokal begrenztem Befall
- Stammzelltransplantation bei Rezidiven oder Hochrisikofällen
- Supportive Maßnahmen: Behandlung von Nebenwirkungen und Komplikationen
- Regelmäßige Verlaufskontrollen

Spezielle Pflegeinterventionen

- Überwachung von Nebenwirkungen der Chemotherapie (z.B. Übelkeit, Infektanfälligkeit)
- Unterstützung bei der symptomatischen Behandlung und Mobilisation
- Psychosoziale Betreuung und Beratung zum Umgang mit der Erkrankung
- Schulung zur Selbstbeobachtung und Terminplanung für Kontrollen
- Förderung der Ernährung und Flüssigkeitszufuhr
- Zusammenarbeit mit onkologischem Team zur optimalen Betreuung

4.6 HIV/AIDS [ICD-10: B24]

Definition (s. auch ▶ Kap. 5.11)

- Chronische, fortschreitende Infektionskrankheit durch das Human Immunodeficiency Virus (HIV)
- HIV zerstört CD4-positive T-Helferzellen (wichtige Immunzellen), was zu Immunschwäche führt
- AIDS (Acquired Immune Deficiency Syndrome) bezeichnet das Endstadium der HIV-Infektion mit schweren opportunistischen Infektionen und Tumoren

Ätiologie

- Übertragung hauptsächlich durch Körperflüssigkeiten: Blut, Sperma, Vaginalsekret, Muttermilch
- Häufigste Infektionswege: ungeschützter Geschlechtsverkehr, kontaminierte Spritzen bei Drogenkonsum, Mutter-Kind-Übertragung während Geburt oder Stillzeit
- Selten durch Bluttransfusionen bei unzureichender Testung

Pathophysiologie

- HIV infiziert CD4-T-Zellen, mononukleäre Phagozyten und dendritische Zellen
- Virusvermehrung führt zum Zelluntergang und Immundefekt
- Fortschreitender Verlust der zellulären Immunabwehr
- Erhöhte Anfälligkeit für opportunistische Infektionen und maligne Erkrankungen
- Chronische Entzündungsreaktionen und Immundysregulation

Diagnostik

- Anamnese: Risikofaktoren, Symptome wie Fieber, Nachtschweiß, Gewichtsverlust
- Serologische Tests: Nachweis von HIV-Antikörpern und HIV-RNA (PCR)
- Bestimmung der CD4-Zellzahl zur Abschätzung des Immunstatus
- Viruslastmessung zur Verlaufskontrolle und Therapieanpassung
- Diagnostik opportunistischer Infektionen je nach Symptomen

Symptome

- Akute HIV-Infektion: grippeähnliche Symptome, Lymphknotenschwellung, Hautausschlag
- Latenzphase: oft symptomlos, langsame Immunschwächeentwicklung
- AIDS-Definierende Erkrankungen: Pneumocystis-Pneumonie, Tuberkulose, Kaposi-Sarkom, CMV-Infektionen

- Allgemeinsymptome: Müdigkeit, Gewichtsverlust, Fieber, Nachtschweiß

Prognose

- Ohne Therapie meist rascher Krankheitsverlauf mit Tod innerhalb weniger Jahre
- Mit moderner antiretroviraler Therapie (ART) deutlich verlängerte Lebenserwartung und verbesserte Lebensqualität
- Früher Therapiebeginn verbessert Prognose und verhindert AIDS-Entwicklung

Komplikationen

- Opportunistische Infektionen und maligne Tumoren
- Nebenwirkungen der antiretroviralen Therapie
- Immundysregulation mit Autoimmunphänomenen
- Psychosoziale Probleme, Stigmatisierung und soziale Isolation

Therapie

- Kombination antiretroviraler Medikamente (ART) zur Unterdrückung der Virusvermehrung
- Behandlung opportunistischer Infektionen und Symptome
- Impfungen zur Prävention weiterer Infektionen
- Psychosoziale Betreuung und Adhärenzförderung
- Regelmäßige Kontrolluntersuchungen von Viruslast und Immunstatus

Spezielle Pflegeinterventionen

- Schulung zur Medikamenteneinnahme und Therapieadhärenz
- Beobachtung und Dokumentation von Nebenwirkungen und Infektionszeichen
- Unterstützung bei der Ernährung und Flüssigkeitsversorgung
- Förderung der Lebensqualität durch psychosoziale Betreuung
- Schutzmaßnahmen zur Verhinderung nosokomialer Infektionen
- Beratung zu Übertragungsprävention und Umgang mit der Erkrankung
- Zusammenarbeit mit multidisziplinärem Team für umfassende Versorgung

4.7 Immunschwäche [ICD-10: D84]

Definition

- Zustand mit verminderter oder fehlender Fähigkeit des Immunsystems, Infektionen abzuwehren oder Fremdstoffe zu erkennen
- Kann angeboren (primär) oder erworben (sekundär) sein

- Führt zu erhöhter Infektanfälligkeit und erhöhter Gefahr für opportunistische Infektionen

Ätiologie

- Primäre Immunschwächen: genetische Defekte (z. B. SCID, X-linked Agammaglobulinämie)
- Sekundäre Immunschwächen durch Erkrankungen (HIV/AIDS, Krebs), Therapien (Chemotherapie, Immunsuppressiva), Mangelernährung oder Alter
- Weitere Ursachen: chronische Krankheiten, Diabetes mellitus, Stress

Pathophysiologie

- Störung der angeborenen oder erworbenen Immunantwort
- Verminderte Funktion von Immunzellen wie T- und B-Lymphozyten, Makrophagen oder neutrophilen Granulozyten
- Gestörte Antikörperbildung oder Zytokinproduktion
- Fehlende Erkennung und Eliminierung von Krankheitserregern und entarteten Zellen

Diagnostik

- Anamnese: häufige, schwere oder ungewöhnliche Infektionen
- Klinische Untersuchung und Labor: Blutbild, Immunglobulinspiegel, Lymphozytensubpopulationen (CD4/CD8)
- Spezielle Tests: Funktionsdiagnostik der Immunzellen, genetische Tests bei Verdacht auf primäre Immunschwäche
- Nachweis von opportunistischen Infektionen

Symptome

- Wiederkehrende bakterielle, virale oder Pilzinfektionen
- Fieber, Müdigkeit, Gewichtsverlust
- Verzögerte Wundheilung und chronische Entzündungen
- Bei primären Formen auch Entwicklungsverzögerungen oder Fehlbildungen

Prognose

- Abhängig von Ursache, Schweregrad und Behandlung
- Primäre Immunschwächen oft lebenslang, mit Therapie verbesserbar
- Sekundäre Formen teilweise reversibel bei Beseitigung der Ursache
- Unbehandelt Risiko für schwere Infektionen und Organschäden

Komplikationen

- Schwere, langanhaltende oder atypische Infektionen
- Chronische Entzündungen und Gewebeschäden
- Erhöhtes Risiko für maligne Erkrankungen
- Therapiebedingte Nebenwirkungen (z. B. bei Immunsuppressiva)

Therapie

- Behandlung der Grunderkrankung und Beseitigung auslösender Faktoren
- Substitution von Immunglobulinen bei Antikörpermangel
- Prophylaxe und Therapie von Infektionen mit Antibiotika, antiviralen oder antimykotischen Medikamenten
- Immunsuppressive Therapie bei Autoimmunreaktionen mit Vorsicht
- Stammzelltransplantation bei schweren primären Formen

Spezielle Pflegeinterventionen

- Strenge Hygiene und Infektionsschutzmaßnahmen
- Beobachtung und Dokumentation von Infektionszeichen
- Unterstützung bei Medikamenteneinnahme und Prophylaxe
- Ernährungssicherung und Förderung der Mobilität
- Psychosoziale Unterstützung wegen erhöhter Belastung
- Schulung zu Schutzmaßnahmen und Früherkennung von Infektionen
- Enge Zusammenarbeit mit ärztlichem und therapeutischem Team

4.8 Leukämie [ICD-10: C91]

Definition

- Maligne Erkrankung des blutbildenden Systems mit unkontrollierter Vermehrung entarteter Leukozyten (weiße Blutkörperchen) im Knochenmark
- Unterscheidung in akute und chronische Leukämien sowie myeloische (ausgehend von myeloischen Vorläuferzellen) und lymphatische Formen
- Führt zu Beeinträchtigung der normalen Blutbildung und Immunabwehr

Ätiologie

- Meist unbekannte Ursachen, multifaktorielle Genese
- Risikofaktoren: ionisierende Strahlung, Chemikalien (z. B. Benzol), Chemotherapie, genetische Prädisposition (z. B. Down-Syndrom)
- Virale Infektionen (z. B. HTLV-1 bei T-Zell-Leukämie)

- Umweltfaktoren und berufliche Exposition

Pathophysiologie

- Mutation in hämatopoetischen Stammzellen führt zu klonaler Expansion leukämischer Zellen
- Hemmung der Differenzierung und vermehrte Proliferation abnormaler Vorläuferzellen
- Knochenmark wird von unreifen, funktionslosen Blasten verdrängt
- Verminderte Produktion normaler Blutzellen (Anämie, Thrombozytopenie, Neutropenie)
- Leukämiezellen infiltrieren andere Organe (Milz, Leber, Lymphknoten)

Diagnostik

- Anamnese: Müdigkeit, Fieber, Infektanfälligkeit, Blutungsneigung
- Klinische Untersuchung: Lymphknotenschwellung, Splenomegalie, Petechien
- Blutbild: Leukozytose oder Leukopenie, Anämie, Thrombozytopenie
- Knochenmarkpunktion mit zytologischer und zytogenetischer Analyse
- Immunphänotypisierung zur Differenzierung der Leukämiezellen
- Molekulargenetische Tests zur Identifikation von Mutationen und Prognose

Symptome

- Allgemeinsymptome: Müdigkeit, Gewichtsverlust, Fieber, Nachtschweiß
- Blutungszeichen: Petechien, Nasenbluten, Zahnfleischbluten
- Infektionen durch Immunschwäche
- Knochenschmerzen durch Knochenmarkinfiltration
- Organvergrößerungen (Milz, Leber, Lymphknoten)

Prognose

- Abhängig vom Leukämietyp, Alter der Patient:innen und Ansprechen auf Therapie
- Akute Leukämien erfordern rasche Behandlung, Prognose variabel
- Chronische Leukämien verlaufen langsamer, können oft längere Zeit kontrolliert werden
- Fortschritte in der Therapie verbessern Überlebenschancen deutlich

Komplikationen

- Infektionen aufgrund der Immunschwäche
- Blutungen durch Thrombozytopenie
- Tumorlyse-Syndrom bei Therapie mit Freisetzung toxischer Zellinhaltsstoffe
- Organversagen durch Leukämiezellinfiltration
- Nebenwirkungen der Chemotherapie (z.B. Mukositis, Haarausfall)

Therapie

- Chemotherapie als Haupttherapie zur Eliminierung der Leukämiezellen
- Zielgerichtete Therapien (Tyrosinkinase-Inhibitoren bei CML)
- Stammzelltransplantation bei geeigneten Patient:innen zur Heilung
- Supportive Therapie: Transfusionen, Antibiotika, Antimykotika, Wachstumsfaktoren
- Schmerztherapie und symptomatische Behandlung

Spezielle Pflegeinterventionen

- Monitoring von Vitalzeichen und Blutwerten
- Schutz vor Infektionen durch aseptische Maßnahmen und Isolation bei Bedarf
- Pflege bei Chemotherapie-Nebenwirkungen, z. B. Hautpflege, Mundpflege bei Mukositis
- Unterstützung bei Ernährungsproblemen und Flüssigkeitszufuhr
- Psychosoziale Begleitung und Aufklärung zu Erkrankung und Therapie
- Anleitung zur Medikamenteneinnahme und Symptombeobachtung
- Koordination mit ärztlichem Team und anderen Fachdisziplinen

4.9 Lymphom [ICD-10: C85]

Definition

- Maligne Erkrankung des lymphatischen Systems mit unkontrollierter Vermehrung entarteter Lymphozyten (weiße Blutzellen)
- Unterscheidung in Hodgkin-Lymphom (HL) und Non-Hodgkin-Lymphom (NHL)
- Betroffen sind Lymphknoten, Milz, Knochenmark und weitere Organe

Ätiologie

- Ursache oft unbekannt, multifaktorielle Entstehung
- Risikofaktoren: Infektionen (z. B. Epstein-Barr-Virus bei Hodgkin-Lymphom, Helicobacter pylori bei MALT-Lymphom)
- Immunschwächezustände (z. B. HIV, Immunsuppression)
- Genetische Prädisposition
- Umweltfaktoren und berufliche Exposition

Pathophysiologie

- Klonale Proliferation von malignen Lymphozyten im lymphatischen Gewebe
- Hodgkin-Lymphom gekennzeichnet durch das Vorhandensein von Reed-Sternberg-Zellen
- Non-Hodgkin-Lymphome umfassen eine heterogene Gruppe von Tumoren mit unterschiedlichem Zellursprung (B-Zell, T-Zell)
- Zerstörung der normalen Lymphknotenarchitektur und Ausbreitung in umliegendes Gewebe
- Beeinträchtigung der Immunfunktion

Diagnostik

- Anamnese: Lymphknotenschwellungen, B-Symptomatik (Fieber, Nachtschweiß, Gewichtsverlust)
- Klinische Untersuchung: tastbare, schmerzlose Lymphknotenvergrößerung
- Bildgebung: Ultraschall, CT, PET-CT zur Beurteilung der Ausbreitung
- Lymphknotenbiopsie zur histologischen Sicherung und Subtypbestimmung
- Blutuntersuchungen: Blutbild, Entzündungsparameter, LDH als Tumormarker
- Knochenmarkbiopsie bei Verdacht auf Beteiligung

Symptome

- Schwellung der Lymphknoten, meist schmerzlos
- Allgemeinsymptome (B-Symptomatik): ungewollter Gewichtsverlust, Nachtschweiß, anhaltendes Fieber
- Müdigkeit und Leistungsminderung
- Drucksymptome bei Vergrößerung von Lymphknoten in bestimmten Regionen (z. B. Atemnot bei Mediastinalbeteiligung)
- Pruritus (Juckreiz) vor allem beim Hodgkin-Lymphom

Prognose

- Abhängig vom Lymphomtyp, Stadium und Ansprechen auf Therapie
- Hodgkin-Lymphom gilt als gut behandelbar mit hoher Heilungsrate
- Prognose von Non-Hodgkin-Lymphomen variiert stark je nach Aggressivität
- Frühzeitige Diagnose und Therapie verbessern Prognose deutlich

Komplikationen

- Kompression von Nachbarorganen durch vergrößerte Lymphknoten
- Sekundäre Infektionen durch Immunsuppression
- Tumorlyse-Syndrom bei raschem Zellzerfall nach Therapie
- Rezidive und sekundäre Malignome nach Behandlung
- Nebenwirkungen der Therapie wie Infertilität oder Organschäden

Therapie

- Chemotherapie je nach Lymphomtyp und Stadium
- Strahlentherapie bei lokal begrenztem Befall
- Immuntherapie (z. B. Antikörpertherapien wie Rituximab bei B-Zell-Lymphomen)
- Stammzelltransplantation in bestimmten Fällen
- Supportive Therapie zur Behandlung von Nebenwirkungen und Komplikationen

Spezielle Pflegeinterventionen

- Überwachung von Vitalzeichen und Symptomen während der Therapie
- Aseptische Maßnahmen zum Infektionsschutz
- Unterstützung bei Nebenwirkungen der Chemotherapie (Übelkeit, Fatigue)
- Psychosoziale Betreuung und Aufklärung über Krankheitsverlauf und Therapie
- Förderung der Ernährung und Flüssigkeitszufuhr
- Anleitung zur Selbstbeobachtung und rechtzeitigen Meldung von Komplikationen
- Zusammenarbeit mit interdisziplinärem Team zur optimalen Versorgung

4.10 Myelom [ICD-10: C90]

Definition

- Bösartige Erkrankung der Plasmazellen im Knochenmark (Plasmazellen sind antikörperproduzierende Zellen des Immunsystems)
- Auch multiples Myelom genannt, da oft mehrere Knochenstellen betroffen sind
- Charakterisiert durch unkontrollierte Vermehrung monoklonaler Plasmazellen und Produktion von monoklonalen Immunglobulinen (M-Proteine)

Ätiologie

- Ursache meist unbekannt, multifaktorielle Genese
- Altersabhängig, häufig im höheren Lebensalter (>60 Jahre)
- Umweltfaktoren wie Strahlenexposition oder chemische Karzinogene werden diskutiert
- Genetische Prädisposition möglich

Pathophysiologie

- Proliferation von malignen Plasmazellen im Knochenmark führt zu Knochenzerstörung (Osteolyse)
- Produktion von monoklonalen Immunglobulinen führt zu erhöhter Viskosität des Blutes und kann Nierenfunktion beeinträchtigen
- Unterdrückung der normalen Blutbildung (Anämie, Leukopenie, Thrombozytopenie) durch Markersatz
- Freie Leichtketten (Bence-Jones-Proteine) können die Niere schädigen
- Immunsuppression durch verminderte Bildung normaler Immunglobuline

Diagnostik

- Anamnese: Knochenschmerzen, Müdigkeit, Infektanfälligkeit
- Blutuntersuchungen: erhöhtes monoklonales Protein (M-Protein) im Serum, Anämie, erhöhte Blutsenkungsgeschwindigkeit (BSG), Nierenwerte
- Urinuntersuchung auf Bence-Jones-Proteine
- Knochenmarkbiopsie zur Bestätigung der Plasmazellinfiltration
- Bildgebung: Röntgen, CT oder MRT zur Darstellung von Knochenschäden
- Elektrophorese zur Identifikation des monoklonalen Proteins

Symptome

- Knochenschmerzen, besonders im Rücken und Brustkorb
- Allgemeinsymptome: Müdigkeit, Schwäche, Gewichtsverlust
- Anämiesymptome: Blässe, Herzklopfen, Leistungsminderung
- Infektanfälligkeit aufgrund Immunsuppression
- Nierenfunktionsstörungen mit Ödemen und Urinveränderungen
- Hyperkalzämie durch Knochenabbau: Übelkeit, Erbrechen, Verwirrtheit

Prognose

- Chronisch verlaufende Erkrankung mit unterschiedlichen Verlaufsformen
- Prognose abhängig vom Stadium und Ansprechen auf Therapie
- Ohne Behandlung schlechte Prognose, mediane Überlebenszeit von wenigen Jahren
- Neue Therapien verbessern Überlebenszeit und Lebensqualität deutlich

Komplikationen

- Knochenbrüche durch Osteolyse
- Nierenversagen durch Ablagerung von Bence-Jones-Proteinen
- Anämie, Infektionen und Blutungsneigung durch Knochenmarkversagen
- Hyperkalzämie mit neurologischen und gastrointestinalen Symptomen
- Amyloidose durch Ablagerung von fehlgefalteten Proteinen

Therapie

- Chemotherapie und Immunmodulatoren (z. B. Thalidomid, Bortezomib)
- Hochdosis-Chemotherapie mit autologer Stammzelltransplantation bei geeigneten Patient:innen
- Bisphosphonate zur Hemmung des Knochenabbaus
- Schmerztherapie und Behandlung von Komplikationen
- Supportive Maßnahmen wie Transfusionen und Antibiotikaprophylaxe

Spezielle Pflegeinterventionen

- Beobachtung von Knochenschmerzen und neurologischen Symptomen
- Unterstützung bei Mobilität und Sturzprävention wegen Knochenbrüchen
- Überwachung von Flüssigkeitsbilanz und Nierenfunktion
- Anleitung zur Medikamenteneinnahme und Umgang mit Nebenwirkungen
- Förderung der Ernährung und Flüssigkeitszufuhr
- Psychosoziale Unterstützung bei chronischer Erkrankung
- Kooperation mit ärztlichem Team zur Anpassung der Therapie und Verlaufskontrolle

4.11 Neutropenie [ICD-10: D70]

Definition

- Verminderung der neutrophilen Granulozyten im Blut unter 1500/µl (normal ca. 2000–7000/µl)
- Schweregrade: leicht (1000–1500/µl), mäßig (500–1000/µl), schwer (<500/µl)
- Neutrophile Granulozyten sind wichtige weiße Blutkörperchen (Leukozyten) zur Abwehr bakterieller Infektionen

Ätiologie

- Primär: angeborene Defekte der Granulozytenproduktion
- Sekundär: häufigste Form, z. B. durch Chemotherapie, Strahlentherapie, Medikamente (z. B. Antibiotika, Antikonvulsiva)
- Infektionen (z. B. HIV, Sepsis) führen zur vermehrten Zerstörung oder Verbrauch
- Autoimmunerkrankungen mit Antikörperbildung gegen Granulozyten
- Knochenmarkserkrankungen (Leukämie, aplastische Anämie)
- Mangelzustände (Vitamin B12, Folsäure)

Pathophysiologie

- Verminderte Produktion im Knochenmark oder erhöhter Abbau/Verbrauch von Neutrophilen
- Verminderte Zahl führt zu erhöhtem Risiko für bakterielle und fungale Infektionen
- Bei schwerer Neutropenie unzureichende Immunabwehr, auch ohne typische Entzündungszeichen
- Risiko für septische Komplikationen steigt mit Schwere der Neutropenie

Diagnostik

- Blutbild mit Differenzialblutbild zeigt Neutropenie
- Anamnese zu Auslösern (Medikamente, Infektionen, Vorerkrankungen)
- Knochenmarkbiopsie bei unklarer Ursache
- Bestimmung von Entzündungsparametern (CRP, Procalcitonin) bei Infektionsverdacht
- Überwachung von Vitalzeichen zur Früherkennung von Infektionen

Symptome

- Oft keine direkten Symptome der Neutropenie
- Zeichen von Infektionen: Fieber, Schüttelfrost, Halsschmerzen, Hautrötungen, Wundinfektionen
- Selten fehlen typische Entzündungszeichen wegen fehlender Immunantwort
- Allgemeinsymptome: Müdigkeit, Schwäche bei zugrundeliegender Erkrankung

Prognose

- Abhängig von Ursache und Schwere der Neutropenie
- Mit Behandlung und Infektionsprophylaxe meist gute Prognose bei reversibler Ursache
- Ohne Behandlung bei schwerer Neutropenie hohes Risiko für lebensbedrohliche Infektionen

Komplikationen

- Septischer Schock bei unkontrollierten Infektionen
- Systemische Pilzinfektionen (z. B. Aspergillose)
- Verzögerte Wundheilung
- Organversagen durch Infektionsausbreitung

Therapie

- Behandlung der Grunderkrankung und Absetzen auslösender Medikamente
- Infektionsprophylaxe: Hygienemaßnahmen, Isolation bei schwerer Neutropenie

- Einsatz von G-CSF (Granulozyten-Kolonie-stimulierender Faktor) zur Stimulation der Neutrophilenproduktion
- Antibiotische bzw. antimykotische Therapie bei Infektionsnachweis oder Fieber unklarer Ursache
- Symptomatische Behandlung (z. B. Fiebersenkung)

Spezielle Pflegeinterventionen

- Strikte Hygienemaßnahmen zur Infektionsprävention (Handhygiene, Schutzkleidung)
- Überwachung von Temperatur und Vitalparametern mehrmals täglich
- Patienten- und Angehörigenschulung zum Erkennen von Infektionszeichen
- Unterstützung bei körperlicher Schonung und Mobilisation
- Sicherstellung einer ausgewogenen Ernährung zur Unterstützung des Immunsystems
- Psychosoziale Betreuung bei Angst vor Infektionen und Isolation
- Enge Zusammenarbeit mit dem ärztlichen Team zur schnellen Intervention bei Fieber oder anderen Symptomen

4.12 Sichelzellanämie [ICD-10: D57]

Definition

- Erblich bedingte, autosomal-rezessive Hämoglobinopathie
- Mutation im β-Globin-Gen führt zur Bildung von abnormalem Hämoglobin S (HbS)
- Sichelförmige (abnorm geformte) Erythrozyten bei Sauerstoffmangel, die weniger flexibel sind und Kapillaren verstopfen können

Ätiologie

- Genetisch vererbte Mutation im HBB-Gen
- Besonders häufig bei Menschen afrikanischer, mediterraner oder nahöstlicher Abstammung
- Ausgelöst durch Hypoxie (Sauerstoffmangel), Dehydratation, Infektionen, Stress oder Kälte

Pathophysiologie

- Abnormes HbS polymerisiert bei niedrigem Sauerstoffpartialdruck und führt zur Verformung der roten Blutkörperchen

- Sichelzellen verklumpen und verursachen Mikrogefäßverschluss (Vaso-okklusive Krisen)
- Verkürzte Lebensdauer der Sichelzellen (Hämolyse) führt zu chronischer hämolytischer Anämie
- durch Gefäßverschlüsse kann es zu Organischämien und -schäden kommen

Diagnostik

- Anamnese: rezidivierende Schmerzen, familiäre Vorbelastung
- Blutbild: Anämie, Retikulozytose (vermehrte junge Erythrozyten)
- Blutausstrich: Nachweis von sichelförmigen Erythrozyten
- Hämoglobin-Elektrophorese zur Identifikation von HbS
- Transkranielle Dopplersonografie zur Beurteilung des Schlaganfallrisikos bei Kindern
- Bildgebung bei Organbeteiligung (z. B. Ultraschall, MRT)

Symptome

- Anämiesymptome: Müdigkeit, Blässe, Tachykardie
- Vaso-okklusive Krisen: akute Schmerzen durch Gefäßverschlüsse, vor allem in Knochen, Brustkorb, Abdomen
- Chronische Organmanifestationen: Milzinfarkt, Niereninsuffizienz, Schlaganfälle
- Infektionsanfälligkeit, besonders durch funktionelle Asplenie (Verlust der Milzfunktion)
- Wachstumsverzögerungen und verzögerte Pubertät bei Kindern

Prognose

- Chronisch-progredienter Verlauf mit akuten Krisen und Komplikationen
- Lebensqualität und Lebenserwartung verbessert durch moderne Therapien, aber weiterhin ernste Erkrankung
- Früherkennung und Prophylaxe lebenswichtig

Komplikationen

- Akute thorakale Krise mit Atemnot und hohem Risiko
- Schlaganfälle durch Gefäßverschlüsse im Gehirn
- Chronische Nierenschäden und Herzinsuffizienz
- Infektionen aufgrund Milzfunktionsverlust
- Priapismus (schmerzhafte Erektion) durch Gefäßverschluss im Genitalbereich

Therapie

- Schmerztherapie bei Krisen, meist mit Opioiden
- Hydroxyurea zur Erhöhung von fetalem Hämoglobin und Verringerung von Krisen
- Bluttransfusionen zur Behandlung schwerer Anämien und Komplikationen
- Infektionsprophylaxe durch Impfungen und Antibiotikaprophylaxe
- Sauerstoffgabe und Flüssigkeitszufuhr bei Krisen
- Knochenmarktransplantation als mögliche Heilung bei geeigneten Patient:innen

Spezielle Pflegeinterventionen

- Monitoring von Schmerzintensität und adäquate Schmerztherapie gewährleisten
- Unterstützung bei Flüssigkeitszufuhr und Ernährung zur Vermeidung von Krisen
- Schulung der Patient:innen und Angehörigen zu Krisenerkennung und Frühmaßnahmen
- Förderung von Impfungen und Infektionsschutz
- Psychosoziale Begleitung bei chronischer Erkrankung und Belastung
- Unterstützung bei der Mobilität und Aktivitätsplanung während und nach Krisen
- Zusammenarbeit mit dem ärztlichen Team für individuelle Therapieanpassungen

4.13 Systemischer Lupus erythematodes [ICD-10: M32]

Definition

- Chronisch-entzündliche Autoimmunerkrankung
- Systemisch, betrifft mehrere Organe und Gewebe
- Bildung von Autoantikörpern gegen körpereigene Strukturen, vor allem gegen Zellkerne (ANA – antinukleäre Antikörper)

Ätiologie

- Multifaktorielle Ursachen: genetische Prädisposition, Umweltfaktoren (UV-Strahlung, Infektionen), hormonelle Einflüsse (häufiger bei Frauen)
- Dysregulation des Immunsystems mit Autoantikörperbildung

- Auslöser können Stress, Medikamente oder Infektionen sein

Pathophysiologie

- Bildung von Autoantikörpern führt zur Bildung von Immunkomplexen
- Immunkomplexe lagern sich in verschiedenen Organen ab und lösen Entzündungsreaktionen aus
- Chronische Entzündung führt zu Gewebeschäden, Fibrose und Organfunktionsstörungen
- Betroffene Organe: Haut, Gelenke, Nieren, Herz, Lunge, ZNS (zentrales Nervensystem)

Diagnostik

- Anamnese: unspezifische Symptome wie Müdigkeit, Fieber, Gelenkschmerzen, Hautveränderungen
- Klinische Untersuchung: typische Hauterscheinungen (Schmetterlingserythem im Gesicht), Arthritis
- Labor: Nachweis von ANA, Anti-dsDNA, Anti-Smith-Antikörpern
- Blutbild: Anämie, Leukopenie, Thrombozytopenie
- Urinuntersuchung: Proteinurie bei Nierenbeteiligung
- Bildgebung und Organuntersuchungen je nach Symptomen (z.B. Echokardiographie)

Symptome

- Allgemeinsymptome: Müdigkeit, Fieber, Gewichtsverlust
- Haut: Schmetterlingsförmiger Hautausschlag im Gesicht, Photosensibilität
- Gelenke: schmerzhafte Arthritis, meist symmetrisch, ohne Zerstörung der Gelenke
- Nieren: Lupusnephritis mit Proteinurie und Niereninsuffizienz
- Herz: Perikarditis, Myokarditis
- Lunge: Pleuritis, Lungenerkrankungen
- Neurologisch: Kopfschmerzen, Krampfanfälle, Psychosen
- Schleimhäute: Ulzera

Prognose

- Variable Verläufe, von mild bis lebensbedrohlich
- Früherkennung und konsequente Therapie verbessern Prognose
- Risiko für Organversagen bei ausgeprägter Beteiligung
- Lebensqualität kann durch Schübe und chronische Beschwerden eingeschränkt sein

Komplikationen

- Chronische Niereninsuffizienz durch Lupusnephritis
- Thrombosen durch Antiphospholipid-Syndrom
- Infektionen durch Immunsuppression
- Herz-Kreislauf-Erkrankungen (z. B. Perikarditis)
- ZNS-Komplikationen wie Schlaganfälle oder Psychosen

Therapie

- Basistherapie: NSAR (nichtsteroidale Antirheumatika) zur Schmerzlinderung
- Glukokortikoide zur Unterdrückung der Entzündung
- Immunsuppressiva (z. B. Methotrexat, Azathioprin) zur Reduktion der Autoimmunreaktion
- Hydroxychloroquin zur Verbesserung der Haut- und Gelenksymptome
- Bei schweren Organbeteiligungen Biologika (z. B. Belimumab)
- Regelmäßige Kontrollen und Anpassung der Therapie je nach Krankheitsaktivität

Spezielle Pflegeinterventionen

- Beobachtung von Symptomen und Nebenwirkungen der Therapie
- Unterstützung bei der Medikamenteneinnahme und Aufklärung über Nebenwirkungen
- Hautpflege und Schutz vor UV-Strahlung (Sonnenschutz)
- Psychosoziale Unterstützung zur Bewältigung chronischer Erkrankung
- Anleitung zur Schonung und Förderung der Mobilität bei Gelenkbeschwerden
- Enge Zusammenarbeit mit dem interdisziplinären Behandlungsteam
- Schulung zu Warnzeichen von Komplikationen (z. B. Nierenbeteiligung, Infektionen)

4.14 Thalassämie [ICD-10: D56]

Definition

- Erbliche Blutkrankheit mit gestörter Synthese von Globin-Ketten des Hämoglobins
- Unterscheidung in Alpha- und Beta-Thalassämie je nach betroffenem Globin-Gen
- Führt zu Anämie durch gestörte Erythrozytenbildung und Hämolyse

Ätiologie

- Autosomal-rezessive Vererbung
- Mutation oder Deletion im Globin-Gencluster
- Häufig in Mittelmeer-, Nahost-, Südostasien- und Afrika-Regionen
- Symptome abhängig vom Schweregrad der Mutation

Pathophysiologie

- Unausgewogenes Verhältnis der Globin-Ketten führt zu instabilen Hämoglobinmolekülen
- Unreife Erythrozyten zerfallen vermehrt im Knochenmark (ineffektive Erythropoese)
- Periphere Hämolyse verstärkt Anämie
- Kompensation durch gesteigerte Knochenmarkaktivität mit Knochendeformitäten
- Eisenüberladung durch gesteigerte Eisenresorption und Bluttransfusionen

Diagnostik

- Anamnese: familiäre Belastung, Symptome der Anämie
- Blutbild: mikrozytäre, hypochrome Anämie
- Hämoglobin-Elektrophorese zur Bestimmung der veränderten Hämoglobinmuster
- Molekulargenetische Tests zur Genotypbestimmung
- Bildgebung bei Knochendeformitäten (Röntgen)
- Serumferritin zur Beurteilung der Eisenbelastung

Symptome

- Anämiesymptome: Müdigkeit, Blässe, Tachykardie
- Wachstumsverzögerungen bei Kindern
- Knochendeformitäten durch erweiterte Knochenmarkaktivität, z. B. Gesichtsknochen
- Hepatosplenomegalie durch gesteigerte Hämolyse
- Ikterus (Gelbsucht) bei Hämolyse
- Komplikationen durch Eisenüberladung (Herz- und Leberschäden)

Prognose

- Abhängig vom Schweregrad der Erkrankung und Therapiebeginn
- Beta-Thalassämie major oft lebensbedrohlich ohne Therapie
- Gute Prognose bei adäquater Behandlung und Eisenchelation
- Lebensqualität und Lebenserwartung verbessert durch moderne Therapien

Komplikationen

- Eisenüberladung durch häufige Bluttransfusionen und gesteigerte Eisenaufnahme
- Organschäden (Herz, Leber, Endokrine Organe) durch Eisenablagerungen
- Knochenverformungen mit Funktionsbeeinträchtigung
- Infektionsanfälligkeit durch Milzvergrößerung oder -verlust
- Wachstumshormonmangel und andere endokrine Störungen

Therapie

- Bluttransfusionen zur Behandlung schwerer Anämie
- Eisenchelation (z. B. Deferoxamin, Deferasirox) zur Verhinderung von Eisenüberladung
- Folsäuresubstitution zur Unterstützung der Erythropoese
- Knochentransplantation als mögliche Heilung bei ausgewählten Patient:innen
- Symptomatische Behandlung von Komplikationen
- Regelmäßige Kontrollen von Eisenstatus und Organfunktion

Spezielle Pflegeinterventionen

- Überwachung der Vitalparameter und Anzeichen von Anämie
- Unterstützung bei der Therapieeinhaltung, besonders bei Eisenchelation
- Aufklärung über Erkrankung, Vererbung und Behandlungsmöglichkeiten
- Förderung einer ausgewogenen Ernährung und Flüssigkeitszufuhr
- Beobachtung auf Nebenwirkungen der Medikamente
- Psychosoziale Betreuung bei chronischer Erkrankung und Therapiebelastung
- Zusammenarbeit mit Ärzt:innen und anderen Fachkräften zur umfassenden Versorgung

4.15 Thrombozytopenie [ICD-10: D69]

Definition

- Verminderung der Thrombozytenzahl (Blutplättchen) im Blut unter 150.000/µl
- Führt zu gestörter Blutgerinnung und erhöhter Blutungsneigung

Ätiologie

- Verminderte Thrombozytenproduktion im Knochenmark durch Infektionen, Medikamente, Knochenmarkserkrankungen

- Erhöhter Thrombozytenabbau oder -verbrauch bei Autoimmunerkrankungen, Sepsis, disseminierter intravasaler Gerinnung (DIC)
- Verbrauch durch thrombotische Mikroangiopathien (z. B. thrombotisch-thrombozytopenische Purpura)
- Schwangerschaftsbedingt (gestörte Thrombozytenfunktion oder -zahl)
- Idiopathisch (ohne erkennbare Ursache, z. B. ITP (Immunthrombozytopenie)

Pathophysiologie

- Ungleichgewicht zwischen Thrombozytenbildung und -abbau
- Autoantikörper führen zur Zerstörung von Thrombozyten in Milz und Leber
- Störung der Hämostase durch reduzierte Thrombozytenzahl und -funktion
- Bei schweren Fällen Gefahr von spontanen Blutungen in Haut, Schleimhäuten und inneren Organen

Diagnostik

- Blutbild mit Thrombozytenzahl unterhalb des Normbereichs (150.000–400.000/µl)
- Klinische Untersuchung auf Petechien (kleine Punktblutungen), Hämatome, Blutungen
- Knochenmarkpunktion zur Abklärung der Thrombozytenproduktion
- Suche nach Autoantikörpern gegen Thrombozyten
- Bestimmung von Gerinnungsparametern zum Ausschluss von DIC
- Abklärung möglicher auslösender Faktoren wie Medikamente oder Infektionen

Symptome

- Petechien und Purpura (kleine und größere Hautblutungen)
- Nasenbluten, Zahnfleischbluten
- Verstärkte Menstruationsblutungen
- Blut im Urin oder Stuhl bei schweren Fällen
- Müdigkeit und Blässe bei begleitender Anämie durch Blutverlust
- In schweren Fällen Blutungen in Gehirn oder innere Organe (Notfall)

Prognose

- Abhängig von Ursache und Schweregrad
- Bei idiopathischer Form meist guter Verlauf mit Therapie
- Sekundäre Thrombozytopenien können schwerwiegender sein
- Risiko für lebensbedrohliche Blutungen bei sehr niedriger Thrombozytenzahl

Komplikationen

- Schwere Blutungen, z. B. intrazerebrale Blutungen
- Sekundärinfektionen durch Blutungen in Schleimhäuten

- Anämie durch chronische Blutverluste
- Komplikationen durch Grunderkrankungen, z. B. Sepsis oder Leukämie

Therapie

- Behandlung der Grunderkrankung (z. B. Absetzen von auslösenden Medikamenten)
- Immunsuppressive Therapie bei Autoimmunformen (Kortikosteroide, Immunglobuline)
- Thrombozytentransfusionen bei schweren Blutungen oder sehr niedrigen Thrombozytenzahlen
- Splenektomie (operative Entfernung der Milz) bei chronischer ITP
- Behandlung von Komplikationen und Blutungen
- Engmaschige Verlaufskontrollen

Spezielle Pflegeinterventionen

- Beobachtung und Dokumentation von Blutungszeichen und Hautveränderungen
- Schutz vor Verletzungen und Sturzrisiko minimieren
- Anleitung zur Vermeidung von blutungsfördernden Medikamenten und Tätigkeiten
- Unterstützung bei Medikamenteneinnahme und Nebenwirkungsbeobachtung
- Information und Beratung zur Erkrankung und zum Verhalten bei Blutungen
- Psychosoziale Betreuung bei chronischer Erkrankung und Angst vor Blutungen
- Zusammenarbeit mit ärztlichem Team zur Therapieanpassung und Notfallmanagement

5 Infektiologie

5.1 Borreliose [ICD-10: A69]

Definition

- Infektionskrankheit, verursacht durch Bakterien der Gattung Borrelia (Borrelia burgdorferi-Komplex)
- Übertragung meist durch Zeckenstich (Ixodes-Zecke)
- Verläuft in mehreren Stadien mit unterschiedlichen Symptomen

Ätiologie

- Erreger: Borrelia burgdorferi sensu lato
- Vektor: Zecken, hauptsächlich im mitteleuropäischen Raum Ixodes ricinus
- Übertragung bei längerem Zeckenbefall (meist >24 Stunden)
- Risiko steigt bei Aufenthalt in Wäldern, hohem Gras und Gebieten mit vielen Zecken

Pathophysiologie

- Bakterien dringen nach Zeckenstich in die Haut ein
- Lokale Infektion mit Entzündung (Erythema migrans)
- Ausbreitung über Lymph- und Blutgefäße zu Organen
- Immunantwort führt zu Entzündungen in Haut, Nervensystem, Gelenken und Herz
- Chronische Formen durch persistierende Erreger möglich

Diagnostik

- Anamnese mit Angabe von Zeckenexposition und Symptomen
- Typisches Erythema migrans (wanderröter Hautausschlag) als Diagnosekriterium
- Serologische Tests (ELISA, Westernblot) zum Nachweis von Antikörpern gegen Borrelien
- Liquoruntersuchung bei neurologischer Beteiligung
- Bildgebung (MRT) bei Gelenk- oder Nervensystembeteiligung

Symptome

- Frühstadium: Erythema migrans (ringförmiger roter Hautausschlag)
- Grippeähnliche Symptome: Fieber, Kopf- und Gliederschmerzen, Müdigkeit
- Spätstadium: Arthritis (Gelenkentzündung), neurologische Symptome (Neuroborreliose), Herzrhythmusstörungen
- Chronische Symptome: Muskelschmerzen, neurologische Ausfälle, chronische Müdigkeit

Prognose

- Gute Prognose bei frühzeitiger Behandlung
- Ohne Therapie kann es zu chronischen Beschwerden kommen
- Spätfolgen wie Gelenkschäden oder neurologische Defizite möglich

Komplikationen

- Chronische Neuroborreliose mit Meningitis, Radikulitis oder Enzephalitis
- Chronische Arthritis, vor allem Kniegelenk betroffen
- Herzmuskelentzündung (Borreliose-Myokarditis) mit Herzrhythmusstörungen
- Selten neurologische Defizite mit bleibenden Schäden

Therapie

- Antibiotikatherapie, meist Doxycyclin oder Amoxicillin über 2–3 Wochen
- Bei neurologischer oder kardialer Beteiligung längere oder intravenöse Antibiotikatherapie
- Symptomatische Behandlung bei Schmerzen und Entzündung
- Vermeidung von Zeckenstichen durch Schutzkleidung und Insektenschutzmittel

Spezielle Pflegeinterventionen

- Beobachtung und Dokumentation der Hautveränderungen und Allgemeinzustand
- Anleitung zur richtigen Zeckenentfernung (Pinzette nahe an der Haut)
- Aufklärung über Präventionsmaßnahmen gegen Zeckenstiche
- Unterstützung bei Medikamenteneinnahme und Nebenwirkungsmanagement
- Monitoring neurologischer Symptome und rasche Meldung bei Verschlechterung
- Psychosoziale Unterstützung bei chronischer Borreliose
- Zusammenarbeit mit dem ärztlichen Team zur Verlaufskontrolle

5.2 Clostridium difficile [ICD-10: A04]

Definition

- Infektion des Darms durch das anaerobe, sporenbildende Bakterium Clostridium difficile
- Verursacht meist antibiotikaassoziierte Diarrhöen und pseudomembranöse Kolitis
- Führt zu Entzündung der Dickdarmschleimhaut

Ätiologie

- Infektion häufig nach Antibiotikatherapie, die die Darmflora stört
- Übertragung fäkal-oral, häufig in Krankenhäusern und Pflegeeinrichtungen
- Sporen sind resistent gegenüber Umwelteinflüssen und Desinfektionsmitteln
- Risikofaktoren: Alter, Immunsuppression, Krankenhausaufenthalt

Pathophysiologie

- Clostridium difficile produziert Toxine (Toxin A und B), die Darmzellen schädigen
- Toxine führen zu Entzündung, Zellnekrose und Schleimhautauswurf (Pseudomembranen)
- Durchfall entsteht durch erhöhte Sekretion und verminderte Resorption im Darm

Diagnostik

- Anamnese mit Antibiotikagebrauch und Klinik
- Nachweis von Toxin A und B im Stuhl mittels Immunoassay oder PCR
- Stuhlkultur zur Identifikation des Erregers, aber langsamer als Toxin-Nachweis und daher nicht primär für die Akutdiagnostik geeignet
- Abdominalsonographie oder Endoskopie bei schwerer Kolitis zur Beurteilung

Symptome

- Wässrige Durchfälle, häufig 3–10-mal täglich
- Bauchschmerzen, Krämpfe, Fieber
- Übelkeit und Erbrechen möglich
- Schwerer Verlauf mit pseudomembranöser Kolitis, paralytischem Ileus, toxischem Megakolon

Prognose

- Leichter Verlauf heilt meist mit Therapie aus
- Rezidive häufig, besonders bei Risikopatienten
- Schwere Verlaufsformen können lebensbedrohlich sein

Komplikationen

- Dehydratation durch starken Durchfall
- Toxisches Megakolon mit Darmperforation
- Sepsis bei Übergreifen der Infektion
- Chronische Diarrhöe durch wiederkehrende Infektion

Therapie

- Absetzen auslösender Antibiotika, wenn möglich
- Spezifische Antibiotika: Vancomycin oder Fidaxomicin oral
- Metronidazol bei leichteren Fällen
- Flüssigkeits- und Elektrolytersatz z. B. bei Dehydratation
- Bei Rezidiven ggf. Fäkale Mikrobiota-Transplantation (Stuhltransplantation)
- Isolation zur Verhinderung nosokomialer Ausbreitung

Spezielle Pflegeinterventionen

- Hygienevorschriften strikt einhalten, Händedesinfektion mit alkoholischen Mitteln nicht gegen Sporen ausreichend, daher Händewaschen mit Seife
- Schutzkleidung tragen (Handschuhe, Kittel) bei Patientenkontakt
- Überwachung der Vitalzeichen und Flüssigkeitsbilanz
- Unterstützung bei Diät und Flüssigkeitsaufnahme
- Beobachtung von Symptomen wie Fieber, zunehmendem Schmerz und Durchfall
- Patientenschulung zur Infektionsprävention und korrekter Medikamenteneinnahme
- Kooperation mit Hygiene- und ärztlichem Team zur Vermeidung von Ausbrüchen

5.3 Dengue Fieber [ICD-10: A97]

Definition

- Akute virale Infektionskrankheit, verursacht durch das Dengue-Virus (Flavivirus)

- Übertragung durch Stechmücken der Gattung Aedes (v.a. Aedes aegypti)
- Manifestiert sich als fieberhafte Erkrankung mit grippeähnlichen Symptomen
- Kann sich zu schweren Formen wie Dengue-Hämorrhagisches Fieber oder Dengue-Schocksyndrom entwickeln

Ätiologie

- Infektion durch eines von vier Dengue-Virus-Serotypen (DEN-1 bis DEN-4)
- Übertragung durch Mückenstiche, Mücken stechen tagsüber
- Häufig in tropischen und subtropischen Regionen
- Wiederholte Infektion mit unterschiedlichen Serotypen erhöht Risiko für schwere Verläufe

Pathophysiologie

- Virus vermehrt sich im Blut und in verschiedenen Organen
- Immunreaktion führt zu Gefäßwandschäden und erhöhter Gefäßpermeabilität
- Flüssigkeitsaustritt in Gewebe kann zu Hypovolämie und Schock führen
- Thrombozytopenie (verringerte Blutplättchenzahl) fördert Blutungsneigung

Diagnostik

- Anamnese mit Aufenthalt in Endemiegebieten und Mückenexposition
- Klinische Untersuchung mit Fieber, Hauterscheinungen und Symptomen
- Nachweis von Virus-Genom mittels PCR in der Frühphase
- Serologische Tests (IgM/IgG-Antikörper) zum Nachweis der Infektion
- Blutbild mit Thrombozytopenie und Leukozytopenie
- Überwachung von Vitalparametern bei Verdacht auf Schock

Symptome

- Plötzlicher Fieberbeginn bis 40 °C
- Starke Kopf- und Gliederschmerzen (Knochenbrecherfieber)
- Übelkeit, Erbrechen, Hautausschlag (exanthem)
- Muskelschmerzen, retroorbitaler Schmerz (hinter den Augen)
- In schweren Fällen: Blutungen aus Schleimhäuten, Petechien (kleine Hautblutungen)
- Schockzeichen bei schwerer Verlaufsform

Prognose

- Unkomplizierter Verlauf heilt meist vollständig aus
- Schwere Verläufe mit Blutungen und Schock können lebensbedrohlich sein
- Frühzeitige Diagnose und Behandlung verbessern Prognose

Komplikationen

- Dengue-Hämorrhagisches Fieber mit Blutungen und Gerinnungsstörungen
- Dengue-Schocksyndrom durch Flüssigkeitsverlust und Kreislaufversagen
- Organversagen (Leber, Niere, Herz) bei schweren Verläufen
- Sekundärinfektionen durch Immunsuppression

Therapie

- Keine spezifische antivirale Therapie verfügbar
- Symptomatische Behandlung: Fiebersenkung (Paracetamol), Flüssigkeitsersatz
- Vermeidung von NSAR wegen Blutungsrisiko
- Überwachung von Blutdruck, Urinausscheidung und Laborparametern
- Bei Schock: intensivmedizinische Behandlung mit Volumenersatz und Kreislaufstabilisierung

Spezielle Pflegeinterventionen

- Beobachtung von Vitalparametern und Flüssigkeitsbilanz
- Schmerz- und Fiebermanagement, Vermeidung von NSAR
- Unterstützung bei der Flüssigkeitsaufnahme, ggf. parenterale Flüssigkeitstherapie
- Hautpflege und Überwachung auf Blutungszeichen
- Schutz vor weiteren Mückenstichen, z. B. Moskitonetze und Repellentien
- Psychosoziale Unterstützung bei längerer Krankheitsdauer
- Aufklärung zu Infektionsschutz und Vermeidung von Endemiegebieten bei Reisen

5.4 FSME (Frühsommer-Meningoenzephalitis) [ICD-10: A84]

Definition

- Virale Infektionskrankheit des zentralen Nervensystems (ZNS)
- Verursacht durch das FSME-Virus (Flavivirus)
- Übertragung durch Zeckenstich, v. a. in gemäßigten Zonen Europas und Asiens
- Verläuft meist zweiphasig mit grippeähnlicher Erstphase und neurologischer Zweitphase

Ätiologie

- Infektion durch FSME-Virus, übertragen durch Zecken der Gattung Ixodes
- Häufigkeit steigt in Frühjahr und Sommer durch vermehrte Zeckenaktivität
- Risikogruppen: Waldbesucher, Landwirte, Forstarbeiter
- Keine Übertragung von Mensch zu Mensch

Pathophysiologie

- Virus vermehrt sich nach Zeckenstich zunächst lokal und im lymphatischen System
- Virämie (Virus im Blut) ermöglicht Übertritt in ZNS
- Entzündung von Gehirn (Enzephalitis), Hirnhäuten (Meningitis) und Rückenmark (Myelitis)
- Immunreaktion führt zu Nervenzellschädigung und neurologischen Ausfällen

Diagnostik

- Anamnese mit Zeckenexposition und Aufenthalt in Endemiegebieten
- Klinische Symptome mit biphasischem Verlauf
- Nachweis von FSME-spezifischen IgM- und IgG-Antikörpern im Serum oder Liquor
- Liquoruntersuchung: lymphozytäre Pleozytose (erhöhte Lymphozytenzahl), erhöhte Proteine
- Bildgebung (MRT) bei neurologischen Ausfällen zur Ausschlussdiagnostik

Symptome

- Erste Phase: Fieber, Kopf- und Gliederschmerzen, Abgeschlagenheit, Muskelschmerzen
- Symptomfreier Intervall von wenigen Tagen bis zu zwei Wochen
- Zweite Phase: hohes Fieber, Nackensteifigkeit, Bewusstseinsstörungen, Krampfanfälle
- Meningitis-, Enzephalitis- oder Myelitis-Symptome mit neurologischen Ausfällen
- Dauerhafte neurologische Defizite möglich

Prognose

- Erste Phase meist mild und selbstlimitierend
- Zweite Phase variabel, teilweise schwere Verläufe mit bleibenden Schäden
- Mortalität gering, aber bei Enzephalitis höheres Risiko
- Langzeitfolgen: neurologische Defizite, motorische Einschränkungen

Komplikationen

- Meningitis, Enzephalitis, Myelitis
- Hirnödem, Krampfanfälle
- Dauerhafte neurologische Ausfälle wie Lähmungen oder kognitive Beeinträchtigungen
- Sekundärinfektionen durch Immobilität und Pflegebedürftigkeit

Therapie

- Keine spezifische antivirale Behandlung
- Symptomatische und supportive Therapie: Fiebersenkung, Schmerzbehandlung
- Intensivmedizinische Betreuung bei schweren neurologischen Komplikationen
- Physiotherapie und Rehabilitation bei neurologischen Ausfällen

Spezielle Pflegeinterventionen

- Beobachtung neurologischer Symptome und Vitalzeichen
- Unterstützung bei Mobilisation und Lagerung zur Vermeidung von Komplikationen
- Überwachung und Pflege bei Bewusstseinsstörungen und Schluckstörungen
- Schmerz- und Fiebermanagement
- Psychosoziale Unterstützung für Patient:innen und Angehörige
- Aufklärung zur Prävention: Impfung, Schutzkleidung und Zeckenkontrolle
- Anleitung zur richtigen Entfernung von Zecken

5.5 Grippe (Influenza) [ICD-10: J10]

Definition

- Akute, hochansteckende Virusinfektion der Atemwege
- Verursacht durch Influenzaviren (Typ A, B, C)
- Saisonale Epidemien mit globaler Verbreitung
- Kurzzeitige Erkrankung mit systemischen und respiratorischen Symptomen

Ätiologie

- Infektion durch Tröpfcheninfektion (Husten, Niesen) oder Kontakt mit kontaminierten Oberflächen
- Influenzaviren: Typ A häufig verantwortlich für schwere Epidemien, Typ B meist mildere Verläufe

- Schnelle Mutation der Viren (Antigen-Drift) erschwert Immunität und Impfstoffwirksamkeit
- Risikogruppen: ältere Menschen, Kleinkinder, chronisch Kranke, Schwangere

Pathophysiologie

- Viren dringen in respiratorisches Epithel ein und vermehren sich in Zellen der Atemwege
- Zerstörung der Schleimhautzellen führt zu Entzündungsreaktionen und Symptomen
- Systemische Immunantwort verursacht Fieber, Müdigkeit und Muskelschmerzen
- Sekundärinfektionen durch bakterielle Superinfektion möglich

Diagnostik

- Klinische Anamnese mit plötzlichem Krankheitsbeginn und typischen Symptomen
- Schnelltests (Antigentests) zur Viruserkennung im Nasen- oder Rachenabstrich
- PCR (Polymerase-Kettenreaktion) als Goldstandard für Virusnachweis
- Differenzialdiagnose zu anderen Atemwegserkrankungen, z. B. COVID-19 oder RSV

Symptome

- Plötzliches hohes Fieber, Schüttelfrost
- Kopfschmerzen, Muskelschmerzen (Myalgien), Abgeschlagenheit
- Trockener Husten, Halsschmerzen, Schnupfen
- Appetitlosigkeit, Schwitzen
- In schweren Fällen Atemnot, Verschlechterung von Vorerkrankungen

Prognose

- Meist selbstlimitierend innerhalb von 7 bis 10 Tagen
- Komplikationen häufiger bei Risikogruppen
- Mortalität gering, aber saisonale Grippewellen können hohe Todeszahlen verursachen
- Vollständige Erholung bei gesunden Personen üblich

Komplikationen

- Sekundärinfektionen wie bakterielle Pneumonie
- Verschlechterung von chronischen Erkrankungen (z. B. Herzinsuffizienz, COPD)
- Sinusitis, Otitis media
- Myokarditis (Herzmuskelentzündung), Enzephalitis (Gehirnentzündung) selten

- Exazerbationen bei Asthma bronchiale oder Diabetes mellitus

Therapie

- Symptomatische Behandlung: Fiebersenkung (Paracetamol, Ibuprofen), Flüssigkeitszufuhr, Bettruhe
- Bei Risikopatienten oder schwerem Verlauf antivirale Medikamente (z. B. Oseltamivir) innerhalb der ersten 48 Stunden
- Behandlung von Komplikationen, z. B. Antibiotika bei bakterieller Superinfektion
- Impfprophylaxe mit saisonalem Grippeimpfstoff zur Reduktion von Erkrankungen und Komplikationen

Spezielle Pflegeinterventionen

- Überwachung von Vitalzeichen und Atmung
- Förderung der Flüssigkeitsaufnahme und Ernährung
- Unterstützung bei Körperpflege und Ruhephasen
- Schutzmaßnahmen zur Vermeidung von Kreuzinfektionen (Isolation, Händehygiene)
- Schulung zur korrekten Einnahme von Medikamenten und Beachtung von Nebenwirkungen
- Beratung zur Impfung und Prävention
- Psychosoziale Unterstützung bei Isolation und Angst vor Krankheit

5.6 Hepatitis A [ICD-10: B15]

Definition

- Akute virale Leberentzündung verursacht durch Hepatitis-A-Virus (HAV)
- Übertragung fäkal-oral, häufig durch kontaminiertes Wasser oder Lebensmittel
- Meist selbstlimitierende Erkrankung ohne chronischen Verlauf
- Immunität nach überstandener Infektion lebenslang

Ätiologie

- Hepatitis-A-Virus, ein RNA-Virus aus der Familie der Picornaviridae
- Infektion durch Aufnahme von Viruspartikeln über verunreinigte Nahrung, Wasser oder Schmierinfektion
- Besonders in Ländern mit schlechten hygienischen Bedingungen verbreitet
- Enge Kontakte in Gemeinschaftseinrichtungen (Kindergärten, Pflegeheime) begünstigen Ausbrüche

Pathophysiologie

- Virus gelangt über den Darm in die Leber und infiziert dort Hepatozyten (Leberzellen)
- Virusreplikation in Hepatozyten führt zur Immunreaktion und Entzündung
- Zellschädigung verursacht Funktionsstörungen der Leber und erhöhte Leberenzyme
- Virus wird mit Galle ausgeschieden und über Stuhl weiterverbreitet

Diagnostik

- Anamnese: Aufenthalt in Endemiegebieten, unsaubere Lebensmittel, Symptome der Hepatitis
- Serologische Diagnostik: Nachweis von Anti-HAV-IgM-Antikörpern als Hinweis auf akute Infektion
- Leberwerte: Erhöhte Transaminasen (ALT, AST), Bilirubin-Anstieg
- Sonographie zur Beurteilung der Lebergröße und Struktur
- Ausschluss anderer Hepatitisformen (B, C, D, E) durch spezifische Tests

Symptome

- Prodromalphase mit grippeähnlichen Symptomen, Fieber, Abgeschlagenheit, Übelkeit
- Dunkler Urin, heller Stuhlgang (Leukostuhl) durch Gallestau
- Ikterus (Gelbsucht) mit gelblicher Verfärbung von Haut und Skleren
- Oberbauchschmerzen, vor allem im rechten Hypochondrium
- Juckreiz durch Gallestau möglich
- Meist vollständige Erholung nach einigen Wochen

Prognose

- Akute Erkrankung heilt meist komplikationsfrei aus
- Selten fulminanter Verlauf mit Leberversagen, besonders bei älteren Patient:innen
- Keine chronische Infektion, vollständige Immunität nach Erkrankung
- Lebenslange Schutzwirkung durch Antikörper

Komplikationen

- Fulminante Hepatitis mit akutem Leberversagen in seltenen Fällen
- Cholestatische Hepatitis mit langanhaltendem Ikterus und Juckreiz
- Gallenwegsobstruktion sekundär durch Entzündung möglich
- Aszites und Gerinnungsstörungen bei schwerer Leberbeteiligung

Therapie

- Keine spezifische antivirale Therapie verfügbar
- Symptomatische Behandlung: Bettruhe, Flüssigkeitszufuhr, Ernährung anpassen
- Vermeidung hepatotoxischer Substanzen wie Alkohol und Medikamente
- Kontrolle der Leberfunktion regelmäßig
- Postexpositionsprophylaxe mit Immunglobulinen möglich bei Kontaktpersonen

Spezielle Pflegeinterventionen

- Überwachung von Vitalzeichen und Bewusstseinslage
- Förderung der Ruhe und Schonung der Leberfunktion
- Unterstützung bei Ernährung und Flüssigkeitsaufnahme
- Beobachtung auf Verschlechterung wie Ikterus, Blutungsneigung
- Aufklärung zur Hygiene und Vermeidung der Weiterverbreitung
- Psychosoziale Begleitung bei Isolation und Krankheitsbewältigung
- Beratung zur Impfung bei Risikogruppen und Reisenden

5.7 Hepatitis B [ICD-10: B16]

Definition

- Infektion der Leber durch Hepatitis-B-Virus (HBV)
- Kann akut oder chronisch verlaufen
- Chronische Infektion kann zu Leberzirrhose und Leberzellkarzinom führen
- Weltweit bedeutende Ursache von Lebererkrankungen

Ätiologie

- Hepatitis-B-Virus, DNA-Virus aus der Familie Hepadnaviridae
- Übertragung durch Blut, Körperflüssigkeiten (Sexualkontakt, perinatale Übertragung, kontaminierte Nadeln)
- Häufig in Regionen mit unzureichender Hygiene und medizinischer Versorgung
- Vertikale Übertragung von Mutter auf Kind bei Geburt

Pathophysiologie

- Virus infiziert Hepatozyten, vermehrt sich im Zellkern und Zytoplasma
- Immunantwort des Körpers führt zu Entzündung und Zelltod
- Bei chronischer Infektion Persistenz von Virus und anhaltende Immunreaktion
- Fortschreitende Leberzellschädigung mit Fibrose und Zirrhose

- Möglichkeit der Integration viraler DNA in das Hepatozytengenom, Förderung von Krebs

Diagnostik

- Anamnese: Risikofaktoren, Kontakt zu infektiösen Materialien, Reiseanamnese
- Serologie: Nachweis von HBsAg (Oberflächenantigen, Hinweis auf Infektion)
- Anti-HBs-Antikörper als Nachweis von Immunität
- Anti-HBc-Antikörper (Kernantikörper) zur Differenzierung akuter und chronischer Infektion
- PCR zum Nachweis der Viruslast (HBV-DNA)
- Leberwerte: Erhöhte Transaminasen, Bilirubin, ggf. Gerinnungsfaktoren
- Leberbiopsie bei unklaren Befunden zur Beurteilung des Fibrosegrades

Symptome

- Akute Hepatitis: grippeähnliche Symptome, Müdigkeit, Übelkeit, Ikterus, dunkler Urin
- Chronische Infektion häufig asymptomatisch oder unspezifische Symptome
- Später Zeichen von Leberzirrhose: Aszites, Ödeme, Blutungsneigung
- Extrahepatische Manifestationen möglich, z. B. Gelenkbeschwerden, Hautausschlag

Prognose

- Akute Infektion heilt bei Erwachsenen meist aus
- 5–10 % entwickeln chronische Infektion, Risiko für schwere Komplikationen
- Chronische Hepatitis B kann Jahrzehnte ohne Symptome verlaufen
- Frühzeitige Therapie verbessert langfristige Prognose
- Unbehandelt Risiko für Leberzirrhose und Leberzellkarzinom

Komplikationen

- Chronische Hepatitis mit Leberfibrose und Zirrhose
- Hepatozelluläres Karzinom (Leberkrebs)
- Leberversagen bei fulminantem Verlauf
- Extrahepatische Komplikationen: Glomerulonephritis, Polyarteriitis nodosa
- Übertragung auf Neugeborene und enge Kontaktpersonen

Therapie

- Akute Hepatitis meist symptomatisch behandeln
- Chronische Hepatitis B: antivirale Medikamente wie Nukleos(t)idanaloga (z. B. Tenofovir, Entecavir)
- Interferontherapie in bestimmten Fällen
- Regelmäßige Überwachung von Leberfunktion und Viruslast

- Behandlung von Komplikationen und Leberzirrhose
- Schutzmaßnahmen zur Vermeidung der Weiterverbreitung

Spezielle Pflegeinterventionen

- Aufklärung zu Übertragungswegen und Vermeidung von Infektionen
- Unterstützung bei Medikamenteneinnahme und Nebenwirkungsmanagement
- Überwachung der Vitalzeichen und Zeichen einer Verschlechterung
- Förderung der Ernährung und Flüssigkeitszufuhr
- Psychosoziale Unterstützung bei chronischer Erkrankung und Stigmatisierung
- Beratung zu Impfungen für Kontaktpersonen und Risikogruppen
- Zusammenarbeit mit ärztlichem Team für Verlaufskontrolle

5.8 Hepatitis C [ICD-10: B17]

Definition

- Virusbedingte Leberentzündung durch Hepatitis-C-Virus (HCV)
- Chronisch verlaufende Erkrankung mit Risiko für Leberzirrhose und Leberzellkarzinom
- Weltweit verbreitet, häufigste Ursache chronischer Hepatitis

Ätiologie

- Hepatitis-C-Virus, RNA-Virus aus der Familie Flaviviridae
- Übertragung hauptsächlich durch Blutkontakt (z.B. unsichere Injektionen, Bluttransfusionen vor Einführung der Testverfahren)
- Seltener durch Sexualkontakt oder perinatale Übertragung
- Kein Impfstoff verfügbar

Pathophysiologie

- Virus infiziert Leberzellen, vermehrt sich intrazellulär
- Chronische Entzündung durch anhaltende Immunreaktion gegen infizierte Hepatozyten
- Zerstörung von Leberzellen, Fibrose und Entwicklung einer Zirrhose
- Risiko der Entwicklung eines hepatozellulären Karzinoms

Diagnostik

- Anamnese: Risikofaktoren für Blutkontakt, früherer Drogenkonsum, Operationen

- Serologie: Nachweis von Anti-HCV-Antikörpern
- PCR zum Nachweis und Quantifizierung der HCV-RNA (Viruslast)
- Genotypbestimmung zur Therapieplanung
- Leberwerte (Transaminasen), Gerinnungsstatus, ggf. Leberbiopsie oder Elastographie zur Beurteilung des Fibrosegrades

Symptome

- Akute Phase häufig symptomlos oder grippeähnliche Symptome
- Chronische Infektion oft lange asymptomatisch
- Später Müdigkeit, Leistungsminderung, gelegentlich Oberbauchbeschwerden
- Zeichen der Leberzirrhose bei fortgeschrittenem Stadium

Prognose

- Etwa 75–85 % der Infizierten entwickeln chronische Hepatitis
- Fortschreitende Leberfibrose über Jahre bis Jahrzehnte
- Behandlung kann Heilung (Viruseradikation) bewirken
- Ohne Therapie Risiko für Zirrhose und Leberkrebs

Komplikationen

- Chronische Leberentzündung mit Zirrhose
- Hepatozelluläres Karzinom
- Leberversagen
- Extrahepatische Manifestationen wie Membranöse Glomerulonephritis, Kryoglobulinämie

Therapie

- Direkte antivirale Medikamente (DAAs) mit hoher Heilungsrate
- Therapie abhängig von Genotyp, Viruslast und Leberstatus
- Regelmäßige Kontrolle der Leberfunktion während und nach Therapie
- Behandlung von Begleiterkrankungen und Komplikationen

Spezielle Pflegeinterventionen

- Beratung zur Vermeidung von Ansteckung und Weiterverbreitung
- Unterstützung bei der Therapieeinhaltung und Nebenwirkungsmanagement
- Psychosoziale Begleitung bei chronischer Erkrankung
- Überwachung der Symptome und Allgemeinzustand
- Förderung gesunder Lebensweise, Verzicht auf Alkohol
- Zusammenarbeit mit dem medizinischen Team zur Verlaufskontrolle

5.9 Herpes simplex [ICD-10: B00]

Definition

- Infektion durch Herpes-simplex-Viren (HSV) Typ 1 und Typ 2
- Virale Erkrankung mit wiederkehrenden Bläschen und Läsionen an Haut und Schleimhäuten
- HSV-1 meist orofazial, HSV-2 meist genital lokalisiert

Ätiologie

- Herpes-simplex-Virus, DNA-Virus aus der Familie der Herpesviridae
- Übertragung durch direkten Kontakt mit infizierten Sekreten (Speichel, Genitalsekrete)
- Primärinfektion meist im Kindesalter (HSV-1) oder sexuell (HSV-2)
- Virus verbleibt latent in Nervenganglien und kann reaktiviert werden

Pathophysiologie

- Virusinfektion der Epithelzellen mit Zytolyse (Zellzerstörung)
- Ausbildung charakteristischer Bläschen (Vesikel) auf gerötetem Grund
- Latenzphase in sensorischen Nervenknoten, periodische Reaktivierungen durch Trigger (Stress, UV-Strahlung, Immunschwäche)
- Lokale Entzündung und Schmerz durch Nervenirritation

Diagnostik

- Klinische Diagnose durch typische Bläschen- und Ulzerationsmuster
- Nachweis von HSV-DNA mittels PCR aus Bläschenflüssigkeit
- Virusanzucht oder Antikörperbestimmung bei unklaren Fällen
- Differenzialdiagnose zu anderen vesikulären Hauterkrankungen

Symptome

- Initiale Infektion: Fieber, allgemeines Krankheitsgefühl, schmerzhafte Bläschen im betroffenen Gebiet
- Rezidive: lokale brennende Schmerzen, Hautrötung, gruppierte Bläschen, Juckreiz
- Bei Immunsuppression möglich schwerer Verlauf mit ausgedehnten Läsionen

Prognose

- Meist selbstlimitierend, Dauer etwa 1–2 Wochen
- Keine vollständige Heilung, Virus verbleibt lebenslang latent
- Rezidive häufig, aber meist milder und kürzer

Komplikationen

- Sekundärinfektion durch Bakterien
- Herpes-simplex-Keratitis (Hornhautentzündung) bei okulärer Beteiligung
- Enzephalitis (Hirnentzündung) bei immunsupprimierten Patient:innen
- Neonatale Herpesinfektion bei Infektion der Mutter um Geburtszeit

Therapie

- Antivirale Medikamente wie Aciclovir zur Verkürzung der Symptome und Rezidivprophylaxe
- Schmerztherapie und lokale Pflege der Läsionen
- Bei schweren Verläufen systemische antivirale Therapie
- Vermeidung von Auslöserfaktoren und Schutz vor Ansteckung

Spezielle Pflegeinterventionen

- Hautpflege und Vermeidung von Sekundärinfektionen
- Schulung zur richtigen Anwendung antiviraler Salben und Medikamente
- Beratung zu Hygiene und Vermeidung von Übertragung, besonders bei Schleimhautkontakt
- Beobachtung und Dokumentation der Läsionen und Symptome
- Unterstützung bei psychosozialer Belastung durch wiederkehrende Infektionen
- Information zur Bedeutung von Triggerfaktoren und Präventionsmaßnahmen

5.10 Herpes Zoster [ICD-10: B02]

Definition

- Reaktivierung des Varizella-Zoster-Virus (VZV), das nach einer Windpockenerkrankung (Varizellen) im Körper verbleibt
- Virale Infektion, die sich entlang eines oder mehrerer Spinal- oder Hirnnerven in Form eines schmerzhaften, bläschenförmigen Hautausschlags manifestiert
- Auch als »Gürtelrose« bezeichnet

Ätiologie

- Varizella-Zoster-Virus, DNA-Virus aus der Familie Herpesviridae
- Primärinfektion: Windpocken (Varizellen) im Kindesalter
- Latenzphase in sensorischen Ganglien der Spinal- und Hirnnerven
- Reaktivierung durch Immunschwäche, Alter, Stress oder andere auslösende Faktoren

Pathophysiologie

- Reaktivierung des latent im Nervensystem verbliebenen Virus
- Virus wandert entlang der Nervenfasern zur Hautoberfläche
- Zerstörung von Hautzellen und Entzündungsreaktion mit typischen Vesikeln und Schmerz
- Nervenschädigung führt zu neuropathischen Schmerzen (postherpetische Neuralgie)

Diagnostik

- Klinische Diagnose anhand des typischen segmentalen Hautausschlags mit Bläschen auf erythematösem Grund
- Anamnese mit typischen Prodromalsymptomen (brennende Schmerzen, Missempfindungen)
- PCR-Nachweis von VZV-DNA aus Bläschenflüssigkeit zur Sicherung der Diagnose
- Differenzialdiagnose zu Herpes simplex und anderen vesikulären Erkrankungen

Symptome

- Vorhautphase: brennende, stechende Schmerzen, Missempfindungen, allgemeines Krankheitsgefühl
- Hautphase: segmentaler, schmerzhafter, bläschenförmiger Ausschlag
- Begleitsymptome: Fieber, Kopfschmerzen, Abgeschlagenheit
- Chronische Schmerzen (postherpetische Neuralgie) nach Abheilung der Hautläsionen

Prognose

- Meist selbstlimitierend innerhalb von 2–4 Wochen
- Bei älteren oder immungeschwächten Patient:innen schwerer Verlauf möglich
- Postherpetische Neuralgie kann Monate bis Jahre andauern

Komplikationen

- Postherpetische Neuralgie (anhaltende Nervenschmerzen)
- Sekundärinfektionen der Haut
- Augenbeteiligung (Herpes zoster ophthalmicus) mit Risiko für Erblindung
- Neurologische Komplikationen wie Meningitis oder Enzephalitis

Therapie

- Antivirale Therapie (Aciclovir, Valaciclovir) zur Verkürzung der Dauer und Schwere der Symptome

- Schmerztherapie, einschließlich NSAR, Opioide und ggf. Antikonvulsiva oder Antidepressiva bei Neuralgie
- Lokale Hautpflege und Vermeidung von Sekundärinfektionen
- Impfung zur Prävention bei älteren Personen empfohlen

Spezielle Pflegeinterventionen

- Beobachtung und Dokumentation des Hautbildes und der Schmerzintensität
- Unterstützung bei der Schmerzbehandlung und Medikamenteneinnahme
- Beratung zur Hautpflege und Hygiene zur Vermeidung von Sekundärinfektionen
- Psychosoziale Unterstützung bei belastenden Schmerzen und Schlafstörungen
- Aufklärung zur Bedeutung der Impfung und Vermeidung von Kontakten zu immungeschwächten Personen
- Förderung von Ruhe und Stressreduktion als Präventionsmaßnahme

5.11 HIV/AIDS [ICD-10: B24]

Definition (s. auch ▶ Kap. 4.6)

- HIV (Humanes Immundefizienz-Virus) ist ein Retrovirus, das das Immunsystem angreift
- HIV-Infektion führt unbehandelt zum Acquired Immunodeficiency Syndrome (AIDS), einer erworbenen, schweren Immunschwäche
- AIDS ist definiert durch das Auftreten von opportunistischen Infektionen oder bestimmten Tumoren bei nachgewiesener HIV-Infektion

Ätiologie

- Übertragung durch Körperflüssigkeiten: Blut, Samenflüssigkeit, Vaginalsekret, Muttermilch
- Hauptübertragungswege: ungeschützter Geschlechtsverkehr, kontaminierte Spritzen bei intravenösem Drogengebrauch, vertikale Übertragung von Mutter zu Kind
- Selten: Bluttransfusionen, Organtransplantationen ohne adäquate Tests

Pathophysiologie

- Virus befällt vor allem CD4-positive T-Helferzellen, zentrale Immunzellen zur Abwehr von Infektionen
- HIV repliziert in diesen Zellen, führt zu deren Zerstörung und somit Immunschwäche

- Verlust der Immunfunktion begünstigt opportunistische Infektionen und bestimmte Krebsarten
- Langsame Progression von der Infektion zur AIDS-Erkrankung über mehrere Jahre möglich

Diagnostik

- Nachweis von HIV-Antikörpern und HIV-Antigenen im Blut mittels ELISA-Test, Bestätigung durch Western Blot
- Quantifizierung der Viruslast (HIV-RNA) zur Beurteilung der Infektiosität und Therapieerfolg
- Bestimmung der CD4-Zellzahl zur Abschätzung des Immunstatus
- Screening auf opportunistische Infektionen und Begleiterkrankungen

Symptome

- Akute HIV-Infektion: grippeähnliche Symptome mit Fieber, Lymphknotenschwellung, Hautausschlag, Halsschmerzen
- Latenzphase meist symptomlos, Dauer von Monaten bis Jahren
- Fortschreitende Immunschwäche: chronische Müdigkeit, Gewichtsverlust, Nachtschweiß, wiederkehrende Infektionen
- AIDS: Auftreten opportunistischer Infektionen (z. B. Pneumocystis jirovecii Pneumonie), Tumoren (z. B. Kaposi-Sarkom)

Prognose

- Ohne Therapie meist Tod durch opportunistische Infektionen oder Tumoren innerhalb weniger Jahre
- Mit moderner antiretroviraler Therapie (ART) Lebensverlängerung und gute Lebensqualität möglich
- Früher Behandlungsbeginn verbessert Prognose erheblich

Komplikationen

- Opportunistische Infektionen (Pneumonie, Tuberkulose, Zytomegalievirus-Infektionen)
- Maligne Erkrankungen (Kaposi-Sarkom, Non-Hodgkin-Lymphome)
- Neurokognitive Störungen und neurologische Komplikationen
- Nebenwirkungen und Resistenzen der antiretroviralen Therapie

Therapie

- Antiretrovirale Therapie (ART) mit Kombination aus mehreren Wirkstoffen zur Suppression der Virusvermehrung
- Prophylaxe und Behandlung opportunistischer Infektionen
- Regelmäßige Kontrolle von Viruslast und Immunstatus

- Beratung zu Lebensstil, Infektionsschutz und Medikamenteneinnahme

Spezielle Pflegeinterventionen

- Unterstützung bei der Therapieadhärenz und Medikamenteneinnahme
- Aufklärung über Übertragungswege und Schutzmaßnahmen zur Vermeidung von Weiterverbreitung
- Psychosoziale Begleitung und Unterstützung bei Krankheitsbewältigung
- Beobachtung auf Nebenwirkungen der Therapie und Komplikationen
- Förderung einer ausgewogenen Ernährung und eines gesunden Lebensstils
- Koordination mit medizinischem Team für umfassende Betreuung

5.12 Malaria [ICD-10: B50]

Definition

- Malaria ist eine durch Einzeller (Plasmodien) verursachte Infektionskrankheit, die durch den Stich infizierter Anopheles-Mücken übertragen wird
- Charakterisiert durch wiederkehrendes Fieber, Schüttelfrost, Anämie und Organschäden
- Unterschiedliche Plasmodienarten: Plasmodium falciparum, P. vivax, P. ovale, P. malariae, P. knowlesi

Ätiologie

- Übertragung erfolgt durch den Stich infizierter weiblicher Anopheles-Mücken (Vektor)
- Mensch ist Zwischenwirt, Plasmodien vermehren sich in Leberzellen und roten Blutkörperchen
- Seltene Übertragung durch Bluttransfusion oder vertikal von Mutter zu Kind

Pathophysiologie

- Plasmodien dringen nach Mückenstich in Leberzellen ein, vermehren sich dort (Schizogonie)
- Nach Freisetzung infizieren sie rote Blutkörperchen, zerstören diese und verursachen Hämolyse
- Freigesetzte Parasiten und Zelltrümmer führen zu Entzündungsreaktionen, Fieber und Organfunktionsstörungen
- P. falciparum verursacht schwere Malaria mit Organversagen durch Verstopfung kleiner Gefäße (Kapillarverschluss)

Diagnostik

- Mikroskopischer Nachweis von Plasmodien im Blutausstrich oder in der dicken Tropfenpräparation
- Schnelldiagnosetests (Antigen-Nachweis) zur raschen Erkennung
- Klinische Symptome wie Fieber, Schüttelfrost und Anämie, Reisekontext beachten
- Laboruntersuchungen: Blutbild (Anämie, Thrombozytopenie), Leber- und Nierenwerte

Symptome

- Initial grippeähnliche Symptome: Fieber, Kopf- und Gliederschmerzen, Schwäche
- Typisches Fiebermuster mit Schüttelfrost, hohem Fieber und Schwitzen (Fieberschübe)
- Übelkeit, Erbrechen, Durchfall
- Schwere Verläufe: Bewusstseinsstörungen, Krampfanfälle, Atemnot, Organschäden
- Anämie durch Hämolyse, Milzvergrößerung

Prognose

- Frühzeitige Behandlung meist gute Heilung, unbehandelt hohe Mortalität, besonders bei P. falciparum
- Komplikationen können bleibende Organschäden verursachen
- Immunität in Endemiegebieten durch häufige Reinfektionen teilweise aufgebaut

Komplikationen

- Zerebrale Malaria mit neurologischen Ausfällen
- Akutes Nierenversagen, Leberversagen
- Schwere Anämie, Herz-Kreislauf-Störungen
- Lungenödem und Ateminsuffizienz
- Tod bei schweren Verläufen ohne Behandlung

Therapie

- Antimalariamittel je nach Plasmodienart und Resistenzlage: Chloroquin, Artemisinin-Kombinationstherapien, Mefloquin, Atovaquon/Proguanil
- Flüssigkeits- und Elektrolytausgleich
- Behandlung von Komplikationen und intensivmedizinische Überwachung bei schweren Verläufen
- Prophylaxe durch Mückenschutz und ggf. medikamentöse Prophylaxe bei Reisen

Spezielle Pflegeinterventionen

- Beobachtung von Vitalzeichen und neurologischem Status zur Früherkennung von Komplikationen
- Unterstützung bei Medikamenteneinnahme und Überwachung der Nebenwirkungen
- Flüssigkeitsbilanzierung und Unterstützung bei Flüssigkeitszufuhr
- Beratung zu Schutzmaßnahmen gegen Mückenstiche und Präventionsstrategien
- Psychosoziale Begleitung bei belastenden Krankheitsverläufen und Aufenthalten im Krankenhaus
- Koordination mit ärztlichem Team für Monitoring und Anpassung der Therapie

5.13 Masern [ICD-10: B05]

Definition

- Akute, hoch ansteckende Viruserkrankung, verursacht durch das Masernvirus
- Typisch sind Hautausschlag (Exanthem), Fieber und Entzündungen der Atemwege
- Meist Kinderkrankheit, aber auch bei Erwachsenen möglich

Ätiologie

- Übertragung durch Tröpfcheninfektion beim Husten, Niesen oder Sprechen
- Inkubationszeit 7–14 Tage
- Virale Infektion führt zu systemischer Erkrankung mit Immunsuppression

Pathophysiologie

- Virus befällt primär Atemwegs- und Lymphgewebe
- Vermehrung in den Schleimhäuten, dann systemische Ausbreitung über das Blut (Virämie)
- Immunantwort verursacht Fieber und Hautausschlag
- Immunsuppression begünstigt sekundäre bakterielle Infektionen

Diagnostik

- Klinische Diagnose anhand typischem Krankheitsbild: Fieber, Husten, Schnupfen, Koplik-Flecken (weiße Flecken auf der Mundschleimhaut), makulopapulöser Hautausschlag
- Nachweis von Masern-Antikörpern im Blut (IgM, IgG) zur Bestätigung
- PCR-Nachweis des Virus aus Rachenabstrich oder Urin möglich

Symptome

- Prodromalstadium: hohes Fieber, trockener Husten, Schnupfen, Bindehautentzündung
- Koplik-Flecken im Mund als pathognomonisches Zeichen
- Ab dem 3.–4. Tag makulopapulöser Hautausschlag, der sich vom Gesicht über den Körper ausbreitet
- Allgemeine Schwäche, Appetitlosigkeit, Lichtempfindlichkeit

Prognose

- Heilung meistens innerhalb von 7–10 Tagen ohne Komplikationen
- Komplikationen erhöhen Morbidität und Mortalität, besonders bei Säuglingen, Erwachsenen und immungeschwächten Personen

Komplikationen

- Otitis media (Mittelohrentzündung)
- Pneumonie als häufigste Todesursache bei Masern
- Enzephalitis (Gehirnentzündung), selten, aber lebensbedrohlich
- Subakute sklerosierende Panenzephalitis (seltene Spätkomplikation)
- Sekundärinfektionen durch Immunsuppression

Therapie

- Symptomatische Behandlung: Fiebersenkung, Flüssigkeitszufuhr, Schmerztherapie
- Bei bakteriellen Superinfektionen Antibiotika
- Vitamin-A-Gabe zur Reduktion der Komplikationsrate, besonders bei Kindern
- Isolierung zur Vermeidung der Weiterverbreitung

Spezielle Pflegeinterventionen

- Überwachung der Vitalparameter und Hautzustand
- Unterstützung bei Flüssigkeitszufuhr und Ernährung
- Maßnahmen zur Vermeidung von Sekundärinfektionen
- Information und Beratung zu Isolationsmaßnahmen und Infektionsschutz
- Psychosoziale Betreuung bei schwerem Krankheitsverlauf
- Förderung der Impfaufklärung zur Prävention

5.14 Meningitis [ICD-10: G03]

Definition

- Entzündung der Hirn- und Rückenmarkshäute (Meningen)
- Kann bakteriell, viral oder seltener durch Pilze bzw. Parasiten verursacht werden
- Akut oder chronisch verlaufend, lebensbedrohlich bei bakterieller Form

Ätiologie

- Bakterielle Erreger: Meningokokken, Pneumokokken, Haemophilus influenzae
- Virale Erreger: Enteroviren, Herpes-simplex-Virus, Mumpsvirus
- Pilze (z. B. Candida) bei Immunsuppression
- Direktverletzungen, Operationen, Sepsis oder Ausbreitung aus benachbarten Infektionen

Pathophysiologie

- Erreger gelangen über Blutbahn, direkte Kontamination oder nasopharyngeale Schleimhäute in die Meningen
- Entzündliche Reaktion mit Ödembildung, erhöhte Durchlässigkeit der Blut-Hirn-Schranke
- Hirndruckerhöhung durch Liquoransammlung und Zelleninfiltrate
- Schädigung des Nervengewebes durch toxische Substanzen und Entzündungsmediatoren

Diagnostik

- Klinische Symptome: Nackensteifigkeit, Fieber, Kopfschmerzen, Lichtscheu, Bewusstseinsstörungen
- Liquorpunktion (Entnahme von Hirn-Rückenmarks-Flüssigkeit) zur Analyse: Zellzahl, Eiweiß, Glukose, Erregernachweis
- Blutkulturen zur Identifikation des Erregers
- Bildgebende Verfahren (CT/MRT) zum Ausschluss von Komplikationen oder anderen Ursachen
- Neurologische Untersuchung zur Einschätzung des Schweregrads

Symptome

- Plötzlich einsetzendes hohes Fieber
- Starke Kopfschmerzen, Nackensteifigkeit (Meningismus)
- Lichtempfindlichkeit (Photophobie), Erbrechen
- Bewusstseinsveränderungen bis Koma
- Hautblutungen bei Meningokokkenmeningitis
- Krampfanfälle möglich

Prognose

- Abhängig von Erreger, Schnelligkeit der Behandlung und Allgemeinzustand
- Virale Meningitis meist mild und selbstlimitierend
- Bakterielle Meningitis kann schnell lebensbedrohlich sein mit Risiko für bleibende neurologische Schäden
- Frühzeitige Behandlung verbessert Überlebenschancen und reduziert Folgeschäden

Komplikationen

- Hirndrucksteigerung mit Herniation
- Epilepsie durch Narbenbildung im Gehirn
- Hörverlust durch Beteiligung des Hörnervs
- Hydrocephalus (Wasserkopf)
- Septischer Schock bei bakterieller Meningitis
- Kognitive und motorische Beeinträchtigungen

Therapie

- Sofortige intravenöse Antibiotikatherapie bei bakterieller Meningitis
- Symptomatische Behandlung: Fiebersenkung, Schmerzmittel, Flüssigkeitsausgleich
- Kortikosteroide zur Reduktion der Entzündungsreaktion
- Antikonvulsiva bei Krampfanfällen
- Behandlung der Komplikationen und intensivmedizinische Überwachung

Spezielle Pflegeinterventionen

- Engmaschige Überwachung von Vitalzeichen und neurologischem Status
- Schutz vor Verletzungen bei Bewusstseinsstörungen und Krampfanfällen
- Unterstützung bei Flüssigkeits- und Nahrungsaufnahme
- Lagerung zur Vermeidung von Druckgeschwüren
- Aufklärung und emotionale Unterstützung für Patient:innen und Angehörige
- Hygienemaßnahmen zur Verhinderung nosokomialer Infektionen

5.15 MRSA (Methicillin-resistenter Staphylococcus aureus) [ICD-10: A49]

Definition

- Infektion oder Besiedlung mit Methicillin-resistentem Staphylococcus aureus (MRSA), einem multiresistenten Bakterium
- Häufig nosokomiale (im Krankenhaus erworbene) Infektion, kann aber auch in der Gemeinschaft erworben werden
- Problematisch durch Resistenz gegen viele Antibiotika, besonders Beta-Laktame

Ätiologie

- Staphylococcus aureus-Bakterium mit genetisch bedingter Resistenz gegen Methicillin und andere Beta-Laktam-Antibiotika
- Übertragung hauptsächlich durch direkten Kontakt oder kontaminierte Oberflächen
- Risikofaktoren: längere Krankenhausaufenthalte, operative Eingriffe, Immunschwäche, invasive Katheter

Pathophysiologie

- Besiedlung auf Haut und Schleimhäuten ohne Symptome möglich (Kolonisation)
- Bei Immunschwäche oder Wunden kann es zu invasiven Infektionen kommen (z. B. Wundinfektionen, Pneumonie, Sepsis)
- Bildung von Biofilmen auf medizinischen Geräten erschwert Eradikation
- Entzündliche Reaktion durch bakterielle Toxine und Gewebsschäden

Diagnostik

- Abstrich von Nasenrachenraum, Hautläsionen oder Wunden zum Nachweis von MRSA
- Kultur und Resistenztestung im Labor (Antibiogramm)
- Blutkulturen bei Verdacht auf systemische Infektion
- Bildgebung bei tiefen oder organbezogenen Infektionen (Röntgen, Ultraschall, CT)
- Screening bei Risikopatienten in Krankenhäusern

Symptome

- Oft asymptomatische Besiedlung
- Hautrötungen, Schwellungen, Eiterbildung bei lokalen Infektionen
- Fieber, Schüttelfrost, allgemeines Krankheitsgefühl bei systemischer Infektion

- Schmerzen und Funktionsverlust betroffener Körperregionen
- Bei Lungenbeteiligung Atemnot, Husten

Prognose

- Besiedlung ohne Symptome meist harmlos, aber Infektionsrisiko besteht
- Infektionen können schwer verlaufen, insbesondere bei Immunschwäche oder chronischen Erkrankungen
- Erhöhte Morbidität und Mortalität bei systemischen Infektionen
- Frühe Diagnose und gezielte Therapie verbessern Prognose

Komplikationen

- Ausbreitung der Infektion zu Abszessen, Sepsis oder Endokarditis
- Chronische Wundheilungsstörungen
- Resistenzentwicklung erschwert Behandlung
- Verbreitung in Gesundheitseinrichtungen mit epidemischen Ausbrüchen
- Multiorganversagen bei schwerer Sepsis

Therapie

- Isolierung zur Verhinderung der Weiterverbreitung
- Antibiotikatherapie basierend auf Resistenzprofil, z. B. Vancomycin oder Linezolid
- Wundversorgung und chirurgische Sanierung bei Abszessen
- Dekolonisation mit antiseptischen Nasensalben und Körperwaschungen möglich
- Unterstützende Maßnahmen wie Fiebersenkung, Flüssigkeitszufuhr
- Überwachung und Anpassung der Therapie nach Verlauf

Spezielle Pflegeinterventionen

- Strikte Einhaltung von Hygienemaßnahmen: Händedesinfektion, Schutzkleidung, Einzelzimmer
- Aufklärung von Patient:innen und Angehörigen über Ansteckungsrisiken und Schutzmaßnahmen
- Überwachung von Wunden und Infektionszeichen
- Unterstützung bei der Umsetzung der Dekolonisationsmaßnahmen
- Dokumentation aller Maßnahmen und Kommunikation im Pflegeteam
- Psychosoziale Betreuung wegen möglicher Stigmatisierung und Isolation
- Enge Zusammenarbeit mit dem ärztlichen und Hygieneteam zur Infektionskontrolle

5.16 Norovirus [ICD-10: A08]

Definition

- Akute virale Gastroenteritis durch Noroviren
- Häufigste Ursache für epidemische Durchfallerkrankungen weltweit
- Sehr ansteckend, Übertragung hauptsächlich fäkal-oral

Ätiologie

- Infektion mit Noroviren, RNA-Viren aus der Familie Caliciviridae
- Übertragung durch kontaminierte Lebensmittel, Wasser, Schmierinfektion, direkten Kontakt
- Besonders in Gemeinschaftseinrichtungen wie Krankenhäusern, Pflegeheimen, Schulen

Pathophysiologie

- Viren infizieren Enterozyten im Dünndarm, schädigen die Schleimhaut
- Malabsorption durch Zottenatrophie und Entzündung der Darmschleimhaut
- Störung der Flüssigkeits- und Elektrolytresorption
- Flüssigkeitsverlust führt zu Dehydratation und Elektrolytstörungen

Diagnostik

- Anamnese: plötzlicher Beginn von Übelkeit, Erbrechen, wässriger Durchfall
- Stuhlproben zum Nachweis von Norovirus-RNA mittels PCR
- Ausschluss anderer Erreger bei schweren oder langanhaltenden Fällen
- Klinische Beurteilung von Flüssigkeitsstatus und Allgemeinzustand

Symptome

- Übelkeit, häufiges Erbrechen
- Wässriger, nicht-blutiger Durchfall
- Bauchkrämpfe, allgemeines Krankheitsgefühl, Kopf- und Gliederschmerzen
- Fieber kann leicht bis mäßig ausgeprägt sein
- Symptome dauern meist 1–3 Tage, selten länger

Prognose

- In der Regel selbstlimitierend, vollständige Erholung in wenigen Tagen
- Gefahr der Dehydratation, besonders bei Kleinkindern, älteren und immungeschwächten Patient:innen
- Keine Langzeitfolgen bei gesunden Menschen
- Selten schwere Verläufe mit Krankenhausaufenthalt

Komplikationen

- Austrocknung (Dehydratation) durch Flüssigkeitsverlust
- Elektrolytstörungen (z. B. Hyponatriämie)
- Verschlechterung bei chronisch Kranken und älteren Menschen
- Sekundärinfektionen durch Abwehrschwäche möglich

Therapie

- Symptomatische Behandlung, vor allem Flüssigkeits- und Elektrolytausgleich oral oder intravenös
- Antiemetika zur Kontrolle von Erbrechen bei Bedarf
- Vermeidung von belastenden Nahrungsmitteln, schonende Kost nach Abklingen der akuten Phase
- Keine spezifische antivirale Therapie verfügbar
- Isolationsmaßnahmen bei Ausbrüchen zur Infektionskontrolle

Spezielle Pflegeinterventionen

- Beobachtung von Flüssigkeitsaufnahme und -verlust, Monitoring von Vitalzeichen
- Unterstützung bei oraler Rehydration, bei Bedarf Verabreichung von Infusionen
- Strikte Einhaltung von Hygieneregeln: Händewaschen, Schutzkleidung, Desinfektion von Kontaktflächen
- Aufklärung von Patient:innen und Angehörigen über Ansteckungswege und Prävention
- Dokumentation von Symptomen, Flüssigkeitsbilanz und Pflegeinterventionen
- Psychosoziale Unterstützung bei Isolation und Unwohlsein
- Zusammenarbeit mit dem ärztlichen Team bei Verlaufsbeobachtung und Therapieanpassung

5.17 Pneumokokkeninfektion [ICD-10: J13]

Definition

- Infektion durch Streptococcus pneumoniae (Pneumokokken), grampositive Diplokokken
- Häufigste Ursache bakterieller Pneumonie (Lungenentzündung)
- Kann auch andere Organe betreffen, z. B. Meningitis, Otitis media, Sepsis

Ätiologie

- Pneumokokken als fakultativ pathogene Bakterien der Nasen-Rachenflora
- Übertragung durch Tröpfcheninfektion (Husten, Niesen)
- Risikofaktoren: Immunsuppression, chronische Erkrankungen, Alter >65 Jahre, Kinder, Rauchen

Pathophysiologie

- Eindringen der Bakterien in Lunge oder andere Gewebe
- Entzündungsreaktion mit Aktivierung von Immunzellen (Makrophagen, Neutrophile)
- Bildung von Exsudat (Flüssigkeit und Zellen) in Alveolen bei Pneumonie
- Systemische Reaktion bei Sepsis mit Freisetzung von Entzündungsmediatoren (Zytokine)

Diagnostik

- Klinische Symptome, körperliche Untersuchung (Auskultation, Perkussion)
- Röntgen-Thorax zur Darstellung von Infiltraten bei Pneumonie
- Mikrobiologische Untersuchungen: Sputumkultur, Blutkultur, ggf. Liquoruntersuchung bei Verdacht auf Meningitis
- Antigentests im Urin für Pneumokokkennachweis
- Laborwerte: Entzündungsparameter (CRP, Leukozyten), Blutbild

Symptome

- Plötzlicher Beginn mit hohem Fieber, Schüttelfrost
- Husten mit eitrigem Auswurf (Sputum)
- Atemnot, Thoraxschmerzen (meist pleuritisch bedingt)
- Allgemeinsymptome: Schwäche, Kopf- und Gliederschmerzen
- Bei Meningitis: Nackensteifigkeit, Bewusstseinsstörungen

Prognose

- Gute Prognose bei frühzeitiger und adäquater antibiotischer Therapie
- Erhöhte Mortalität bei älteren, immungeschwächten Patient:innen und Multimorbidität
- Komplikationen können die Prognose verschlechtern

Komplikationen

- Pleuraerguss oder Pleuraempyem (Ansammlung von Flüssigkeit/Eiter im Pleuraspalt)
- Lungenabszess
- Sepsis mit Multiorganversagen

- Meningitis bei Streuung ins zentrale Nervensystem
- Chronische Lungenschäden bei schweren Verläufen

Therapie

- Empirische antibiotische Therapie, z. B. Penicillin, Cephalosporine, je nach Resistenzlage
- Schmerz- und Fiebersenkung (Analgetika, Antipyretika)
- Sauerstoffgabe bei Hypoxie
- Flüssigkeitssubstitution bei Dehydratation
- Bei Komplikationen evtl. chirurgische Interventionen (Drainage bei Empyem)

Spezielle Pflegeinterventionen

- Überwachung von Atmung, Sauerstoffsättigung und Vitalparametern
- Unterstützung bei der Einnahme von Medikamenten und Mobilisation
- Atemtherapie zur Sekretmobilisation (z. B. Inhalationen, Atemgymnastik)
- Hygienemaßnahmen zur Infektionsprävention, insbesondere bei hospitalisierten Patient:innen
- Schmerzmanagement und Beobachtung von Komplikationen
- Psychosoziale Unterstützung bei schweren Krankheitsverläufen
- Patientenschulung zu Impfprävention (Pneumokokken-Impfung) und gesundheitsfördernden Maßnahmen
- Dokumentation aller Pflegehandlungen und Beobachtungen

5.18 Salmonelleninfektion [ICD-10: A02]

Definition

- Infektion mit Salmonellen, gramnegative, bewegliche Stäbchenbakterien
- Verursachen meist Enteritis (Darmentzündung), seltener systemische Erkrankungen
- Salmonellosen zählen zu den wichtigsten bakteriellen Lebensmittelinfektionen

Ätiologie

- Übertragung überwiegend fäkal-oral, durch kontaminierte Lebensmittel (z. B. rohes Fleisch, Eier, Milchprodukte)
- Direkter Kontakt mit infizierten Tieren (z. B. Reptilien, Geflügel) möglich
- Risikogruppen: Kleinkinder, ältere Menschen, Immungeschwächte

Pathophysiologie

- Nach oraler Aufnahme Eindringen der Bakterien in die Darmschleimhaut (Mukosa)
- Vermehrung in Enterozyten und Peyer-Plaques (lymphatisches Gewebe im Dünndarm)
- Entzündliche Reaktion mit Schleimhautschädigung, Durchfall durch Flüssigkeitsverlust und Elektrolytstörung
- Bei systemischer Ausbreitung Bakteriämie mit Beteiligung anderer Organe möglich

Diagnostik

- Anamnese: plötzlicher Durchfall, evtl. Fieber, Bauchschmerzen nach Lebensmittelkontakt
- Mikrobiologische Stuhluntersuchung zum Nachweis von Salmonellen
- Blutkulturen bei Verdacht auf systemische Infektion
- Labor: Entzündungsparameter, Elektrolyte zur Beurteilung von Dehydratation
- Differentialdiagnose zu anderen Durchfallerkrankungen

Symptome

- Plötzlicher Beginn mit wässrigem bis schleimig-blutigem Durchfall (Diarrhoe)
- Bauchkrämpfe, Übelkeit, Erbrechen
- Fieber, Schüttelfrost
- Kopfschmerzen, allgemeines Krankheitsgefühl
- Bei schwerer Verlaufsform Sepsis, besonders bei Risikogruppen

Prognose

- Meist selbstlimitierend innerhalb von 4–7 Tagen bei unkomplizierten Verläufen
- Erhöhtes Risiko für Komplikationen bei Säuglingen, älteren Patient:innen und Immungeschwächten
- Systemische Infektionen können lebensbedrohlich sein, wenn unbehandelt

Komplikationen

- Dehydratation und Elektrolytstörungen durch starken Durchfall
- Bakteriämie mit Sepsis
- Abszesse oder Endokarditis bei hämatogener Streuung
- Postinfektiöse Reaktive Arthritis (Gelenkentzündung)
- Chronische Salmonellenträger können Infektionsquelle sein

Therapie

- Flüssigkeits- und Elektrolytersatz zur Behandlung von Dehydratation
- In der Regel keine Antibiotika bei unkomplizierter Enteritis, da sie den Verlauf nicht verbessern
- Antibiotika bei schwerer systemischer Infektion oder Risikopatienten (z. B. Ciprofloxacin, Ceftriaxon)
- Ernährung: leichte Kost, Vermeidung von Milchprodukten bei Laktoseintoleranz nach Infektion
- Hygienemaßnahmen zur Verhinderung der Ausbreitung

Spezielle Pflegeinterventionen

- Überwachung des Flüssigkeits- und Ernährungszustands, Dokumentation der Ausscheidungen
- Unterstützung bei Flüssigkeitsaufnahme und Elektrolytausgleich
- Beobachtung von Zeichen der Dehydratation (trockene Schleimhäute, verminderter Hautturgor)
- Anleitung zur strikten Händehygiene und Vermeidung von Kreuzkontamination
- Information und Beratung zu hygienischem Verhalten im häuslichen Umfeld
- Unterstützung bei der Medikamenteneinnahme bei Bedarf
- Psychosoziale Begleitung, besonders bei schwerem Verlauf oder längerer Krankheit
- Enge Zusammenarbeit mit dem ärztlichen Team zur Verlaufskontrolle und Anpassung der Therapie

5.19 Scharlach [ICD-10: A38]

Definition

- Akute, bakterielle Infektionskrankheit
- Verursacht durch erythrogene Toxin-produzierende Streptokokken der Gruppe A (Streptococcus pyogenes)
- Charakteristisch: Halsschmerzen, Fieber und feinfleckiger, sandpapierartiger Hautausschlag

Ätiologie

- Übertragung hauptsächlich durch Tröpfcheninfektion (Husten, Niesen)
- Ansteckung meist bei engem Kontakt, besonders bei Kindern im Schulalter
- Infektion mit Toxin-bildenden Streptokokken erforderlich für Krankheitsbild

Pathophysiologie

- Besiedelung des Rachens mit Streptokokken
- Produktion von Erythrogenem Toxin (Exotoxin), das zu Gefäßschädigung und Hautausschlag führt
- Immunreaktion mit Entzündungen der Schleimhäute und Haut
- Systemische Wirkung der Toxine führt zu Fieber und Allgemeinsymptomen

Diagnostik

- Anamnese: plötzlicher Beginn mit Halsschmerzen, Fieber und Hautausschlag
- Klinische Untersuchung: charakteristischer Ausschlag, Himbeerzunge (rote, geschwollene Zunge mit weißem Belag)
- Rachenabstrich mit kultureller Diagnostik des Erregers
- Schneller Streptokokken-Antigen-Test (schneller Nachweis)
- Blutbild: Leukozytose und Entzündungsparameter erhöht

Symptome

- Plötzliches hohes Fieber, Halsschmerzen
- Schluckbeschwerden, geröteter Rachen mit weißlichen Belägen
- Feinfleckiger, sandpapierartiger Hautausschlag, beginnt meist am Hals und breitet sich aus
- Himbeerzunge
- Kopfschmerzen, allgemeines Krankheitsgefühl
- Lymphknotenschwellung im Halsbereich

Prognose

- Meist günstiger Verlauf bei rechtzeitiger Therapie
- Selbstheilung möglich, unbehandelt Risiko für Komplikationen
- Dauer der Erkrankung ca. 1–2 Wochen, Nachwirkung durch Immunreaktionen möglich

Komplikationen

- Poststreptokokken-Glomerulonephritis (Nierenerkrankung durch Immunreaktion)
- Rheumatisches Fieber mit Entzündung der Gelenke, Herzklappen und Nervensystem
- Otitis media (Mittelohrentzündung) und andere sekundäre Infektionen
- Abszesse im Halsbereich
- Sepsis bei schwerem Verlauf

Therapie

- Antibiotika der ersten Wahl: Penicillin oder bei Allergie Erythromycin
- Fiebersenkende und schmerzstillende Medikamente (z. B. Paracetamol, Ibuprofen)
- Bettruhe und symptomatische Behandlung
- Flüssigkeitszufuhr und leichte Kost
- Isolation zur Vermeidung weiterer Ansteckungen bis 24 Stunden nach Therapiebeginn

Spezielle Pflegeinterventionen

- Überwachung der Vitalzeichen und Temperaturkontrolle
- Unterstützung bei der Medikamentengabe und Einhaltung der Antibiotikatherapie
- Förderung der Flüssigkeitsaufnahme und Ernährung trotz Schluckbeschwerden
- Beobachtung auf Komplikationen, wie Atemnot oder starke Schmerzen
- Beratung zu Hygienemaßnahmen und Vermeidung von Ansteckungen
- Psychosoziale Unterstützung, besonders bei Kindern mit Schulabsenz
- Zusammenarbeit mit Ärzt:innen und Therapeut:innen zur Verlaufskontrolle

5.20 Tetanus [ICD-10: A35]

Definition

- Akute, potenziell lebensbedrohliche Infektion des Nervensystems
- Verursacht durch das Toxin des Bakteriums *Clostridium tetani*
- Charakterisiert durch Muskelkrämpfe und -steifigkeit (Tetanus = »Spannung«)

Ätiologie

- Eintritt der Bakterien meist durch Wunden, Schnittverletzungen, Stichverletzungen oder Brandwunden
- Anaerobe Bedingungen (Sauerstoffmangel) fördern Keimwachstum und Toxinbildung
- Häufig bei unzureichendem Impfschutz oder fehlender Auffrischungsimpfung
- *Clostridium tetani* kommt ubiquitär im Boden und Darm von Tieren vor

Pathophysiologie

- Produktion von Tetanospasmin (Neurotoxin), das die Freisetzung inhibitorischer Neurotransmitter (Glycin, GABA) im Rückenmark blockiert

- Unkontrollierte Muskelkontraktionen und Spasmen aufgrund fehlender Hemmung motorischer Neuronen
- Beginn oft mit Kieferklemme (Trismus), dann Generalisierung der Muskelkrämpfe
- Toxin wirkt auch auf vegetatives Nervensystem mit Herz-Kreislauf-Dysregulation

Diagnostik

- Klinische Diagnose basierend auf typischem Erscheinungsbild (Muskelsteifigkeit, Spasmen) und Anamnese von Wunden und Impfschutz
- Labordiagnostik zum Erregernachweis schwierig und meist nicht notwendig
- Differentialdiagnosen ausschließen: z. B. Drogenintoxikation, andere neuromuskuläre Erkrankungen
- Wundabstrich zur Erregeridentifikation selten aussagekräftig

Symptome

- Initial Symptome: Kieferklemme (Trismus), Nackensteifigkeit, Schluckbeschwerden
- Schmerzhaftes Muskelkrämpfe (Spasmen) in Gesicht, Rücken, Extremitäten
- Generalisierte Muskelsteifigkeit und anfallsartige Spasmen, ausgelöst durch Licht, Geräusche oder Berührungen
- Atemmuskulatur betroffen mit Gefahr der Ateminsuffizienz
- Vegetative Symptome: Schwitzen, Herzrasen, Blutdruckschwankungen

Prognose

- Ohne Behandlung meist tödlich durch Atemstillstand oder Herz-Kreislauf-Versagen
- Mit intensiver intensivmedizinischer Betreuung und Antitoxin-Gabe verbesserte Überlebenschancen
- Prognose verschlechtert sich mit verzögerter Behandlung und hohem Alter
- Langsame Erholung über Wochen bis Monate möglich

Komplikationen

- Atemlähmung durch Beteiligung der Atemmuskulatur
- Pneumonie durch Aspirationsgefahr bei Schluckstörungen
- Herzrhythmusstörungen und Kreislaufversagen durch vegetative Dysregulation
- Muskelrisse oder Frakturen bei starken Spasmen
- Sekundäre Infektionen durch Beatmung und Immobilität

Therapie

- Sofortige Gabe von Tetanus-Antitoxin zur Neutralisation des Toxins
- Vollständige Wundreinigung (Debridement) und Antibiotikatherapie (z. B. Metronidazol)
- Intensivmedizinische Überwachung und Behandlung, meist Beatmungspflicht bei Atemmuskellähmung
- Muskelrelaxanzien zur Kontrolle der Spasmen (z. B. Benzodiazepine)
- Schmerztherapie und Sedierung
- Tetanus-Impfung (Grundimmunisierung und Auffrischung nach Stabilisierung)

Spezielle Pflegeinterventionen

- Überwachung von Atmung, Herz-Kreislauf-Status und Muskelstatus
- Unterstützung bei der Atemtherapie und Vorbereitung auf Beatmung
- Sicherstellung von ausreichender Flüssigkeits- und Nährstoffversorgung (z. B. über Sonde)
- Vermeidung von Reizfaktoren, die Muskelkrämpfe auslösen können (Lärm, Licht)
- Pflege bei Immobilität, Dekubitusprophylaxe
- Psychosoziale Betreuung von Patient und Angehörigen wegen langer Behandlungsdauer
- Zusammenarbeit mit ärztlichem Team zur Medikamentenüberwachung und Therapiekontrolle

5.21 Tollwut [ICD-10: A82]

Definition

- Akute, meist tödliche Viruserkrankung des zentralen Nervensystems (ZNS)
- Verursacht durch Tollwutvirus (Rabiesvirus), RNA-Virus aus der Familie der Rhabdoviren
- Charakterisiert durch Enzephalitis (Hirnentzündung) und Myelitis (Rückenmarkentzündung)

Ätiologie

- Übertragung durch Biss oder Kratzer infizierter Tiere (meist Hunde, Fledermäuse, Füchse)
- Virus gelangt über Nervenendigungen zum ZNS
- Inkubationszeit meist 1–3 Monate, variabel von wenigen Tagen bis zu einem Jahr
- Selten Übertragung durch Aerosole oder Organtransplantationen

Pathophysiologie

- Virus vermehrt sich zunächst im Muskelgewebe an der Eintrittsstelle
- Wanderung entlang peripherer Nervenfasern zum Rückenmark und Gehirn
- Zerstörung von Nervenzellen, ausgeprägte Entzündungsreaktion im ZNS
- Beeinträchtigung der zentralen Steuerung von Atmung und Schluckreflex
- Toxinwirkung führt zu neurologischen Symptomen und Muskelkrämpfen

Diagnostik

- Anamnese: Exposition zu potenziell tollwutinfizierten Tieren, Bissverletzungen
- Klinische Symptomatik: Fieber, Kopfschmerzen, Verwirrtheit, Angst vor Wasser (Hydrophobie), Speichelfluss
- Labordiagnostik: Nachweis von Virus-RNA mittels PCR in Speichel, Liquor (Gehirn-Rückenmarks-Flüssigkeit), Biopsien der Haut im Bereich von Haarfollikeln
- Serologische Tests zur Antikörperbestimmung (begrenzt aussagekräftig bei Krankheitsbeginn)
- Bildgebung (CT, MRT) zum Ausschluss anderer Ursachen der Enzephalitis

Symptome

- Prodromalstadium: unspezifische Symptome wie Fieber, Unwohlsein, Muskelschmerzen
- Neurologische Phase: Angst, Unruhe, Halluzinationen, Hyperaktivität, Krämpfe
- Hydrophobie (Angst vor Wasser) durch schmerzhafte Schluckkrämpfe
- Paralyseform mit zunehmender Lähmung, Atemstörungen, Koma
- Tod meist innerhalb von 7–10 Tagen nach Symptombeginn durch Atemstillstand oder Herzversagen

Prognose

- Ohne sofortige postexpositionelle Prophylaxe (PEP) nahezu zu 100 % tödlich
- Frühzeitige Impfung und Gabe von Immunglobulinen kann Krankheit verhindern
- Symptomatische Erkrankung gilt als nicht heilbar, hohe Mortalität

Komplikationen

- Hirnschädigung durch Entzündung und Zelltod
- Atemlähmung durch Beteiligung der Atemzentren
- Multiorganversagen in terminaler Phase
- Sekundärinfektionen bei intensivmedizinischer Betreuung

Therapie

- Nach Exposition sofortige gründliche Wundreinigung und Desinfektion
- Postexpositionelle Prophylaxe mit Tollwut-Impfstoff und humanem Tollwut-Immunglobulin
- Symptomatische Behandlung auf Intensivstation
- Keine spezifische antivirale Therapie mit nachgewiesener Wirksamkeit bei symptomatischer Erkrankung
- Palliativmedizinische Betreuung bei fortgeschrittener Erkrankung

Spezielle Pflegeinterventionen

- Überwachung der Vitalfunktionen und neurologischer Status engmaschig
- Pflege bei Krampfanfällen und Vermeidung von Reizungen, die Spasmen auslösen
- Unterstützung bei Atemtherapie und ggf. Beatmung
- Sicherstellung von Flüssigkeits- und Nährstoffzufuhr, häufig parenteral oder enteral
- Schutzmaßnahmen zur Verhinderung von Kreuzkontamination und Infektionsschutz
- Psychosoziale Unterstützung von Patient:innen und Angehörigen angesichts der Prognose
- Kooperation mit Ärzt:innen zur Anpassung der symptomatischen Behandlung

5.22 Tuberkulose [ICD-10: A15]

Definition

- Chronische bakterielle Infektion, meist der Lunge, verursacht durch *Mycobacterium tuberculosis*
- Kann auch andere Organe befallen (extrapulmonale Tuberkulose)
- Charakterisiert durch Bildung von Granulomen (knotenartige Entzündungsherde) und Gewebezerstörung

Ätiologie

- Ansteckung durch Tröpfcheninfektion (Husten, Niesen, Sprechen)
- Primärinfektion in der Lunge, bei Immunschwäche Dissemination möglich
- Risikofaktoren: Immunsuppression (z. B. HIV), Mangelernährung, Wohnverhältnisse, Diabetes mellitus

Pathophysiologie

- Aufnahme der Bakterien in die Lunge, Phagozytose durch Makrophagen
- Bildung von Tuberkulomen (Granulomen) zur Abkapselung der Erreger
- Bei Immunschwäche Vermehrung der Bakterien und Zerstörung von Lungengewebe
- Ausbreitung über Blut und Lymphsystem möglich (Miliartuberkulose)
- Chronische Entzündung führt zur Fibrose und Verkalkung

Diagnostik

- Anamnese: Kontakt zu Tuberkulosepatienten, Symptome und Risikofaktoren
- Klinik: Husten >3 Wochen, Nachtschweiß, Fieber, Gewichtsverlust
- Tuberkulinhauttest (Mantoux-Test) oder Interferon-Gamma-Release-Assays (IGRA) zum Nachweis der Infektion
- Mikrobiologischer Nachweis von *Mycobacterium tuberculosis* im Sputum durch Kultur oder PCR
- Bildgebung: Röntgen-Thorax zur Beurteilung von Lungenschäden
- Bronchoskopie bei unklarem Befund

Symptome

- Chronischer Husten, zunächst trocken, später produktiv mit Auswurf
- Hämoptysen (Bluthusten)
- Fieber, Nachtschweiß, Müdigkeit
- Gewichtsverlust und allgemeines Krankheitsgefühl
- Bei extrapulmonaler Tuberkulose je nach Organ spezifische Beschwerden

Prognose

- Gute Heilungschancen bei frühzeitiger und konsequenter Behandlung
- Unbehandelt häufig tödlicher Verlauf durch Organversagen oder Dissemination
- Langzeitfolgen: Lungenfibrose, Bronchiektasen, Einschränkung der Lungenfunktion

Komplikationen

- Lungenschäden mit chronischer Ateminsuffizienz
- Miliartuberkulose (streut im ganzen Körper)
- Pleuraerguss oder Pneumothorax
- Resistenzentwicklung (multiresistente Tuberkulose)
- Sekundärinfektionen

Therapie

- Kombinationstherapie mit mehreren Antibiotika (Isoniazid, Rifampicin, Pyrazinamid, Ethambutol) über mindestens 6 Monate
- Überwachung der Medikamentenverträglichkeit und Compliance
- Behandlung von Begleiterkrankungen und Komplikationen
- Isolierung bei infektiösen Patient:innen, um Ansteckung zu verhindern
- Kontaktpersonen untersuchen und ggf. prophylaktisch behandeln

Spezielle Pflegeinterventionen

- Überwachung der Medikamenteneinnahme und Nebenwirkungen
- Beobachtung des Allgemeinzustands und der Atmung
- Unterstützung bei Atemtherapie und Mobilisation
- Infektionsschutzmaßnahmen (Isolierung, Schutzkleidung, Händehygiene)
- Aufklärung und psychosoziale Unterstützung der Patient:innen und Angehörigen
- Förderung des Ernährungszustands und Flüssigkeitszufuhr
- Zusammenarbeit mit dem medizinischen Team und Sozialdiensten

5.23 Typhus [ICD-10: A01]

Definition

- Systemische bakterielle Infektion verursacht durch *Salmonella Typhi*
- Charakterisiert durch hohes Fieber, abdominale Beschwerden und systemische Symptome
- Übertragung fäkal-oral, häufig in Gebieten mit schlechter Hygiene

Ätiologie

- Infektion durch kontaminierte Lebensmittel oder Wasser
- Verbreitung vor allem in tropischen und subtropischen Regionen
- Übertragung von Mensch zu Mensch durch Ausscheidungen

Pathophysiologie

- Aufnahme der Bakterien über den Darm
- Penetration der Darmschleimhaut und Vermehrung in Lymphgewebe und Makrophagen
- Systemische Verbreitung über das Blut (Bakteriämie)
- Entzündung der Peyer-Plaques (lymphatisches Gewebe im Dünndarm)

- Bildung von Nekrosen und Ulzerationen im Darm

Diagnostik

- Anamnese: Reise in Risikogebiete, Kontakt mit Erkrankten
- Klinik: anhaltendes hohes Fieber, Kopfschmerzen, Bauchschmerzen, Durchfall oder Verstopfung
- Blutkultur zum Nachweis von *Salmonella Typhi*
- Stuhl- und Urinkulturen
- Serologische Tests (Widal-Test) zur Antikörperbestimmung
- Bildgebung nur bei Komplikationen (z. B. Darmperforation)

Symptome

- Hohes, anhaltendes Fieber
- Kopfschmerzen, Schwäche, Schweißausbrüche
- Bauchschmerzen, Völlegefühl, Übelkeit
- Verstopfung oder Durchfall
- Roseolen (kleine rosafarbene Hautflecken) am Rumpf
- Vergrößerte Milz und Leber

Prognose

- Ohne Behandlung hohe Letalität, durch Antibiotika-Therapie gute Heilungschancen
- Risiko für Rückfälle oder chronische Ausscheidung
- Langzeitfolgen selten, aber möglich bei schweren Komplikationen

Komplikationen

- Darmperforation mit Peritonitis (Bauchfellentzündung)
- Intestinale Blutungen
- Septische Zustände (Sepsis)
- Myokarditis, Pneumonie oder andere sekundäre Infektionen
- Chronische Gallengangsbeteiligung mit Ausscheidung der Bakterien

Therapie

- Antibiotische Behandlung (z. B. Ciprofloxacin, Ceftriaxon) über 7–14 Tage
- Flüssigkeits- und Elektrolytausgleich
- Bettruhe und symptomatische Therapie
- Chirurgische Intervention bei Darmperforation oder schweren Komplikationen
- Hygienemaßnahmen zur Vermeidung der Weiterverbreitung

Spezielle Pflegeinterventionen

- Überwachung von Vitalzeichen und Allgemeinzustand
- Unterstützung bei Flüssigkeitszufuhr und Ernährung
- Beobachtung auf Anzeichen von Komplikationen wie Bauchschmerzen oder Blutungen
- Einhaltung strenger Hygienemaßnahmen, insbesondere Händehygiene
- Aufklärung der Patient:innen über Infektionsschutz und Therapiecompliance
- Psychosoziale Unterstützung bei langer Erkrankungsdauer
- Zusammenarbeit mit dem ärztlichen Team und ggf. sozialen Diensten

5.24 Windpocken [ICD-10: B01]

Definition

- Akute, hochkontagiöse Viruserkrankung
- Verursacht durch das Varizella-Zoster-Virus (VZV)
- Charakterisiert durch generalisierten juckenden Hautausschlag mit Bläschenbildung
- Meist kinderliche Erkrankung, kann aber auch Erwachsene betreffen

Ätiologie

- Infektion durch Tröpfcheninfektion oder direkten Kontakt mit Bläscheninhalt
- Erstinfektion mit Varizella-Zoster-Virus führt zu Windpocken
- Virus verbleibt latent in sensorischen Ganglien und kann später Gürtelrose verursachen

Pathophysiologie

- Virusvermehrung in den oberen Atemwegen nach Inhalation
- Virämie mit Verbreitung im ganzen Körper
- Infektion der Haut mit Bildung von typischen Bläschen
- Immunantwort führt zur Abheilung der Läsionen
- Latenzphase in Nervenzellen möglich, Reaktivierung verursacht Herpes Zoster

Diagnostik

- Klinik: juckender Hautausschlag in verschiedenen Entwicklungsstadien
- Anamnese von Kontakt mit Erkrankten oder typischen Symptomen
- Nachweis von Virus-DNA mittels PCR bei unklaren Fällen
- Serologische Tests zur Bestimmung des Immunstatus

- Differenzialdiagnose: andere Exantheme (Masern, Röteln)

Symptome

- Prodromalsymptome: leichtes Fieber, Abgeschlagenheit, Kopfschmerzen
- Generalisierter, juckender Ausschlag mit Papeln, Bläschen, Krusten
- Bläschen in unterschiedlichen Entwicklungsstadien gleichzeitig vorhanden
- Oft leichtes Fieber während der Ausschlagsphase
- Bei Erwachsenen und immunsupprimierten Patient:innen schwererer Verlauf möglich

Prognose

- Meist komplikationslos und selbstlimitierend
- Komplikationen häufiger bei Erwachsenen, Schwangeren und Immunsupprimierten
- Dauer ca. 1–2 Wochen mit vollständiger Heilung ohne Narbenbildung bei unkompliziertem Verlauf

Komplikationen

- Sekundärinfektionen der Haut (Bakterielle Superinfektion)
- Pneumonie, besonders bei Erwachsenen und Immunsupprimierten
- Zerebellitis oder Enzephalitis (seltene neurologische Komplikationen)
- Congenitale Varizellose bei Infektion in der Schwangerschaft
- Postherpetische Neuralgie nach Reaktivierung als Gürtelrose

Therapie

- Symptomatische Behandlung: Juckreizlinderung (Kühle Umschläge, Antihistaminika)
- Antivirale Therapie (z. B. Aciclovir) bei Risikopatienten oder schwerem Verlauf
- Fiebersenkende Medikamente (Paracetamol)
- Vermeidung von Kratzen zur Reduktion von Hautinfektionen
- Isolierung bis alle Bläschen verkrustet sind, um Ansteckung zu vermeiden

Spezielle Pflegeinterventionen

- Beobachtung des Hautbildes und Erfassung des Juckreizes
- Unterstützung bei Hautpflege und Vermeidung von Kratzen
- Anleitung zur Einhaltung von Isolationsmaßnahmen und Hygiene
- Überwachung der Vitalzeichen und Allgemeinzustand
- Psychosoziale Betreuung, insbesondere bei Kindern und Eltern
- Aufklärung über Verlauf, Komplikationen und Schutzmaßnahmen
- Zusammenarbeit mit dem ärztlichen Team zur Anpassung der Therapie

6 Kardiologie und Angiologie

6.1 Aneurysma [ICD-10: I71]

Definition

- Pathologische Ausbuchtung der Gefäßwand eines Arterienabschnitts
- Betrifft meist die Aorta, aber auch andere Arterien möglich
- Unterscheidung in wahre Aneurysmen (alle Wandschichten betroffen) und falsche Aneurysmen (Perforation mit Blutansammlung außerhalb der Gefäßwand)

Ätiologie

- Arteriosklerose (Gefäßverkalkung) als häufigste Ursache
- Bluthochdruck (arterielle Hypertonie) belastet Gefäßwand
- Entzündliche Gefäßerkrankungen (Vaskulitis)
- Traumatische Verletzungen der Gefäßwand
- Angeborene Bindegewebserkrankungen (z. B. Marfan-Syndrom)

Pathophysiologie

- Schwächung der Gefäßwand durch Verlust elastischer Fasern und glatter Muskulatur
- Druckbelastung führt zur Ausdehnung und Bildung der Aussackung
- Gefahr der Ruptur bei zunehmender Größe
- Störung des Blutflusses durch turbulente Strömung im Aneurysma

Diagnostik

- Anamnese: Schmerzen, Pulsationen, familiäre Vorbelastung
- Körperliche Untersuchung: tastbare pulsierende Masse, Blutdruckmessung
- Ultraschall (Sonografie) als Screeningmethode
- Computertomographie (CT) oder Magnetresonanztomographie (MRT) zur exakten Darstellung
- Angiographie bei speziellen Fragestellungen

Symptome

- Oft lange symptomlos (asymptomatisch)
- Schmerzen bei Druck auf umliegende Strukturen
- Pulsierende tastbare Masse, besonders im Bauchraum
- Akute starke Schmerzen bei Ruptur (lebensbedrohlicher Notfall)
- Schockzustand bei innerer Blutung

Prognose

- Abhängig von Größe und Lage des Aneurysmas
- Kleinere Aneurysmen oft stabil, Risiko steigt mit Größe
- Ruptur mit hoher Mortalität (bis 80 %)
- Rechtzeitige Behandlung verbessert Überlebenschancen erheblich

Komplikationen

- Ruptur mit lebensbedrohlicher innerer Blutung
- Thrombosebildung im Aneurysma mit Embolien
- Kompression benachbarter Organe (z. B. Nerven, Harnleiter)
- Entzündliche Reaktion der Gefäßwand (Aneurysma-Phlebitis)

Therapie

- Überwachung kleiner Aneurysmen mit regelmäßigen Bildgebungen
- Blutdruckeinstellung zur Entlastung der Gefäßwand
- Operative Therapie: offene Gefäßchirurgie mit Ersatz des Gefäßabschnitts
- Endovaskuläre Therapie: Stent-Graft-Implantation zur Stabilisierung von innen
- Notfalloperation bei Ruptur

Spezielle Pflegeinterventionen

- Überwachung von Vitalparametern, insbesondere Blutdruck und Puls
- Schmerzbeobachtung und -management
- Präoperative Vorbereitung und postoperative Überwachung
- Schulung zur Einhaltung von Medikamenten (Antihypertensiva)
- Aufklärung über Symptome einer Ruptur (plötzliche starke Schmerzen, Schockzeichen)
- Unterstützung bei Mobilisation und Komplikationsvermeidung
- Psychosoziale Begleitung bei Angst vor schwerer Erkrankung

6.2 Angina pectoris [ICD-10: I20]

Definition

- Vorübergehende, reversible Minderdurchblutung (Ischämie) des Herzmuskels
- Führt zu typischen Brustschmerzen (Angina pectoris)
- Kein Herzmuskeluntergang bei stabiler Angina

Ätiologie

- Meist durch koronare Herzkrankheit (KHK) mit Atherosklerose der Herzkranzgefäße
- Belastungsbedingte Sauerstoffunterversorgung des Herzmuskels
- Selten: Koronarspasmen (Gefäßkrämpfe), Anämie, Hypertonie

Pathophysiologie

- Engstellung (Stenose) der Koronararterien reduziert Blut- und Sauerstoffangebot
- Ungleichgewicht zwischen Sauerstoffbedarf und -angebot im Herzmuskel
- Ischämie löst Schmerzrezeptoren in der Herzwand aus
- Bei anhaltender Ischämie droht Myokardinfarkt

Diagnostik

- Anamnese: typische belastungsabhängige Brustschmerzen
- Ruhe- und Belastungs-EKG zur Erfassung von Ischämiezeichen
- Echokardiographie zur Beurteilung der Herzfunktion
- Koronarangiographie (Herzkatheter) zur Visualisierung der Gefäßverengungen
- Labor: Troponin zur Abgrenzung zum Herzinfarkt

Symptome

- Druck-, Enge- oder Brennschmerz hinter dem Brustbein
- Ausstrahlung in Arme, Hals, Kiefer oder Rücken möglich
- Auftreten meist bei körperlicher oder emotionaler Belastung
- Dauer wenige Minuten, Besserung durch Ruhe oder Nitroglyzerin
- Begleitsymptome: Schwitzen, Übelkeit, Atemnot

Prognose

- Stabil: relativ gute Prognose bei Therapie und Lebensstiländerung
- Instabil: erhöhtes Risiko für Myokardinfarkt und plötzlichen Herztod
- Prognose abhängig von Ausmaß der Koronarstenosen und Therapieadhärenz

Komplikationen

- Progression zur instabilen Angina
- Myokardinfarkt (Herzinfarkt)
- Herzrhythmusstörungen
- Herzinsuffizienz z. B. bei ausgedehnter Schädigung

Therapie

- Medikamentös: Nitrate (Gefäßerweiterung), Betablocker (Herzfrequenz- und Blutdrucksenkung), Calciumantagonisten, Thrombozytenaggregationshemmer (z. B. ASS)
- Interventionell: Ballondilatation und Stent-Implantation (PCI)
- Operativ: Bypass-Operation bei Mehrgefäßerkrankung
- Lebensstilmodifikation: Rauchstopp, Gewichtsreduktion, Bewegung, Ernährung

Spezielle Pflegeinterventionen

- Überwachung von Vitalzeichen und Schmerzintensität
- Unterstützung bei Medikamenteneinnahme und -verträglichkeit
- Schulung zur Erkennung von Warnzeichen (z. B. Verschlechterung der Schmerzen)
- Anleitung zur Belastungsdosierung und Schonung
- Beratung zu Risikofaktoren und gesunder Lebensführung
- Psychosoziale Unterstützung bei Angst und Stress

6.3 Arterielle Hypertonie [ICD-10: I10]

Definition

- Chronisch erhöhter Blutdruck über 140/90 mmHg
- Primäre (essentielle) Hypertonie ohne erkennbare Ursache
- Sekundäre Hypertonie durch Grunderkrankungen (Nierenerkrankungen, hormonelle Störungen)

Ätiologie

- Multifaktorielle Ursachen bei primärer Hypertonie: genetische Veranlagung, Übergewicht, Bewegungsmangel, Stress, falsche Ernährung
- Sekundäre Ursachen: Nierenkrankheiten, endokrine Erkrankungen (z. B. Hyperaldosteronismus), Medikamente

Pathophysiologie

- Erhöhter peripherer Widerstand durch Gefäßverengung (Vasokonstriktion)
- Erhöhtes Blutvolumen durch Natrium- und Wasserrückhalt
- Veränderung der Gefäßwände (Arteriosklerose) verstärkt Blutdruckerhöhung
- Chronische Belastung von Herz und Gefäßen

Diagnostik

- Mehrmalige Blutdruckmessung in Ruhe, idealerweise 24-Stunden-Blutdruckmessung
- Laboruntersuchungen: Nierenfunktion, Elektrolyte, Blutzucker, Lipidprofil
- EKG und Echokardiographie zur Herzbelastungserkennung
- Ultraschall der Nierengefäße bei Verdacht auf sekundäre Hypertonie

Symptome

- Häufig lange asymptomatisch (»stiller Killer«)
- Kopfschmerzen, Schwindel, Nasenbluten bei stark erhöhtem Blutdruck
- Belastungsdyspnoe, Herzklopfen bei fortgeschrittener Erkrankung

Prognose

- Gut bei konsequenter Blutdruckeinstellung
- Unbehandelt erhöhtes Risiko für Schlaganfall, Herzinfarkt, Nierenversagen

Komplikationen

- Schlaganfall (zerebrovaskulärer Insult)
- Herzinfarkt (Myokardinfarkt)
- Herzinsuffizienz (Herzschwäche)
- Nierenversagen durch arterielle Schädigung
- Retinopathie (Schädigung der Netzhautgefäße)

Therapie

- Lebensstiländerung: Gewichtsreduktion, salzarme Ernährung, regelmäßige Bewegung, Stressreduktion, Verzicht auf Nikotin und Alkohol
- Medikamentös: ACE-Hemmer, Angiotensin-II-Rezeptorblocker, Betablocker, Calciumantagonisten, Diuretika
- Regelmäßige Blutdruckkontrolle und Anpassung der Medikation

Spezielle Pflegeinterventionen

- Unterstützung bei Blutdruckmessungen und Dokumentation
- Beratung zu gesunder Lebensführung und Medikamentenadhärenz

- Erkennen von Nebenwirkungen der Medikamente
- Anleitung zur Vermeidung von Risikofaktoren (Stress, Übergewicht)
- Motivation zur regelmäßigen körperlichen Aktivität
- Psychosoziale Unterstützung bei Angst vor Folgeerkrankungen

6.4 Arteriosklerose [ICD-10: I70]

Definition

- Chronische Erkrankung der Arterien mit Einlagerung von Lipiden, Entzündungszellen und Bindegewebe in der Gefäßwand
- Führt zu Verengung (Stenose) und Verhärtung (Sklerose) der Gefäße

Ätiologie

- Multifaktorielle Ursachen: Hypercholesterinämie (erhöhte Blutfettwerte), Nikotinkonsum, Bluthochdruck, Diabetes mellitus, genetische Prädisposition, Bewegungsmangel, Übergewicht

Pathophysiologie

- Endothelverletzung (Schädigung der inneren Gefäßschicht) durch Risikofaktoren
- Einwanderung von Entzündungszellen (Makrophagen) und Aufnahme von Lipiden (insbesondere LDL-Cholesterin)
- Bildung von Plaques aus Fett, Bindegewebe und Kalzium
- Gefäßverengung und verminderte Elastizität der Gefäßwand
- Risiko für Plaqueruptur mit Thrombusbildung und Gefäßverschluss

Diagnostik

- Anamnese und klinische Untersuchung (Pulsstatus, Hautveränderungen)
- Blutuntersuchungen: Lipidprofil, Blutzucker, Entzündungsmarker
- Ultraschall (Doppler) der Gefäße zur Beurteilung von Durchblutung und Plaques
- Belastungs-EKG zur Erkennung von koronaren Durchblutungsstörungen
- Angiographie bei Verdacht auf schwere Stenosen

Symptome

- Anfangs oft symptomlos
- Claudicatio intermittens (Schaufensterkrankheit) bei Becken- und Beinarterienverengung: belastungsabhängige Schmerzen
- Brustschmerzen (Angina pectoris) bei Koronararteriosklerose
- Durchblutungsstörungen der Organe (Nieren, Gehirn)

Prognose

- Chronisch progredient, kann durch Risikofaktorkontrolle verlangsamt werden
- Erhöhtes Risiko für Herzinfarkt, Schlaganfall und periphere arterielle Verschlusskrankheit

Komplikationen

- Thrombose und Embolie mit akutem Gefäßverschluss
- Herzinfarkt durch Koronarthrombose
- Schlaganfall bei zerebraler Beteiligung
- Ulzerationen und Nekrosen bei peripheren Durchblutungsstörungen

Therapie

- Lebensstilmodifikation: Rauchstopp, gesunde Ernährung, Bewegung, Gewichtsreduktion
- Medikamente: Statine (Cholesterinsenker), Thrombozytenaggregationshemmer (z. B. ASS), Antihypertensiva, Diabetesmanagement
- Interventionelle Verfahren: Ballondilatation, Stentimplantation
- Operative Eingriffe bei kritischer Ischämie (Bypass-Operation)

Spezielle Pflegeinterventionen

- Überwachung von Haut und Extremitäten auf Durchblutungsstörungen
- Anleitung zur Rauchentwöhnung und gesunder Lebensweise
- Unterstützung bei Medikamenteneinnahme und Nebenwirkungsbeobachtung
- Förderung der Gehfähigkeit durch kontrolliertes Gehtraining
- Beobachtung und Dokumentation von Wunden oder Ulzerationen
- Psychosoziale Unterstützung bei chronischer Erkrankung

6.5 Bradykardie [ICD-10: I49]

Definition

- Herzfrequenz unter 60 Schläge pro Minute (bpm) bei Erwachsenen
- Kann physiologisch oder pathologisch sein

Ätiologie

- Physiologisch bei Sportlern, Schlaf oder Entspannung
- Pathologisch durch Sinusknotenfunktionsstörung, AV-Block, Medikamente (Betablocker, Digitalis), Elektrolytstörungen, Hypothyreose, Myokardinfarkt

Pathophysiologie

- Verminderte Erregungsbildung oder Erregungsleitung im Herzen
- Mögliche Beeinträchtigung der Herzzeitvolumens und Sauerstoffversorgung

Diagnostik

- EKG zur Bestimmung der Herzfrequenz und Erregungsleitungsstörungen
- Langzeit-EKG (Holter) zur Verlaufskontrolle
- Labor: Elektrolyte, Schilddrüsenwerte
- Echokardiographie zur Beurteilung der Herzfunktion

Symptome

- Oft symptomlos bei physiologischer Bradykardie
- Schwindel, Synkopen (Bewusstseinsverlust), Müdigkeit, Leistungsminderung bei pathologischer Bradykardie

Prognose

- Abhängig von Ursache und Schwere
- Pathologische Formen können lebensbedrohlich sein

Komplikationen

- Bewusstseinsverlust durch Minderdurchblutung
- Herzstillstand bei schweren Leitungsstörungen

Therapie

- Behandlung der Grunderkrankung
- Medikamenten-Dosisanpassung

- In schweren Fällen Schrittmacherimplantation

Spezielle Pflegeinterventionen

- Beobachtung der Vitalzeichen, besonders Puls und Blutdruck
- Dokumentation von Symptomen wie Schwindel oder Synkopen
- Unterstützung bei Mobilität und Sturzprophylaxe
- Patientenaufklärung über Medikation und Notfallsituationen
- Psychosoziale Begleitung bei chronischen Beschwerden

6.6 Herzinfarkt [ICD-10: I21]

Definition

- Plötzlicher Verschluss eines Herzkranzgefäßes (Koronararterie)
- Führt zu Minderdurchblutung und Nekrose (Absterben) von Herzmuskelgewebe

Ätiologie

- Arteriosklerose der Koronararterien mit Plaqueruptur
- Thrombusbildung an der Stelle der Plaqueruptur
- Weitere Risikofaktoren: Bluthochdruck, Rauchen, Diabetes, Fettstoffwechselstörungen, Stress

Pathophysiologie

- Verschluss des Gefäßes verursacht Sauerstoffmangel im Herzmuskel
- Zelluntergang mit Entzündungsreaktion und Narbenbildung
- Einschränkung der Herzfunktion, Herzrhythmusstörungen möglich

Diagnostik

- Anamnese: typische Symptome (starke retrosternale Schmerzen, Ausstrahlung)
- EKG mit ST-Streckenhebung oder anderen Veränderungen
- Bestimmung von Herzmuskelenzymen (Troponin, CK-MB) im Blut
- Echokardiographie zur Beurteilung der Herzfunktion
- Koronarangiographie zur Gefäßdarstellung

Symptome

- Plötzliche, starke Brustschmerzen (Angina pectoris), häufig retrosternal (hinter dem Brustbein)
- Ausstrahlung in linken Arm, Kiefer, Rücken und Schulter
- vegetativ: Übelkeit, Schweißausbruch, Angst
- Atemnot, Schwindel oder Bewusstseinsverlust möglich
- Bei Frauen häufig atypische Symptome: ausgeprägte Müdigkeit, Oberbauch- und Kieferschmerzen (Brustschmerzen können fehlen oder nur gering ausgeprägt sein)

Prognose

- Abhängig von Größe und Lokalisation des Infarkts
- Frühzeitige Behandlung verbessert Überlebenschancen erheblich
- Risiko für Herzinsuffizienz und Rhythmusstörungen

Komplikationen

- Herzrhythmusstörungen (Kammerflimmern, Bradykardie)
- Herzinsuffizienz
- Herzwandruptur oder Aneurysma
- Thromboembolien

Therapie

- Akut: Reperfusion durch Lysetherapie oder perkutanen Koronarintervention (PCI)
- Schmerztherapie mit Morphin
- Sauerstoffgabe bei Hypoxie
- Antikoagulation und Thrombozytenaggregationshemmer
- Langfristig: Betablocker, ACE-Hemmer, Statine, Lebensstiländerung

Spezielle Pflegeinterventionen

- Kontinuierliche Überwachung von Herzrhythmus und Vitalparametern
- Schmerzbeobachtung und Dokumentation
- Psychologische Betreuung bei Angst und Stress
- Unterstützung bei Mobilisation und Sekundärprävention
- Schulung zur Medikamenteneinnahme und Lebensstiländerung

6.7 Herzinsuffizienz [ICD-10: I50]

Definition

- Zustand, bei dem das Herz nicht mehr in der Lage ist, den Körper ausreichend mit Blut und Sauerstoff zu versorgen
- Führt zu vermindertem Herzzeitvolumen und Organperfusion

Ätiologie

- Koronare Herzkrankheit (KHK)
- Hypertonie (Bluthochdruck)
- Herzklappenerkrankungen
- Kardiomyopathien (Erkrankungen des Herzmuskels)
- Herzinfarkt als Auslöser

Pathophysiologie

- Reduziertes Herzzeitvolumen führt zu kompensatorischen Mechanismen:
  - Sympathikusaktivierung (erhöhte Herzfrequenz)
  - Renin-Angiotensin-Aldosteron-System (RAAS) aktiviert Flüssigkeitsretention
  - Langfristig kommt es zu Herzmuskelhypertrophie und -dilatation, Verschlechterung der Pumpfunktion

Diagnostik

- Anamnese: Belastungsdyspnoe, Müdigkeit, Ödeme
- Körperliche Untersuchung: Rasselgeräusche, Halsvenenstauung, periphere Ödeme
- Echokardiographie zur Beurteilung der Herzfunktion
- Röntgen-Thorax (Herzvergrößerung, Lungenstauung)
- Bestimmung von BNP (Brain Natriuretic Peptide) im Blut als Herzinsuffizienzmarker

Symptome

- Belastungs- und Ruhedyspnoe (Atemnot)
- Müdigkeit, Schwäche
- Beinödeme, Gewichtszunahme durch Flüssigkeitsretention
- Nykturie (vermehrtes nächtliches Wasserlassen)
- Orthopnoe (Atemnot im Liegen)

Prognose

- Chronisch progredient mit Phasen der Stabilität und Dekompensation
- Behandlung kann Symptome lindern und Lebensqualität verbessern
- Hohe Mortalität bei fortgeschrittenem Stadium

Komplikationen

- Lungenödem durch Stauung in den Lungengefäßen
- Rhythmusstörungen (Vorhofflimmern)
- Niereninsuffizienz durch Minderdurchblutung
- Leberstauung

Therapie

- Medikamentös: ACE-Hemmer, Betablocker, Diuretika, Aldosteron-Antagonisten
- Lebensstil: Salzreduktion, Flüssigkeitsrestriktion, Gewichtsmonitoring
- Geräte: Implantierbarer Kardioverter-Defibrillator (ICD) oder CRT bei ausgewählten Patient:innen
- Behandlung zugrundeliegender Ursachen

Spezielle Pflegeinterventionen

- Überwachung von Gewicht, Vitalzeichen und Flüssigkeitsbilanz
- Unterstützung bei Atemtherapie und Lagerung zur Dyspnoelinderung
- Beratung zur Medikamenteneinnahme und Ernährung
- Schulung zur Erkennung von Dekompensationszeichen
- Psychosoziale Unterstützung

6.8 Herzrhythmusstörungen [ICD-10: I49]

Definition

- Abweichungen vom normalen Herzrhythmus (Arrhythmien), die zu einer Störung der Herzfrequenz oder des Herzrhythmus führen
- Können harmlos oder lebensbedrohlich sein

Ätiologie

- Herzkrankheiten (z. B. KHK, Herzinfarkt, Herzinsuffizienz)
- Elektrolytstörungen (z. B. Kaliummangel)

- Medikamente (Antiarrhythmika, Digitalis)
- Schilddrüsenerkrankungen
- Übermäßiger Alkoholkonsum, Nikotin
- Stress und autonome Dysregulation

Pathophysiologie

- Störung der Erregungsbildung (z. B. Sinusknotenfunktionsstörung)
- Störung der Erregungsleitung (z. B. Blockaden, Reentry-Phänomene)
- Entstehung von Extrasystolen, Tachykardien, Bradykardien oder Kammerflimmern

Diagnostik

- EKG (Elektrokardiogramm) zur Darstellung des Herzrhythmus
- Langzeit-EKG (Holter-Monitoring) zur Erfassung intermittierender Arrhythmien
- Elektrophysiologische Untersuchung bei unklaren Fällen
- Laboruntersuchungen (Elektrolyte, Schilddrüsenwerte)

Symptome

- Herzrasen (Palpitationen)
- Schwindel, Synkopen (kurzzeitiger Bewusstseinsverlust)
- Luftnot, Brustschmerzen
- Müdigkeit, Schwäche

Prognose

- Variabel je nach Art und Ursache der Rhythmusstörung
- Manche Arrhythmien sind gutartig, andere lebensbedrohlich
- Frühzeitige Behandlung verbessert Prognose

Komplikationen

- Schlaganfall (bei Vorhofflimmern durch Embolie)
- Herzinsuffizienz durch chronische Tachykardie
- Plötzlicher Herztod durch Kammerflimmern

Therapie

- Medikamentös: Antiarrhythmika, Antikoagulanzien (z. B. bei Vorhofflimmern)
- Kardioversion (elektrische Wiederherstellung des Sinusrhythmus)
- Katheterablation bei bestimmten Arrhythmien
- Implantierbarer Kardioverter-Defibrillator (ICD) bei Hochrisikopatienten
- Behandlung der Grunderkrankung

Spezielle Pflegeinterventionen

- Überwachung von Herzfrequenz und Rhythmus
- Erkennen und Dokumentieren von Symptomen und Veränderungen
- Anleitung zur Medikamenteneinnahme und Nebenwirkungsbeobachtung
- Unterstützung bei Stressmanagement und Lifestyle-Anpassungen
- Vorbereitung und Nachsorge bei invasiven Eingriffen

6.9 Herzklappenfehler [ICD-10: I34]

Definition

- Pathologische Veränderungen der Herzklappen mit Beeinträchtigung der Klappenfunktion
- Unterscheidung zwischen Klappenstenose (Verengung) und Klappeninsuffizienz (Undichtigkeit)

Ätiologie

- Angeborene Klappenfehler
- Rheumatisches Fieber als häufige Ursache
- Degenerative Veränderungen (Alter)
- Endokarditis (Herzinnenhautentzündung)
- Verkalkung der Klappen

Pathophysiologie

- Klappenstenose führt zu erhöhtem Widerstand und Druckbelastung des Herzens
- Klappeninsuffizienz verursacht Volumenbelastung durch Rückfluss von Blut
- Folge sind Hypertrophie (Vergrößerung) und Herzinsuffizienz

Diagnostik

- Echokardiographie (Ultraschalluntersuchung des Herzens) zur Beurteilung der Klappenfunktion
- EKG und Röntgen-Thorax zur Beurteilung von Herzgröße und Rhythmus
- Herzkatheteruntersuchung bei unklaren Befunden

Symptome

- Belastungsdyspnoe (Atemnot bei Anstrengung)
- Müdigkeit, Leistungsminderung

- Herzrhythmusstörungen
- Brustschmerzen
- Ödeme bei fortgeschrittener Herzinsuffizienz

Prognose

- Abhängig von Schweregrad und Therapie
- Ohne Behandlung kann Herzversagen eintreten
- Chirurgische Klappenrekonstruktion oder -ersatz verbessert Prognose

Komplikationen

- Herzinsuffizienz
- Vorhofflimmern mit Thromboembolien
- Endokarditis
- Schlaganfall

Therapie

- Medikamentöse Behandlung der Herzinsuffizienz und Rhythmusstörungen
- Antikoagulation bei Vorhofflimmern
- Operativer Klappenersatz oder -rekonstruktion
- Perkutane Ballonvalvuloplastie bei Klappenstenose

Spezielle Pflegeinterventionen

- Beobachtung von Vitalzeichen und Herzsymptomen
- Unterstützung bei medikamentöser Therapie und Compliance
- Anleitung zu Schonung und angemessener Belastung
- Schulung zu Frühwarnzeichen einer Dekompensation
- Vorbereitung und Nachsorge bei Operationen

6.10 Hypotonie [ICD-10: I95]

Definition

- Blutdruckwerte unterhalb des altersabhängigen Normalbereichs
- Systolischer Blutdruck < 100 mmHg bei Erwachsenen

Ätiologie

- Primäre (essentielle) Hypotonie ohne erkennbare Ursache
- Sekundäre Hypotonie durch Herzinsuffizienz, Blutverlust, Medikamente
- Orthostatische Hypotonie (Blutdruckabfall beim Aufstehen)
- Neurogene Ursachen (z. B. Nervenschäden)

Pathophysiologie

- Verminderter peripherer Gefäßwiderstand oder vermindertes Blutvolumen
- Unzureichende Herzleistung oder Störung der Blutdruckregulation
- Beeinträchtigte Durchblutung lebenswichtiger Organe

Diagnostik

- Blutdruckmessung im Liegen, Sitzen und Stehen
- Anamnese und körperliche Untersuchung
- EKGV 11 zur Herzfunktion
- Labor zur Abklärung von Ursachen (z. B. Blutbild, Elektrolyte)

Symptome

- Schwindel, Benommenheit
- Müdigkeit, Konzentrationsstörungen
- Synkopen (Bewusstlosigkeit)
- Sehstörungen
- Übelkeit

Prognose

- Bei funktioneller Hypotonie meist gut
- Sekundäre Hypotonie kann auf schwerwiegende Erkrankungen hinweisen
- Gefahr von Stürzen und Verletzungen bei Schwindel

Komplikationen

- Sturzbedingte Verletzungen
- Organschäden durch Minderdurchblutung
- Chronische Müdigkeit und Leistungseinbußen

Therapie

- Ursachenbehandlung (z. B. Volumenauffüllung, Medikamentenanpassung)
- Lebensstiländerungen: Flüssigkeitszufuhr erhöhen, salzreiche Ernährung
- Kompressionstherapie bei orthostatischer Hypotonie
- Medikamente bei symptomatischer Hypotonie (z. B. Fludrocortison)

Spezielle Pflegeinterventionen

- Regelmäßige Blutdruckkontrollen in verschiedenen Positionen
- Beobachtung von Symptomen wie Schwindel und Schwäche
- Beratung zu langsamen Lagewechseln und ausreichender Flüssigkeitsaufnahme
- Sturzprophylaxe durch sichere Umgebung schaffen
- Unterstützung bei der Einnahme und Beobachtung von Nebenwirkungen der Medikamente

6.11 Kardiomyopathie [ICD-10: I42]

Definition

- Erkrankung des Herzmuskels mit strukturellen und funktionellen Veränderungen
- Kann zu Herzinsuffizienz oder Arrhythmien führen

Ätiologie

- Genetisch bedingt (z. B. hypertrophe Kardiomyopathie)
- Sekundär durch chronischen Bluthochdruck, Alkoholmissbrauch, Infektionen
- Entzündliche Ursachen (Myokarditis)
- Stoffwechselerkrankungen

Pathophysiologie

- Verdickung (Hypertrophie) oder Erweiterung (Dilatation) des Herzmuskels
- Beeinträchtigte Kontraktionsfähigkeit oder Relaxation des Myokards
- Fehlfunktion der Herzklappen durch veränderte Herzanatomie

Diagnostik

- Echokardiographie zur Beurteilung von Herzstruktur und Funktion
- EKG zur Erkennung von Arrhythmien
- Herz-MRT zur genauen Diagnostik
- Blutuntersuchungen auf Entzündungsmarker und Herzschädigung

Symptome

- Belastungsdyspnoe (Atemnot bei Anstrengung)
- Müdigkeit und Leistungsminderung
- Herzrhythmusstörungen, Palpitationen

- Angina pectoris-ähnliche Beschwerden
- Ödeme (Flüssigkeitsansammlungen)

Prognose

- Variabel, abhängig von Form und Schwere der Erkrankung
- Risiko für plötzlichen Herztod bei hypertropher Kardiomyopathie
- Fortschreiten zur chronischen Herzinsuffizienz möglich

Komplikationen

- Herzinsuffizienz
- Vorhofflimmern und andere Arrhythmien
- Thromboembolien (Blutgerinnsel)
- Plötzlicher Herztod

Therapie

- Medikamentös: Betablocker, ACE-Hemmer, Diuretika
- Implantation von Herzschrittmachern oder Defibrillatoren bei Rhythmusstörungen
- In schweren Fällen Herztransplantation
- Vermeidung von belastenden Situationen und Alkohol

Spezielle Pflegeinterventionen

- Überwachung von Vitalzeichen und Herzrhythmus
- Unterstützung bei Medikamenteneinnahme und Aufklärung über Nebenwirkungen
- Beratung zur körperlichen Belastbarkeit und Schonung
- Sturzprophylaxe bei Synkopen
- Psychosoziale Unterstützung bei chronischer Erkrankung

6.12 Koronare Herzkrankheit (KHK) [ICD-10: I25]

Definition

- Chronische Erkrankung der Herzkranzgefäße mit arteriosklerotischen Veränderungen
- Verminderte Durchblutung des Herzmuskels (Myokardischämie)

Ätiologie

- Arteriosklerose (Verkalkung und Verengung der Koronararterien)
- Risikofaktoren: Rauchen, Bluthochdruck, Diabetes mellitus, Fettstoffwechselstörungen, Übergewicht, Bewegungsmangel

Pathophysiologie

- Bildung von atherosklerotischen Plaques in Koronararterien
- Verminderter Blutfluss und Sauerstoffversorgung des Myokards
- Folgen: stabile und instabile Angina pectoris, Myokardinfarkt

Diagnostik

- Anamnese und klinische Untersuchung
- EKG in Ruhe und Belastung (Ergometrie)
- Koronarangiographie zur Darstellung der Gefäße
- Echokardiographie zur Beurteilung der Herzfunktion
- Blutuntersuchungen (z. B. Cholesterin, Troponin)

Symptome

- Belastungsabhängige Brustschmerzen (Angina pectoris)
- Dyspnoe bei Belastung
- Müdigkeit und Leistungsminderung
- Im Akutfall Schmerzen in Ruhe oder nachts

Prognose

- Abhängig vom Ausmaß der Gefäßverengung und Behandlung
- Erhöhtes Risiko für Myokardinfarkt und Herzinsuffizienz
- Lebensstiländerungen und Therapie verbessern Prognose

Komplikationen

- Myokardinfarkt
- Herzrhythmusstörungen
- Herzinsuffizienz
- Plötzlicher Herztod

Therapie

- Lebensstiländerungen: Raucherentwöhnung, Bewegung, Diät
- Medikamente: Betablocker, Nitrate, Statine, Thrombozytenaggregationshemmer
- Interventionen: Ballondilatation (PCI), Stentimplantation, Bypass-Operation

- Behandlung von Begleiterkrankungen (Bluthochdruck, Diabetes)

Spezielle Pflegeinterventionen

- Überwachung der Vitalzeichen und Schmerzen
- Unterstützung bei Medikamenteneinnahme und Aufklärung
- Förderung von Bewegungsprogrammen unter Anleitung
- Beobachtung auf Zeichen von Komplikationen (z. B. Verschlechterung der Beschwerden)
- Psychosoziale Betreuung und Beratung zur Risikoreduktion

6.13 Lungenembolie [ICD-10: I26]

Definition

- Plötzlicher Verschluss einer oder mehrerer Lungenarterien durch ein Blutgerinnsel (Embolus)

Ätiologie

- Thrombose in tiefen Bein- oder Beckenvenen (tiefe Venenthrombose, TVT)
- Risikofaktoren: Immobilität, Operationen, Krebs, Schwangerschaft, Gerinnungsstörungen

Pathophysiologie

- Embolus blockiert Blutfluss in Lungenarterien
- Beeinträchtigte Sauerstoffaufnahme und erhöhter pulmonaler Gefäßwiderstand
- Belastung des rechten Herzens durch Druckanstieg

Diagnostik

- Anamnese und klinische Untersuchung
- D-Dimere (Gerinnungsmarker) im Blut
- Thorax-CT-Angiographie zur Darstellung der Embolie
- EKG und Echokardiographie zur Beurteilung der Herzbelastung
- Ultraschall der Beinvenen zur Suche nach Thrombosen

Symptome

- Plötzliche Atemnot (Dyspnoe)
- Thoraxschmerzen, besonders bei Einatmung

- Tachykardie
- Husten, manchmal mit blutigem Auswurf
- Angst und Unruhe

Prognose

- Abhängig von Ausmaß und Schnelligkeit der Behandlung
- Lebensbedrohlich, kann zu Rechtsherzversagen und Tod führen
- Rechtzeitige Therapie verbessert Überlebenschancen

Komplikationen

- Rechtsherzbelastung und Rechtsherzinsuffizienz
- Rezidivierende Embolien
- Chronische thromboembolische pulmonale Hypertonie

Therapie

- Akut: Antikoagulation mit Heparin, bei schweren Fällen Lysetherapie (Auflösung des Gerinnsels)
- Langfristig: orale Antikoagulanzien (z. B. Marcumar)
- Thrombektomie oder Einlage eines Venenfilters bei Kontraindikationen zur Antikoagulation
- Behandlung der Grunderkrankung und Risikofaktoren

Spezielle Pflegeinterventionen

- Überwachung von Atmung, Puls und Bewusstsein
- Sicherstellung der Medikamentengabe und Überwachung auf Nebenwirkungen
- Unterstützung bei Mobilisation zur Thromboseprophylaxe
- Psychische Begleitung bei Angst und Atemnot
- Anleitung zur Vermeidung von Risikofaktoren (Bewegung, Kompressionstherapie)

6.14 Mitralklappeninsuffizienz [ICD-10: I34]

Definition

- Unzureichender Verschluss der Mitralklappe zwischen linkem Vorhof und linker Herzkammer, Rückfluss von Blut während der Systole

Ätiologie

- Degenerative Veränderungen der Klappe (z. B. Altersveränderungen)
- Rheumatisches Fieber
- Endokarditis (Herzinnenhautentzündung)
- Myokardinfarkt mit Schädigung der Papillarmuskeln
- Mitralklappenprolaps

Pathophysiologie

- Rückfluss von Blut in den linken Vorhof bei Kontraktion der linken Herzkammer
- Volumenbelastung des linken Vorhofs und des linken Ventrikels
- Hypertrophie und Dilatation der Herzanteile, evtl. Entwicklung einer Herzinsuffizienz

Diagnostik

- Auskultation: systolisches Geräusch über der Herzspitze
- Echokardiographie mit Doppler zur Beurteilung des Rückflusses
- EKG und Röntgen-Thorax zur Beurteilung von Herzgröße und Rhythmus
- Herzkatheteruntersuchung bei unklaren Befunden

Symptome

- Oft lange asymptomatisch
- Belastungsdyspnoe
- Müdigkeit und Leistungsminderung
- Herzrhythmusstörungen (Vorhofflimmern)
- Ödeme bei Herzinsuffizienz

Prognose

- Abhängig vom Schweregrad und Begleiterkrankungen
- Unbehandelt führt sie zu Herzinsuffizienz und erhöhtem Risiko für Schlaganfall bei Vorhofflimmern

Komplikationen

- Herzinsuffizienz
- Vorhofflimmern mit Thrombenbildung
- Lungenstauung und pulmonale Hypertonie

Therapie

- Medikamentös: Diuretika, ACE-Hemmer, Betablocker zur Entlastung
- Antikoagulation bei Vorhofflimmern
- Operative Klappenrekonstruktion oder -ersatz z. B. bei schweren Fällen

Spezielle Pflegeinterventionen

- Beobachtung der Herz- und Atemfunktion
- Unterstützung bei der Medikamenteneinnahme und Monitoring von Nebenwirkungen
- Förderung der Mobilisation bei stabiler Herzfunktion
- Schulung zur Symptombeobachtung (z. B. zunehmende Atemnot, Ödeme)
- Psychosoziale Unterstützung bei chronischer Erkrankung

6.15 Myokarditis [ICD-10: I40]

Definition

- Entzündung des Herzmuskelgewebes (Myokard)
- Kann akut oder chronisch verlaufen

Ätiologie

- Virale Infektionen (z. B. Coxsackie-Viren, Adenoviren)
- Bakterielle Infektionen
- Autoimmunerkrankungen
- Toxische Ursachen (z. B. Alkohol, Medikamente)

Pathophysiologie

- Entzündliche Infiltration des Myokards mit Zerstörung von Herzmuskelzellen
- Störung der elektrischen Erregungsleitung und Kontraktionsfähigkeit
- Entwicklung von Herzrhythmusstörungen und Herzinsuffizienz möglich

Diagnostik

- EKG mit unspezifischen Veränderungen, evtl. Arrhythmien
- Erhöhte Entzündungsmarker (CRP, Blutsenkung)
- Echokardiographie zur Beurteilung der Herzfunktion
- Herz-MRT zur Darstellung entzündlicher Veränderungen
- Biopsie des Myokards in speziellen Fällen

Symptome

- Fieber, Abgeschlagenheit
- Thoraxschmerzen
- Dyspnoe (Atemnot)
- Herzrhythmusstörungen
- Zeichen der Herzinsuffizienz

Prognose

- Variabel, von vollständiger Heilung bis zur chronischen Herzschwäche
- Risiko plötzlichen Herztodes bei schwerer Entzündung und Rhythmusstörungen

Komplikationen

- Herzrhythmusstörungen
- Akute oder chronische Herzinsuffizienz
- Kardiogener Schock

Therapie

- Behandlung der zugrundeliegenden Infektion oder Ursache
- Herzinsuffizienztherapie bei Bedarf
- Antiarrhythmika
- Bettruhe und körperliche Schonung
- In schweren Fällen intensivmedizinische Betreuung

Spezielle Pflegeinterventionen

- Überwachung von Herzrhythmus und Vitalzeichen
- Unterstützung bei der Medikation und deren Nebenwirkungen
- Beobachtung von Symptomen einer Verschlechterung
- Beratung zur Vermeidung körperlicher Überlastung
- Psychosoziale Betreuung und Aufklärung über Krankheitsverlauf

6.16 Perikarditis [ICD-10: I30]

Definition

- Entzündung des Herzbeutels (Perikard), der das Herz umgibt
- Kann akut oder chronisch verlaufen

Ätiologie

- Virale Infektionen (z. B. Coxsackie-Viren, Influenza)
- Bakterielle Infektionen, Tuberkulose
- Autoimmunerkrankungen (z. B. rheumatoide Arthritis, Lupus erythematodes)
- Postinfarkt-Syndrom (Dressler-Syndrom)
- Trauma oder nach Herzoperationen

Pathophysiologie

- Entzündliche Reaktion mit Flüssigkeitsansammlung im Perikardraum (Perikarderguss)
- Einschränkung der Herzaktion durch Kompression (konstriktive Perikarditis)

Diagnostik

- Auskultation: typisches reibendes Geräusch (Perikardreiben)
- EKG: ST-Streckenhebung, PR-Senkung
- Echokardiographie zur Beurteilung von Perikarderguss
- Blutbild und Entzündungsparameter erhöht
- Röntgen-Thorax, ggf. MRT

Symptome

- Stechende Brustschmerzen, verstärkt bei Atmung oder Husten
- Fieber, Abgeschlagenheit
- Dyspnoe bei Perikarderguss
- Herzrasen

Prognose

- Meist gut bei adäquater Therapie
- Chronische oder konstriktive Perikarditis kann zu Herzinsuffizienz führen

Komplikationen

- Herzbeuteltamponade (akute Kompression des Herzens)
- Konstriktive Perikarditis
- Rezidive der Perikarditis

Therapie

- Entzündungshemmende Medikamente (NSAR, Kortikosteroide)
- Behandlung der Grunderkrankung
- Perikardpunktion bei tamponadebedingtem Druck
- Bettruhe und symptomatische Behandlung

Spezielle Pflegeinterventionen

- Überwachung von Vitalparametern und Symptomen einer Tamponade (z. B. Kreislaufinsuffizienz)
- Schmerzmanagement und Unterstützung bei Lagerung
- Beobachtung der Atmung und Atemnot
- Information und psychosoziale Betreuung
- Vorbereitung und Assistenz z. B. bei diagnostischen und therapeutischen Maßnahmen

6.17 Phlebothrombose [ICD-10: I80]

Definition

- Bildung eines Blutgerinnsels (Thrombus) in einer tiefen Vene, meist der unteren Extremitäten
- Meist ohne ausgeprägte Entzündung der Gefäßwand

Ätiologie

- Stase des Blutes durch Immobilisation oder langes Sitzen
- Gefäßwandschäden durch Trauma oder Operation
- Hyperkoagulabilität (erhöhte Gerinnungsneigung) z. B. bei Gerinnungsstörungen oder Krebs
- Schwangerschaft und Wochenbett

Pathophysiologie

- Virchow-Trias: Stase, Gefäßwandverletzung, Hyperkoagulabilität
- Thrombusbildung führt zu teilweisem oder vollständigem Gefäßverschluss
- Gefahr der Embolie bei Ablösung des Thrombus

Diagnostik

- Klinische Untersuchung: Schwellung, Schmerzen, Hautrötung und Überwärmung
- Kompressionultraschall zur Darstellung des Thrombus
- D-Dimer-Test erhöht bei aktiver Gerinnung
- Phlebographie in seltenen Fällen

Symptome

- Schwellung und Druckgefühl im betroffenen Bein
- Schmerzen, vor allem beim Gehen oder Stehen
- Überwärmung und Rötung der Haut
- Venöse Stauungszeichen

Prognose

- Gute Prognose bei frühzeitiger Therapie
- Gefahr der Lungenembolie bei nicht erkannter oder unbehandelter Phlebothrombose

Komplikationen

- Lungenembolie durch Embolus aus dem Thrombus
- Postthrombotisches Syndrom mit chronischer Venenschwäche und Schmerzen
- Rezidivierende Thrombosen

Therapie

- Antikoagulation (Heparin, orale Antikoagulanzien) zur Verhinderung von Wachstum und Embolie
- Kompressionstherapie mit Kompressionsstrümpfen
- Mobilisation und Hochlagerung des Beins
- In schweren Fällen operative Thrombektomie oder Filterimplantation in die Vena cava

Spezielle Pflegeinterventionen

- Überwachung der Beinzeichen (Schwellung, Temperatur, Schmerz)
- Sicherstellung der regelmäßigen Medikamentengabe und Überwachung der Gerinnungswerte
- Anleitung zur Kompressionstherapie und Mobilisation
- Prophylaxe von Thrombosen durch Bewegungsförderung und Lagerungswechsel
- Psychosoziale Unterstützung bei Ängsten vor Komplikationen

6.18 Pulmonale Hypertonie [ICD-10: I27]

Definition

- Chronisch erhöhter Druck in den Lungenarterien
- Druck > 25 mmHg in der Lungenarterie in Ruhe

Ätiologie

- Primäre pulmonale Hypertonie (idiopathisch)
- Sekundär durch Lungenerkrankungen (COPD, Lungenfibrose)
- Herzfehler mit Links-Rechts-Shunt
- Chronische Thromboembolien der Lunge
- Systemische Erkrankungen (z. B. Sarkoidose)

Pathophysiologie

- Erhöhung des Gefäßwiderstands in den Lungengefäßen
- Remodeling der Gefäßwände mit Fibrose und Verdickung
- Rechtsherzbelastung und Rechtsherzinsuffizienz

Diagnostik

- Echokardiographie zur Abschätzung des pulmonalen Drucks
- Rechtsherzkatheteruntersuchung als Goldstandard
- Lungenfunktionstests
- Thorax-Röntgen und CT zur Ursachenklärung
- Blutgasanalyse

Symptome

- Belastungsdyspnoe (Atemnot)
- Müdigkeit und Leistungsminderung
- Thorakale Schmerzen
- Synkopen (kurzzeitiger Bewusstseinsverlust)
- Zyanose bei fortgeschrittenem Stadium

Prognose

- Chronisch progredient mit eingeschränkter Lebenserwartung
- Prognose abhängig von Ursache und Therapiebeginn

Komplikationen

- Rechtsherzinsuffizienz (Cor pulmonale)
- Arrhythmien
- Thromboembolien
- Lungenödem

Therapie

- Behandlung der Grunderkrankung
- Pulmonale Vasodilatatoren (z. B. Endothelin-Rezeptor-Antagonisten)
- Sauerstofftherapie bei Hypoxämie
- Antikoagulation bei thromboembolischer Genese
- Diuretika bei Rechtsherzinsuffizienz
- Herz-Lungen-Transplantation in fortgeschrittenen Fällen

Spezielle Pflegeinterventionen

- Überwachung der Vitalzeichen und Sauerstoffsättigung
- Atemtherapie und Mobilisation fördern
- Unterstützung bei der Medikamenteneinnahme und Nebenwirkungsmanagement
- Patientenaufklärung zu Symptommanagement und Krankheitserkennung
- Psychosoziale Betreuung wegen chronischer Belastung und Ängsten

6.19 Tachykardie [ICD-10: I49]

Definition

- Herzfrequenz über 100 Schläge pro Minute in Ruhe
- Kann physiologisch oder pathologisch sein

Ätiologie

- Physiologische Ursachen: Stress, körperliche Anstrengung, Angst
- Pathologische Ursachen: Herzrhythmusstörungen, Fieber, Hyperthyreose
- Medikamente oder Substanzeinfluss (z. B. Koffein, Nikotin)
- Elektrolytstörungen (z. B. Hypokaliämie)

Pathophysiologie

- Erhöhte Erregungsbildung oder -leitung im Herzen
- Störung im Sinusknoten oder in den Erregungsleitungsbahnen
- Kann zu verminderter Füllung des Herzens und verminderter Herzleistung führen

Diagnostik

- EKG zur Beurteilung von Frequenz und Rhythmus
- Langzeit-EKG (Holter) bei intermittierenden Beschwerden
- Blutuntersuchungen zur Abklärung von Ursachen (Schilddrüse, Elektrolyte)
- Echokardiographie zur Beurteilung der Herzfunktion

Symptome

- Herzrasen (Palpitationen)
- Schwindel oder Synkopen
- Thorakale Schmerzen
- Atemnot
- Schwächegefühl

Prognose

- Abhängig von Ursache und Behandlung
- Unbehandelt Risiko für Herzinsuffizienz oder thromboembolische Ereignisse

Komplikationen

- Herzinsuffizienz
- Thromboembolien (z. B. Schlaganfall)
- Kammerflimmern bei malignen Arrhythmien

Therapie

- Behandlung der Grunderkrankung
- Medikamentöse Therapie mit Betablockern, Kalziumantagonisten oder Antiarrhythmika
- Kardioversion bei instabilen Patient:innen
- Implantierbarer Defibrillator bei Risiko für Kammerflimmern

Spezielle Pflegeinterventionen

- Überwachung der Herzfrequenz und Blutdruck
- Beobachtung auf Symptome wie Schwindel oder Bewusstseinsverlust
- Unterstützung bei Medikamenteneinnahme und Nebenwirkungsmanagement

- Patientenaufklärung zur Erkennung von Warnzeichen
- Stress- und Angstbewältigung fördern

6.20 Thrombose [ICD-10: I82]

Definition

- Bildung eines Blutgerinnsels (Thrombus) in einem Blutgefäß
- Kann venös oder arteriell auftreten
- Venöse Thrombosen häufig in tiefen Beinvenen (tiefe Venenthrombose, TVT)

Ätiologie

- Virchow-Trias: Gefäßwandveränderung (Endothelschaden), veränderte Blutströmung (Stase), veränderte Blutzusammensetzung (Hyperkoagulabilität)
- Immobilität oder Bettlägerigkeit
- Operationen, insbesondere im Becken- und Beinbereich
- Schwangerschaft und Wochenbett
- Hormonelle Einflüsse (z. B. orale Kontrazeptiva)
- Tumorerkrankungen
- Chronische Erkrankungen (z. B. Herzinsuffizienz)

Pathophysiologie

- Gerinnselbildung führt zum teilweisen oder vollständigen Gefäßverschluss
- Stase begünstigt Thrombuswachstum
- Embolien möglich, wenn Thrombus abreißt und verschleppt wird

Diagnostik

- Klinische Untersuchung: Schwellung, Rötung, Schmerz, Überwärmung
- Ultraschall-Duplexsonographie zur Sichtbarmachung des Thrombus
- D-Dimere als Laborparameter (Hinweis auf Gerinnselauflösung)
- Phlebographie als invasive Diagnostik bei unklaren Befunden

Symptome

- Schwellung und Druckgefühl im betroffenen Bein
- Schmerzen, vor allem bei Belastung oder Druck
- Hautrötung und Überwärmung
- Spannungsgefühl
- Selten asymptomatisch

Prognose

- Gute Prognose bei frühzeitiger Therapie
- Risiko für Lungenembolie bei Verschleppung
- Risiko chronischer postthrombotischer Syndrome

Komplikationen

- Lungenembolie (lebensbedrohlich)
- Chronisch-venöse Insuffizienz mit Ulkusbildung
- Rezidivierende Thrombosen

Therapie

- Antikoagulation (Heparin, Vitamin-K-Antagonisten, NOAKs)
- Kompressionstherapie mit Kompressionsstrümpfen
- Mobilisation und Beinlagerung
- Selten operative Thrombektomie oder Katheterthrombolyse

Spezielle Pflegeinterventionen

- Überwachung auf Zeichen einer Lungenembolie (Atemnot, Brustschmerzen)
- Hautpflege und Lagerung zur Vermeidung von Druckstellen
- Unterstützung bei Mobilisation und Kompressionstherapie
- Patientenedukation zu Risikofaktoren und Prophylaxe
- Beobachtung von Nebenwirkungen der Antikoagulation (Blutungszeichen)

6.21 Vorhofflimmern [ICD-10: I48]

Definition

- Häufigste anhaltende Herzrhythmusstörung
- Unkoordinierte elektrische Erregung der Vorhöfe (atria)
- Führt zu unregelmäßigem, oft schnellem Herzschlag (Arrhythmie)

Ätiologie

- Chronische Herzkrankheiten (z. B. Hypertonie, Kardiomyopathie)
- Klappenerkrankungen, vor allem Mitralklappenstenose
- Koronare Herzkrankheit
- Schilddrüsenüberfunktion (Hyperthyreose)
- Alkoholabusus (»Holiday Heart Syndrome«)

- Entzündliche Herzerkrankungen (Myokarditis, Perikarditis)
- Postoperative Zustände, z. B. nach Herzoperationen
- Idiopathisch (ohne erkennbare Ursache)

Pathophysiologie

- Mehrere unabhängige Erregungswellen kreisen in den Vorhöfen
- Verlust der Vorhofkontraktion
- Unregelmäßige Erregung der Kammern über das AV-Knoten-System
- Unregelmäßiger Puls und ineffiziente Herzfunktion

Diagnostik

- EKG: fehlende P-Wellen, unregelmäßige QRS-Komplexe
- Langzeit-EKG (Holter) zur Dokumentation paroxysmaler Episoden
- Echokardiographie zur Abklärung zugrundeliegender Herzerkrankungen
- Labor: Schilddrüsenfunktionstest, Elektrolyte

Symptome

- Palpitationen (Herzrasen)
- Unregelmäßiger Puls
- Müdigkeit, Schwäche
- Schwindel oder Synkopen (Bewusstseinsverlust)
- Kurzatmigkeit (Dyspnoe)
- Manchmal asymptomatisch

Prognose

- Erhöhtes Risiko für Schlaganfall durch Bildung von Blutgerinnseln im linken Vorhof (Vorhofflimmer-Thrombus)
- Chronische Herzinsuffizienz durch verminderte Herzleistung
- Verlauf stark abhängig von Grunderkrankung und Therapie

Komplikationen

- Schlaganfall (ischämischer Insult)
- Herzinsuffizienz
- Tachykardiomyopathie (Herzmuskelschwäche durch anhaltend schnellen Herzrhythmus)

Therapie

- Antikoagulation zur Schlaganfallprophylaxe (z. B. Vitamin-K-Antagonisten, Novel Oral Anticoagualnts/NOAKs wie Eliquis, Xarelto, Pradaxa oder Liciana)
- Frequenzkontrolle mit Betablockern, Calciumantagonisten oder Digitalis

- Rhythmuskontrolle mit Antiarrhythmika oder elektrischer Kardioversion
- Katheterablation bei therapieresistentem Vorhofflimmern
- Behandlung der Grunderkrankung

Spezielle Pflegeinterventionen

- Puls- und Blutdruckkontrolle zur Erkennung von Rhythmusstörungen
- Überwachung auf Zeichen von Thromboembolien (z. B. neurologische Ausfälle)
- Unterstützung bei Medikamenteneinnahme und Aufklärung über Nebenwirkungen
- Beratung zur Lebensstilmodifikation (Alkoholkarenz, Stressreduktion)
- Erkennung und Management von Herzinsuffizienzzeichen

6.22 Zyanose [ICD-10: R09]

Definition

- Blauverfärbung der Haut und Schleimhäute
- Ursache: Erhöhter Anteil an ungesättigtem (desoxygeniertem) Hämoglobin im Blut (>5 g/dl)
- Zeichen einer gestörten Sauerstoffversorgung des Gewebes

Ätiologie

- Zentral: Störung der Sauerstoffaufnahme in der Lunge (z. B. COPD, Lungenembolie, Pneumonie)
- Peripher: Verminderte Durchblutung oder Sauerstoffaufnahme im Gewebe (z. B. Kälte, Schock)
- Angeborene Herzfehler mit Rechts-Links-Shunt (z. B. Fallot-Tetralogie)
- Hämoglobinopathien (z. B. Methämoglobinämie)

Pathophysiologie

- Erhöhter Anteil an reduzierter Hämoglobinform im Blut
- Unzureichende Sauerstoffbindung oder -transport
- Verminderte Sauerstoffabgabe an das Gewebe führt zur Zyanose

Diagnostik

- Klinische Inspektion von Lippen, Fingerspitzen, Schleimhäuten
- Pulsoximetrie zur Messung der Sauerstoffsättigung (SpO2)
- Blutgasanalyse zur Bestimmung von Sauerstoff- und Kohlendioxidpartialdruck

- Evtl. weiterführende Diagnostik je nach Verdacht (z. B. Röntgen-Thorax, Echokardiographie)

Symptome

- Blaue Verfärbung von Haut und Schleimhäuten
- Atemnot (Dyspnoe)
- Müdigkeit, Leistungseinschränkung
- Herzrasen (Tachykardie) bei schwerer Hypoxie

Prognose

- Abhängig von Grunderkrankung und Behandlungserfolg
- Unbehandelt kann Zyanose zu Organschäden und Tod führen

Komplikationen

- Hypoxische Organschäden (z. B. Hirnschäden)
- Rechtsherzbelastung bei Lungenerkrankungen
- Chronische Hypoxie kann zu Polyglobulie (Vermehrung roter Blutkörperchen) führen

Therapie

- Behandlung der Grunderkrankung
- Sauerstoffgabe bei Hypoxie
- Unterstützung der Atmung bei Bedarf (z. B. CPAP, Beatmung)
- Bei angeborenen Herzfehlern eventuell chirurgische Korrektur
- Kontrolle und ggf. Behandlung von Begleiterkrankungen

Spezielle Pflegeinterventionen

- Beobachtung der Haut- und Schleimhautfarbe regelmäßig dokumentieren
- Überwachung der Vitalparameter, insbesondere Sauerstoffsättigung und Atemfrequenz
- Sicherstellung einer adäquaten Sauerstofftherapie und deren Überwachung
- Unterstützung bei Atemtechniken und Lagerung zur Erleichterung der Atmung
- Aufklärung und emotionale Unterstützung bei Patient:innen und Angehörigen
- Beobachtung auf Zeichen einer Verschlechterung oder Komplikationen

7 Nephrologie und Urologie

7.1 Blasenentzündung [ICD-10: N30]

Definition

- Entzündung der Harnblase (Zystitis)
- Häufigste Form: akute, unkomplizierte Zystitis
- Betrifft überwiegend Frauen

Ätiologie

- Meist bakteriell verursacht (häufig: *Escherichia coli*)
- Geschlechtsverkehr, unzureichende Intimhygiene, Abwehrschwäche
- Anatomische Besonderheiten (kurze Harnröhre bei Frauen)
- Katheterisierung, Restharnbildung, Diabetes mellitus

Pathophysiologie

- Aufsteigende Infektion von Keimen durch die Harnröhre in die Blase
- Entzündungsreaktion mit Schleimhautreizung

Diagnostik

- Urinstatus: Leukozyten, Nitrit, Erythrozyten
- Urinkultur bei komplizierten oder wiederholten Infekten
- Sonographie bei Verdacht auf Restharn oder anatomische Anomalien

Symptome

- Brennen beim Wasserlassen (Dysurie)
- Häufiger Harndrang, kleine Urinmengen
- Unterbauchschmerzen
- Trüber, evtl. übelriechender Urin
- Fieber bei aufsteigender Infektion (Pyelonephritis)

Prognose

- Unkomplizierte Infektionen heilen meist innerhalb weniger Tage
- Wiederholte Infektionen möglich (rezidivierende Zystitis)
- Bei aufsteigender Infektion Gefahr einer Nierenbeckenentzündung

Komplikationen

- Pyelonephritis (Nierenbeckenentzündung)
- Urosepsis
- Chronische Blasenentzündung
- Blasenschleimhautveränderungen bei Rezidiven

Therapie

- Antibiotikatherapie (z. B. Fosfomycin, Nitrofurantoin)
- Schmerz- und krampflösende Mittel
- Ausreichende Flüssigkeitszufuhr
- Wärmeanwendungen zur Linderung der Schmerzen

Spezielle Pflegeinterventionen

- Förderung einer ausreichenden Flüssigkeitszufuhr
- Beobachtung von Urinfarbe, -menge, -geruch und Temperatur
- Aufklärung zu Intimhygiene und Miktion nach Geschlechtsverkehr
- Anleitung zur Einnahme der verordneten Medikamente
- Unterstützung bei Toilettengängen bei älteren oder pflegebedürftigen Personen

7.2 Blaseninkontinenz [ICD-10: N39]

Definition

- Unwillkürlicher Harnabgang, der von Betroffenen nicht oder nur eingeschränkt kontrolliert werden kann
- Führt häufig zu sozialer Isolation und psychischer Belastung

Ätiologie

- Altersbedingte Beckenboden- oder Blasenschwäche
- Neurologische Erkrankungen (z. B. Multiple Sklerose, Schlaganfall, Parkinson)
- Überlaufinkontinenz z. B. bei Prostatahyperplasie oder Blasenentleerungsstörungen

- Schwangerschaft, Geburt, Adipositas
- Hormonelle Veränderungen (Östrogenmangel)

Pathophysiologie

- Abhängig von der Form der Inkontinenz
- Stressinkontinenz: Schwäche des Beckenbodens → Harnabgang bei Druckerhöhung (Husten, Niesen)
- Dranginkontinenz: Überaktive Blase → plötzlich starker Harndrang
- Überlaufinkontinenz: unvollständige Blasenentleerung → Urinverlust bei Überfüllung
- Reflexinkontinenz: neurologisch bedingter Kontrollverlust
- Funktionelle Inkontinenz: körperlich/geistige Einschränkungen behindern Toilettengang

Diagnostik

- Anamnese (Symptome, Trink- und Miktionsverhalten)
- Miktionsprotokoll
- Urinuntersuchung zum Ausschluss einer Infektion
- Sonographie (Restharnbestimmung)
- Urodynamische Untersuchung

Symptome

- Unfreiwilliger Urinverlust
- Häufiger Harndrang, auch nachts (Nykturie)
- Gefühl unvollständiger Blasenentleerung
- Soziale Einschränkungen, Angst vor Geruch oder »Unfällen«

Prognose

- In vielen Fällen gute Besserung durch konservative Maßnahmen
- Abhängig von Ursache und Mitwirkung der Betroffenen
- Chronischer Verlauf möglich

Komplikationen

- Hautmazerationen, Harnwegsinfekte
- Psychosoziale Belastung, Depression, Rückzug
- Immobilität und Stürze bei älteren Menschen

Therapie

- Beckenbodentraining, Blasentraining
- Medikamentöse Therapie (Anticholinergika bei Dranginkontinenz)

- Einsatz von Inkontinenzhilfen (Vorlagen, Einlagen, Katheter)
- Operative Maßnahmen bei anatomischen Ursachen
- Beratung zur Lebensstiländerung (Gewichtsreduktion, Trinkverhalten)

Spezielle Pflegeinterventionen

- Diskrete Unterstützung bei der Intimhygiene
- Hautpflege zur Vorbeugung von Irritationen
- Unterstützung beim Toilettengang, ggf. Toilettentraining
- Auswahl und Wechsel geeigneter Inkontinenzhilfen
- Dokumentation von Ausscheidungen, Hautzustand und Maßnahmen
- Aufklärung über therapeutische Möglichkeiten und Hilfsmittelversorgung

7.3 Enuresis [ICD-10: N39]

Definition

- Unwillkürliches Einnässen (meist nachts) bei Kindern über dem 5. Lebensjahr
- Ohne organische Ursache (primäre Enuresis), oder nach trockener Phase erneut auftretend (sekundäre Enuresis)

Ätiologie

- Reifungsverzögerung der Blasenkontrolle
- Genetische Prädisposition (familiäre Häufung)
- Psychische Belastungen (z. B. Scheidung, Schulstress)
- Hormonelle Ursachen (verminderte nächtliche ADH-Ausschüttung)
- Seltener organische oder neurologische Ursachen

Pathophysiologie

- Unzureichende nächtliche Kontrolle über den Harndrang
- Geringes Blasenvolumen oder Überproduktion von Urin in der Nacht
- Fehlendes Erwachen bei Harndrang

Diagnostik

- Ausführliche Anamnese, inkl. Familien- und Sozialanamnese
- Miktions- und Trinkprotokoll
- Urinuntersuchung (zum Ausschluss von Infekten oder Diabetes)
- Körperliche Untersuchung
- Bei unklaren Fällen: Sonographie, neurologische Abklärung

Symptome

- Nächtliches Einnässen ohne erkennbare körperliche Ursache
- Keine Beschwerden beim Wasserlassen am Tag (bei primärer Enuresis)
- Eventuell psychische Belastung durch die Symptome

Prognose

- Gute Prognose bei rechtzeitiger und kindgerechter Behandlung
- Spontanremission häufig mit zunehmendem Alter
- Rückfallrisiko bei belastenden Lebensereignissen

Komplikationen

- Geringes Selbstwertgefühl, soziale Ausgrenzung
- Konflikte im familiären Umfeld
- Chronische Problematik bei ausbleibender Behandlung

Therapie

- Aufklärung und Beratung der Eltern (kein Schuldvorwurf!)
- Verhaltenstherapie, Belohnungssysteme
- Wecksysteme (Klingelhosen) zur Förderung des Erwachens
- Blasentraining, Anpassung des Trinkverhaltens
- Medikamentöse Behandlung (Desmopressin) bei Bedarf

Spezielle Pflegeinterventionen

- Einfühlsame Begleitung betroffener Kinder und Eltern
- Unterstützung bei der Umsetzung von Weck- und Belohnungssystemen
- Hygienemaßnahmen (wasserdichte Auflagen, Wechselwäsche bereitstellen)
- Aufklärung und Entlastung der Familie im Umgang mit Rückfällen
- Interdisziplinäre Zusammenarbeit mit Pädiatrie, Psychologie und Sozialarbeit

7.4 Harnverhalt [ICD-10: R33]

Definition

- Unfähigkeit, die Harnblase spontan zu entleeren, trotz gefüllter Blase
- Akut oder chronisch verlaufend

Ätiologie

- Obstruktiv: Prostatahyperplasie, Harnröhrenverengung, Tumoren
- Neurogen: Querschnittlähmung, Multiple Sklerose, diabetische Neuropathie
- Medikamente: Anticholinergika, Antidepressiva, Opiate
- Infektionen oder postoperative Blasenatonie

Pathophysiologie

- Unterbrechung der Reizweiterleitung oder mechanische Blockade
- Überdehnung der Blasenmuskulatur
- Druckanstieg in den oberen Harnwegen mit Gefahr des Rückstaus

Diagnostik

- Anamnese (Schmerzen, Harndrang, Medikamenteneinnahme)
- Palpation, Perkussion der Blase
- Ultraschall zur Bestimmung der Restharnmenge
- Urinstatus, ggf. neurologische Abklärung

Symptome

- Starker Harndrang ohne Miktion
- Unterbauchschmerzen, gespannte Blase tastbar
- Bei chronischem Verlauf: Inkontinenz durch Überlaufblase
- Unruhe, Kreislaufprobleme bei starker Blasenfüllung

Prognose

- Gute Prognose bei rechtzeitiger Entlastung
- Chronischer Verlauf bei unerkannter Ursache möglich
- Risiko bleibender Blasenschäden bei langfristigem Harnverhalt

Komplikationen

- Harnwegsinfekte
- Hydronephrose und Nierenfunktionsstörung bei Rückstau
- Blasendekompensation und Verlust der Miktion

Therapie

- Sofortige Blasenentleerung durch Katheterisierung (Einmalkatheter oder Dauerkatheter)
- Behandlung der Grunderkrankung (z. B. Operation bei Prostatahyperplasie)
- Medikamentöse Therapie zur Entspannung des Blasenmuskels

Spezielle Pflegeinterventionen

- Kontrolle von Harnmenge und -farbe bei Katheterismus
- Beobachtung auf Infektionszeichen und Restharnbildung
- Schmerz- und Unruhemanagement bei akuten Verläufen
- Anleitung zur intermittierenden Selbstkatheterisierung, wenn erforderlich
- Dokumentation der Miktion und Ausscheidungsmenge

7.5 Harnwegsinfekt (HWI) [ICD-10: N39]

Definition

- Infektiöse Entzündung eines oder mehrerer Anteile der ableitenden Harnwege
- Unterteilung in unkomplizierte und komplizierte HWI
- Kann asymptomatisch oder symptomatisch verlaufen

Ätiologie

- Aufsteigende Infektion durch Darmbakterien (v. a. *Escherichia coli*)
- Ungenügende Intimhygiene, Geschlechtsverkehr
- Abflussstörungen (z. B. Harnsteine, Prostatahyperplasie)
- Immunsuppression, Diabetes mellitus, Katheterisierung

Pathophysiologie

- Bakterien haften an Urothel und verursachen lokale Entzündung
- Immunreaktion mit Leukozyteneinstrom und Zytokinfreisetzung
- Gefahr der Ausbreitung zu Nierenbeckenentzündung (Pyelonephritis)

Diagnostik

- Anamnese: Brennen beim Wasserlassen, häufiger Harndrang
- Urinuntersuchung (Nitrit, Leukozyten, Erythrozyten)
- Urinkultur zur Keimbestimmung und Resistenztest
- Sonographie bei rezidivierenden oder komplizierten Infekten

Symptome

- Dysurie (schmerzhaftes Wasserlassen)
- Pollakisurie (häufige Miktion bei kleiner Harnmenge)
- Unterbauchschmerzen, trüber oder übelriechender Urin
- Bei schwerem Verlauf: Fieber, Flankenschmerzen, Allgemeinzustand↓

Prognose

- Unkomplizierte HWIs heilen meist vollständig aus
- Komplizierte oder rezidivierende Verläufe erfordern längere Therapie
- Gefahr der Chronifizierung oder aufsteigender Infektion

Komplikationen

- Pyelonephritis, Urosepsis
- Nierenfunktionsstörung bei wiederholtem HWI
- Infektionen durch multiresistente Erreger (z. B. ESBL)

Therapie

- Antibiotikatherapie (z. B. Fosfomycin, Nitrofurantoin, Cephalosporine)
- Schmerzmedikation und krampflösende Mittel
- Flüssigkeitszufuhr zur Spülung der Harnwege
- Behandlung auslösender Faktoren (z. B. Katheterentfernung)

Spezielle Pflegeinterventionen

- Unterstützung bei Intimpflege und Flüssigkeitszufuhr
- Beobachtung von Urinfarbe, -menge und -geruch
- Aufklärung zur Einnahmetreue bei Antibiotika
- Kontrolle auf Fieber, Schmerzen, Flankensymptomatik
- Maßnahmen zur Katheterhygiene und Infektionsprophylaxe

7.6 Hodenentzündung (Orchitis) [ICD-10: N45]

Definition

- Entzündliche Erkrankung des Hodens, meist bakteriell oder viral bedingt
- Kann ein- oder beidseitig auftreten
- Häufig assoziiert mit Nebenhodenentzündung (Epididymitis) → Epididymo-Orchitis

Ätiologie

- Bakteriell: aufsteigende Infektion (z. B. durch Harnwegsinfekt, sexuell übertragbare Erreger)
- Viral: Mumpsvirus (v. a. bei postpubertären Jungen)
- Seltener: Tuberkulose, Brucellose

- Iatrogen: nach Katheterisierung, Prostataeingriffen

Pathophysiologie

- Infektion erreicht Hoden über Samenleiter oder Blutbahn
- Entzündungsreaktion mit Ödem, Hyperämie und Zellinfiltration
- Risiko für Hodenatrophie und Fertilitätsstörungen bei ausgeprägtem Verlauf

Diagnostik

- Anamnese: Schmerzen, Fieber, Schwellung, Harnwegsbeschwerden
- Palpation: geschwollener, druckempfindlicher Hoden
- Urinstatus, Abstrich auf Chlamydien/Gonokokken
- Sonographie zum Ausschluss von Abszess, Hodentorsion

Symptome

- Plötzliche Schmerzen im Hodenbereich, ggf. Ausstrahlung in Leiste
- Rötung und Schwellung des Skrotums
- Fieber, Allgemeinsymptome
- Schmerzen bei Miktion, ggf. Ausfluss aus der Harnröhre

Prognose

- Meist gute Prognose bei früher Therapie
- Bei Mumpsorchitis erhöhtes Risiko für Hodenatrophie
- In seltenen Fällen bleibende Fertilitätsprobleme

Komplikationen

- Abszessbildung
- Chronische Orchitis
- Infertilität bei beidseitiger Beteiligung
- Sepsis bei schwerem Verlauf

Therapie

- Antibiotikatherapie bei bakterieller Ursache (z. B. Fluorchinolone)
- Antivirale Therapie bei Mumps nicht spezifisch – symptomatisch
- Kühlung, Hochlagerung des Hodens
- Analgetika, Antiphlogistika (z. B. Ibuprofen)

Spezielle Pflegeinterventionen

- Beobachtung von Temperatur, Schmerzintensität, Hodenstatus
- Unterstützung bei Ruhigstellung (Hodenhalter, Kompressen)

- Intimpflege und Hygieneberatung
- Aufklärung über Schutz vor STI und Impfschutz (Mumps)
- Psychosoziale Betreuung bei Fertilitätsangst

7.7 Interstitielle Zystitis [ICD-10: N30]

Definition

- Chronische, nicht bakterielle Entzündung der Blasenwand
- Auch als »Blasenschmerzsyndrom« bezeichnet
- Charakterisiert durch Schmerzen, Harndrang und Pollakisurie ohne Infektionsnachweis

Ätiologie

- Ursache unklar – multifaktoriell vermutet
- Mögliche Auslöser: Autoimmunreaktionen, Barrierestörung der Urothelwand, neurogene Entzündungsmechanismen
- Häufig bei Frauen im mittleren Alter

Pathophysiologie

- Defekte Glykosaminoglykan-Schicht in der Blasenschleimhaut → erhöhter Zugang für reizende Substanzen
- Aktivierung von Mastzellen → chronische Entzündung
- Schädigung der Nervenfasern in der Blasenwand → Schmerzchronifizierung

Diagnostik

- Ausschlussdiagnose!
- Anamnese: Dauerhafte Blasenschmerzen, Harndrang, keine Besserung durch Antibiotika
- Urinuntersuchung: steril
- Zystoskopie mit Biopsie (Ausschluss anderer Ursachen, z. B. Tumoren)
- Fragebögen zur Symptomerhebung (z. B. O'Leary-Sant-Score)

Symptome

- Chronischer suprapubischer Schmerz, der sich mit Blasenfüllung verstärkt
- Ständiger Harndrang (Pollakisurie, Nykturie)
- Kleine Miktionsvolumina
- Keine bakteriellen Erreger im Urin

- Symptome können zyklusabhängig verstärkt sein

Prognose

- Chronischer Verlauf mit wechselnder Symptomintensität
- Langfristige Lebensqualität oft stark beeinträchtigt
- Keine kausale Heilung – symptomatische Behandlung

Komplikationen

- Blasenfibrose bei Langzeitverlauf
- Depression, soziale Isolation
- Reduziertes Blasenvolumen, Harnverhalt in Spätstadien

Therapie

- Orale Medikamente: z. B. Amitriptylin, Pentosanpolysulfat
- Intravesikale Therapie: Blasenspülungen mit Heparin, Lidocain, DMSO
- Physiotherapie (Beckenbodenentspannung)
- Diät: Vermeidung reizender Nahrungsmittel (z. B. Kaffee, Zitrusfrüchte)
- Psychotherapeutische Unterstützung bei chronischem Schmerzsyndrom

Spezielle Pflegeinterventionen

- Unterstützung beim Symptomtagebuch
- Beobachtung von Trink- und Miktionsverhalten
- Aufklärung über Blasentraining und individuelle Reizfaktoren
- Einfühlsame Betreuung wegen hoher psychischer Belastung
- Koordination mit Schmerztherapie und ggf. Psychologie

7.8 Niereninsuffizienz [ICD-10: N18]

Definition

- Unzureichende Leistungsfähigkeit der Nieren zur Ausscheidung von Stoffwechselprodukten und zur Regulation des Wasser- und Elektrolythaushalts
- Unterscheidung in akute (plötzlich einsetzend) und chronische Niereninsuffizienz (langsam fortschreitend)

Ätiologie

- Akut: Kreislaufversagen, nephrotoxische Substanzen, akute Glomerulonephritis
- Chronisch: Diabetes mellitus, arterielle Hypertonie, chronische Glomerulonephritis, Zystennieren

Pathophysiologie

- Schädigung der Nephrone → reduzierte glomeruläre Filtrationsrate (GFR)
- Anhäufung harnpflichtiger Substanzen im Blut (Urämie)
- Elektrolytstörungen (z. B. Hyperkaliämie), metabolische Azidose
- Bei chronischer Insuffizienz: kompensatorische Hypertrophie verbliebener Nephrone, die langfristig überlastet werden

Diagnostik

- Labor: Kreatinin, Harnstoff, GFR, Elektrolyte
- Urinuntersuchung: Proteinurie, Mikrohämaturie
- Sonographie der Nieren
- Anamnese und klinische Untersuchung

Symptome

- Müdigkeit, Konzentrationsstörungen, Übelkeit
- Juckreiz, blasse Haut, Foetor urämicus
- Ödeme, Hypertonie
- Oligurie oder Anurie bei fortgeschrittener Insuffizienz

Prognose

- Chronisch progredient, Stadium-abhängig
- Bei rechtzeitiger Behandlung Verzögerung der Dialysepflicht möglich
- Spätstadien: Dialyse oder Nierentransplantation erforderlich

Komplikationen

- Herzinsuffizienz, Hyperkaliämie, Azidose
- Renale Anämie, Knochenerkrankungen (renal osteopathy)
- Urämisches Koma bei unbehandelter terminaler Niereninsuffizienz

Therapie

- Behandlung der Grunderkrankung
- Diätetische Maßnahmen (eiweiß- und salzarm)
- Medikamente: Blutdrucksenkung, Phosphatbinder, Erythropoetin
- Nierenersatzverfahren: Hämodialyse, Peritonealdialyse, Transplantation

Spezielle Pflegeinterventionen

- Kontrolle von Flüssigkeitsbilanz und Körpergewicht
- Beobachtung auf Anzeichen von Urämie, Elektrolytstörungen
- Unterstützung bei der Ernährungstherapie
- Vorbereitung und Nachsorge bei Dialyse
- Psychosoziale Betreuung, insbesondere bei Übergang zur Dialyse

7.9 Nierensteine [ICD-10: N20]

Definition

- Feste kristalline Ablagerungen in den Nieren (Nephrolithiasis), Harnleitern (Ureterolithiasis) oder der Blase (Zystolithiasis)
- Entstehung durch Ausfällung gelöster Substanzen im Urin

Ätiologie

- Ungenügende Flüssigkeitszufuhr, hohe Konzentration von steinbildenden Substanzen
- Stoffwechselstörungen (z. B. Hyperkalzämie, Hyperoxalurie)
- Harnwegsinfekte, genetische Prädisposition
- Diät: hoher Konsum von tierischem Eiweiß, Oxalat, Salz

Pathophysiologie

- Kristallbildung durch Übersättigung des Urins mit Substanzen wie Kalziumoxalat, Harnsäure oder Zystin
- Kristalle agglomerieren zu Steinen → Irritation und ggf. Obstruktion der Harnwege
- Folge: Schmerz, Entzündung, Harnstauung

Diagnostik

- Anamnese: kolikartige Schmerzen, Hämaturie
- Urinuntersuchung: Kristalle, pH-Wert
- Bildgebung: Sonographie, CT, Röntgen
- Metabolische Abklärung bei Rezidiven

Symptome

- Plötzliche, starke Flankenschmerzen (Nierenkolik)
- Ausstrahlung in Unterbauch oder Genitalregion
- Hämaturie (blutiger Urin), Übelkeit, Erbrechen
- Dysurie, Pollakisurie bei distalem Stein

Prognose

- Gute Prognose bei kleinen Steinen (<5 mm), meist spontaner Abgang
- Rückfallrate ohne Prophylaxe hoch
- Bei Komplikationen wie Harnstauung: Risiko für Infektion oder Nierenschädigung

Komplikationen

- Harnwegsinfekt, Urosepsis
- Hydronephrose (Wassersackniere)
- Chronische Nierenschädigung bei wiederholter Obstruktion

Therapie

- Konservativ: Analgesie, Spasmolytika, Flüssigkeitszufuhr zur Förderung des Steinabgangs
- Medikamentöse Steinauflösung (z. B. bei Harnsäuresteinen)
- Interventionell: ESWL (Stoßwellenlithotripsie), Ureterorenoskopie, perkutane Nephrolitholapaxie
- Chirurgische Entfernung bei großen oder komplizierten Steinen

Spezielle Pflegeinterventionen

- Beobachtung auf Kolikanfälle, Urinfarbe und Ausscheidung
- Unterstützung bei ausreichender Flüssigkeitszufuhr
- Anleitung zur Steinprophylaxe (Diätberatung, Trinkmenge, Bewegung)
- Dokumentation von Schmerzintensität und Medikamentenwirkung
- Beratung zur Abgabe von Spontansteinen zur Analyse

7.10 Nierenversagen [ICD-10: N17]

Definition

- Akute oder chronische Verschlechterung der Nierenfunktion mit eingeschränkter Ausscheidung von Stoffwechselprodukten und Flüssigkeit
- Akutes Nierenversagen (ANV): plötzlicher Funktionsverlust
- Chronisches Nierenversagen (CNV): langsamer, fortschreitender Verlust

Ätiologie

- Prärenal: verminderte Durchblutung (z. B. Volumenmangel, Herzinsuffizienz)
- Renal: direkte Schädigung des Nierengewebes (z. B. Entzündungen, Toxine, Medikamente)
- Postrenal: Abflussstörungen (z. B. Harnwegsobstruktion)

Pathophysiologie

- Ansammlung harnpflichtiger Substanzen (Kreatinin, Harnstoff) im Blut
- Elektrolyt- und Flüssigkeitsstörungen
- Störung des Säure-Basen-Haushalts
- Folge: Multiorganbeteiligung möglich

Diagnostik

- Labor: erhöhte Kreatinin- und Harnstoffwerte, Elektrolyte, Urinstatus
- Bildgebung: Ultraschall zum Ausschluss von Obstruktion
- Urinmenge und -zusammensetzung (Oligurie, Anurie)

Symptome

- Allgemeinsymptome: Müdigkeit, Übelkeit, Appetitlosigkeit
- Ödeme durch Flüssigkeitsretention
- Hypertonie, Bewusstseinsstörungen bei fortgeschrittenem Nierenversagen
- Oligurie oder Anurie

Prognose

- Akutes Nierenversagen oft reversibel bei rechtzeitiger Therapie
- Chronisches Nierenversagen progressiv, ggf. Dialysepflicht
- Prognose abhängig von Ursache und Begleiterkrankungen

Komplikationen

- Elektrolytstörungen (Hyperkaliämie) mit Herzrhythmusstörungen
- Urämie mit Multiorganversagen
- Infektionen durch Immunsuppression
- Blutungsneigung

Therapie

- Behandlung der Grunderkrankung
- Flüssigkeits- und Elektrolytmanagement
- Dialyse bei fortgeschrittenem Versagen
- Medikamentenanpassung bei eingeschränkter Nierenfunktion

Spezielle Pflegeinterventionen

- Überwachung von Vitalzeichen, Flüssigkeitsbilanz und Laborwerten
- Beobachtung auf Symptome von Elektrolytstörungen und Urämie
- Anleitung zur medikamentösen Therapie und Diät (z. B. kalium- und eiweißarm)
- Unterstützung bei Dialysebehandlungen
- Psychosoziale Betreuung bei chronischem Verlauf

7.11 Prostatakarzinom [ICD-10: C61]

Definition

- Bösartiger Tumor der Prostata, häufigste Krebsart bei Männern
- Entwickelt sich meist langsam und lokal begrenzt, kann metastasieren

Ätiologie

- Alter als Hauptrisikofaktor (meist ab 50 Jahren)
- Familiäre Belastung
- Hormonelle Einflüsse (Testosteron)
- Ernährung und Umweltfaktoren

Pathophysiologie

- Entartung von Drüsenzellen der Prostata
- Lokales Wachstum, Infiltration umliegender Gewebe
- Späte Metastasierung, häufig in Knochen

Diagnostik

- PSA-Test (prostataspezifisches Antigen) im Blut
- Digitale rektale Untersuchung (DRU)
- Ultraschall und Biopsie zur Sicherung der Diagnose
- Bildgebung zur Stadieneinteilung (MRT, CT, Knochenszintigraphie)

Symptome

- Früh oft symptomlos
- Miktionsbeschwerden: häufiges Wasserlassen, Nachträufeln, schwacher Harnstrahl
- Schmerzen im Beckenbereich oder Rücken bei Metastasen
- Hämaturie oder Hämatospermie selten

Prognose

- Abhängig von Tumorstadium und Differenzierungsgrad
- Früherkennung verbessert Prognose deutlich
- Lokalisierte Tumoren gut behandelbar, metastasierte Formen schlechtere Prognose

Komplikationen

- Harnverhalt
- Metastasen mit Knochenschmerzen und Frakturrisiko
- Therapieassoziierte Nebenwirkungen (Inkontinenz, erektile Dysfunktion)

Therapie

- Abwarten (»active surveillance«) bei langsam wachsendem Tumor
- Operation (radikale Prostatektomie)
- Strahlentherapie
- Hormontherapie zur Testosteronreduktion
- Chemotherapie bei fortgeschrittenem Tumor

Spezielle Pflegeinterventionen

- Unterstützung bei Symptomen und Nebenwirkungen der Therapie
- Information und Beratung zu Behandlungsmöglichkeiten
- Anleitung zur Blasen- und Beckenbodenübungen
- Psychosoziale Betreuung bei Belastung durch Krebsdiagnose
- Begleitung bei rehabilitativen Maßnahmen

7.12 Reizblase [ICD-10: R39]

Definition

- Überaktive Blase mit häufigem Harndrang, teilweise mit Inkontinenz
- Keine Infektion oder andere erkennbare Ursachen

Ätiologie

- Idiopathisch (ohne erkennbare Ursache)
- Neurologische Erkrankungen (z. B. Multiple Sklerose, Schlaganfall)
- Blasenentzündungen in der Vorgeschichte
- Psychische Faktoren wie Stress

Pathophysiologie

- Fehlsteuerung der Blasenmuskulatur (Detrusorüberaktivität)
- Unwillkürliche Kontraktionen führen zu Harndrang
- Störung der neurogenen Kontrolle der Blase

Diagnostik

- Anamnese zu Symptomen (Häufigkeit, Drang, Inkontinenz)
- Urinstatus zum Ausschluss von Infektionen
- Blasentagebuch zur Dokumentation des Trink- und Miktionsverhaltens
- Urodynamische Untersuchungen bei unklaren Fällen

Symptome

- Häufiger Harndrang, auch nachts (Nykturie)
- Plötzlicher, starker Drang zu urinieren
- Dranginkontinenz (unwillkürlicher Urinverlust)
- Mögliche Schmerzen im Unterbauch

Prognose

- Chronischer Verlauf, variiert individuell
- Verbesserungen möglich durch Behandlung und Anpassung des Lebensstils
- Ohne Therapie Verschlechterung der Lebensqualität möglich

Komplikationen

- Soziale Isolation durch Inkontinenz
- Hautreizungen durch Urinfeuchtigkeit
- Sekundäre Harnwegsinfektionen

Therapie

- Blasentraining und Verhaltensänderungen
- Beckenbodengymnastik
- Medikamentöse Behandlung (Anticholinergika, Beta-3-Agonisten)
- Bei therapieresistenten Fällen Botulinumtoxin-Injektionen oder Neuromodulation
- Behandlung zugrundeliegender Erkrankungen

Spezielle Pflegeinterventionen

- Anleitung und Unterstützung beim Blasentraining
- Beratung zur Flüssigkeitsaufnahme und Toilettengewohnheiten
- Hautpflege bei Inkontinenz
- Beobachtung auf Nebenwirkungen der Medikamente
- Psychosoziale Unterstützung bei Belastung durch Symptome

7.13 Urethritis [ICD-10: N34]

Definition

- Entzündung der Harnröhre (Urethra)
- Kann akut oder chronisch verlaufen

Ätiologie

- Infektiös: sexuell übertragbare Erreger wie Neisseria gonorrhoeae (Gonorrhoe), Chlamydia trachomatis, Mykoplasmen, Trichomonaden
- Nicht-infektiös: chemische Reizung, mechanische Verletzungen, allergische Reaktionen

Pathophysiologie

- Eindringen und Vermehrung von Erregern in der Schleimhaut der Harnröhre
- Lokale Entzündungsreaktion mit Ödembildung und Schleimhautreizung
- Sekundäre Beteiligung benachbarter Strukturen möglich

Diagnostik

- Anamnese: Schmerzen beim Wasserlassen (Dysurie), Ausfluss, Sexualanamnese
- Urinuntersuchung und Abstrich zur Erregerdiagnostik (Mikroskopie, Kultur, PCR)

- Bei wiederkehrenden Fällen urologische Untersuchung

Symptome

- Brennen und Schmerzen beim Wasserlassen
- Häufiger Harndrang
- Ausfluss aus der Harnröhre (eitrig oder schleimig)
- Rötung und Schwellung der Harnröhrenmündung
- Mögliche Begleitsymptome wie Juckreiz oder Schmerzen im Genitalbereich

Prognose

- Gute Prognose bei frühzeitiger und konsequenter Behandlung
- Chronische Verläufe können zu Komplikationen führen

Komplikationen

- Chronische Urethritis mit Narbenbildung
- Ausbreitung der Infektion auf Blase (Zystitis), Prostata (Prostatitis), Nebenhoden (Epididymitis)
- Infertilität bei Männern durch entzündliche Veränderungen

Therapie

- Antibiotische Therapie entsprechend Erregernachweis
- Symptomatische Behandlung (Schmerzmittel, ausreichende Flüssigkeitszufuhr)
- Behandlung des Sexualpartners zur Vermeidung von Reinfektionen
- Vermeidung sexueller Kontakte während der Therapie

Spezielle Pflegeinterventionen

- Information und Beratung zu Hygiene und Verhütung
- Beobachtung von Therapieerfolg und Nebenwirkungen
- Unterstützung bei der Einnahme der Medikamente
- Aufklärung über die Wichtigkeit der Partnerbehandlung
- Psychosoziale Betreuung bei belastenden Beschwerden

7.14 Urolithiasis [ICD-10: N20]

Definition

- Bildung von festen Ablagerungen (Steinen) im Harntrakt
- Betroffen können Nieren, Harnleiter, Blase oder Harnröhre sein

Ätiologie

- Ungleichgewicht der im Urin gelösten Substanzen wie Calcium, Oxalat, Phosphat, Harnsäure
- Geringe Flüssigkeitszufuhr, Harnstau, Infektionen
- Stoffwechselerkrankungen (z. B. Hyperparathyreoidismus)
- Familiäre Veranlagung

Pathophysiologie

- Übersättigung des Urins mit kristallbildenden Substanzen
- Kristallaggregation und Steinbildung
- Mechanische Reizung und Entzündung der Harnwege

Diagnostik

- Anamnese: Flankenschmerzen, Hämaturie
- Urinuntersuchung: Blut, Kristalle, Infektionsnachweis
- Bildgebende Verfahren: Ultraschall, Röntgen, CT
- Labor: Serum-Calcium, Harnsäure, Elektrolyte

Symptome

- Plötzliche, starke Flankenschmerzen (Nierenkolik)
- Übelkeit, Erbrechen
- Hämaturie (Blut im Urin)
- Harndrang, Dysurie bei Steinabgang
- Fieber bei Infektion

Prognose

- Meist gut bei frühzeitiger Behandlung
- Wiederholte Steinbildung möglich

Komplikationen

- Harnwegsinfekte
- Harnstau mit Nierenfunktionsstörung

- Chronische Nierenschäden

Therapie

- Schmerztherapie (Analgetika)
- Förderung des Steinabgangs durch erhöhte Flüssigkeitszufuhr
- Medikamentöse Auflösung bei bestimmten Steinarten
- Endoskopische oder operative Entfernung bei großen oder blockierenden Steinen

Spezielle Pflegeinterventionen

- Überwachung der Schmerzsymptomatik und Vitalzeichen
- Anleitung zur Flüssigkeitszufuhr und Ernährungsumstellung
- Unterstützung bei Mobilisation zur Förderung des Steinabgangs
- Beobachtung auf Zeichen einer Infektion oder Verschlechterung
- Psychosoziale Unterstützung bei wiederkehrenden Beschwerden

7.15 Zystitis [ICD-10: N30]

Definition

- Entzündung der Harnblasen-Schleimhaut (Blasenschleimhautentzündung)
- Meist bakteriell bedingt, gelegentlich viral oder allergisch

Ätiologie

- Aufsteigende Infektion durch Bakterien, überwiegend Escherichia coli
- Unvollständige Blasenentleerung, Harnstau
- Katheterisierung, hormonelle Veränderungen
- Geschwächtes Immunsystem, sexuelle Aktivität

Pathophysiologie

- Bakterielle Besiedlung der Harnröhre und Blase
- Entzündliche Reaktion der Schleimhaut mit Ödem, Rötung und Reizung
- Erhöhte Sensitivität der Blasenwand führt zu Harndrang und Dysurie

Diagnostik

- Anamnese: Dysurie, Pollakisurie (häufiges Wasserlassen), Schmerzen im Unterbauch

- Urinuntersuchung: Leukozyten, Nitrit, Bakterienkultur
- Blutbild bei Verdacht auf systemische Beteiligung
- Ultraschall bei Verdacht auf Komplikationen

Symptome

- Brennen und Schmerzen beim Wasserlassen
- Häufiger Harndrang mit nur geringen Urinmengen
- Trüber, unangenehm riechender Urin, ggf. Hämaturie
- Unterbauchschmerzen, eventuell leichtes Fieber

Prognose

- In der Regel unkomplizierter Verlauf bei frühzeitiger Behandlung
- Wiederkehrende Infekte bei Risikofaktoren möglich

Komplikationen

- Aufstieg der Infektion bis zu Nierenbeckenentzündung (Pyelonephritis)
- Chronische Zystitis mit Blasenschleimhautschäden
- Sepsis bei systemischer Ausbreitung

Therapie

- Antibiotika entsprechend Resistenzlage
- Schmerzmittel, z. B. Spasmolytika
- Viel trinken zur Spülung der Harnwege
- Bei wiederkehrenden Infekten Prophylaxe durch Hygiene- und Verhaltensmaßnahmen

Spezielle Pflegeinterventionen

- Beobachtung und Dokumentation der Symptome und des Allgemeinzustands
- Förderung der Flüssigkeitsaufnahme und Toilettengänge
- Unterstützung bei Hygienemaßnahmen und Katheterpflege
- Aufklärung zu Risikofaktoren und Verhaltensregeln zur Infektionsvermeidung
- Psychosoziale Unterstützung bei rezidivierenden Infekten

8 Neurologie und Psychiatrie

8.1 Alzheimer-Krankheit [ICD-10: G30]

Definition

- Neurodegenerative Erkrankung mit fortschreitendem Verlust kognitiver Fähigkeiten
- Häufigste Form der Demenz

Ätiologie

- Multifaktorielle Ursachen: genetische Faktoren, Umwelt, Lebensstil
- Ablagerungen von Beta-Amyloid und Tau-Proteinen im Gehirn

Pathophysiologie

- Degeneration von Nervenzellen im Gehirn, vor allem im Hippocampus und Cortex
- Synaptischer Verlust und Hirnatrophie führen zu kognitiven Defiziten

Diagnostik

- Anamnese und neuropsychologische Tests (z. B. MMSE)
- Bildgebung: MRT oder CT zur Ausschlussdiagnostik
- Liquordiagnostik auf Biomarker (Beta-Amyloid, Tau)

Symptome

- Frühe Gedächtnisstörungen, Orientierungsverlust
- Sprachstörungen, Beeinträchtigung der Alltagsfähigkeiten
- Später: Verhaltensänderungen, Persönlichkeitsveränderungen

Prognose

- Unaufhaltsamer, langsamer bis schneller Verlauf
- Lebensqualität und Selbstständigkeit nehmen ab

Komplikationen

- Stürze, Dekubitus, Pneumonie durch Schluckstörungen
- Soziale Isolation, Depression

Therapie

- Symptomatische Behandlung mit Acetylcholinesterase-Hemmern
- Nicht-medikamentöse Maßnahmen: kognitive Förderung, Tagesstruktur
- Angehörigenberatung und Unterstützung

Spezielle Pflegeinterventionen

- Orientierungshilfen und strukturierte Tagesabläufe
- Förderung der Selbstständigkeit und Sicherheit
- Umgang mit herausforderndem Verhalten
- Einbeziehung der Angehörigen in Pflege und Betreuung

8.2 Amnesie [ICD-10: R41]

Definition

- Teilweiser oder vollständiger Verlust des Gedächtnisses
- Beeinträchtigung der Fähigkeit, neue Informationen zu speichern oder bereits gespeicherte abzurufen

Ätiologie

- Schädel-Hirn-Trauma
- Hirninfarkt oder Hirnblutung
- Neurodegenerative Erkrankungen (z. B. Alzheimer-Krankheit)
- Alkoholmissbrauch (Wernicke-Korsakoff-Syndrom)
- Psychogene Ursachen (z. B. dissoziative Amnesie)

Pathophysiologie

- Schädigung von Hirnarealen, die für das Gedächtnis wichtig sind (z. B. Hippocampus)
- Störung der Informationsverarbeitung und -speicherung

Diagnostik

- Anamnese und klinische Untersuchung
- Neuropsychologische Tests zur Gedächtnisprüfung
- Bildgebung (MRT, CT) zur Identifikation struktureller Schäden

Symptome

- Verlust von Erinnerungen an persönliche Ereignisse (episodisches Gedächtnis)
- Schwierigkeiten, neue Informationen zu behalten
- Verwirrtheit und Desorientierung

Prognose

- Abhängig von Ursache und Schwere der Schädigung
- Teilweise reversible Amnesien möglich, bei neurodegenerativen Erkrankungen meist progredient

Komplikationen

- Einschränkungen im Alltag und in der Selbstversorgung
- Soziale Isolation und psychische Belastungen

Therapie

- Behandlung der Grunderkrankung (z. B. Entzug bei Alkoholmissbrauch)
- Kognitive Rehabilitation und Gedächtnistraining
- Psychotherapeutische Unterstützung bei psychogenen Ursachen

Spezielle Pflegeinterventionen

- Gedächtnisstützen und Hilfsmittel (z. B. Kalender, Notizen) bereitstellen
- Geduldiger Umgang und klare Kommunikation
- Förderung von Alltagskompetenzen
- Sicherheit im Wohnumfeld gewährleisten

8.3 Amyotrophe Lateralsklerose (ALS) [ICD-10: G12]

Definition

- Progressiv degenerative Erkrankung der motorischen Nervenzellen im Gehirn und Rückenmark

- Führt zu Muskelschwäche, Lähmungen und Muskelschwund

Ätiologie

- Ursache meist unbekannt (idiopathisch)
- Selten familiäre Form (genetische Ursachen)
- Mögliche Umweltfaktoren diskutiert

Pathophysiologie

- Degeneration von Motoneuronen führt zu Ausfall der Muskelsteuerung
- Muskelatrophie durch fehlende neuronale Anregung

Diagnostik

- Klinische Untersuchung: Muskelschwäche, Faszikulationen, Spastik
- Elektromyographie (EMG) zur Beurteilung der Muskelaktivität
- Ausschluss anderer Erkrankungen durch Bildgebung und Labor

Symptome

- Muskelzuckungen (Faszikulationen)
- Kraftverlust und Muskelatrophie
- Sprach-, Schluck- und Atemprobleme im Verlauf
- Keine Beeinträchtigung der geistigen Fähigkeiten

Prognose

- Unheilbar, Verlauf meist innerhalb von 3–5 Jahren tödlich
- Fortschreitende Behinderung und Ateminsuffizienz

Komplikationen

- Atemversagen
- Infektionen durch Schluckstörungen
- Psychische Belastungen

Therapie

- Symptomatische Behandlung (z. B. Muskelentspannung, Atemtherapie)
- Medikamentöse Therapie mit Riluzol zur Verlängerung des Überlebens
- Palliative Versorgung und psychosoziale Unterstützung

Spezielle Pflegeinterventionen

- Unterstützung bei Mobilität und Alltagsaktivitäten
- Ernährungshilfen bei Schluckstörungen
- Atemtherapie und Überwachung der Atmung
- Psychosoziale Begleitung und Angehörigenberatung

8.4 Apallisches Syndrom [ICD-10: G93]

Definition

- Zustand des Wachkoma mit Erhaltung des Schlaf-Wach-Rhythmus, aber fehlendem Bewusstsein
- Auch als »vegetativer Zustand« bezeichnet

Ätiologie

- Schwere Hirnschädigung durch Trauma, Sauerstoffmangel, Schlaganfall oder Infektion
- Zerstörung der Großhirnrinde bei intaktem Hirnstamm

Pathophysiologie

- Ausfall der Bewusstseinszentren im Großhirn
- Erhalt der automatischen Funktionen durch Hirnstamm
- Keine Kommunikation oder Reaktion auf Umgebung möglich

Diagnostik

- Klinische Untersuchung: keine bewusste Reaktion, aber Augenöffnen und Schlaf-Wach-Zyklen
- Bildgebung (CT, MRT) zur Einschätzung der Hirnschädigung
- Ausschluss anderer Ursachen für Bewusstseinsstörung

Symptome

- Wachsein ohne Bewusstsein
- Spontane Augenbewegungen, Schlaf-Wach-Rhythmus erhalten
- Keine gezielten Bewegungen oder Reaktionen auf Ansprache
- Reflexe meist erhalten

Prognose

- Langfristig meist schlecht, teilweise Übergang in minimalen Bewusstseinszustand oder Tod
- Seltene Besserungen möglich, besonders bei jungen Patient:innen

Komplikationen

- Infektionen durch Immobilität (z. B. Pneumonie, Harnwegsinfekte)
- Dekubitus (Druckgeschwüre)
- Muskelatrophie und Kontrakturen
- Mangelernährung

Therapie

- Behandlung der Grunderkrankung falls möglich
- Komplexe Pflege und Prophylaxe von Komplikationen
- Ernährung über Sonde bei Schluckstörungen
- Physio- und Ergotherapie zur Erhaltung der Beweglichkeit
- Schmerzmanagement und palliative Versorgung

Spezielle Pflegeinterventionen

- Regelmäßige Positionswechsel zur Dekubitusprophylaxe
- Hautpflege und Überwachung auf Infektionszeichen
- Unterstützung der Atemfunktion (Atemübungen, Absaugung)
- Sorgfältige Mund- und Zahnpflege
- Flüssigkeits- und Ernährungssicherung über Sonde
- Beobachtung und Dokumentation von Vitalzeichen und neurologischem Status
- Psychosoziale Begleitung der Angehörigen

8.5 Autismus-Spektrum-Störung [ICD-10: F84]

Definition

- Entwicklungsstörung mit Beeinträchtigung der sozialen Interaktion und Kommunikation
- Eingeschränkte, stereotype Verhaltensmuster und Interessen

Ätiologie

- Multifaktorielle Ursachen: genetische Faktoren, neurologische Veränderungen
- Umweltfaktoren werden diskutiert, sind aber nicht eindeutig belegt

Pathophysiologie

- Abweichungen in der Hirnentwicklung und -vernetzung
- Veränderung der Informationsverarbeitung in sozialen und emotionalen Gehirnregionen

Diagnostik

- Entwicklungsanamnese und Beobachtung des Verhaltens
- Standardisierte Tests und Fragebögen (z. B. ADOS, ADI-R)
- Ausschluss anderer neurologischer oder psychiatrischer Erkrankungen

Symptome

- Schwierigkeiten in der sozialen Kommunikation und Interaktion
- Eingeschränkte Mimik, Gestik und Blickkontakt
- Wiederholte Bewegungen, festgefahrene Rituale
- Über- oder Unterempfindlichkeit gegenüber Reizen (Licht, Geräusche)
- Unterschiedliches Intelligenzniveau, oft mit besonderen Fähigkeiten

Prognose

- Lebenslange Beeinträchtigung, aber gute Entwicklungschancen mit frühzeitiger Förderung
- Individuelle Ausprägung sehr unterschiedlich

Komplikationen

- Soziale Isolation und psychische Belastungen
- Begleitende Störungen wie Angst, ADHS oder Epilepsie

Therapie

- Frühförderung und spezielle pädagogische Maßnahmen
- Verhaltenstherapie zur Verbesserung sozialer Fähigkeiten
- Sprach- und Ergotherapie
- Medikamentöse Behandlung bei Begleitsymptomen (z. B. Angst, Hyperaktivität)

Spezielle Pflegeinterventionen

- Strukturierter Tagesablauf und klare Regeln
- Geduldige und verständnisvolle Kommunikation
- Vermeidung von Reizüberflutung
- Unterstützung bei der Bewältigung sozialer Situationen
- Einbeziehung der Familie in die Pflege und Förderung
- Beobachtung von Verhaltensänderungen und möglicher Begleiterkrankungen

8.6 Bipolare Störung [ICD-10: F31]

Definition

- Psychische Erkrankung mit wechselnden Episoden von Manie/Hypomanie und Depression
- Episodisch verlaufende Stimmungsstörungen mit starken Stimmungsschwankungen

Ätiologie

- Genetische Prädisposition
- Neurochemische Dysbalance (v.a. Neurotransmitter Serotonin, Dopamin)
- Psychosoziale Belastungen und Stress als Auslöser

Pathophysiologie

- Dysregulation neuronaler Schaltkreise im limbischen System
- Veränderter Neurotransmitterstoffwechsel
- Störungen im circadianen Rhythmus

Diagnostik

- Klinische Anamnese mit Erfassung von manischen und depressiven Episoden
- Ausschluss organischer Ursachen
- Nutzung standardisierter Diagnostikinstrumente (z.B. DSM-5, ICD-10 Kriterien)

Symptome

- Manische Phase: gehobene Stimmung, Überaktivität, vermindertes Schlafbedürfnis, Rededrang, Größenideen
- Hypomanie: abgeschwächte Manie ohne erhebliche Beeinträchtigung

- Depressive Phase: gedrückte Stimmung, Antriebslosigkeit, Schlafstörungen, Schuldgefühle, Suizidgedanken
- Psychotische Symptome können in schweren Episoden auftreten

Prognose

- Chronisch-rezidivierender Verlauf
- Gute Behandlungserfolge bei konsequenter Medikation und Psychotherapie
- Risiko für Rückfälle ohne Therapie

Komplikationen

- Suizidalität in depressiven Episoden
- Soziale und berufliche Beeinträchtigungen
- Medikamentennebenwirkungen

Therapie

- Stabilisierende Psychopharmaka (z. B. Lithium, Antikonvulsiva)
- Antidepressiva nur mit Vorsicht, da sie Manie auslösen können
- Psychotherapie (Kognitive Verhaltenstherapie, Psychoedukation)
- Regelmäßige Verlaufskontrolle und Rückfallprophylaxe

Spezielle Pflegeinterventionen

- Beobachtung von Stimmungsschwankungen und Verhaltensänderungen
- Unterstützung bei Medikamenteneinnahme und Therapietreue
- Förderung von Tagesstruktur und Schlafhygiene
- Gesprächsbereitschaft und emotionale Stabilisierung
- Suizidprävention durch enge Beobachtung bei depressiven Phasen
- Einbeziehung von Angehörigen zur Unterstützung

8.7 Borreliose (neuro) [ICD-10: A69]

Definition

- Infektionskrankheit, verursacht durch Bakterien der Gattung *Borrelia burgdorferi*
- Übertragung durch Zeckenstich
- Befall von Haut, Gelenken, Nervensystem und Herz möglich

Ätiologie

- Infektion durch Zecken (Ixodes ricinus) mit Borrelien
- Risiko steigt in bewaldeten und grasbewachsenen Gebieten
- Frühzeitige Entfernung der Zecke verringert Infektionsrisiko

Pathophysiologie

- Bakterielle Invasion und Ausbreitung im Körper
- Immunreaktion führt zu Entzündungen in betroffenen Organen
- Chronische Entzündungen bei unzureichender Behandlung möglich

Diagnostik

- Anamnese: Zeckenexposition, typische Hautveränderung (Erythema migrans)
- Serologische Tests (ELISA, Western Blot) zum Nachweis von Antikörpern
- Liquoruntersuchung bei Neuroborreliose
- Bildgebung bei Gelenkbeteiligung oder Nervensystembefall

Symptome

- Frühes Stadium: Rötung um Zeckenstich (Erythema migrans), grippeähnliche Symptome
- Spätes Stadium: Gelenkentzündungen (Lyme-Arthritis), neurologische Symptome (Neuroborreliose), Herzmuskelentzündung
- Chronische Beschwerden bei unbehandeltem Verlauf

Prognose

- Gute Heilungschancen bei frühzeitiger Antibiotikatherapie
- Chronische Verläufe möglich bei verspäteter oder unvollständiger Behandlung
- Spätfolgen können neurologische oder rheumatische Beschwerden sein

Komplikationen

- Chronische Lyme-Arthritis
- Neuroborreliose mit Meningitis, Fazialisparese, Polyneuropathie
- Herzrhythmusstörungen bei Lyme-Karditis

Therapie

- Antibiotikatherapie (Doxycyclin, Amoxicillin, Ceftriaxon) je nach Stadium und Manifestation
- Symptomatische Behandlung bei Gelenk- und Nervensymptomen
- Langzeitbeobachtung zur Erfassung möglicher Spätfolgen

Spezielle Pflegeinterventionen

- Aufklärung über Zeckenschutzmaßnahmen und richtige Zeckenentfernung
- Beobachtung von Symptomen und Nebenwirkungen der Antibiotikatherapie
- Unterstützung bei Mobilitätseinschränkungen durch Gelenkbeteiligung
- Psychosoziale Begleitung bei chronischen Beschwerden
- Dokumentation des Krankheitsverlaufs und Kommunikation mit dem Behandlungsteam

8.8 Chorea Huntington [ICD-10: G10]

Definition

- Erblich bedingte, neurodegenerative Erkrankung
- Charakterisiert durch fortschreitende Bewegungsstörungen, kognitive Beeinträchtigungen und psychiatrische Symptome

Ätiologie

- Autosomal-dominante Mutation im Huntingtin-Gen (HTT) auf Chromosom 4
- Vererbung von einem betroffenen Elternteil mit 50 % Wahrscheinlichkeit

Pathophysiologie

- Degeneration von Nervenzellen, vor allem im Striatum (Teil der Basalganglien)
- Dysregulation motorischer und kognitiver Funktionen
- Neurotransmitter-Ungleichgewicht (z. B. Dopamin)

Diagnostik

- Familienanamnese
- Klinische Symptome: unwillkürliche Bewegungen (Chorea), kognitive und Verhaltensveränderungen
- Genetischer Test zum Nachweis der HTT-Mutation
- Bildgebung (MRT) zur Beurteilung der Hirnstruktur

Symptome

- Unwillkürliche, ruckartige Bewegungen (Chorea)
- Muskelsteifheit, Bewegungsarmut
- Kognitive Einschränkungen bis Demenz
- Psychiatrische Symptome: Depression, Reizbarkeit, Psychosen

- Schluck- und Sprechstörungen

Prognose

- Fortschreitende Verschlechterung über 10–20 Jahre
- Keine Heilung, Therapie zielt auf Symptomlinderung
- Lebensverkürzung durch Komplikationen wie Pneumonie

Komplikationen

- Stürze und Verletzungen durch Bewegungsstörungen
- Unterernährung und Aspirationspneumonie durch Schluckstörungen
- Psychische Krisen bis Suizidalität

Therapie

- Symptomatische Behandlung mit Medikamenten (z. B. Tetrabenazin gegen Chorea, Antidepressiva)
- Physiotherapie zur Erhaltung der Beweglichkeit
- Ergotherapie und Sprachtherapie
- Psychiatrische Betreuung

Spezielle Pflegeinterventionen

- Sturzprophylaxe und sichere Umgebung schaffen
- Unterstützung bei Ernährung und Flüssigkeitszufuhr
- Förderung der Kommunikation trotz Sprachproblemen
- Psychosoziale Unterstützung von Patient:innen und Angehörigen
- Beobachtung von psychischen Veränderungen und Krisenmanagement
- Dokumentation von Bewegungsmustern und Verhalten

8.9 Delirium [ICD-10: F05]

Definition

- Akute, fluktuierende Bewusstseins- und Aufmerksamkeitsstörung
- Störung der Kognition und Wahrnehmung, meist vorübergehend

Ätiologie

- Akute organische Erkrankungen (Infektionen, Stoffwechselstörungen)
- Medikamentennebenwirkungen oder -entzug

- Postoperative Komplikationen
- Intoxikationen

Pathophysiologie

- Störung der Neurotransmitterbalance, besonders von Acetylcholin und Dopamin
- Entzündliche Prozesse im Gehirn
- Verminderte neuronale Funktion und zerebrale Hypoperfusion

Diagnostik

- Klinische Beobachtung: plötzlicher Beginn, wechselnder Verlauf
- Verwirrtheit, Desorientierung, Halluzinationen
- Abklärung der Grunderkrankung (Labor, Bildgebung)
- Ausschluss anderer Ursachen (Demenz, Psychosen)

Symptome

- Bewusstseinsstörung und reduzierte Aufmerksamkeit
- Desorientierung in Zeit, Ort und Person
- Halluzinationen und Wahnvorstellungen
- Psychomotorische Unruhe oder Apathie
- Schlaf-Wach-Rhythmus-Störung

Prognose

- In der Regel reversibel bei Behandlung der Ursache
- Erhöhte Mortalität, besonders bei älteren Patient:innen
- Kann zu dauerhafter kognitiver Beeinträchtigung führen

Komplikationen

- Sturz- und Verletzungsgefahr
- Dehydration und Mangelernährung
- Verschlechterung der Grunderkrankung

Therapie

- Behandlung der auslösenden Ursache
- Symptomkontrolle (z. B. Beruhigungsmittel vorsichtig einsetzen)
- Orientierungshilfen und ruhige Umgebung schaffen
- Vermeidung von Medikamenten, die Delirium verschlimmern

Spezielle Pflegeinterventionen

- Regelmäßige Überwachung von Vitalzeichen und Bewusstseinszustand
- Orientierungshilfen: Uhren, Kalender, vertraute Gegenstände
- Unterstützung bei Flüssigkeits- und Nahrungsaufnahme
- Sturzprophylaxe und sichere Umgebung
- Beruhigendes, respektvolles Vorgehen
- Information und Einbeziehung von Angehörigen

8.10 Demenz [ICD-10: F03]

Definition

- Chronische, fortschreitende Beeinträchtigung kognitiver Fähigkeiten
- Beeinträchtigung von Gedächtnis, Denkvermögen, Orientierung, Sprache und Urteilsvermögen
- Meist irreversibel

Ätiologie

- Alzheimer-Krankheit (häufigste Form)
- Vaskuläre Demenz durch Durchblutungsstörungen
- Lewy-Körper-Demenz
- Frontotemporale Demenz
- Sekundäre Ursachen (z. B. Medikamente, Stoffwechselstörungen)

Pathophysiologie

- Degeneration und Verlust von Nervenzellen im Gehirn
- Ablagerung von Amyloid-Plaques und Neurofibrillen (bei Alzheimer-Krankheit)
- Durchblutungsstörungen und Infarkte (bei vaskulärer Demenz)

Diagnostik

- Anamnese mit kognitivem Screening (z. B. Mini-Mental-Status-Test)
- Neuropsychologische Tests
- Bildgebung (MRT, CT) zur Differenzierung der Demenzform
- Ausschluss reversibler Ursachen

Symptome

- Gedächtnisverlust, besonders Kurzzeitgedächtnis
- Sprachstörungen
- Orientierungsprobleme
- Beeinträchtigung von Alltagsfähigkeiten
- Persönlichkeits- und Verhaltensänderungen
- Später motorische Störungen und Inkontinenz

Prognose

- Fortschreitend mit zunehmender Behinderung
- Lebenserwartung variabel, oft 5–15 Jahre nach Diagnosestellung
- Keine Heilung, symptomatische Behandlung möglich

Komplikationen

- Pflegebedürftigkeit
- Stürze und Verletzungen
- Sekundäre Erkrankungen durch Immobilität (z. B. Pneumonie, Dekubitus)
- Psychische Belastungen wie Depressionen

Therapie

- Medikamentöse Behandlung (Cholinesterasehemmer, Memantin) zur Symptomminderung
- Nicht-medikamentöse Maßnahmen: kognitive Förderung, Tagesstrukturierung
- Behandlung von Begleiterkrankungen
- Psychosoziale Unterstützung für Patient:innen und Angehörige

Spezielle Pflegeinterventionen

- Schaffung einer sicheren Umgebung zur Sturzprophylaxe
- Gedächtnisstützende Maßnahmen (z. B. Fotos, Kalender)
- Förderung von Selbstständigkeit bei Alltagsaktivitäten
- Strukturierung des Tagesablaufs und klare Routinen
- Einfühlsamer Umgang und Orientierungshilfen
- Unterstützung bei Ernährung, Mobilität und Körperpflege
- Schulung und Entlastung der Angehörigen

8.11 Depression [ICD-10: F32]

Definition

- Psychische Erkrankung mit anhaltender gedrückter Stimmung, Verlust von Interesse und Freude
- Beeinträchtigung von Gedanken, Verhalten und körperlichem Befinden
- Kann in Episoden oder chronisch auftreten

Ätiologie

- Multifaktorielle Ursachen: genetische, biochemische, psychische und soziale Faktoren
- Stress, belastende Lebensereignisse, chronische Erkrankungen
- Neurochemische Veränderungen im Gehirn (z. B. Serotoninmangel)

Pathophysiologie

- Dysbalance von Neurotransmittern (Serotonin, Noradrenalin, Dopamin)
- Veränderungen in Hirnstrukturen (z. B. Hippocampus, Präfrontaler Cortex)
- Beeinträchtigte neuronale Plastizität

Diagnostik

- Klinische Befragung anhand diagnostischer Kriterien (z. B. ICD-10, DSM-5)
- Einsatz von Screening-Instrumenten (z. B. Beck-Depressions-Inventar)
- Ausschluss organischer Ursachen (z. B. Schilddrüsenerkrankungen)

Symptome

- Depressive Stimmung, Traurigkeit, Hoffnungslosigkeit
- Interessenverlust, Antriebsmangel
- Schlafstörungen, Appetitveränderungen
- Konzentrationsstörungen, Schuldgefühle
- Suizidgedanken oder -versuche

Prognose

- Gute Behandlungsmöglichkeiten bei frühzeitiger Intervention
- Rückfallrisiko, chronische Verläufe möglich
- Psychotherapie und medikamentöse Behandlung verbessern Prognose

Komplikationen

- Suizidalität und Selbstgefährdung
- Soziale Isolation und beruflicher Ausfall
- Chronifizierung der Symptome

Therapie

- Psychotherapie (kognitive Verhaltenstherapie, tiefenpsychologisch)
- Antidepressiva (z. B. SSRIs, trizyklische Antidepressiva)
- Unterstützung durch Sozialarbeit, Selbsthilfegruppen
- Lichttherapie bei saisonaler Depression
- in schweren Fällen Elektrokonvulsionstherapie (EKT)

Spezielle Pflegeinterventionen

- Beobachtung auf Suizidalität und Krisenmanagement
- Aufbau von Vertrauen und Förderung von Kommunikation
- Strukturierung des Tagesablaufs und Motivation zu Aktivitäten
- Unterstützung bei Selbstfürsorge und Medikamenteneinnahme
- Einbeziehung der Angehörigen in die Pflege und Aufklärung
- Förderung sozialer Kontakte und Ressourcen

8.12 Dystonie [ICD-10: G24]

Definition

- Bewegungsstörung, die durch unwillkürliche, anhaltende Muskelkontraktionen gekennzeichnet ist
- führt zu verdrehten oder sich wiederholenden Bewegungen und abnormen Haltungen

Ätiologie

- genetische Ursachen
- sekundär durch Medikamente, Hirnverletzungen oder Infektionen
- Idiopathisch (ohne erkennbare Ursache)

Pathophysiologie

- Fehlregulation in den Basalganglien des Gehirns
- Störung der motorischen Kontrolle

Diagnostik

- Klinische Untersuchung der Bewegungsmuster
- Anamnese zu Beginn und Verlauf der Symptome
- Bildgebung (MRT) zur Abklärung struktureller Ursachen
- Ausschluss anderer neurologischer Erkrankungen

Symptome

- Unwillkürliche Muskelkontraktionen
- Krampfartige Verdrehungen und Zuckungen
- Schmerzen und Bewegungseinschränkungen
- Belastung von Alltagsaktivitäten

Prognose

- Chronischer Verlauf
- Symptome können sich verschlechtern oder durch Behandlung gelindert werden
- Lebensqualität häufig eingeschränkt

Komplikationen

- Sekundäre Muskel- und Gelenkschäden
- Psychische Belastungen wie Depression oder Angst
- Soziale Isolation

Therapie

- Botulinumtoxin-Injektionen zur Muskelentspannung
- Orale Medikamente (Anticholinergika, Muskelrelaxanzien)
- Physiotherapie und Ergotherapie
- In ausgewählten Fällen tiefenhirnstimulierende Operation

Spezielle Pflegeinterventionen

- Unterstützung bei Mobilität und Alltagsaktivitäten
- Schmerzmanagement und Lagerungstechniken
- Anleitung zu physiotherapeutischen Übungen
- Psychosoziale Unterstützung und Motivation zur Therapie

8.13 Epilepsie [ICD-10: G40]

Definition

- Chronische neurologische Erkrankung, die durch wiederkehrende, spontane Anfälle gekennzeichnet ist
- Anfälle entstehen durch abnorme, übermäßige neuronale Entladungen im Gehirn

Ätiologie

- Genetische Veranlagung
- Hirnverletzungen (z. B. Trauma, Schlaganfall)
- Infektionen (z. B. Meningitis, Enzephalitis)
- Hirnmissbildungen oder Tumore
- Stoffwechselstörungen

Pathophysiologie

- Dysfunktionale elektrische Aktivität im Gehirn führt zu plötzlichen und vorübergehenden Störungen der Gehirnfunktion
- Je nach betroffenem Hirnareal unterschiedliche Anfallsformen

Diagnostik

- Anamnese und Beschreibung der Anfälle
- Elektroenzephalogramm (EEG) zur Erfassung der Hirnaktivität
- Bildgebung (MRT, CT) zur Ursachenklärung
- Laboruntersuchungen zur Abklärung von Auslösern

Symptome

- Unterschiedliche Anfallsarten: fokal, generalisiert, Absencen, tonisch-klonisch
- Muskelzuckungen, Bewusstseinsverlust, unkontrollierte Bewegungen
- Aura als Vorzeichen mancher Anfälle
- Postiktale Erschöpfung, Verwirrtheit

Prognose

- Viele Patient:innen können mit Therapie anfallsfrei leben
- Lebenslange Erkrankung mit variablem Verlauf
- Risiko für Status epilepticus und Verletzungen

Komplikationen

- Verletzungen durch Stürze während Anfällen
- Psychische Belastungen, Angst und Depression
- Soziale und berufliche Einschränkungen
- Status epilepticus als medizinischer Notfall

Therapie

- Antiepileptika zur Anfallskontrolle
- In medikamentös refraktären Fällen operative Maßnahmen
- Vermeidung von Auslösern (Stress, Schlafmangel, Alkohol)
- Status epilepticus erfordert Notfallbehandlung

Spezielle Pflegeinterventionen

- Anfallsbeobachtung und Dokumentation
- Sicherheit gewährleisten, z. B. Sturzprophylaxe
- Patientenschulung zu Medikamenteneinnahme und Anfallsauslösern
- Notfallmanagement bei Anfällen (Lagerung, Ruhe bewahren)
- Psychosoziale Unterstützung und Beratung

8.14 FASD/fetale Alkoholspektrum Störung [ICD-10: Q86]

Definition

- FASD bezeichnet eine Gruppe von Entwicklungsstörungen bei Kindern, die durch pränatalen Alkoholkonsum der Mutter verursacht werden
- Umfasst das Vollbild des Fetalen Alkoholsyndroms (FAS) sowie andere alkoholbedingte Entwicklungsstörungen

Ätiologie

- Alkoholkonsum während der Schwangerschaft
- Risiko steigt mit Menge und Häufigkeit des Alkoholkonsums

Pathophysiologie

- Alkohol wirkt teratogen auf den sich entwickelnden Fetus
- Schädigung von Gehirnstrukturen und Organen

- Störung der Zellteilung, Differenzierung und Migration im Gehirn

Diagnostik

- Anamnese der mütterlichen Alkoholexposition
- Klinische Untersuchung: Wachstumsretardierung, typische Gesichtsmerkmale (z. B. schmale Lidspalten, flaches Philtrum)
- Entwicklungsdiagnostik und neuropsychologische Tests
- Bildgebung zur Erfassung neurologischer Schäden

Symptome

- Wachstumsverzögerung prä- und postnatal
- Charakteristische Gesichtsdysmorphien
- Kognitive Defizite, Lern- und Verhaltensstörungen
- Hyperaktivität, Impulsivität, soziale Anpassungsschwierigkeiten

Prognose

- Lebenslange Beeinträchtigungen, variable Schweregrade
- Frühe Interventionen verbessern Entwicklungschancen
- Kein »Heilmittel«, aber Förderung der Lebensqualität möglich

Komplikationen

- Soziale Probleme, Schulschwierigkeiten
- Psychische Erkrankungen wie ADHS, Depressionen
- Erhöhtes Risiko für Suchtverhalten und Kriminalität

Therapie

- Multimodale Therapieansätze: Frühförderung, Verhaltenstherapie, pädagogische Unterstützung
- Familienberatung und soziale Unterstützung
- Vermeidung weiteren Alkoholkonsums in der Schwangerschaft

Spezielle Pflegeinterventionen

- Aufklärung der Familie über Ursache und Verlauf
- Unterstützung bei Alltagsbewältigung und Strukturierung
- Beobachtung von Verhaltensauffälligkeiten und deren Dokumentation
- Zusammenarbeit mit interdisziplinären Teams (Ärzt:innen, Therapeut:innen, Pädagog:innen)

8.15 Genussinduzierte Alkoholintoxikation [ICD-10: F10]

Definition

- Akute Vergiftung durch übermäßigen Konsum von Alkohol
- Führt zu Störungen des Bewusstseins, der Koordination und der Vitalfunktionen

Ätiologie

- Übermäßiger Konsum von ethanolhaltigen Getränken in kurzer Zeit
- Manchmal auch durch Alkoholmissbrauch bei chronischem Konsum

Pathophysiologie

- Alkohol wirkt zentral dämpfend auf das Nervensystem
- Beeinträchtigt Atmungszentrum, Kreislauf und Bewusstsein
- Führt zu metabolischer Azidose, Hypoglykämie und Elektrolytstörungen

Diagnostik

- Anamnese und klinische Untersuchung
- Bestimmung des Blutalkoholspiegels
- Überwachung der Vitalfunktionen
- Differentialdiagnose bei Bewusstseinsstörungen

Symptome

- Euphorie, Enthemmung, Koordinationsstörungen
- Übelkeit, Erbrechen
- Bewusstseinsminderung bis Koma
- Atemdepression, Hypotonie, Hypothermie

Prognose

- Abhängig von konsumierter Menge und rechtzeitiger Behandlung
- Akute Lebensgefahr bei Atemstillstand und Erbrechen mit Aspiration

Komplikationen

- Aspirationspneumonie
- Hypoglykämie und Krampfanfälle
- Koma und Tod durch Atemstillstand
- Langfristige Organschäden bei chronischem Missbrauch

Therapie

- Sicherung der Vitalfunktionen (Atemwege, Atmung, Kreislauf)
- Überwachung und Behandlung von Komplikationen
- Flüssigkeitszufuhr und Elektrolytausgleich
- Entgiftung und gegebenenfalls medikamentöse Unterstützung
- Psychosoziale Interventionen zur Rückfallprophylaxe

Spezielle Pflegeinterventionen

- Engmaschige Überwachung von Atmung, Puls, Blutdruck und Bewusstsein
- Schutz vor Verletzungen bei Stürzen oder Krampfanfällen
- Unterstützung bei Flüssigkeitsgabe und Ernährung
- Beruhigende und orientierende Betreuung
- Aufklärung und Motivation zur Abstinenz

8.16 Guillain-Barré-Syndrom [ICD-10: G61]

Definition

- Akute, meist entzündlich bedingte polyneurale Erkrankung
- Führt zu einer schnell fortschreitenden Muskelschwäche und ggf. Lähmungen
- Meist Autoimmunerkrankung, die die peripheren Nerven betrifft

Ätiologie

- Häufig folgt das Guillain-Barré-Syndrom einer Infektion (z. B. Campylobacter jejuni, Epstein-Barr-Virus)
- Autoimmunreaktion gegen Nervenmyelin oder Axone

Pathophysiologie

- Immunvermittelte Demyelinisierung oder Axonschädigung
- Gestörte Nervenleitung führt zu Muskelschwäche und Sensibilitätsstörungen

Diagnostik

- Klinische Untersuchung: symmetrische Muskelschwäche, beginnend an den Beinen
- Lumbalpunktion: Erhöhung der Eiweißkonzentration im Liquor ohne Zellzahlerhöhung (albuminocytologische Dissoziation)
- Elektrophysiologische Untersuchungen (Nervenleitgeschwindigkeit)

- Ausschluss anderer Erkrankungen

Symptome

- Muskelschwäche, oft beginnend distal in Beinen
- Reflexverlust
- Sensibilitätsstörungen, Parästhesien
- In schweren Fällen Atemmuskellähmung und Schluckstörungen

Prognose

- Variable Erholung, meist gut mit Behandlung
- Bei schweren Verläufen kann es zu bleibenden Lähmungen kommen
- Risiko der Ateminsuffizienz

Komplikationen

- Atemversagen durch Zwerchfelllähmung
- Sekundärinfektionen, Thrombosen durch Immobilität
- Schmerzen und neuropathische Beschwerden

Therapie

- Immunglobulintherapie oder Plasmapherese
- Intensive Überwachung, ggf. maschinelle Beatmung
- Physiotherapie zur Mobilisation
- Behandlung von Schmerzen und Komplikationen

Spezielle Pflegeinterventionen

- Beobachtung der Atemfunktion und Vitalzeichen
- Unterstützung bei Mobilisation und Lagerung zur Vermeidung von Dekubitus
- Schmerzmanagement
- Psychosoziale Unterstützung für Patient:innen und Angehörige
- Dokumentation des Krankheitsverlaufs und der Interventionen

8.17 Hirnblutung [ICD-10: I61]

Definition

- Plötzliche Blutung in das Hirngewebe, meist durch Ruptur eines Blutgefäßes
- Führt zu lokalem Hirnödem, Gewebeschädigung und Funktionsverlust

Ätiologie

- Bluthochdruck (arterielle Hypertonie) als häufigste Ursache
- Gefäßmissbildungen (Aneurysmen, Arteriovenöse Malformationen)
- Gerinnungsstörungen oder Antikoagulation
- Kopftrauma

Pathophysiologie

- Einblutung führt zu Druckerhöhung im Hirn und Schädigung umliegenden Gewebes
- Hirnödem verstärkt die Schädigung
- Erhöhter Hirndruck kann zur Verlagerung von Hirnstrukturen (Hirnherniation) führen

Diagnostik

- Neurologische Untersuchung: Bewusstseinsstörung, Lähmungen, Ausfallerscheinungen
- Bildgebung: CT- oder MRT-Untersuchung zur Darstellung der Blutung
- Labor: Gerinnungsstatus, Blutdruckkontrolle

Symptome

- Plötzlicher Kopfschmerz, Erbrechen
- Bewusstseinsstörungen bis zum Koma
- Halbseitenlähmung (Hemiparese)
- Sprachstörungen (Aphasie)
- Pupillenveränderungen

Prognose

- Abhängig von Blutungsgröße, Lage und Behandlungsbeginn
- Hohe Mortalität und Morbidität bei großen Blutungen
- Teilweise bleibende neurologische Defizite

Komplikationen

- Hirnödem und erhöhter Hirndruck
- Hydrocephalus durch Liquorabflussstörung
- Sekundäre Infektionen
- Epileptische Anfälle

Therapie

- Notfallmedizinische Stabilisierung (Atemweg, Kreislauf)
- Blutdruckkontrolle und ggf. Gerinnungsnormalisierung
- Neurochirurgische Intervention bei großen Blutungen
- Behandlung von Komplikationen (Hirnödem, Krampfanfälle)
- Frührehabilitation

Spezielle Pflegeinterventionen

- Überwachung neurologischer Vitalzeichen und Bewusstseinslage
- Kontrolle von Atmung, Kreislauf und Temperatur
- Lagerung und Mobilisation entsprechend ärztlicher Anordnung
- Unterstützung bei Ernährung und Ausscheidung
- Förderung der Kommunikation und psychosoziale Betreuung

8.18 Hirntumor [ICD-10: C71]

Definition

- Neubildung (Tumor) im Gehirn, kann gutartig oder bösartig sein
- Beeinträchtigt durch Raumforderung und Druckwirkung die Hirnfunktion

Ätiologie

- Meist unbekannte Ursache
- Genetische Faktoren und Umwelteinflüsse werden diskutiert
- Primäre Tumoren (aus Gehirngewebe) oder sekundäre Tumoren (Metastasen)

Pathophysiologie

- Tumorwachstum führt zu Druck auf gesundes Hirngewebe
- Verdrängung und Schädigung von Nervenzellen
- Hirnödem und neurologische Ausfälle

Diagnostik

- Bildgebende Verfahren: MRT, CT zur Lokalisierung und Charakterisierung
- Biopsie zur Sicherung der Diagnose
- Neurologische Untersuchungen zur Funktionseinschätzung

Symptome

- Kopfschmerzen, oft morgens stärker
- Übelkeit, Erbrechen
- Neurologische Defizite wie Lähmungen, Sensibilitätsstörungen
- Krampfanfälle
- Persönlichkeitsveränderungen

Prognose

- Abhängig vom Tumortyp, Größe und Behandlungsbeginn
- Bösartige Tumoren oft schlechtere Prognose
- Therapie kann Symptome lindern und Überleben verlängern

Komplikationen

- Hirndrucksteigerung mit Bewusstseinsstörungen
- Krampfanfälle
- Neurologische Ausfälle
- Therapiebedingte Nebenwirkungen (z. B. Strahlen- oder Chemotherapie)

Therapie

- Operation zur Tumorentfernung oder -verkleinerung
- Strahlen- und Chemotherapie
- Symptomatische Behandlung (Antikonvulsiva, Kortikosteroide)
- Rehabilitative Maßnahmen

Spezielle Pflegeinterventionen

- Überwachung neurologischer Funktionen
- Schmerz- und Krampfmanagement
- Unterstützung bei Mobilisation und Alltagsaktivitäten
- Psychosoziale Betreuung und Information der Angehörigen
- Unterstützung bei Ernährungsproblemen und Dekubitusprophylaxe

8.19 Karpaltunnelsyndrom [ICD-10: G56]

Definition

- Kompressionssyndrom des Nervus medianus im Karpaltunnel der Handwurzel
- Führt zu Sensibilitätsstörungen und Muskelschwäche in der Hand

Ätiologie

- Wiederholte Belastungen und Überlastungen (z. B. durch Handarbeit, Computerarbeit)
- Entzündliche Erkrankungen wie Rheuma
- Schwangerschaft oder Diabetes mellitus
- Anatomische Enge im Karpaltunnel

Pathophysiologie

- Druck auf den Nervus medianus führt zu Durchblutungsstörungen und Nervenschädigung
- Funktionsstörungen der Nervenfasern mit Gefühlsstörungen und Muskelschwäche

Diagnostik

- Anamnese: nächtliche Schmerzen, Kribbeln, Taubheitsgefühl in Daumen, Zeige- und Mittelfinger
- Phalen-Test, Tinel-Zeichen
- Elektromyographie (EMG) zur Messung der Nervenleitung

Symptome

- Schmerzen und Parästhesien (Kribbeln, Taubheit) in den ersten drei Fingern
- Schwäche der Handmuskulatur, vor allem Daumenballen
- Nächtliche Verschlimmerung der Beschwerden
- Koordinationsstörungen bei feinmotorischen Tätigkeiten

Prognose

- Frühzeitige Behandlung führt meist zu guter Besserung
- Chronische Kompression kann bleibende Nervenschäden verursachen

Komplikationen

- Dauerhafte Sensibilitätsstörungen
- Muskelatrophie im Daumenbereich
- Einschränkungen der Handfunktion

Therapie

- Ruhigstellung der Hand, ggf. Schienen
- Entzündungshemmende Medikamente
- Ergotherapie und physiotherapeutische Übungen
- Operative Dekompression bei fortgeschrittenen Fällen

Spezielle Pflegeinterventionen

- Anleitung zur Schonung und richtigen Handhaltung
- Unterstützung bei der Anwendung von Schienen
- Beobachtung der Sensibilität und Muskelkraft
- Schulung zur Vorbeugung weiterer Schäden
- Begleitung bei der Rehabilitation

8.20 Migräne [ICD-10: G43]

Definition

- Chronisch-rezidivierende neurologische Erkrankung
- Charakterisiert durch wiederkehrende, meist einseitige Kopfschmerzen mit typischen Begleitsymptomen

Ätiologie

- Genetische Veranlagung
- Triggerfaktoren wie Stress, hormonelle Schwankungen, bestimmte Nahrungsmittel, Schlafmangel

Pathophysiologie

- Neurovaskuläre Dysfunktion mit Aktivierung des trigeminovaskulären Systems
- Freisetzung von Entzündungsmediatoren und Gefäßveränderungen

Diagnostik

- Anamnese: typische Schmerzcharakteristik, Trigger, Begleitsymptome
- Neurologische Untersuchung meist unauffällig
- Ausschluss anderer Ursachen (z. B. mittels Bildgebung)

Symptome

- Pulsierender, meist einseitiger Kopfschmerz
- Übelkeit, Erbrechen
- Licht- und Lärmempfindlichkeit
- Aura (visuelle oder sensorische Störungen) bei manchen Patient:innen

Prognose

- Variabel, häufig Besserung im Alter
- Lebensqualität kann stark beeinträchtigt sein

Komplikationen

- Chronische Migräne mit häufigen Anfällen
- Medikamentenübergebrauchskopfschmerz

Therapie

- Akutbehandlung: Schmerzmittel (NSAID, Triptane), Antiemetika
- Prophylaxe: Betablocker, Antikonvulsiva, Antidepressiva
- Vermeidung von Triggern und Lebensstiländerungen

Spezielle Pflegeinterventionen

- Aufklärung über Auslöser und Vermeidung
- Unterstützung bei der Einnahme der Medikamente
- Beobachtung und Dokumentation der Anfallshäufigkeit
- Entspannungsverfahren und Stressmanagement fördern
- Hilfe bei der Bewältigung der Einschränkungen im Alltag

8.21 Morbus Parkinson [ICD-10: G20]

Definition

- Chronisch-progrediente neurodegenerative Erkrankung des extrapyramidalen Systems
- Gekennzeichnet durch Bewegungsverlangsamung, Muskelsteifheit, Zittern und Haltungsinstabilität

Ätiologie

- Idiopathisch (häufigste Form)
- Seltener: genetisch, toxisch (z. B. MPTP), medikamentös, posttraumatisch oder sekundär bei anderen neurodegenerativen Erkrankungen

Pathophysiologie

- Degeneration dopaminerger Neuronen in der Substantia nigra pars compacta
- Dopaminmangel im Striatum führt zu gestörter Bewegungssteuerung
- Ungleichgewicht zwischen dopaminergen und cholinergen Systemen

Diagnostik

- Klinische Diagnose: Leitsymptome, Ansprechbarkeit auf L-Dopa
- Bildgebung (MRT) zum Ausschluss anderer Ursachen
- Nuklearmedizinische Verfahren (DAT-Scan) zur Bestätigung

Symptome

- Bradykinese (Bewegungsverlangsamung)
- Rigor (Muskelsteifigkeit)
- Ruhetremor
- Posturale Instabilität (Sturzgefahr)
- Weitere: Hypomimie, leise Sprache, Schluckstörungen, Depression, Demenz

Prognose

- Langsam fortschreitend
- Lebensqualität zunehmend eingeschränkt
- Fortschreitender Verlust der Selbstständigkeit

Komplikationen

- Stürze und Frakturen
- Pneumonie durch Schluckstörungen
- Medikamenteninduzierte Dyskinesien
- Demenz im Spätverlauf

Therapie

- Medikamentös: L-Dopa, Dopaminagonisten, MAO-B-Hemmer, COMT-Hemmer
- Nicht-medikamentös: Physiotherapie, Logopädie, Ergotherapie
- Tiefe Hirnstimulation (bei therapieresistenter Symptomatik)

Spezielle Pflegeinterventionen

- Unterstützung bei Bewegungsabläufen und Transfers
- Erinnerung an Medikamenteneinnahme
- Sturzprophylaxe und Umfeldanpassung
- Förderung der Selbstständigkeit trotz Einschränkungen

- Kommunikation bei Sprachproblemen erleichtern
- Beobachtung auf depressive oder kognitive Veränderungen

8.22 Multiple Sklerose [ICD-10: G35]

Definition

- Chronisch-entzündliche, autoimmunvermittelte Erkrankung des zentralen Nervensystems (ZNS)
- Führt zu multiplen demyelinisierenden Herden im Gehirn und Rückenmark
- Verläuft meist schubweise oder chronisch-progredient

Ätiologie

- Unklare Genese, multifaktorielle Ursachen
- Genetische Prädisposition (HLA-assoziiert)
- Umweltfaktoren: Epstein-Barr-Virus, Vitamin-D-Mangel, Rauchen

Pathophysiologie

- Immunzellen greifen Myelinscheiden der Nervenzellen im ZNS an
- Demyelinisierung und axonale Schädigung
- Störung der Nervenleitung führt zu neurologischen Ausfällen

Diagnostik

- Anamnese und neurologische Untersuchung
- MRT: Nachweis von Läsionen in typischen Lokalisationen
- Liquordiagnostik: Nachweis oligoklonaler Banden
- Evozierte Potenziale zur Untersuchung der Nervenleitgeschwindigkeit

Symptome

- Sehr vielfältig, abhängig von Lokalisation der Läsionen
- Sensibilitätsstörungen (Kribbeln, Taubheit)
- Sehstörungen (z. B. Optikusneuritis)
- Muskelschwäche, Spastik
- Koordinations- und Gleichgewichtsstörungen
- Fatigue, Blasen- und Darmstörungen
- Kognitive Einschränkungen

Prognose

- Individuell sehr unterschiedlich
- Schubförmige MS oft mit guter Remission, sekundär-progrediente Form verschlechtert sich über Jahre
- Keine Heilung, aber Verlangsamung des Fortschreitens möglich

Komplikationen

- Immobilität, Inkontinenz
- Schluckstörungen, Infektionsgefahr
- Depressionen, soziale Isolation
- Kognitive Einschränkungen, Pflegebedürftigkeit

Therapie

- Akuttherapie bei Schub: Kortikosteroide (z. B. Methylprednisolon)
- Verlaufstherapie: Immunmodulatoren (Interferon-beta, Glatirameracetat), neue Immuntherapien
- Symptomatische Therapie: Spastik, Schmerzen, Blasenstörungen etc.
- Rehabilitation und psychologische Unterstützung

Spezielle Pflegeinterventionen

- Beobachtung auf neue oder verstärkte Symptome
- Unterstützung bei Mobilisation und Alltagsaktivitäten
- Maßnahmen gegen Fatigue (Tagesstruktur, Ruhepausen)
- Anleitung zur Kontinenzförderung
- Emotionale Begleitung und psychosoziale Unterstützung
- Förderung von Eigenaktivität und Selbstmanagement

8.23 Myasthenia gravis [ICD-10: G70]

Definition

- Chronisch-autoimmune neuromuskuläre Erkrankung
- Gekennzeichnet durch belastungsabhängige Muskelschwäche (Myasthenie)
- Störung der Signalübertragung an der neuromuskulären Endplatte

Ätiologie

- Autoimmunreaktion gegen Acetylcholinrezeptoren (AChR) oder andere Komponenten (z. B. MuSK)
- Thymusveränderungen (Hyperplasie, Thymom) bei vielen Patient:innen
- Genetische und Umweltfaktoren als Mitursache vermutet

Pathophysiologie

- Autoantikörper blockieren oder zerstören Acetylcholinrezeptoren
- Verminderte Erregungsübertragung von Nerv auf Muskel
- Führt zu schneller Ermüdbarkeit und Muskelschwäche

Diagnostik

- Klinische Untersuchung: typische Belastungsschwäche
- Nachweis von AChR- oder MuSK-Antikörpern im Blut
- Elektrophysiologische Verfahren (Repetitive Nervenstimulation, Einzel-Faser-EMG)
- Bildgebung des Mediastinums (CT/MRT) zur Beurteilung des Thymus
- Edrophonium-Test (nur in Ausnahmefällen)

Symptome

- Belastungsabhängige Muskelschwäche, besser nach Ruhe
- Augenmuskeln: Ptosis, Diplopie
- Schluck-, Sprech- und Kauprobleme
- Extremitäten- und Atemmuskulatur (bei schwerem Verlauf)
- Keine Sensibilitätsstörungen

Prognose

- In vielen Fällen gute Kontrolle mit Therapie
- Langfristig chronischer Verlauf mit Remissionen und Exazerbationen
- Gefährlich: Myasthene Krise mit Ateminsuffizienz

Komplikationen

- Myasthene Krise (Atemlähmung)
- Aspirationsgefahr bei Schluckstörungen
- Medikamenteninduzierte Verschlechterung (z. B. durch Antibiotika, Betablocker)
- Psychische Belastung und soziale Einschränkungen

Therapie

- Acetylcholinesterase-Hemmer (z. B. Pyridostigmin) zur Verbesserung der Muskelkraft
- Immunsuppressiva (z. B. Glukokortikoide, Azathioprin)
- Plasmapherese oder IVIG bei Krisen oder schweren Verläufen
- Thymektomie bei Nachweis von Thymom oder generalisierter Myasthenie
- Vermeidung triggernder Medikamente

Spezielle Pflegeinterventionen

- Beobachtung auf Zeichen zunehmender Schwäche oder Atemnot
- Unterstützung bei Nahrungsaufnahme (Schluckstörungen beachten)
- Maßnahmen zur Schonung und Energieeinteilung
- Medikamentengabe exakt nach Plan (Wirksamkeit zeitlich begrenzt)
- Aufklärung über Triggerfaktoren und Notfallverhalten
- Interprofessionelle Zusammenarbeit (Logopädie, Physiotherapie, Ernährung)

8.24 Narzisstische Persönlichkeitsstörung [ICD-10: F60.8]

Definition

- Tiefgreifende Persönlichkeitsstörung mit einem übertriebenen Bedürfnis nach Bewunderung
- Gekennzeichnet durch ein grandioses Selbstbild, Mangel an Empathie und zwischenmenschliche Ausbeutung
- Beginnt meist im frühen Erwachsenenalter und ist in verschiedenen Lebensbereichen wirksam

Ätiologie

- Keine eindeutige Ursache, multifaktoriell
- Genetische Prädisposition
- Frühkindliche Erlebnisse: übermäßige Idealisierung oder Missachtung durch Bezugspersonen
- Soziale Einflüsse (z. B. leistungsorientierte oder wenig einfühlsame Erziehung)

Pathophysiologie

- Schutzmechanismus gegen ein fragiles Selbstwertgefühl
- Dysfunktionale Beziehungserfahrungen prägen die Selbstwahrnehmung
- Bedürfnis, Selbstwert durch externe Bestätigung zu regulieren
- Empathiemangel behindert gesunde soziale Interaktion

Diagnostik

- Klinisch-psychologische Untersuchung (Gespräch, Fremdanamnese)
- Diagnose anhand ICD-10- oder DSM-5-Kriterien
- Differentialdiagnosen: andere Persönlichkeitsstörungen, Bipolare Störung, Substanzmissbrauch
- Strukturierte Interviews (z. B. SKID-II)

Symptome

- Überhöhtes Selbstwertgefühl und übertriebene Darstellung der eigenen Fähigkeiten
- Ausnutzung anderer zur Erreichung eigener Ziele
- Geringe Empathiefähigkeit
- Empfindlichkeit gegenüber Kritik oder Zurückweisung
- Neid auf andere oder Überzeugung, beneidet zu werden
- Anspruchshaltung: erwartet bevorzugte Behandlung
- Häufig innere Leere, Unsicherheit oder Depression bei Misserfolg

Prognose

- Verlauf oft chronisch, aber mit stabilen sozialen und beruflichen Phasen
- Verbesserungen möglich durch Therapie und Reflexionsfähigkeit
- Komorbiditäten (z. B. Depression, Substanzgebrauch) beeinflussen Prognose negativ

Komplikationen

- Soziale Isolation durch konflikthafte Beziehungen
- Komorbide Störungen: Depressionen, Angststörungen, Sucht
- Krisen bei Misserfolg oder ausbleibender Bewunderung

Therapie

- Psychotherapie (insbesondere tiefenpsychologisch fundiert oder Schematherapie)
- Ziel: Förderung von Empathie, Selbstwertstabilisierung, Konfliktfähigkeit
- Langfristige Therapie erforderlich

- Medikamente nur zur Behandlung komorbider Störungen (z. B. Antidepressiva bei Depression)

Spezielle Pflegeinterventionen

- Professionelle Distanz wahren, klare Grenzen setzen
- Vermeidung von Konfrontation mit narzisstischen Anteilen in Krisensituationen
- Verständnis zeigen, ohne übermäßige Bestätigung
- Förderung realitätsbezogener Selbstreflexion
- Unterstützung bei der Entwicklung tragfähiger zwischenmenschlicher Beziehungen
- Dokumentation auffälligen Verhaltens und interdisziplinäre Absprache

8.25 Parkinsonismus [ICD-10: G21]

Definition

- Parkinsonismus bezeichnet ein Symptomenkomplex mit Bewegungsverlangsamung (Bradykinese), Muskelsteifheit (Rigor), Zittern (Tremor) und Haltungsinstabilität
- Unterscheidung zwischen idiopathischem Morbus Parkinson und sekundären Parkinsonismen (z. B. medikamentös, vaskulär, posttraumatisch)

Ätiologie

- Idiopathisch (Morbus Parkinson) – häufigste Form
- Medikamenteninduzierter Parkinsonismus (v. a. durch Neuroleptika)
- Vaskulärer Parkinsonismus (z. B. durch multiple Mikroinfarkte)
- Toxisch (z. B. Manganvergiftung)
- Postenzephalitisch, posttraumatisch oder genetisch bedingt

Pathophysiologie

- Störung im dopaminergen System, v. a. Degeneration der Substantia nigra
- Dopaminmangel in den Basalganglien beeinträchtigt motorische Steuerung
- Bei sekundären Formen oft andere pathologische Mechanismen beteiligt (z. B. Ischämien oder Medikamentenwirkungen)

Diagnostik

- Klinisch-neurologische Untersuchung (z. B. Beobachtung von Bradykinese, Tremor, Rigor)

- Ansprechen auf L-Dopa als diagnostisches Kriterium
- Bildgebung: MRT zur Ausschluss sekundärer Ursachen
- DAT-SPECT zur Beurteilung der Dopamintransporterfunktion

Symptome

- Bradykinese: verlangsamte Bewegungsabläufe
- Rigor: Muskelsteifheit, »Zahnradphänomen«
- Ruhetremor: typischer »Pillendreher-Tremor«
- Posturale Instabilität: Sturzgefahr
- Weitere: Hypomimie, leise Sprache, Gangstörung mit kleinschrittigem Gang

Prognose

- Chronisch-progredienter Verlauf
- Bei frühzeitiger Therapie lange Phasen mit guter Lebensqualität möglich
- Sekundäre Parkinsonismen können reversibel sein, wenn die Ursache behoben wird

Komplikationen

- Stürze mit Frakturen
- Schluckstörungen, Pneumoniegefahr
- Kognitive Einschränkungen, Depression
- Medikamenteninduzierte Dyskinesien bei Langzeittherapie

Therapie

- Medikamentös: L-Dopa, Dopaminagonisten, MAO-B-Hemmer, COMT-Hemmer
- Therapieanpassung individuell je nach Verlauf und Nebenwirkungen
- Physiotherapie, Ergotherapie, Logopädie
- Tiefe Hirnstimulation bei ausgewählten Patient:innen

Spezielle Pflegeinterventionen

- Unterstützung bei Mobilisation und Sturzprophylaxe
- Förderung von Selbstständigkeit bei Alltagsaktivitäten
- Hilfestellung beim Essen/Trinken bei Schluckstörungen
- Beobachtung auf motorische und psychische Veränderungen
- Medikamentengabe zeitlich exakt einhalten (Wirkungsschwankungen vermeiden)
- Angehörigenberatung und Einbindung in Betreuungskonzept

8.26 Polyneuropathie [ICD-10: G62]

Definition

- Polyneuropathie ist eine Erkrankung mehrerer peripherer Nerven
- Betrifft meist symmetrisch die distalen Abschnitte von Armen und Beinen
- Sensible, motorische und vegetative Fasern können betroffen sein

Ätiologie

- Diabetes mellitus (diabetische Polyneuropathie)
- Alkoholmissbrauch (alkoholtoxisch)
- Vitaminmangel (v. a. B1, B6, B12)
- Infektionen (z. B. Borreliose, HIV)
- Medikamente, Toxine (z. B. Chemotherapeutika)
- Genetische Ursachen (z. B. Morbus Charcot-Marie-Tooth)

Pathophysiologie

- Schädigung von Axonen oder Myelinscheiden
- Chronische Reizung oder Unterversorgung führt zur Degeneration
- Sensible Fasern: Schmerzen, Kribbeln, Taubheitsgefühle
- Motorische Fasern: Muskelschwäche, Atrophie
- Vegetative Fasern: gestörte Schweißsekretion, Herzfrequenz- oder Blutdruckregulation

Diagnostik

- Anamnese (Symptome, Risikofaktoren wie Diabetes oder Alkohol)
- Klinisch-neurologische Untersuchung (z. B. Reflexstatus, Sensibilität)
- Elektroneurographie (Nervenleitgeschwindigkeit)
- Labor: Vitaminstatus, Blutzucker, Leberwerte
- ggf. Nervenbiopsie oder Liquordiagnostik

Symptome

- »Strumpf- und handschuhförmige« Missempfindungen
- Brennende Schmerzen, Kribbeln, Taubheit
- Gangunsicherheit, v. a. im Dunkeln oder mit geschlossenen Augen
- Muskelschwäche, Muskelabbau
- Vegetative Störungen: z. B. orthostatische Hypotonie, Verdauungsstörungen

Prognose

- Abhängig von Ursache und Verlauf
- Bei frühzeitiger Therapie (z. B. gute Diabeteseinstellung) oft stabilisierbar
- Chronische oder toxische Formen können progredient verlaufen

Komplikationen

- Stürze durch Gangunsicherheit
- Ulzerationen bei Sensibilitätsstörung
- Chronische Schmerzen mit Beeinträchtigung der Lebensqualität
- Autonome Dysfunktionen (z. B. Blasen-/Darmfunktionsstörung)

Therapie

- Behandlung der Grunderkrankung (z. B. Diabetes, Alkoholkarenz)
- Schmerztherapie: Antikonvulsiva (z. B. Gabapentin), Antidepressiva (z. B. Amitriptylin)
- Vitamin-Substitution bei Mangel
- Physio- und Ergotherapie zur Muskelstärkung und Koordination
- Elektrostimulation zur Schmerzreduktion

Spezielle Pflegeinterventionen

- Hautkontrollen zur Vermeidung von Druckstellen und Verletzungen
- Sturzprophylaxe: sicheres Schuhwerk, Hilfsmittel, Umgebungsgestaltung
- Aufklärung über Fußpflege und Vermeidung von Verletzungen
- Unterstützung bei Mobilisation und Alltagsaktivitäten
- Beobachtung vegetativer Symptome (z. B. Blutdruckschwankungen)

8.27 Posttraumatische Belastungsstörung (PTBS) [ICD-10: F43]

Definition

- PTBS ist eine psychische Reaktion auf ein traumatisches Erlebnis (z. B. Krieg, Gewalt, schwere Unfälle)
- Charakterisiert durch wiederkehrendes Erleben des Traumas, Vermeidung, Übererregung und emotionale Taubheit

Ätiologie

- Traumatische Ereignisse mit existenzieller Bedrohung oder Kontrollverlust:
  - Krieg, Folter, sexueller Missbrauch, Naturkatastrophen, schwere Unfälle, Beobachtung schwerer Verletzungen/Todesfälle
- Subjektives Erleben ist entscheidend, nicht allein das Ereignis

Pathophysiologie

- Dysregulation der Stressverarbeitung
- Erhöhte Aktivität der Amygdala (Angstzentrum)
- Verminderte Hemmung durch präfrontalen Kortex
- Hyperaktivität der Hypothalamus-Hypophysen-Nebennieren-Achse (HPA-Achse)

Diagnostik

- Psychiatrische/psychotherapeutische Anamnese
- Anwendung standardisierter Fragebögen (z. B. IES-R, CAPS)
- Ausschluss organischer Ursachen oder anderer psychischer Erkrankungen
- Verlauf von Symptomen über Wochen/Monate entscheidend

Symptome

- Flashbacks (Wiedererleben), Albträume
- Vermeidung traumabezogener Reize (Orte, Personen, Gespräche)
- Emotionale Taubheit, Entfremdungsgefühl
- Übererregung: Schlafstörungen, Reizbarkeit, Konzentrationsprobleme, Schreckhaftigkeit
- Körperliche Beschwerden ohne organische Ursache

Prognose

- Kann chronisch werden, wenn unbehandelt
- Frühzeitige, fachgerechte Therapie verbessert Prognose deutlich
- Komorbiditäten (Depression, Sucht) verschlechtern Verlauf

Komplikationen

- Chronische Depression
- Substanzmissbrauch (Selbstmedikation)
- Soziale Isolation
- Suizidgedanken/-versuche
- Arbeitsunfähigkeit und psychosoziale Beeinträchtigung

Therapie

- Psychotherapie (z. B. kognitive Verhaltenstherapie, EMDR – Eye Movement Desensitization and Reprocessing)
- Medikamentös: Antidepressiva (z. B. SSRIs wie Sertralin, Paroxetin)
- Stabilisierung, Traumaexposition, Ressourcenaktivierung
- Gruppentherapie, Selbsthilfegruppen
- Stationäre Behandlung bei schweren Verläufen

Spezielle Pflegeinterventionen

- Trauma-sensibler Umgang: ruhige, wertfreie Kommunikation, Sicherheit vermitteln
- Trigger vermeiden (z. B. bestimmte Geräusche, Berührungen ohne Ankündigung)
- Förderung von Struktur und Tagesrhythmus
- Unterstützung beim Aufbau von Selbstwirksamkeit und Stabilität
- Beobachtung psychischer Zustände, insbesondere bei Rückzug, Angst, Suizidalität
- Einbindung in therapeutische Maßnahmen und interdisziplinäre Zusammenarbeit

8.28 Schizophrenie [ICD-10: F20]

Definition

- Schizophrenie ist eine schwere, chronisch verlaufende psychische Erkrankung
- Gekennzeichnet durch Störungen des Denkens, der Wahrnehmung, der Emotionen und der Ich-Erfahrung
- Tritt meist im jungen Erwachsenenalter auf

Ätiologie

- Multifaktorielle Genese
  - Genetische Disposition (familiäre Häufung), Neurobiologische Faktoren (z. B. Dopaminhypothese), Psychosoziale Belastungen (z. B. Isolation, Migrationshintergrund, familiäre Konflikte), Frühkindliche Hirnschäden, Infektionen, Drogenkonsum (v. a. Cannabis, Amphetamine) als Auslöser

Pathophysiologie

- Dysbalance von Neurotransmittern (v. a. Dopamin und Glutamat)
- Störung der neuronalen Netzwerke, v. a. im präfrontalen Kortex und limbischen System
- Veränderte Informationsverarbeitung im Gehirn

Diagnostik

- Psychiatrische Anamnese und Fremdanamnese
- Beobachtung der typischen Symptome (Dauer: mind. 1 Monat)
- Ausschluss organischer Ursachen (z. B. Tumor, Epilepsie)
- Bildgebung (CT, MRT), EEG, Labor bei Erstdiagnose
- Fragebögen wie PANSS (Positive and Negative Syndrome Scale)

Symptome

- Positivsymptome (überschießende psychische Funktionen)
  - Halluzinationen (häufig Stimmenhören), Wahnideen (z. B. Verfolgungswahn, Größenwahn), Denkstörungen (z. B. Gedankenentzug, Gedankeneingebung)
- Negativsymptome (verminderte Funktionen)
  - Affektverflachung, Antriebslosigkeit, sozialer Rückzug, Sprachverarmung, Desorganisiertes Verhalten, kognitive Defizite

Prognose

- Verlauf sehr unterschiedlich:
  - 1/3 vollständige Remission
  - 1/3 mit wiederholten Schüben, teilweiser Remission
  - 1/3 chronisch mit ausgeprägten Einschränkungen
- Frühe Behandlung verbessert Prognose erheblich

Komplikationen

- Chronifizierung, soziale Isolation, Verlust von Alltagsfähigkeiten
- Suizidalität (besonders bei Krankheitseinsicht und depressiven Episoden)
- Abhängigkeit von Alkohol oder anderen Drogen
- Stigmatisierung

Therapie

- Medikamentös: Antipsychotika (Neuroleptika); z. B. Risperidon, Olanzapin, Clozapin (bei Therapieresistenz)
- Psychotherapie: Psychoedukation, kognitive Verhaltenstherapie
- Soziotherapie, Ergotherapie, Angehörigenarbeit
- Rehabilitationsmaßnahmen, betreutes Wohnen

- Langfristige ambulante psychiatrische Betreuung erforderlich

Spezielle Pflegeinterventionen

- Strukturierung des Alltags, Förderung sozialer Kontakte
- Beobachtung von Veränderungen im Verhalten (z. B. Rückzug, Aggressivität, Halluzinationen)
- Unterstützung bei Medikamenteneinnahme und Alltagsbewältigung
- Einfühlsamer Umgang mit Wahn und Halluzinationen (nicht direkt widersprechen, aber realitätsorientierend)
- Suizidprävention (z. B. Beobachtung, Schutzmaßnahmen)
- Krisenintervention, ggf. Einbindung von Notfallstrukturen
- Angehörigenberatung, Förderung der Krankheitseinsicht

8.29 Schlaganfall [ICD-10: I63]

Definition

- Plötzlicher Ausfall der Gehirnfunktion durch eine Durchblutungsstörung (Ischämie) oder Blutung
- Akuter neurologischer Notfall, der zu bleibenden Schädigungen führen kann

Ätiologie

- Ischämischer Schlaganfall: Verschluss eines Hirngefäßes durch Thrombus oder Embolus
- Hämorrhagischer Schlaganfall: Blutung im Gehirn durch Gefäßruptur (z. B. Aneurysma)
- Risikofaktoren: Bluthochdruck, Diabetes mellitus, Vorhofflimmern, Rauchen, erhöhte Blutfettwerte, Übergewicht

Pathophysiologie

- Mangeldurchblutung führt zum Sauerstoff- und Nährstoffmangel im Gehirn
- Zelluntergang (Nekrose) in betroffenen Hirnarealen
- Sekundäre Schädigung durch Entzündungsreaktionen und Hirnödem

Diagnostik

- Klinische Untersuchung (FAST-Test: Gesicht, Arm, Sprache)
- Bildgebung: CT oder MRT zur Differenzierung zwischen ischämischem und hämorrhagischem Schlaganfall

- Ultraschall der Halsgefäße
- EKG zur Erkennung von Herzrhythmusstörungen
- Laboruntersuchungen (Gerinnungsstatus, Blutzucker)

Symptome

- Plötzliche Halbseitenlähmung (Hemiparese)
- Sprachstörungen (Aphasie)
- Sehstörungen
- Schwindel, Koordinationsstörungen
- Bewusstseinsstörungen

Prognose

- Abhängig von Ausmaß und Lage der Schädigung sowie der Zeit bis zur Behandlung
- Schnelle Therapie kann Folgeschäden minimieren
- Rehabilitationsmöglichkeiten bestehen, aber bleibende Einschränkungen häufig

Komplikationen

- Epileptische Anfälle
- Pneumonie durch Schluckstörungen
- Dekubitus durch Immobilität
- Depression und kognitive Beeinträchtigungen

Therapie

- Akutbehandlung: Lysetherapie (bei ischämischem Schlaganfall), Thrombektomie
- Blutdruck- und Blutzuckerregulierung
- Sekundärprophylaxe: Thrombozytenaggregationshemmer, Antikoagulation bei Vorhofflimmern
- Rehabilitation: Physio-, Ergo- und Logopädie

Spezielle Pflegeinterventionen

- Engmaschige Überwachung von Vitalzeichen und neurologischem Status
- Förderung der Mobilität, Sturzprophylaxe
- Unterstützung bei der Nahrungsaufnahme, ggf. Schlucktraining
- Hautpflege zur Vermeidung von Druckstellen
- Psychosoziale Unterstützung von Patient:innen und Angehörigen
- Anleitung zu Anpassungen im Alltag und Hilfsmitteln

8.30 Spastik [ICD-10: R25]

Definition

- Erhöhte Muskelspannung (Hypertonie) mit gesteigerten Muskelreflexen aufgrund einer Schädigung des zentralen Nervensystems
- Führt zu Bewegungseinschränkungen und unkoordinierten Bewegungen

Ätiologie

- Hirnschädigungen durch Schlaganfall, Multiple Sklerose, Hirnverletzungen
- Rückenmarksschädigungen
- Zerebralparese

Pathophysiologie

- Verlust der hemmenden Kontrolle des Gehirns auf die Motorik
- Übersteigerte Reflexaktivität und Muskelsteifheit
- Veränderte Muskel- und Sehnenstruktur

Diagnostik

- Klinische Untersuchung: Muskeltonus, Reflexe, Bewegungsumfang
- Bildgebung bei unklarer Ursache (MRT, CT)
- Elektrophysiologische Untersuchungen

Symptome

- Muskelsteifheit und -krämpfe
- Bewegungs- und Haltungseinschränkungen
- Schmerzen durch Verspannungen
- Spastische Gangart

Prognose

- Abhängig von Ursache und Ausmaß der Schädigung
- Mit Therapie oft Verbesserung der Beweglichkeit möglich
- Chronischer Verlauf mit möglichen Komplikationen

Komplikationen

- Gelenkkontrakturen
- Dekubitus durch Immobilität
- Schmerzen und Muskelverhärtungen

Therapie

- Physiotherapie zur Erhaltung der Beweglichkeit
- Medikamentöse Behandlung mit Muskelrelaxanzien (z. B. Baclofen)
- Botulinumtoxin-Injektionen bei lokalen Spasmen
- Operative Eingriffe bei schweren Kontrakturen
- Ergotherapie und Hilfsmittelversorgung

Spezielle Pflegeinterventionen

- Mobilitätsförderung und regelmäßige Lagerung
- Beobachtung auf Schmerzen und Hautveränderungen
- Unterstützung bei Alltagsaktivitäten
- Anleitung zu Dehnübungen und Lagerungstechniken
- Psychosoziale Betreuung bei chronischer Erkrankung

8.31 Suizidalität [ICD-10: R45]

Definition

- Suizidalität umfasst alle Gedanken, Pläne und Handlungen mit dem Ziel, das eigene Leben zu beenden
- Reicht von Suizidgedanken über Suizidversuche bis hin zum vollendeten Suizid

Ätiologie

- Psychische Erkrankungen wie Depression, Schizophrenie, bipolare Störung
- Belastende Lebensereignisse (z. B. Verlust, Trennung, Arbeitslosigkeit)
- Chronische Erkrankungen und Schmerzen
- Substanzmissbrauch
- Soziale Isolation und fehlende Unterstützung

Pathophysiologie

- Komplexes Zusammenspiel biologischer, psychologischer und sozialer Faktoren
- Veränderungen in Neurotransmittersystemen (z. B. Serotonin)
- Verminderte Stressbewältigung und Hoffnungslosigkeit

Diagnostik

- Anamnese mit gezielten Fragen zu Suizidgedanken, -plänen und -handlungen
- Einschätzung der akuten Gefährdung

- Nutzung standardisierter Fragebögen (z. B. Beck-Suizid-Intent-Scale)
- Beobachtung des Verhaltens und nonverbaler Signale

Symptome

- Suizidale Gedanken oder Äußerungen
- Rückzug und Isolation
- Stimmungsschwankungen, Hoffnungslosigkeit
- Verändertes Schlaf- und Essverhalten
- Vorbereitungshandlungen (z. B. Abschied nehmen)

Prognose

- Risiko variiert je nach Schwere der psychischen Erkrankung und sozialer Unterstützung
- Mit rechtzeitiger Intervention gute Chancen auf Stabilisierung
- Ohne Behandlung hohes Risiko für Suizidversuch oder Suizid

Komplikationen

- Suizidversuche mit Verletzungen oder dauerhaften Schäden
- Tod durch Suizid
- Psychosoziale Folgen für Angehörige

Therapie

- Akute Krisenintervention und ggf. stationäre Aufnahme
- Psychotherapie (z. B. kognitive Verhaltenstherapie)
- Medikamentöse Behandlung psychischer Erkrankungen
- Soziale Unterstützung und Rehabilitation
- Langfristige Nachsorge

Spezielle Pflegeinterventionen

- Engmaschige Überwachung und Sicherheitsmaßnahmen
- Vertrauensvolle Gesprächsführung und empathische Begleitung
- Aufklärung über Suizidalität und Präventionsmöglichkeiten
- Unterstützung beim Aufbau sozialer Netzwerke
- Dokumentation aller Beobachtungen und Interventionen

8.32 Suchterkrankungen [ICD-10: F10]

Definition

- Chronische, meist rückfallhafte Erkrankung mit zwanghaftem Substanzgebrauch trotz schädlicher Folgen
- Betroffen sind u. a. Alkohol, Medikamente, illegale Drogen

Ätiologie

- Genetische Veranlagung
- Psychosoziale Faktoren wie Stress, Trauma, soziale Isolation
- Verfügbarkeit der Substanz

Pathophysiologie

- Veränderung neuronaler Belohnungssysteme im Gehirn
- Entwicklung von Toleranz und Entzugssymptomen
- Psychische und physische Abhängigkeit

Diagnostik

- Anamnese zu Substanzgebrauch und Auswirkungen
- Screening-Tests (z. B. AUDIT, CAGE)
- Körperliche und psychische Untersuchung
- Laboruntersuchungen bei Verdacht auf Organschäden

Symptome

- Kontrollverlust über Konsum
- Entzugserscheinungen bei Absetzen
- Vernachlässigung von sozialen und beruflichen Verpflichtungen
- Körperliche Schäden (z. B. Leberzirrhose)

Prognose

- Variabel, oft chronisch mit Phasen der Abstinenz und Rückfällen
- Gute Chancen auf Genesung bei umfassender Therapie und Unterstützung

Komplikationen

- Körperliche Erkrankungen (Leber, Herz, Gehirn)
- Psychische Störungen (Depression, Angst)
- Soziale Probleme (Arbeitslosigkeit, Isolation)
- Erhöhtes Unfall- und Suizidrisiko

Therapie

- Entgiftung unter medizinischer Überwachung
- Psychosoziale Therapie und Rehabilitation
- Medikamente zur Rückfallprophylaxe
- Selbsthilfegruppen und Nachsorge

Spezielle Pflegeinterventionen

- Beobachtung auf Entzugssymptome und Komplikationen
- Unterstützung bei Alltagsbewältigung und Motivation
- Förderung der Compliance und Therapieadhärenz
- Psychoedukation und Krisenintervention
- Angehörigenarbeit und Vernetzung mit Hilfesystemen

8.33 Tic-Störungen [ICD-10: F95]

Definition

- Tic-Störungen sind neurologisch-psychiatrische Erkrankungen, die sich durch plötzliche, schnelle, wiederholte, nicht rhythmische motorische Bewegungen oder Lautäußerungen (Vokale Tics) äußern
- Man unterscheidet einfache und komplexe Tics sowie vorübergehende, chronische und das Tourette-Syndrom

Ätiologie

- Genetische Faktoren spielen eine bedeutende Rolle
- Umweltfaktoren wie Stress, Infektionen oder psychische Belastungen können Tics verstärken
- Neurobiologische Veränderungen im Bereich der Basalganglien und Neurotransmitter-Ungleichgewichte (z. B. Dopamin) sind häufig

Pathophysiologie

- Dysfunktion der Basalganglien und deren Verbindungen zur Großhirnrinde
- Störung im Gleichgewicht der Neurotransmitter, besonders Dopamin und Serotonin
- Übererregbarkeit motorischer und vokaler Zentren im Gehirn

Diagnostik

- Anamnese: Beginn vor dem 18. Lebensjahr, Verlauf und Art der Tics
- Klinische Untersuchung zur Abgrenzung von anderen Bewegungsstörungen
- Ausschluss neurologischer oder psychiatrischer Begleiterkrankungen

Symptome

- Motorische Tics: Blinzeln, Grimassieren, Schulterzucken
- Vokale Tics: Räuspern, Lautäußerungen, manchmal unwillkürliche Worte oder Flüche (bei Tourette-Syndrom)
- Schwankende Intensität der Tics, oft Verstärkung bei Stress

Prognose

- Viele Kinder verbessern sich mit der Zeit, bei einigen bleiben Tics chronisch
- Tourette-Syndrom kann lebenslang bestehen, aber häufig mit zunehmender Besserung im Erwachsenenalter

Komplikationen

- Psychosoziale Belastungen, Mobbing, soziale Isolation
- Begleiterkrankungen wie ADHS, Zwangsstörungen oder Angststörungen

Therapie

- Aufklärung und psychoedukative Maßnahmen
- Verhaltenstherapie (z. B. Habit-Reversal-Training)
- Medikamentöse Behandlung bei schwerer Beeinträchtigung (z. B. Neuroleptika, Clonidin)
- Unterstützung im schulischen und sozialen Umfeld

Spezielle Pflegeinterventionen

- Geduldige und verständnisvolle Betreuung
- Förderung von Selbstwertgefühl und sozialer Integration
- Beobachtung der Wirkung und Nebenwirkungen von Medikamenten
- Zusammenarbeit mit Therapeut:innen und Angehörigen

8.34 Tinnitus [ICD-10: H93]

Definition (s. auch ▶ Kap. 10.10)

- Tinnitus ist die Wahrnehmung von Geräuschen (z. B. Pfeifen, Rauschen, Klingeln) ohne externe Schallquelle
- Kann akut oder chronisch auftreten und verschiedene Lautstärken und Tonqualitäten haben

Ätiologie

- Häufige Ursachen sind Lärmschäden, Hörsturz, Altersschwerhörigkeit
- Weitere Ursachen: Stress, Durchblutungsstörungen, Kiefergelenksprobleme, neurologische Erkrankungen
- Oft multifaktorielle Entstehung

Pathophysiologie

- Fehlinterpretation neuronaler Signale im Hörsystem
- Veränderung der Aktivität in auditorischen Zentren des Gehirns
- Fehlregulation der zentralen Verarbeitung von Geräuschen

Diagnostik

- Anamnese: Beschreibung der Geräusche, Zeitpunkt des Auftretens, Begleitsymptome
- Hörtest (Audiometrie)
- Ausschluss von behandlungsbedürftigen Ursachen
- Bildgebung bei Verdacht auf neurologische Ursachen

Symptome

- Wahrnehmung von Ohrgeräuschen unterschiedlicher Art und Intensität
- Oft verbunden mit Schlafstörungen, Konzentrationsproblemen, Angst oder Depression

Prognose

- Bei einigen Patient:innen spontane Besserung möglich
- Chronischer Tinnitus kann zu erheblicher Lebensqualitätsminderung führen

Komplikationen

- Psychische Belastungen wie Angst, Depression, Schlaflosigkeit
- Soziale Isolation und eingeschränkte Leistungsfähigkeit

Therapie

- Behandlung der Grunderkrankung, falls vorhanden
- Geräuschtherapie (Maskierung)
- Psychotherapie, z. B. kognitive Verhaltenstherapie
- Medikamentöse Unterstützung bei Begleitsymptomen

Spezielle Pflegeinterventionen

- Beruhigung und empathische Gesprächsführung
- Anleitung zu Entspannungsverfahren
- Unterstützung bei der Umsetzung von Therapiemaßnahmen
- Beobachtung psychischer Veränderungen

8.35 Trigeminusneuralgie [ICD-10: G50]

Definition

- Trigeminusneuralgie ist eine neuropathische Schmerzstörung, die durch plötzliche, starke, einschießende Schmerzen im Versorgungsgebiet des Nervus trigeminus (5. Hirnnerv) gekennzeichnet ist

Ätiologie

- Meist idiopathisch, oft durch Gefäßschlinge, die den Nerv komprimiert
- Selten durch Multiple Sklerose oder Tumoren

Pathophysiologie

- Kompression des Nervs führt zu Fehlfunktion und Übererregbarkeit
- Schmerzimpulse werden ohne adäquate Reize ausgelöst

Diagnostik

- Anamnese typischer Schmerzattacken
- Neurologische Untersuchung
- Bildgebung (MRT) zur Ausschlussdiagnostik

Symptome

- Heftige, stechende Gesichtsschmerzen, oft einseitig
- Schmerzattacken dauern Sekunden bis Minuten

- Trigger durch Berührung, Kauen oder Sprechen

Prognose

- Chronischer Verlauf mit Phasen remittierender Schmerzen
- Behandlung oft schwierig, kann aber Schmerzen deutlich reduzieren

Komplikationen

- Sekundäre Depression durch chronische Schmerzen
- Soziale Isolation durch Vermeidung von Auslösern

Therapie

- Medikamentös: Antikonvulsiva (z. B. Carbamazepin)
- Operation bei therapierefraktärem Verlauf
- Schmerztherapie und physiotherapeutische Maßnahmen

Spezielle Pflegeinterventionen

- Schmerzbeobachtung und -dokumentation
- Unterstützung bei Medikamenteneinnahme
- Beratung zu Auslöservermeidung
- Psychosoziale Unterstützung

9 Onkologie

9.1 Bauchspeicheldrüsenkrebs [ICD-10: C25]

Definition

- Maligner Tumor (bösartige Geschwulst) des Pankreas (Bauchspeicheldrüse)
- Meist Adenokarzinom (von Drüsengewebe ausgehend), häufig im Pankreaskopf lokalisiert
- Schnelles invasives Wachstum, frühe Metastasierung
- Seltenere Formen: neuroendokrine Tumoren, zystische Neoplasien

Ätiologie

- Genetische Prädisposition, z. B. hereditäres Pankreaskarzinom, BRCA2-Mutation
- Chronische Pankreatitis (langandauernde Entzündung der Bauchspeicheldrüse)
- Diabetes mellitus Typ II
- Nikotinabusus (Rauchen erhöht das Risiko um ein Vielfaches)
- Alkoholabusus, v. a. im Zusammenhang mit chronischer Pankreatitis
- Übergewicht und fettreiche Ernährung
- Exposition gegenüber bestimmten chemischen Stoffen, z. B. Pestizide

Pathophysiologie

- Maligne Transformation von Pankreaszellen durch Mutationen, z. B. KRAS, p53, CDKN2 A
- Infiltratives Tumorwachstum in benachbarte Strukturen, z. B. Duodenum, Gallengänge, Gefäße
- Frühzeitige lymphogene und hämatogene Metastasierung, v. a. Leber, Lunge, Peritoneum
- Obstruktion des Ductus choledochus (Gallengang), führt zu Cholestase (Gallenstauung) und Ikterus (Gelbsucht)
- Exokrine Insuffizienz (unzureichende Enzymproduktion), führt zu Maldigestion (Verdauungsstörung)
- Endokrine Insuffizienz, mögliche Manifestation eines sekundären Diabetes mellitus

Diagnostik

- Anamnese (Erhebung der Krankengeschichte), Symptome, Risikofaktoren
- Klinische Untersuchung mit Palpation des Abdomens
- Labor: Bilirubin, Leberenzyme (GGT, AP), Tumormarker (CA 19–9, CEA)
- Bildgebung
  - Sonographie (Ultraschall des Abdomens), Kontrastmittel-CT (Computertomographie) des Abdomens zur Tumorlokalisation und -ausbreitung, MRT/MRCP (Magnetresonanztomographie, Magnetresonanz-Cholangiopankreatikographie), Endosonographie (Ultraschall über ein Endoskop zur Darstellung des Tumors) mit Biopsie (Gewebeentnahme), ERCP (endoskopisch retrograde Cholangiopankreatikographie) bei Gallenwegsbeteiligung

Symptome

- Unspezifische Frühzeichen wie Appetitlosigkeit, Übelkeit, Gewichtsverlust
- Schmerzen im Oberbauch mit Ausstrahlung in den Rücken
- Ikterus durch Gallengangsverschluss
- Dunkler Urin, heller Stuhl
- Juckreiz durch Bilirubinablagerung in der Haut
- Neudiagnose eines Diabetes mellitus ohne bekannte Ursache
- Müdigkeit, Leistungsminderung
- Fettstühle (Steatorrhoe) bei exokriner Pankreasinsuffizienz

Prognose

- Sehr schlechte Prognose, Fünf-Jahres-Überlebensrate ca. 10 %
- Frühe Metastasierung, meist erst spät entdeckt
- Prognose abhängig von Tumorgröße, Metastasierung, Operabilität
- Nur ca. 15–20 % der Patient:innen mit operablem Tumor bei Diagnosestellung

Komplikationen

- Metastasierung in Leber, Lunge, Peritoneum
- Gallengangsverschluss mit Cholestase und Cholangitis (Entzündung der Gallenwege)
- Thrombosen durch Tumorhyperkoagulabilität (erhöhte Gerinnungsneigung)
- Exokrine und endokrine Pankreasinsuffizienz
- Tumorbedingte Schmerzen, oft therapierefraktär
- Aszites (Bauchwassersucht) bei Peritonealkarzinose
- Darmverschluss (Subileus oder Ileus)
- Tumorkachexie (starker Gewichtsverlust durch Tumorstoffwechsel)

Therapie

- Operative Therapie bei Resektabilität (Entfernbarkeit):
  - Whipple-Operation (partielle Pankreatikoduodenektomie) bei Tumor im Pankreaskopf
  - Distale Pankreatektomie bei Tumor im Pankreaskörper oder -schwanz
  - Totale Pankreatektomie bei ausgedehntem Befall
  - Adjuvante Chemotherapie zur Rezidivprophylaxe (Verhinderung eines Rückfalls), z. B. Gemcitabin, FOLFIRINOX
  - Palliative Chemotherapie zur Lebensverlängerung und Symptombehandlung bei nicht operablen Tumoren
  - Strahlentherapie in ausgewählten Fällen ergänzend
  - Endoskopische Interventionen zur Gallengangsentlastung (Stenteinlage) bei Ikterus
  - Schmerztherapie nach WHO-Stufenschema
  - Enzymsubstitution bei exokriner Insuffizienz
  - Insulintherapie bei endokriner Insuffizienz (Diabetes mellitus)

Spezielle Pflegeinterventionen

- Beobachtung und Dokumentation von Ikteruszeichen, Hautveränderungen, Stuhl- und Urinfarbe
- Unterstützung bei der Nahrungsaufnahme, Beratung zur fettarmen, eiweißreichen Kost
- Gabe von Pankreasenzymen zu den Mahlzeiten bei exokriner Insuffizienz
- Blutzuckermonitoring, Anleitung zur Insulingabe bei Diabetes
- Schmerzmanagement unter Berücksichtigung der ärztlichen Verordnung, Beobachtung von Nebenwirkungen
- Prophylaxen: Thrombose-, Pneumonie- und Dekubitusprophylaxe
- Hautpflege bei Juckreiz und Ikterus
- Beobachtung auf Anzeichen von Gallengangsverschluss oder Cholangitis
- Psychosoziale Begleitung, Gesprächsangebote, Einbindung von Palliativdiensten
- Aufklärung über Krankheitsverlauf und Therapien gemeinsam mit dem multiprofessionellen Team
- Vorbereitung und Nachsorge bei operativen Eingriffen oder endoskopischen Maßnahmen

9.2 Blasenkrebs [ICD-10: C67]

Definition

- Maligner Tumor (bösartige Neubildung) der Harnblase
- Meist Urothelkarzinom (von der Schleimhaut des Harntrakts ausgehend)
- Kann oberflächlich (nicht-invasiv) oder muskelinvasiv (tief eindringend) sein
- Seltenere Typen: Plattenepithelkarzinom, Adenokarzinom der Blase

Ätiologie

- Rauchen als Hauptrisikofaktor, fördert Karzinogenbelastung der Urothelschleimhaut
- Chronische Harnwegsinfektionen, v. a. bei Plattenepithelkarzinom
- Langjährige Exposition gegenüber aromatischen Aminen (z. B. in Farben, Lacken, Gummiindustrie)
- Medikamente wie Cyclophosphamid (chemotherapeutisches Zytostatikum)
- Bestrahlung im kleinen Becken
- Schistosomiasis (Bilharziose) als Risikofaktor in Endemiegebieten

Pathophysiologie

- Entartung von Urothelzellen (Zellen der Blasenschleimhaut) durch chronische Reizung oder Toxine
- Tumorwachstum beginnt oberflächlich und kann in die Blasenmuskulatur einwachsen
- Bei Infiltration der Muskel- oder Adventitiaschicht Risiko für Lymphknoten- oder Organmetastasen
- Metastasierung häufig über lymphogene und hämatogene Wege, v. a. Lymphknoten, Leber, Lunge, Knochen

Diagnostik

- Anamnese, insbesondere Hämaturie (sichtbares oder mikroskopisches Blut im Urin)
- Urinstatus, Urinkultur zum Ausschluss einer Infektion
- Urinzytologie zur Erkennung maligner Zellen
- Zystoskopie (Blasenspiegelung) mit transurethraler Biopsie zur Sicherung der Diagnose
- CT-Urographie oder MRT zur Tumorstadienbestimmung
- Röntgen Thorax, CT Abdomen/Becken bei Verdacht auf Metastasen

Symptome

- Schmerzlose Makrohämaturie (sichtbares Blut im Urin) als Leitsymptom
- Dysurie (schmerzhaftes Wasserlassen)
- Pollakisurie (häufiger Harndrang bei geringen Harnmengen)
- Harnverhalt oder Flankenschmerzen bei Harnleiterobstruktion
- Allgemeinsymptome in Spätstadien wie Gewichtsverlust, Leistungsminderung

Prognose

- Prognose abhängig vom Tumorstadium, Tumorgrad, Differenzierung
- Nicht-invasive Tumoren gute Prognose bei adäquater Therapie
- Muskelinvasive Tumoren deutlich schlechtere Prognose
- Fünf-Jahres-Überlebensrate zwischen 50–80 % bei oberflächlichem Karzinom, unter 30 % bei invasivem Verlauf

Komplikationen

- Lokalrezidive trotz Therapie, hohe Rezidivrate bei oberflächlichen Tumoren
- Infiltration umliegender Strukturen wie Prostata, Ureteren, Darm
- Metastasierung, v. a. in Lunge, Leber, Skelettsystem
- Harnabflussstörung mit Hydronephrose (Nierenstauung)
- Komplikationen durch Operation wie Blutungen, Infektionen, Blasenersatzstörungen

Therapie

- Transurethrale Resektion bei Blasentumoren (TUR-B) bei nicht-invasivem Tumor
- Intravesikale Instillationstherapie mit Chemotherapeutika oder BCG (Bacillus Calmette-Guérin) zur Rezidivprophylaxe
- Zystektomie (operative Entfernung der Blase) bei muskelinvasiven Karzinomen
- Harnableitung nach Zystektomie über Ileum-Conduit, Neoblase oder Urostoma
- Systemische Chemotherapie, z. B. Cisplatin-basierte Schemata
- Immuntherapie mit Checkpoint-Inhibitoren bei metastasierter Erkrankung
- Palliative Maßnahmen zur Lebensqualitätserhaltung bei fortgeschrittener Erkrankung

Spezielle Pflegeinterventionen

- Überwachung der Urinausscheidung, Beobachtung auf Hämaturie, Koagelbildung
- Aufklärung und Unterstützung bei instillationsbedingten Nebenwirkungen (z. B. Dysurie, Fieber)
- Anleitung zur Beobachtung und Pflege eines Urostomas oder Conduits
- Hautpflege im Stomabereich, Anwendung geeigneter Stomaprodukte

- Flüssigkeitsbilanzierung, ggf. Trinkmengenanpassung
- Psychische Betreuung bei Verlust der natürlichen Blasenfunktion
- Postoperative Wundkontrolle, Schmerzmanagement, Infektionsprophylaxe
- Förderung der Körperwahrnehmung und Stärkung des Selbstbilds bei Stoma
- Anleitung zur selbstständigen Versorgung, ggf. Einbeziehung von Angehörigen und Homecarediensten
- Mitwirkung bei der Rezidivprophylaxe durch Terminüberwachung zur Nachsorge

9.3 Brustkrebs [ICD-10: C50]

Definition

- Maligner Tumor der weiblichen oder seltener männlichen Brustdrüse (Mamma)
- Entsteht in der Regel aus epithelialem Drüsengewebe der Milchgänge (duktales Karzinom) oder Drüsenläppchen (lobuläres Karzinom)
- Kann invasiv (in das umliegende Gewebe einwachsend) oder nicht-invasiv (in situ) sein
- Häufigste Krebserkrankung bei Frauen in Deutschland

Ätiologie

- Genetische Faktoren wie BRCA1- oder BRCA2-Mutation (Breast Cancer-Genveränderung auf Chromosom17 oder 13)
- Hormonelle Einflüsse, z. B. langjährige Östrogenexposition durch frühe Menarche, späte Menopause, Hormonersatztherapie
- Nulliparität (keine Geburten), spätes erstes Kind, keine oder kurze Stillzeit
- Adipositas (Fettleibigkeit), insbesondere nach der Menopause
- Alkohol- und Nikotinkonsum
- Familiäre Belastung mit Brust- oder Eierstockkrebs
- Strahlenexposition im Brustbereich, z. B. in der Jugend
- Bewegungsmangel und ungesunde Ernährung

Pathophysiologie

- Entartung von Epithelzellen der Milchgänge oder Drüsenläppchen durch genetische Mutationen
- Lokales invasives Wachstum in das Brustgewebe, Lymphgefäße, Blutgefäße
- Lymphogene Metastasierung über axilläre, parasternal und supraklavikuläre Lymphknoten
- Hämatogene Streuung in Knochen, Lunge, Leber, Gehirn möglich

- Hormonrezeptorpositive Tumoren wachsen unter Einfluss von Östrogen/Progesteron
- HER2-positive Tumoren zeichnen sich durch Überexpression eines Wachstumsrezeptors aus

Diagnostik

- Selbstuntersuchung der Brust, Tastbefund
- Mammographie (Röntgen der Brust), auch im Rahmen des Screening-Programms
- Sonographie der Brust und der axillären Lymphknoten
- MRT der Brust bei unklaren Befunden oder hoher Dichte des Drüsengewebes
- Biopsie (Gewebeprobe) zur histologischen Sicherung und Bestimmung von Hormonrezeptoren, HER2-Status, Proliferationsmarker (z. B. Ki-67)
- Staginguntersuchungen (z. B. CT Thorax/Abdomen, Knochenszintigrafie) bei fortgeschrittener Erkrankung

Symptome

- Knoten oder Verhärtung in der Brust, meist schmerzlos
- Veränderungen der Brustform oder -größe
- Einziehung der Haut oder der Brustwarze
- Sekretion aus der Mamille (Brustwarze), v. a. blutig
- Hautveränderungen wie Rötung, Schuppung, Orangenhaut (Peau d'orange)
- Schwellung oder Vergrößerung der axillären Lymphknoten
- Schmerzen eher in späteren Stadien oder bei entzündlichen Formen

Prognose

- Prognose abhängig vom Tumorstadium, Hormonrezeptorstatus (Östrogen- und Progesteronrezeptoren), HER2-Status (Wachstumsfaktor-Rezeptor/Human Eipdermal growth facktor Rezeptor2), Tumorgröße und Lymphknotenbefall
- Frühe Stadien haben hohe Heilungschancen, Fünf-Jahres-Überlebensrate über 80 %
- Fortgeschrittene Stadien mit Metastasen haben schlechtere Prognose
- Hormonrezeptorpositive Tumoren reagieren besser auf antihormonelle Therapie

Komplikationen

- Lokalrezidiv nach brusterhaltender Operation
- Lymphödem (Flüssigkeitsstau) des Arms bei Lymphknotenentfernung
- Schmerzen, Bewegungseinschränkungen der Schulter
- Metastasen in Knochen, Leber, Lunge oder Gehirn
- Nebenwirkungen der Chemotherapie, Strahlentherapie oder Antihormontherapie
- Psychosoziale Belastung, Depression, Angststörungen

- Tumorkachexie in Spätstadien

Therapie

- Operative Entfernung
  - Brusterhaltende Operation (Lumpektomie) mit Wächterlymphknotenbiopsie
  - Mastektomie (Entfernung der gesamten Brust) bei großen oder multifokalen Tumoren
  - Strahlentherapie postoperativ zur Rezidivvermeidung
  - Chemotherapie neoadjuvant (vor Operation) oder adjuvant (nach Operation), z. B. Anthrazykline, Taxane
  - Antihormontherapie bei Hormonrezeptorpositivität, z. B. Tamoxifen, Aromatasehemmer
  - HER2-gerichtete Therapie, z. B. Trastuzumab bei HER2-positivem Karzinom
  - Bisphosphonate bei Knochenmetastasen
- Palliative Therapie in fortgeschrittenen Stadien zur Lebensverlängerung und Symptomkontrolle

Spezielle Pflegeinterventionen

- Aufklärung zur Brustselbstuntersuchung, Motivation zur Früherkennung
- Postoperative Wundpflege, Überwachung auf Nachblutung, Serombildung
- Schmerzmanagement entsprechend der ärztlichen Verordnung
- Beobachtung und Dokumentation von Schwellungen oder Lymphödemen, Anleitung zu Lymphdrainage und Hautpflege
- Unterstützung bei Bewegungsübungen zur Schulter- und Armmobilisation
- Begleitung bei Körperbildveränderungen, ggf. Versorgung mit Brustprothesen
- Aufklärung zu Nebenwirkungen der Chemo-, Strahlen- und Hormontherapie
- Ernährungsempfehlungen, ggf. Unterstützung bei Appetitlosigkeit oder Übelkeit
- Psychosoziale Betreuung, ggf. Einbindung von Psychoonkologie und Sozialdienst
- Anleitung zur Prophylaxe bei erhöhter Infektanfälligkeit unter Chemotherapie
- Einbindung der Angehörigen und Förderung der Krankheitsverarbeitung

9.4 Darmkrebs [ICD-10: C18]

Definition

- Maligner Tumor des Kolons (Dickdarm), seltener auch des Rektums (Enddarm, ICD-10: C20)
- Meist Adenokarzinome, die aus der Schleimhaut (Mukosa) entstehen

- Häufigste Lokalisationen: Sigma, Rektum, Zökum
- Gehört zu den häufigsten malignen Tumoren in westlichen Industrieländern

Ätiologie

- Genetische Prädisposition, z. B. familiäre adenomatöse Polyposis (FAP), Lynch-Syndrom
- Adenom-Karzinom-Sequenz: Entartung aus gutartigen Darmpolypen (Adenomen)
- Ballaststoffarme, fett- und fleischreiche Ernährung
- Chronisch-entzündliche Darmerkrankungen wie Colitis ulcerosa, Morbus Crohn
- Übergewicht, Bewegungsmangel
- Diabetes mellitus Typ II
- Nikotin- und Alkoholkonsum
- Alter über 50 Jahre, Risiko steigt mit zunehmendem Alter

Pathophysiologie

- Entartung der Zellen der Darmschleimhaut durch genetische Mutationen
- Adenome als Präkanzerosen (Vorstufen), aus denen sich Karzinome entwickeln können
- Tumorwachstum meist langsam, über Monate bis Jahre
- Infiltration der Darmwand in tiefere Schichten, Blutgefäße und Lymphbahnen
- Lymphogene und hämatogene Metastasierung, häufig in Leber, Lunge, Peritoneum
- Obstruktives Wachstum kann zu Ileus (Darmverschluss) führen
- Blutungen aus dem Tumor möglich

Diagnostik

- Anamnese, Familienanamnese, Stuhlveränderungen, Blut im Stuhl
- Digitale rektale Untersuchung
- Stuhltest auf okkultes Blut (iFOBT/immunologischer fäkaler okkulter Bluttest)
- Koloskopie (Darmspiegelung) mit Biopsie zur histologischen Sicherung
- Rektoskopie bei Tumorverdacht im Enddarm
- CT-Abdomen/Thorax zur Metastasensuche und Staging
- MRT bei Rektumkarzinomen zur Operationsplanung
- Tumormarker: CEA (Carcinoembryonales Antigen) zur Verlaufskontrolle

Symptome

- Veränderung der Stuhlgewohnheiten, z. B. Wechsel zwischen Durchfall und Verstopfung
- Blutbeimengungen im Stuhl, sichtbare oder okkulte (versteckte) Blutungen
- Bleistiftdünner Stuhlgang bei Tumoren im Rektum

- Bauchschmerzen, Völlegefühl, Flatulenzen
- Gewichtsverlust, Appetitlosigkeit
- Anämie (Blutarmut) durch chronischen Blutverlust, v.a. bei Tumoren im rechten Kolon
- Übelkeit, Erbrechen bei Ileus
- Allgemeine Leistungsminderung, Müdigkeit

Prognose

- Prognose abhängig vom Stadium bei Diagnosestellung (TNM-Klassifikation: Tumor, Nodi/Lymphknoten, Metastasen: T0 = kein Tumornachweis; Tis als Carcinoma in situ = früheste Form; T1-T4 = zunehmende Tumorgröße oder -tiefe; N0 = kein Knotennachweis;
N1-N3 = ansteigende Anzahl oder Lag befallener Lymphknoten; M0 =Fernmetastasen; M1a, M1b ... = Fernmetastasen vorhanden/je nach Organ)
- Früh entdeckte Tumoren haben gute Heilungschancen
- Fünf-Jahres-Überlebensrate im Stadium I über 90%, bei Stadium IV unter 15%
- Prognose verbessert sich bei regelmäßiger Vorsorge und frühzeitiger Therapie

Komplikationen

- Darmverschluss (mechanischer Ileus) durch Tumorobstruktion
- Perforation (Durchbruch) der Darmwand mit Peritonitis
- Blutungen mit Anämie
- Lebermetastasen (häufigste Lokalisation)
- Lungen- oder Peritonealmetastasen
- Fistelbildungen zu anderen Organen (z.B. Harnblase)
- Tumorkachexie im fortgeschrittenen Stadium
- Rezidive nach Operation

Therapie

- Kurative Operation mit Resektion des betroffenen Darmabschnitts und Lymphknoten
- Häufig durchgeführte Verfahren: Hemikolektomie, Sigmaresektion, Rektumresektion
- Anlage eines künstlichen Darmausgangs (Stoma) bei Bedarf
- Adjuvante Chemotherapie bei bestimmten Stadien, z.B. FOLFOX-Schema (Chemotherapieprotkoll der Wirkstoffe Folinsäure, 5-Fluorouracil und Oxapiplatin)
- Neoadjuvante Radiochemotherapie bei lokal fortgeschrittenem Rektumkarzinom
- Palliative Therapie bei Metastasierung zur Lebensverlängerung und Symptomkontrolle
- Antikörpertherapie (z.B. Cetuximab, Bevacizumab) bei bestimmten molekularen Tumorprofilen

- Regelmäßige Nachsorge zur Rezidiverkennung und Kontrolle der Tumormarker

Spezielle Pflegeinterventionen

- Überwachung der Stuhlgewohnheiten, Dokumentation von Veränderungen, Blutauflagerungen
- Beobachtung auf Anzeichen eines Ileus, z. B. fehlende Darmgeräusche, Übelkeit, aufgeblähter Bauch
- Unterstützung bei der Stomaversorgung, Anleitung zur Stomapflege, psychosoziale Begleitung
- Förderung einer ballaststoffreichen, darmfreundlichen Ernährung
- Postoperative Überwachung auf Infektionen, Nachblutungen, Wundheilungsstörungen
- Unterstützung bei Nebenwirkungen der Chemo- oder Radiotherapie, z. B. Übelkeit, Diarrhö, Schleimhautläsionen
- Aufklärung über körperliche Bewegung und Ernährung zur Rezidivprophylaxe
- Umgang mit Fatigue (tumorbedingter Erschöpfung), ggf. Einbindung psychoonkologischer Dienste
- Unterstützung bei Inkontinenzproblemen nach Rektumresektion
- Anleitung zur Körperwahrnehmung und Rückkehr in den Alltag nach Operation

9.5 Gebärmutterhalskrebs [ICD-10: C53]

Definition

- Maligner Tumor des Zervix uteri (Gebärmutterhalses)
- Meist Plattenepithelkarzinom, seltener Adenokarzinom
- Entsteht meist am Übergang vom Plattenepithel zum Zylinderepithel (Transformationszone)
- Entwickelt sich häufig aus Vorstufen (Dysplasien, CIN = zervikale intraepitheliale Neoplasie)

Ätiologie

- Persistierende Infektion mit Hochrisiko-HPV-Typen (Humane Papillom-Viren, v. a. HPV 16 und 18) als Hauptursache
- Früher Beginn sexueller Aktivität, häufig wechselnde Sexualpartner
- Nikotinabusus, schwächt lokale Immunabwehr
- Immunsuppression, z. B. bei HIV-Infektion
- Schlechte Intimhygiene, chronische Entzündungen
- Langjährige Einnahme oraler Kontrazeptiva

- Mangelnde Inanspruchnahme von Vorsorgeuntersuchungen
- Sozioökonomische Faktoren, eingeschränkter Zugang zu medizinischer Versorgung

Pathophysiologie

- Chronische HPV-Infektion führt zur Integration viraler dann in die Wirtszellen
- Expression viraler Onkoproteine (z. B. E6, E7), Hemmung von Tumorsuppressorgenen (p53, Rb)
- Entstehung von Dysplasien, die in ein invasives Karzinom übergehen können
- Lokale Infiltration des Tumors in Uterus, Vagina, Parametrien
- Lymphogene Metastasierung in pelvine und paraaortale Lymphknoten
- Hämatogene Metastasierung in späten Stadien, z. B. Lunge, Leber, Knochen

Diagnostik

- Gynäkologische Untersuchung mit Spekulum
- Zervixabstrich (Pap-Test), HPV-DNA-Test
- Kolposkopie bei auffälligem Abstrich, ggf. mit Biopsie
- Kürettage (Ausschabung) bei unklaren Befunden
- Histologische Sicherung durch Konisation (Entnahme eines Gewebekegels)
- Bildgebung zur Stadieneinteilung: Sonographie, MRT Becken, CT Thorax/Abdomen
- Zystoskopie, Rektoskopie bei lokal fortgeschrittenem Tumor

Symptome

- Frühe Stadien meist asymptomatisch, oft Zufallsbefund bei Vorsorge
- Kontaktblutungen, z. B. nach Geschlechtsverkehr
- Zwischenblutungen, verlängerte oder verstärkte Monatsblutungen
- Übelriechender, wässriger oder blutiger Ausfluss
- Schmerzen im Unterbauch oder beim Geschlechtsverkehr
- Harnstauung, Obstipation, Beinschwellung bei lokal fortgeschrittenem Tumor
- Allgemeinsymptome wie Gewichtsverlust, Müdigkeit im Spätstadium

Prognose

- Gute Prognose im Frühstadium bei rechtzeitiger Diagnose und Therapie
- Fünf-Jahres-Überlebensrate Stadium I über 90 %, Stadium IV unter 20 %
- Prognose abhängig vom Tumorstadium, Lymphknotenbefall und Histologie
- Effektive Vorsorge durch Pap-Abstrich und HPV-Impfung verbessert Langzeitprognose

Komplikationen

- Tumorausbreitung in Blase oder Rektum mit Fistelbildung
- Ureterobstruktion mit konsekutiver Hydronephrose und Niereninsuffizienz
- Vaginale Blutungen mit Anämie
- Lymphödem der Beine nach Lymphknotenentfernung oder Bestrahlung
- Harn- oder Stuhlinkontinenz nach ausgedehnten Operationen
- Rezidive, insbesondere bei fortgeschrittenem oder unvollständig entferntem Tumor
- Psychosexuelle Belastung, eingeschränkte Lebensqualität

Therapie

- Konisation bei Carcinoma in situ oder mikroinvasiven Karzinomen
- Hysterektomie (Gebärmutterentfernung) bei lokal begrenztem Tumor
- Erweiterte Hysterektomie mit Lymphadenektomie bei fortgeschrittenem Stadium
- Radiochemotherapie bei lokal fortgeschrittenem Tumor oder Inoperabilität
- Externe Bestrahlung kombiniert mit intrakavitärem Brachytherapieansatz
- Chemotherapie z. B. mit Cisplatin als Radiosensitizer oder in palliativer Situation
- Palliative Maßnahmen bei Metastasierung zur Linderung von Schmerzen und Beschwerden

Spezielle Pflegeinterventionen

- Aufklärung über HPV, Schutz durch Impfung von Mädchen und Jungen (!) im Alter von 9–13 Jahren (vor dem ersten sexuellen Kontakt)) und regelmäßige Vorsorgeuntersuchungen
- Unterstützung bei der Entscheidungsfindung zu operativen oder konservativen Therapieformen
- Überwachung postoperativer Komplikationen, Wundmanagement
- Pflege und Kontrolle von Kathetern oder Wunddrainagen
- Linderung vaginaler Beschwerden, Hautpflege bei Strahlentherapie
- Unterstützung bei Blasen- und Darmentleerungsstörungen
- Anleitung zur Intimhygiene, Umgang mit Inkontinenz
- Psychosoziale Betreuung, Begleitung bei Kinderlosigkeit oder Körperbildveränderung
- Förderung der sexuellen Gesundheit, ggf. Sexualberatung oder Paartherapie
- Koordination mit Sozialdiensten, Psychoonkolog:innen, Palliativdiensten bei Bedarf

9.6 Gehirntumor [ICD-10: C71]

Definition

- Maligner oder benigner (gutartiger) Tumor im Gehirnparenchym oder den Hirnhäuten
- Primäre Gehirntumoren: entstehen aus Hirngewebe oder umgebenden Strukturen (z. B. Gliazellen, Meningen)
- Sekundäre (metastatische) Gehirntumoren: Absiedlungen anderer Primärtumoren (z. B. Lunge, Brust, Melanom)
- Häufigste maligne primäre Tumoren: Glioblastom (WHO-Grad IV, s. u.), Astrozytom, Oligodendrogliom, Medulloblastom
- Häufigste benigne Tumoren: Meningeom, Hypophysenadenom

Ätiologie

- Meist unklare Ursache, multifaktoriell bedingt
- Ionisierende Strahlung in der Kindheit als Risikofaktor
- Genetische Syndrome wie Neurofibromatose, Li-Fraumeni-Syndrom, Turcot-Syndrom
- Immunsuppression, z. B. bei HIV oder nach Organtransplantation
- Sehr selten berufliche Exposition gegenüber Lösungsmitteln, Pestiziden oder Metallen
- Keine belegte Kausalität bei Mobiltelefonnutzung

Pathophysiologie

- Entartung von Zellen im Zentralnervensystem mit unkontrollierter Proliferation
- Raumforderung im begrenzten Schädelinnenraum führt zu intrakraniellem Druckanstieg
- Verdrängung, Infiltration oder Zerstörung gesunder Hirnareale
- Beeinträchtigung von Liquorfluss (Liquor = Gehirn-Rückenmark-Flüssigkeit) mit Entwicklung eines Hydrozephalus
- Hirnödem durch Peritumoralreaktion (reaktive Schwellung des umliegenden Gewebes)
- Beeinträchtigung motorischer, sensorischer, kognitiver und vegetativer Funktionen je nach Lokalisation

Diagnostik

- Neurologische Untersuchung bei Symptomen wie Kopfschmerzen, Krampfanfällen, Lähmungen
- Bildgebung: MRT mit Kontrastmittel als Methode der Wahl
- CT bei akuten Notfällen oder Kontraindikationen für MRT

- Liquorpunktion bei Verdacht auf Meningeosis oder entzündliche Differentialdiagnosen (nicht bei Hirndruck!)
- EEG (Elektroenzephalographie) bei epileptischen Anfällen
- Biopsie oder Resektion mit histopathologischer Untersuchung zur definitiven Diagnose und Klassifikation nach WHO
- Tumormarker oder genetische Analysen zur Therapieplanung

Symptome

- Kopfschmerzen, oft morgendlich, druckartig, bei erhöhtem Hirndruck
- Übelkeit, Erbrechen unabhängig von Nahrungsaufnahme
- Epileptische Anfälle, oft erstmals auftretend bei Erwachsenen
- Sehstörungen, Doppelbilder, Gesichtsfeldausfälle
- Lähmungen, Sprachstörungen, Sensibilitätsstörungen
- Kognitive Einschränkungen, Persönlichkeitsveränderungen
- Bewusstseinsstörungen bis hin zum Koma bei starker Druckerhöhung
- Hormonelle Störungen bei Tumoren der Hypophyse

Prognose

- Abhängig vom Tumorentität, Grad (WHO-Klassifikation I–IV), Lokalisation und Therapierbarkeit
  - Grad I: gut differenziert, langsam wachsend (gute Prognose)
  - Grad II: niedrig maligne, infiltrativ (mittlere Prognose)
  - Grad III. anaplastisch, aggressiv (schlechtere Prognose)
  - Grad IV: hochgradig maligne, sehr aggressiv (sehr schlechte Prognose)
- Gutartige Tumoren wie Meningeome oft heilbar durch vollständige Resektion
- Hochmaligne Tumoren wie Glioblastome haben sehr schlechte Prognose, mittlere Überlebenszeit ca. 12–18 Monate
- Lebensqualität und neurologische Funktionen im Verlauf entscheidend für Langzeitprognose
- Bei Metastasen oft palliative Zielsetzung

Komplikationen

- Hirndrucksteigerung mit Gefahr der Einklemmung (Herniation)
- Krampfanfälle mit Sturz- und Verletzungsgefahr
- Hydrozephalus mit Liquorzirkulationsstörung
- Blutungen im Tumorgebiet (Tumorblutung)
- Kognitive Defizite, Wesensveränderungen, Demenzsymptomatik
- Verlust von Sprache, Mobilität, Selbstständigkeit
- Nebenwirkungen von Bestrahlung, Chemotherapie, Kortikosteroiden
- Postoperative Komplikationen: Infektionen, Liquorleckagen, neurologische Ausfälle

Therapie

- Neurochirurgische Resektion bei operabler Lage, Hauptziel ist jeweils die vollständige Tumorentfernung (R0-Resektion, keine Tumorzellen an den Schnittstellen), im Unterschied zu R1 (mikroskopische Tumorzellen am Resektionsrand) und R2 (sichtbare Tumorreste am Schnittrand/unvollständige Entfernung des Tumors)
- Biopsie bei nicht operablen oder tiefsitzenden Tumoren zur Diagnosesicherung
- Strahlentherapie postoperativ (adjuvant) oder primär bei Inoperabilität
- Chemotherapie je nach Tumortyp, z. B. Temozolomid bei Glioblastom
- Kortikosteroide (z. B. Dexamethason) zur Hirndrucksenkung
- Antikonvulsiva bei Epilepsieprophylaxe
- Shunt-Anlage bei Hydrozephalus zur Liquorableitung
- Palliative Maßnahmen zur Symptomkontrolle und Lebensqualitätserhaltung

Spezielle Pflegeinterventionen

- Beobachtung und Dokumentation von neurologischen Veränderungen (Glasgow Coma Scale, Pupillenkontrolle, Lähmungen)
- Überwachung auf Hirndruckzeichen wie Erbrechen, Bewusstseinstrübung, Cushing-Trias
- Postoperative Überwachung: Liquorleck, Wundheilung, Zeichen einer Meningitis
- Unterstützung bei Einschränkungen in Mobilität, Sprache, Kognition, Alltagskompetenz
- Anfallssicherung, Sicherheitsmaßnahmen bei bekannter Epilepsie
- Unterstützung bei Schluckstörungen, ggf. Kostanpassung, Aspiration vermeiden
- Psychosoziale Begleitung bei Veränderungen der Persönlichkeit, Orientierung, Angst
- Unterstützung bei Therapie-Nebenwirkungen wie Müdigkeit, Übelkeit, Immunsuppression
- Anleitung und Beratung von Angehörigen bei häuslicher Pflege oder palliativer Versorgung
- Interdisziplinäre Zusammenarbeit mit Logopädie, Ergo-, Physio- und Neuropsychologie

9.7 Hodenkarzinom [ICD-10: C62]

Definition

- Maligner Tumor des Hodens (Testis), meist aus Keimzellen (Keimzelltumoren) hervorgehend

- Unterteilung in Seminome und Nicht-Seminome (embryonales Karzinom, Chorionkarzinom, Dottersacktumor, Teratom)
- Selten: Stromatumoren (z. B. Leydig-Zell-Tumor, Sertoli-Zell-Tumor)
- Häufigster maligner Tumor bei jungen Männern zwischen 20 und 40 Jahren

Ätiologie

- Unklare Ursache, multifaktoriell bedingt
- Kryptorchismus (Hodenhochstand) als bedeutender Risikofaktor
- Familiäre Belastung mit Hodenkrebs
- Klinefelter-Syndrom bei extragonadalen Keimzelltumoren
- Infertilität, hormonelle Dysregulation
- Exposition gegenüber bestimmten Umweltgiften, z. B. Pestizide
- Frühere Hodentumorerkrankung auf der Gegenseite

Pathophysiologie

- Entartung von Zellen im Hodenparenchym, meist Keimzellen
- Seminome wachsen eher langsam, bleiben länger lokal begrenzt
- Nicht-Seminome sind häufig aggressiver, neigen früh zur Metastasierung
- Lymphogene Metastasierung in paraaortale Lymphknoten im Retroperitoneum
- Hämatogene Metastasierung v. a. in Lunge, Leber, Gehirn möglich
- Produktion von Tumormarkern wie AFP (Alpha-Fetoprotein), β-HCG (humanes Choriongonadotropin), LDH (Laktatdehydrogenase)

Diagnostik

- Palpation und Inspektion des Skrotums
- Hodensonographie zur Darstellung von Tumorstrukturen
- Bestimmung von Tumormarkern im Blut (AFP, β-HCG, LDH)
- CT Abdomen/Thorax zum Staging (Metastasensuche)
- MRT bei unklarer Diagnose oder neurologischer Symptomatik
- Orchiektomie (operative Entfernung des Hodens) mit histologischer Untersuchung

Symptome

- Schmerzlose Vergrößerung oder Verhärtung eines Hodens
- Schwere- oder Druckgefühl im Skrotum oder Unterbauch
- Gynäkomastie (Brustvergrößerung) bei hormonproduzierenden Tumoren
- Schmerzen nur bei akuter Einblutung oder Torsion
- Allgemeinsymptome bei fortgeschrittener Erkrankung: Gewichtsverlust, Rückenschmerzen, Dyspnoe bei Lungenmetastasen

Prognose

- Sehr gute Prognose bei früher Diagnose und Behandlung
- Heilungsraten über 95 % bei lokalisiertem Tumor
- Auch metastasierte Tumoren sind oft kurativ behandelbar
- Prognose abhängig vom Tumortyp, Stadium, Markerentwicklung und Therapieansprechen

Komplikationen

- Metastasierung in Lunge, Leber, Gehirn, retroperitoneale Lymphknoten
- Fertilitätsstörungen nach Operation, Chemotherapie oder Strahlentherapie
- Hormonstörungen bei beidseitiger Orchiektomie (Hypogonadismus)
- Psychische Belastung, insbesondere bei jungen Männern
- Nebenwirkungen von Chemo- und Strahlentherapie (z. B. Polyneuropathie, Übelkeit, Infektanfälligkeit)
- Tumorrezidiv

Therapie

- Inguinale Orchiektomie (operative Entfernung des Tumorhodens)
- Histologische Klassifikation: Seminome/Nicht-Seminome zur weiteren Therapieplanung
- Seminome: aktive Überwachung, Radiotherapie oder Chemotherapie je nach Stadium
- Nicht-Seminome: meist Chemotherapie (z. B. BEP-Schema: Bleomycin, Etoposid, Cisplatin)
- Retroperitoneale Lymphknotenentfernung bei Residualtumoren
- Resektion einzelner Metastasen bei guter Response
- Kryokonservierung von Spermien vor Therapie zur Fertilitätserhaltung

Spezielle Pflegeinterventionen

- Postoperative Wundüberwachung, Kontrolle auf Blutung, Hämatom, Infektion
- Beobachtung des psychischen Zustands, Unterstützung bei Ängsten, Körperbildveränderung
- Aufklärung zur Hodenselbstuntersuchung, Früherkennung eines Rezidivs
- Begleitung bei Chemo- oder Strahlentherapie, Symptomkontrolle, Antiemetika
- Information über Fertilitätsprobleme, Vermittlung zu Andrologie/Samenbanken
- Beratung bei Fragen zur Sexualität, ggf. Einbezug von Sexualberatung
- Kontrolle und Dokumentation von Tumormarkern zur Verlaufskontrolle
- Unterstützung beim Umgang mit Fatigue, Appetitlosigkeit, Polyneuropathie
- Einbindung von Angehörigen, sozialmedizinischer Dienst und psychoonkologischer Betreuung

9.8 Kehlkopfkrebs [ICD-10: C32]

Definition

- Maligner Tumor des Kehlkopfes (Larynx), meist Plattenepithelkarzinom
- Betrifft meist Männer im mittleren bis höheren Lebensalter
- Unterteilung je nach Lage: supraglottisch (oberhalb der Stimmbänder), glottisch (Stimmbandbereich), subglottisch (unterhalb der Stimmbänder)
- Häufigster Tumor des Halses, Teil der Kopf-Hals-Tumoren

Ätiologie

- Hauptursachen: langjähriges Rauchen (Tabakrauch) und chronischer Alkoholabusus
- Kombination aus Nikotin und Alkohol erhöht Risiko synergistisch
- Exposition gegenüber beruflichen Kanzerogenen (z. B. Asbest, polyzyklische aromatische Kohlenwasserstoffe)
- Humane Papillomaviren (HPV), v. a. bei jüngeren Patient:innen als Risikofaktor
- Chronische Entzündungen und Reizungen der Schleimhaut (z. B. durch Reflux, schlechte Luftqualität)
- Männer häufiger betroffen als Frauen

Pathophysiologie

- Entartung des Plattenepithels der Kehlkopfschleimhaut
- Lokales Wachstum mit Infiltration benachbarter Strukturen wie Stimmbänder, Luftröhre, Speiseröhre
- Beeinträchtigung der Atmung, Phonation (Stimmgebung), Schluckfunktion
- Lymphogene Metastasierung in zervikale Lymphknoten
- Hämatogene Metastasen (z. B. in Lunge) selten, eher bei fortgeschrittenen Tumoren

Diagnostik

- Laryngoskopie (Spiegel- oder Endoskopie des Kehlkopfs) zur Inspektion der Tumorregion
- Biopsie mit histopathologischer Sicherung
- CT/MRT zur Beurteilung von Ausdehnung, Lymphknotenbeteiligung, Organinfiltration
- Sonographie der Halsweichteile und Lymphknoten
- PET-CT bei Verdacht auf Fernmetastasen oder zur Rezidivdiagnostik
- Stroboskopie zur Beurteilung der Stimmbandfunktion
- Bronchoskopie oder Ösophagoskopie bei fortgeschrittener Tumorausbreitung

Symptome

- Anhaltende Heiserkeit (> 3 Wochen), v. a. bei glottischen Tumoren
- Kloßgefühl im Hals, Räusperzwang
- Schmerzen beim Schlucken (Dysphagie)
- Fremdkörpergefühl im Hals oder Halsenge
- Hustenreiz, blutiger Auswurf
- Atemnot (Dyspnoe), Stridor (inspiratorisches Geräusch) bei Tumorverengung
- Gewichtsverlust, Allgemeinsymptome in fortgeschrittenem Stadium
- Lymphknotenschwellung am Hals (zervikale Lymphadenopathie)

Prognose

- Frühe Stadien (v. a. glottische Tumoren) oft gut heilbar
- 5-Jahres-Überlebensrate stark abhängig vom Stadium bei Diagnose
- Lokalisation entscheidend: glottische Tumoren oft früh symptomatisch (Heiserkeit), subglottische Tumoren meist spät erkannt
- Fortgeschrittene Tumoren mit schlechter Prognose, v. a. bei Lymphknoten- oder Fernmetastasierung
- Prognose verschlechtert sich bei fortgesetztem Rauchen nach Diagnose

Komplikationen

- Stimmbandlähmung, Stimmverlust
- Verlegung der Atemwege mit respiratorischer Insuffizienz
- Schluckstörungen mit Aspirationsgefahr
- Fistelbildung (Tracheoösophageale Fistel)
- Lymphknoten- oder Fernmetastasierung (z. B. Lunge, Leber)
- Tumorrezidiv
- Komplikationen nach Therapie: Wundinfektion, Narbenbildung, Schluckbeschwerden
- Psychische Belastung, Depression bei Verlust der Stimme oder dauerhaftem Tracheostoma

Therapie

- Ziel: organerhaltend und funktionswahrend, bei fortgeschrittenen Fällen radikal
- Operative Entfernung des Tumors (Teil- oder Total-Laryngektomie = Kehlkopfentfernung)
- Neck Dissection (Lymphknotenentfernung) bei Lymphknotenbefall
- Radiotherapie (Bestrahlung), evtl. mit Chemotherapie kombiniert (Radiochemotherapie)
- Tracheostoma bei Atemwegsverlegung oder nach Total-Laryngektomie
- Sprachrehabilitation: Ösophagusersatzstimme, elektronische Sprechhilfe oder Stimmprothese
- Palliative Therapie bei inoperablem oder metastasiertem Tumor

Spezielle Pflegeinterventionen

- Postoperative Überwachung bei Laryngektomie: Atemwegssicherung, Kontrolle des Tracheostomas
- Tracheostomapflege: Absaugen, Reinigung, Hautpflege, Hygiene
- Atemtherapie zur Sekretmobilisation und Pneumonieprophylaxe
- Beobachtung auf Anzeichen von Atemnot, Nachblutung, Infektion
- Unterstützung bei Stimmverlust: Kommunikation über Hilfsmittel, nonverbale Strategien, Einbindung der Logopädie
- Ernährung anpassen bei Dysphagie, ggf. enterale Ernährung
- Emotionale Unterstützung bei Körperbildveränderung und Verlust der Stimme
- Anleitung im Umgang mit Tracheostoma und Sprechprothese
- Kontrolle von Wunden, Drainagen, Verbänden
- Aufklärung über Rauchstopp, Alkoholabstinenz und regelmäßige Nachsorge
- Koordination mit Logopädie, Ergotherapie, Onkologie, Sozialdienst und Psychoonkologie

9.9 Leberkrebs [ICD-10: C22]

Definition

- Maligner Tumor der Leber, meist primär (hepatozelluläres Karzinom, HCC) oder sekundär (Lebermetastasen)
- Hepatozelluläres Karzinom entsteht aus entarteten Hepatozyten (Leberzellen)
- Selten: Cholangiokarzinom (Tumor der Gallengänge)
- Lebermetastasen häufigster Befund bei sekundären Lebertumoren, zumeist von Darm-, Brust- oder Lungenkrebs

Ätiologie

- Chronische Lebererkrankungen als Hauptursachen:
  - Chronische Hepatitis B- und C-Infektion (Virushepatitis)
  - Leberzirrhose (z. B. durch Alkoholmissbrauch, nichtalkoholische Fettlebererkrankung, Autoimmunhepatitis)
- Langjährige Exposition gegenüber Aflatoxinen (Schimmelpilzgift in Nahrungsmitteln)
- Stoffwechselerkrankungen wie Hämochromatose (Eisenspeicherkrankheit)
- Diabetes mellitus und Adipositas als Risikofaktoren
- Selten genetische Prädisposition

Pathophysiologie

- Chronische Entzündung und Leberzellschädigung führt zur Fibrose und Zirrhose
- DNA-Schäden und Mutationen begünstigen maligne Entartung von Hepatozyten
- Unkontrolliertes Zellwachstum mit Tumorbildung
- Tumor kann lokal infiltrativ wachsen und benachbarte Gefäße infiltrieren (z. B. Pfortaderthrombose)
- Hämatogene Metastasierung selten, da Leber v. a. Endorgan ist
- Funktionsverlust durch Substanzverlust und Umgehung von Leberkapillaren

Diagnostik

- Ultraschall (Sonographie) zur Erstdiagnose und Verlaufskontrolle
- Computertomographie (CT) und Magnetresonanztomographie (MRT) zur Tumorcharakterisierung
- Bestimmung des Tumormarkers AFP (Alpha-Fetoprotein) im Blut
- Leberbiopsie bei unklarer Diagnostik
- Laborwerte: Leberfunktionstests (ALT, AST, Bilirubin), Gerinnungswerte, Albumin
- Screening bei Risikopatienten mit Ultraschall und AFP alle 6 Monate empfohlen
- Staging mittels Bildgebung für Therapiewahl

Symptome

- Früh oft asymptomatisch
- Schmerzen im rechten Oberbauch oder Flankenschmerz
- Völlegefühl, frühes Sättigungsgefühl
- Gewichtsverlust, Appetitlosigkeit
- Gelbsucht (Ikterus) durch biliäre Obstruktion oder Leberfunktionsstörung
- Aszites (Flüssigkeitsansammlung im Bauchraum) bei fortgeschrittener Erkrankung
- Allgemeinsymptome: Müdigkeit, Schwäche, Fieber
- Palpabler Tumor bei großer Tumormasse
- Zeichen einer portalen Hypertension bei Pfortaderinvasion

Prognose

- Abhängig von Tumorgröße, Anzahl, Leberfunktion und Allgemeinzustand
- Früherkennung verbessert Prognose, aber häufig Diagnose erst in fortgeschrittenem Stadium
- 5-Jahres-Überlebensrate gering, oft < 20 % bei symptomatischer Diagnose
- Therapieoptionen begrenzt bei Leberzirrhose und schlechtem Allgemeinzustand
- Transplantation bei restriktiven Kriterien möglich, bessere Prognose

Komplikationen

- Leberversagen durch Substanzverlust
- Blutungen durch Tumorinfiltration der Gefäße oder Varizenblutung bei portaler Hypertension
- Aszites und Peritonitis
- Metastasierung in Lunge, Knochen, Nebennieren
- Hepatische Enzephalopathie durch Leberfunktionsstörung
- Schmerzen und Tumorwachstum mit Organinfiltration
- Nebenwirkungen der Therapie (Lebertoxizität, Infektionen)

Therapie

- Kurativ nur bei kleinen, früh entdeckten Tumoren möglich
- Operative Resektion bei ausreichender Leberfunktion und lokaler Tumorbegrenzung
- Lebertransplantation bei begrenzten Tumoren und Zirrhose
- Lokale Therapien: Radiofrequenzablation (Erhitzung des Tumors), TACE (transarterielle Chemoembolisation) zur Verkleinerung
- Systemische Therapie mit Tyrosinkinaseinhibitoren (z. B. Sorafenib) bei fortgeschrittenem Tumor
- Palliative Behandlung: Schmerztherapie, symptomorientierte Versorgung
- Behandlung der Grunderkrankung und Leberzirrhose zur Verlangsamung des Fortschreitens

Spezielle Pflegeinterventionen

- Überwachung der Leberfunktion und Vitalparameter
- Beobachtung auf Zeichen von Blutungen, Aszites, Enzephalopathie
- Ernährungstherapie: eiweißangepasste Kost zur Vermeidung von Enzephalopathie
- Unterstützung bei Allgemeinsymptomen: Müdigkeit, Schwäche, Schmerzen
- Hautpflege bei Ikterus, Pruritus (Juckreiz)
- Psychosoziale Begleitung, Beratung über Prognose und Therapie
- Begleitung bei Therapienebenwirkungen wie Übelkeit, Erbrechen, Fatigue
- Koordination mit Onkologie, Gastroenterologie, Schmerztherapie
- Schulung zu Selbstbeobachtung und Früherkennung von Komplikationen
- Unterstützung bei pflegerischer Versorgung bei Aszites (Punktion), portaler Hypertension

9.10 Lungenkrebs [ICD-10: C34]

Definition

- Maligner Tumor des Lungengewebes, unterteilt in nicht-kleinzelligen Lungenkrebs (NSCLC/Non-Small Cell Lung Cancer) und kleinzelligen Lungenkrebs (SCLC/Small Cell Lung Cancer)
- NSCLC macht ca. 85% der Fälle aus, umfasst Adenokarzinom, Plattenepithelkarzinom und großzelliges Karzinom
- SCLC zeichnet sich durch schnelles Wachstum und frühe Metastasierung aus
- Häufigster Krebs bei Männern weltweit, zunehmend auch bei Frauen

Ätiologie

- Hauptursache: Rauchen (Tabakkonsum) verantwortlich für ca. 85% der Fälle
- Passivrauchen ebenfalls Risikofaktor
- Berufliche Exposition gegenüber Karzinogenen (Asbest, Radon, Nickel, Chrom)
- Luftverschmutzung (Feinstaub, Dieselabgase)
- Genetische Prädisposition und familiäre Häufung
- Chronische Lungenerkrankungen wie COPD/Chronic-obstructiv-pulmonary-desease oder Lungenfibrose als Risikofaktor

Pathophysiologie

- Entartung von Epithelzellen der Bronchien oder alveolären Zellen
- Tumorzellen wachsen invasiv in das Lungengewebe ein, zerstören Lungenarchitektur
- Frühzeitige lymphogene und hämatogene Metastasierung in Lymphknoten, Leber, Gehirn, Knochen, Nebennieren
- Tumor kann bronchial zu Verengung oder Verschluss führen, Luftstau und Infekte begünstigen
- Paraneoplastische Syndrome durch Tumorsekretion von Hormonen oder Zytokinen möglich

Diagnostik

- Röntgen-Thorax als Erstdiagnostik bei Symptomen oder Zufallsbefund
- Computertomographie (CT) zur genauen Tumorlokalisation und Ausdehnung
- Bronchoskopie mit Biopsie zur histologischen Sicherung
- PET-CT/Positronen-Emissions-Tomografie zeigt die Stoffwechselaktivität von Zellen und hochauflösende Computertomographie für räumliche Bilder zur Beurteilung von Metastasen und Staging (Einteilung/Bewertung des Ausbreitungsgrades)
- Sputumzytologie bei zentralen Tumoren
- Labor: Tumormarker nur begrenzte Aussagekraft

- Funktionsdiagnostik (Lungenfunktionstest) zur OP-Fähigkeit

Symptome

- Anhaltender Husten, häufig produktiv oder blutig
- Atemnot (Dyspnoe)
- Thoraxschmerzen durch Tumorinfiltration oder Pleuraerguss
- Heiserkeit durch Infiltration des N. laryngeus recurrens
- Gewichtsverlust, Leistungsabfall, Fieber, Nachtschweiß
- Wiederkehrende Pneumonien durch bronchiale Obstruktion
- Lymphknotenschwellungen am Hals
- Symptome paraneoplastischer Syndrome (z. B. Hyponatriämie, Hyperkalzämie)

Prognose

- Abhängig vom Stadium bei Diagnose und Tumorart
- NSCLC hat insgesamt bessere Prognose als SCLC
- Früherkennung schwierig, viele Patient:innen erst im fortgeschrittenen Stadium diagnostiziert
- 5-Jahres-Überlebensrate bei NSCLC ca. 20 %, bei SCLC deutlich schlechter
- Fortgeschrittene Erkrankung meist palliativ

Komplikationen

- Ateminsuffizienz durch Tumorwachstum oder Pleuraerguss
- Bronchialer Verschluss mit postobstruktiver Pneumonie
- Metastasen in Gehirn, Knochen, Leber
- Superior-Vena-Cava-Syndrom durch Kompression der oberen Hohlvene
- Paraneoplastische Syndrome (z. B. SIADH, Lambert-Eaton-Syndrom)
- Nebenwirkungen der Therapie: Pneumonitis, Mukositis, Myelosuppression
- Tumorrezidiv und Therapieresistenz

Therapie

- Therapieentscheidung nach Tumorart, Stadium und Allgemeinzustand
- Operative Resektion bei frühen NSCLC-Stadien
- Chemotherapie bei SCLC und fortgeschrittenem NSCLC
- Strahlentherapie als kurative oder palliative Maßnahme
- Zielgerichtete Therapien (Tyrosinkinaseinhibitoren, Immuncheckpoint-Inhibitoren) bei molekularen Mutationen
- Palliative Maßnahmen: Schmerztherapie, Atemtherapie, Sauerstoffgabe
- Symptomkontrolle bei Pleuraerguss (Punktion) oder Atemnot

Spezielle Pflegeinterventionen

- Überwachung der Atmung und Sauerstoffsättigung
- Atemtherapie und Sekretmanagement, ggf. Absaugen
- Pflege bei Thoraxdrainagen und Wundmanagement nach Operation oder Pleuraergusspunktion
- Unterstützung bei Ernährung und Flüssigkeitsbilanzierung
- Psychosoziale Begleitung bei chronischer Erkrankung und Prognose
- Anleitung zu Rauchstopp und Prävention weiterer Lungenschäden
- Begleitung bei Chemotherapie und Nebenwirkungsmanagement (z. B. Übelkeit, Haarausfall)
- Schmerzmanagement bei Tumorschmerzen
- Förderung von Mobilität und Lagerung zur Pneumonieprophylaxe
- Information und Einbindung der Angehörigen in Pflege und Therapie

9.11 Magenkrebs [ICD-10: C16]

Definition

- Maligner Tumor des Magens, meist Adenokarzinom aus Drüsenzellen der Magenschleimhaut
- Häufigste bösartige Tumorerkrankung des Magens
- Lokalisation: meist im Antrum (Magenpförtner) oder Korpus (Magenkörper)
- Unterschiedliche histologische Subtypen: intestinaler und diffuser Typ nach Lauren

Ätiologie

- Chronische Helicobacter pylori-Infektion als Hauptursache
- Chronische Gastritis, Atrophische Gastritis und Magenpolypen als Risikofaktoren
- Ernährung mit hohem Salz-, Nitrit- und Nitratgehalt, geringer Vitamin C-Zufuhr
- Rauchen und Alkoholabusus
- Familiäre Prädisposition und genetische Faktoren
- Magenkarzinom nach früherer partieller Gastrektomie (Restmagenkarzinom)

Pathophysiologie

- Entartung der Magenschleimhautzellen durch chronische Entzündung und Mutation

- Tumor wächst lokal invasiv in die Magenwand und benachbarte Organe (z. B. Pankreas, Milz)
- Lymphogene Metastasierung in regionale Lymphknoten
- Hämatogene Metastasierung häufig in Leber und Lunge
- Peritoneale Streuung mit Aszites und Organbefall möglich

Diagnostik

- Gastroskopie mit Biopsie als Goldstandard
- Endosonographie zur Einschätzung der Tumortiefe und Lymphknotenbeteiligung
- CT Abdomen und Thorax zur Staging-Untersuchung
- Labor: Tumormarker wie CEA und CA 19–9 (unspezifisch)
- Sonographie zur Beurteilung von Lebermetastasen
- Selten Laparoskopie zur Abklärung von Peritonealmetastasen

Symptome

- Anfangs oft unspezifisch: Appetitlosigkeit, Völlegefühl, frühes Sättigungsgefühl
- Gewichtsverlust, Übelkeit, Erbrechen
- Dysphagie (Schluckstörungen) bei proximale Tumoren
- Oberbauchschmerzen, meist dumpf und belastungsabhängig
- Meläna (Teerstuhl) oder Hämatemesis (Bluterbrechen) bei Schleimhautulzerationen
- Anämie durch chronische Blutungen
- Später Bauchwassersucht (Aszites) bei Peritonealmetastasen

Prognose

- Abhängig vom Stadium bei Diagnose, frühe Tumoren besser heilbar
- 5-Jahres-Überlebensrate insgesamt gering, ca. 20–30 %
- Häufig erst spät symptomatisch, daher meist Diagnosestadium fortgeschritten
- Resektion in kurativem Stadium verbessert Überlebenschancen deutlich
- Prognose verschlechtert sich durch Metastasierung und Infiltration benachbarter Organe

Komplikationen

- Magenperforation mit akuter Bauchfellentzündung (Peritonitis)
- Magenblutung mit Blutverlust und Anämie
- Obstruktion des Magenausgangs (Pylorusstenose)
- Malnutrition und Gewichtsverlust
- Metastasen in Leber, Lunge, Peritoneum
- Nebenwirkungen von Therapie wie Mucositis, Übelkeit, Erbrechen
- Psychische Belastung durch chronische Erkrankung und eingeschränkte Lebensqualität

Therapie

- Chirurgische Resektion: subtotale oder totale Gastrektomie mit Lymphadenektomie
- Chemotherapie neoadjuvant (vor OP) oder adjuvant (nach OP) zur Tumorreduktion und Rezidivprophylaxe
- Palliative Chemotherapie bei fortgeschrittenem Tumor
- Ernährungstherapie: enterale oder parenterale Ernährung bei Schluckstörungen oder Malnutrition
- Schmerztherapie und symptomorientierte Behandlung bei fortgeschrittenem Krankheitsbild
- Endoskopische Stentversorgung bei Obstruktion
- Psychosoziale Unterstützung und Palliativversorgung im Spätstadium

Spezielle Pflegeinterventionen

- Beobachtung auf postoperative Komplikationen wie Nachblutung, Infektionen, Anastomoseninsuffizienz
- Wund- und Drainagenmanagement nach Gastrektomie
- Unterstützung bei Ernährung: kleine, häufige Mahlzeiten, ggf. Sondenernährung
- Kontrolle von Flüssigkeitsbilanz und Elektrolyten
- Schmerzmanagement und Mobilisationsförderung
- Beratung zu Ernährungsumstellung und Lebensstil
- Psychosoziale Begleitung bei Anpassung an veränderte Lebenssituation
- Schulung zur selbständigen Körperpflege und Symptombeobachtung
- Zusammenarbeit mit Diätetik, Physiotherapie, Psychoonkologie und Sozialdienst

9.12 Nierenkrebs [ICD-10: C64]

Definition

- Bösartiger Tumor, der vom Nierenparenchym (funktionelles Gewebe der Niere) ausgeht
- Häufigster Typ: Nierenzellkarzinom (Hypernephrom)
- Seltener: Urothelkarzinom des Nierenbeckens oder Wilms-Tumor (bei Kindern)
- Entsteht meist einseitig, kann aber auch bilateral auftreten

Ätiologie

- Nikotinabusus als bedeutender Risikofaktor
- Adipositas und Hypertonie erhöhen das Erkrankungsrisiko
- Langfristige Einnahme bestimmter Schmerzmittel (Analgetika-Nephropathie)
- Erhöhtes Risiko bei chronischer Niereninsuffizienz und Dialysepflichtigkeit
- Genetische Syndrome wie Von-Hippel-Lindau-Syndrom oder hereditäres papilläres RCC
- Berufliche Exposition gegenüber Lösungsmitteln, Cadmium

Pathophysiologie

- Entartung von Epithelzellen der proximalen Tubuli (Nierentubulus)
- Tumor kann in Nierenvenen oder V. cava inferior einwachsen (Tumorthrombus)
- Lokales Wachstum in angrenzende Organe möglich (Nebenniere, Leber, Milz)
- Hämatogene Metastasierung häufig in Lunge, Leber, Knochen, Gehirn
- Lymphogene Metastasen in retroperitoneale Lymphknoten

Diagnostik

- Sonographie als Erstdiagnostik
- Computertomographie (CT) mit Kontrastmittel zur Tumorcharakterisierung und Ausbreitung
- Magnetresonanztomographie (MRT) bei Kontraindikation für CT
- Labor: Hämaturie (Blut im Urin), Anämie, Erhöhung der BSG
- Urinuntersuchung auf Tumorzellen
- Knochenszintigraphie bei Verdacht auf Skelettmetastasen
- Biopsie bei unklaren Befunden oder in palliativer Situation

Symptome

- Lange Zeit asymptomatisch, Zufallsbefund in über 50% der Fälle
- Klassische Trias (selten vollständig): Hämaturie, Flankenschmerz, tastbarer Tumor
- Allgemeinsymptome: Gewichtsverlust, Fieber, Nachtschweiß, Abgeschlagenheit
- Anämie oder Polyglobulie (vermehrte Bildung roter Blutkörperchen) möglich
- Paraneoplastische Syndrome: Hyperkalzämie, Hypertonie, Leberfunktionsstörungen (Stauffer-Syndrom)
- Symptome durch Metastasen, z.B. Knochenschmerzen, Husten, neurologische Ausfälle

Prognose

- Abhängig von Tumorstadium, histologischem Typ und Allgemeinzustand
- Früh erkannt gute Prognose, 5-Jahres-Überlebensrate bei lokalisiertem Tumor über 70%

- Bei Metastasen Prognose deutlich schlechter
- Tumor spricht kaum auf Chemo- oder Strahlentherapie an
- Langfristige Nachsorge erforderlich

Komplikationen

- Tumorwachstum in die Vena cava mit Gefahr einer Embolie
- Blutung aus dem Tumor mit Anämie oder hämorrhagischem Schock
- Einengung benachbarter Strukturen (z. B. Ureter, Gefäße)
- Tumorruptur mit Peritonitis
- Metastasen mit Organfunktionsstörungen
- Paraneoplastische Syndrome mit systemischen Komplikationen
- Infektionen oder Thrombosen bei venösem Tumorbefall

Therapie

- Standard: chirurgische Tumorentfernung (radikale oder partielle Nephrektomie)
- Nierenerhaltende OP bei kleinen Tumoren oder Einzelniere
- Laparoskopisch oder offen chirurgisch
- Zielgerichtete Therapie bei fortgeschrittener Erkrankung (z. B. Tyrosinkinaseinhibitoren wie Sunitinib)
- Immuntherapie (Checkpoint-Inhibitoren wie Nivolumab) bei metastasiertem Stadium
- Palliative Therapie bei inoperablem oder metastasiertem Tumor
- Bestrahlung bei symptomatischen Metastasen

Spezielle Pflegeinterventionen

- Überwachung der Vitalparameter, insbesondere Blutdruck und Urinausscheidung
- Kontrolle der Nierenfunktion (Kreatinin, Harnstoff, Elektrolyte)
- Unterstützung bei prä- und postoperativer Pflege nach Nephrektomie
- Wundkontrolle und Schmerzmanagement
- Mobilisationsförderung und Thromboseprophylaxe
- Anleitung zur Trinkmengenanpassung bei eingeschränkter Nierenfunktion
- Psychosoziale Begleitung, insbesondere bei Einniere oder Metastasierung
- Unterstützung bei medikamentöser Therapie und Nebenwirkungsmanagement
- Schulung zur Selbstbeobachtung (z. B. Hämaturie, Blutdruckkontrolle)
- Enge Zusammenarbeit mit Urologie, Onkologie, Ernährungstherapie

9.13 Prostatakrebs [ICD-10: C61]

Definition

- Maligner Tumor der Vorsteherdrüse (Prostata)
- Meist Adenokarzinom, das aus den Drüsenläppchen der Prostata entsteht
- Häufigster bösartiger Tumor bei Männern in Deutschland
- Verlauf oft langsam wachsend, aber in aggressiven Fällen auch metastasierend

Ätiologie

- Alter als Hauptrisikofaktor, meist ab dem 60. Lebensjahr
- Familiäre Häufung und genetische Veranlagung
- Hormonelle Einflüsse, insbesondere Testosteron
- Ernährung mit hohem Anteil an tierischen Fetten, geringem Obst- und Gemüseanteil
- Ethnische Unterschiede (höchste Inzidenz z.B. bei afroamerikanischen Männern)
- Chronische Entzündungen der Prostata (Prostatitis) als möglicher Risikofaktor

Pathophysiologie

- Entartung von Prostatazellen im äußeren Drüsengewebe (periphere Zone)
- Tumor wächst lokal infiltrierend in angrenzendes Gewebe (z.B. Samenblasen, Harnblase)
- Lymphogene Metastasierung in Beckenlymphknoten
- Hämatogene Metastasierung bevorzugt in Knochen (v.a. Wirbelsäule, Becken, Rippen)
- Abhängigkeit vom Androgenspiegel, daher hormonell beeinflussbar

Diagnostik

- Tastuntersuchung per rektalem Digital-Rectal-Exam (DRU)
- Bestimmung des prostataspezifischen Antigens (PSA) im Serum
- Transrektaler Ultraschall (TRUS) zur bildgebenden Darstellung
- Prostatabiopsie zur histologischen Sicherung
- MRT zur genaueren Tumorausdehnungsdiagnostik (multiparametrisches MRT)
- Skelettszintigrafie oder PSMA-PET/CT bei Verdacht auf Metastasen

Symptome

- Frühe Stadien oft asymptomatisch
- Häufige oder nächtliche Miktion (Nykturie), schwacher Harnstrahl
- Dysurie (erschwertes Wasserlassen), Restharngefühl
- Hämaturie oder Hämatospermie (Blut im Urin/Sperma)

- Schmerzen im Beckenbereich oder Rücken bei Metastasierung
- Gewichtsverlust, Müdigkeit bei fortgeschrittenem Tumor
- Später: Lymphödeme, Inkontinenz, erektile Dysfunktion

Prognose

- Sehr gute Prognose bei Früherkennung
- 5-Jahres-Überlebensrate über 90 % bei lokal begrenztem Tumor
- Gleason-Score als wichtiger prognostischer Marker zur Einschätzung der Aggressivität
- Fortschreitender Tumor mit Metastasen verschlechtert Prognose
- Hormonresistenz im Verlauf möglich (kastrationsresistenter Prostatakrebs)

Komplikationen

- Harnverhalt bei Tumorwachstum oder Prostatahyperplasie
- Obstruktion der Harnleiter mit Niereninsuffizienz
- Knochenmetastasen mit pathologischen Frakturen oder Rückenmarkskompression
- Inkontinenz oder erektile Dysfunktion nach Therapie
- Nebenwirkungen der Hormontherapie: Osteoporose, Libidoverlust, Gynäkomastie
- Tumorprogression trotz Therapie

Therapie

- Aktive Überwachung (Active Surveillance) bei niedrigem Risiko
- Operation: radikale Prostatektomie (offen, laparoskopisch oder robotergestützt)
- Bestrahlung (perkutane Radiotherapie oder Brachytherapie)
- Androgendeprivationstherapie (ADT) durch Medikamente oder Orchiektomie
- Chemotherapie bei fortgeschrittenem, hormonresistentem Tumor
- Neue medikamentöse Optionen: Abirateron, Enzalutamid (Androgenrezeptor-Inhibitoren)
- Palliative Maßnahmen bei Metastasierung (Schmerztherapie, Bisphosphonate)

Spezielle Pflegeinterventionen

- Beobachtung von Miktionsverhalten und Urinausscheidung
- Kontrolle von Katheter oder suprapubischer Blasenfistel nach Prostatektomie
- Hautpflege im Genitalbereich zur Infektionsprophylaxe
- Mobilisation zur Thromboseprophylaxe, insbesondere nach OP
- Beratung zur Sexualität und Partnerschaft nach Therapie (z. B. erektile Dysfunktion)
- Unterstützung bei hormonbedingten Nebenwirkungen
- Förderung der Kontinenz durch Beckenbodentraining
- Schmerzbeobachtung und -therapie bei Knochenmetastasen

- Ernährungsberatung zur Knochengesundheit bei Hormontherapie
- Psychosoziale Begleitung bei Ängsten, Scham, Depressivität

9.14 Schilddrüsenkarzinom [ICD-10: C73]

Definition

- Maligner Tumor, der von Zellen der Schilddrüse ausgeht
- Seltene Krebserkrankung, macht etwa 1 % aller malignen Tumoren aus
- Verschiedene histologische Subtypen: papillär, follikulär, medullär, anaplastisch
- Papilläres Karzinom ist am häufigsten und hat die beste Prognose
- Medulläres Karzinom entsteht aus C-Zellen (Kalzitonin-produzierend)

Ätiologie

- Ionisierende Strahlung im Halsbereich in Kindheit oder Jugend
- Familiäre Prädisposition, v. a. bei medullärem Karzinom (MEN-Syndrome)
- Jodmangel, insbesondere bei follikulärem Karzinom
- Chronische Schilddrüsenentzündungen wie Hashimoto-Thyreoiditis
- Genetische Mutationen (RET-Protoonkogen, BRAF-Mutation)

Pathophysiologie

- Entartung von Follikelzellen oder C-Zellen der Schilddrüse
- Lokales Tumorwachstum in Schilddrüsengewebe, Invasion in Nachbarstrukturen (z. B. Trachea, Ösophagus)
- Lymphogene Metastasierung, besonders bei papillärem Karzinom
- Hämatogene Metastasierung häufiger bei follikulärem Karzinom (v. a. Lunge, Knochen)
- Medulläres Karzinom kann Kalzitonin und CEA produzieren

Diagnostik

- Palpation eines Knoten im Halsbereich
- Sonographie der Schilddrüse zur Beurteilung der Knotengröße, Struktur und Vaskularisation
- Szintigrafie zur Unterscheidung zwischen kalten (nicht hormonproduzierenden) und heißen Knoten
- Feinnadelpunktion zur zytologischen Abklärung
- Labor: TSH, fT3, fT4, Kalzitonin, CEA
- CT/MRT zur Beurteilung lokaler Ausbreitung oder Fernmetastasen
- genetische Testung bei Verdacht auf familiäres medulläres Karzinom

Symptome

- Schmerzloser, wachsender Knoten am Hals
- Schluckstörungen oder Kloßgefühl
- Heiserkeit durch Rekurrensparese (Schädigung des Stimmbandnervs)
- Druckgefühl oder Atemnot bei Kompression der Trachea
- Vergrößerte zervikale Lymphknoten
- Symptome durch Metastasen bei fortgeschrittener Erkrankung
- Medulläres Karzinom kann Diarrhoe, Flush-Symptomatik durch Hormonproduktion verursachen

Prognose

- Abhängig vom Tumortyp, Stadium und Patientenalter
- Papilläres Karzinom sehr gute Prognose, 10-Jahres-Überlebensrate > 90 %
- Anaplastisches Karzinom sehr schlechte Prognose, oft inoperabel
- Frühdiagnose verbessert Heilungschancen erheblich
- Langfristige Nachsorge notwendig wegen möglicher Rezidive

Komplikationen

- Rekurrensparese mit Heiserkeit oder Stimmbandlähmung
- Hypoparathyreoidismus durch versehentliche Entfernung der Nebenschilddrüsen
- Lokale Invasion mit Kompression von Trachea oder Ösophagus
- Lymphknotenmetastasen oder Fernmetastasen
- Hormonelle Störungen bei unzureichender Substitution nach Totalresektion
- Psychische Belastung durch chronische Erkrankung und Rezidivgefahr

Therapie

- Chirurgische Entfernung: Hemithyreoidektomie oder totale Thyreoidektomie
- Lymphadenektomie bei Lymphknotenbefall
- Radiojodtherapie (nur bei papillärem oder follikulärem Karzinom) zur Zerstörung von Restgewebe oder Metastasen
- Substitutionstherapie mit Levothyroxin zur Vermeidung einer Hypothyreose
- Kontrolle des TSH-Werts, oft supprimiert zur Rezidivprophylaxe
- Externe Strahlentherapie bei anaplastischem oder inoperablem Tumor
- Zielgerichtete Therapien oder Chemotherapie bei fortgeschrittener Erkrankung

Spezielle Pflegeinterventionen

- Beobachtung postoperativ auf Nachblutung und Atemnot durch Hämatom
- Überwachung auf Hypokalzämie (Kribbeln, Muskelkrämpfe) als Zeichen für Hypoparathyreoidismus
- Kontrolle der Stimmlage, Heiserkeit → Hinweis auf Rekurrensparese

- Unterstützung bei Schilddrüsenhormoneinnahme, Beratung zur Compliance
- Aufklärung über lebenslange Substitutionstherapie und regelmäßige Laborkontrollen
- Psychosoziale Begleitung bei Angst vor Rezidiv oder Metastasen
- Begleitung bei Radiojodtherapie, Beachtung von Isolationsmaßnahmen
- Beratung zu Jodrestriktion vor Radiojodtherapie
- Zusammenarbeit mit Endokrinologie, Onkologie und Logopädie

9.15 Speiseröhrenkrebs [ICD-10: C15]

Definition

- Maligner Tumor der Speiseröhre (Ösophagus)
- Zwei Hauptformen: Plattenepithelkarzinom (oberer und mittlerer Ösophagus) und Adenokarzinom (unterer Ösophagus, v. a. aus Barrett-Ösophagus)
- Hochaggressiver Tumor mit oft spätem Krankheitsbeginn
- Häufig Männer im höheren Lebensalter betroffen

Ätiologie

- Chronischer Alkohol- und Nikotinkonsum als wichtigste Risikofaktoren für Plattenepithelkarzinom
- Gastroösophageale Refluxkrankheit (GERD) → Barrett-Ösophagus → Adenokarzinom
- Adipositas als Risikofaktor für Reflux und Adenokarzinom
- Achalasie (Motilitätsstörung der Speiseröhre)
- Heiße Getränke, vermehrte Nitrosaminaufnahme (gepökelte Speisen)
- Mangelernährung mit Vitaminmangel (A, C, Zink)
- Genetische Disposition, HPV-Infektion (seltener)

Pathophysiologie

- Dysplasie (Zellveränderung) in der Schleimhaut mit Übergang in Karzinom
- Plattenepithelkarzinome meist im oberen oder mittleren Drittel der Speiseröhre
- Adenokarzinome im distalen Ösophagus, meist aus Barrett-Metaplasie
- Frühe Invasion in Nachbarstrukturen (Trachea, Aorta, Perikard) durch fehlende Serosa
- Lymphogene Metastasierung in zervikale, mediastinale und abdominelle Lymphknoten
- Hämatogene Metastasierung in Leber, Lunge, Knochen

Diagnostik

- Ösophagogastroskopie mit Biopsie als Goldstandard
- Endosonographie zur Beurteilung der Tumortiefe und Lymphknotenbefall
- CT von Thorax und Abdomen zur Metastasensuche
- PET-CT bei unklaren Befunden oder zur Fernmetastasensuche
- Röntgen-Ösophagusbreischluck bei Dysphagie
- Laryngoskopie bei Heiserkeit (Rekurrensparese durch Tumorbefall)

Symptome

- Dysphagie (Schluckstörung) für feste und später flüssige Nahrung
- Odynophagie (schmerzhafter Schluckakt)
- Gewichtsverlust, Appetitlosigkeit
- Retrosterner Druck oder Schmerzen
- Regurgitation von Speisebrei
- Heiserkeit bei Nervenbeteiligung (N. recurrens)
- Hustenanfälle bei Aspiration, evtl. Tracheoösophageale Fistel
- Allgemeine Tumorsymptome wie Müdigkeit, Nachtschweiß

Prognose

- Schlechte Prognose, da Diagnose oft in fortgeschrittenem Stadium
- 5-Jahres-Überlebensrate < 20 %
- Prognose abhängig von Lokalisation, Tumorstadium, Allgemeinzustand
- Besser bei frühzeitigem Screening bei Risikopatienten (z. B. Barrett-Ösophagus)
- Langfristige Kontrolle notwendig

Komplikationen

- Tumorstenose mit kompletter Passagebehinderung
- Maligne Fistelbildung zur Trachea oder Bronchien mit Aspirationspneumonie
- Tumorblutung mit Hämatemesis
- Tumorperforation mit Mediastinitis
- Malnutrition und Dehydratation durch Dysphagie
- Rezidive oder Fernmetastasen mit Organbeteiligung

Therapie

- Multimodales Therapiekonzept abhängig vom Stadium
- Frühstadium: endoskopische Resektion (z. B. EMR, ESD)
- Lokal fortgeschritten: neoadjuvante Radiochemotherapie mit anschließender Ösophagektomie
- Operation: subtotale oder totale Ösophagektomie mit Magenhochzug oder Koloninterposition
- Definitive Radiochemotherapie bei inoperablen Patient:innen

- Palliative Maßnahmen: Stenteinlage, Lasertherapie, PEG-Anlage
- Ernährungstherapie zur Verbesserung des Allgemeinzustands

Spezielle Pflegeinterventionen

- Beobachtung auf Dysphagie, Gewicht, Ernährungszustand
- Unterstützung bei Nahrungsaufnahme, ggf. hochkalorische Trinknahrung
- Aufklärung über Nahrungsmodifikation (weiche Kost, kleine Bissen, langsames Essen)
- Überwachung auf Aspiration, ggf. Absaugung, Oberkörperhochlagerung
- Pflege bei PEG-Anlage oder zentraler Ernährung
- Wund- und Drainagepflege nach Operation
- Atemtherapie zur Pneumonieprophylaxe
- Psychosoziale Begleitung bei Angst, Schluckangst, Körperschema-Störung
- Anleitung zur Lebensstiländerung (Verzicht auf Alkohol, Rauchen)
- Interdisziplinäre Zusammenarbeit mit Ernährungstherapie, Logopädie, Onkologie

9.16 Zervixkarzinom [ICD-10: C53]

Definition

- Bösartiger Tumor des Gebärmutterhalses (Zervix uteri)
- Meist Plattenepithelkarzinom, seltener Adenokarzinom
- Entwickelt sich meist im Bereich der Transformationszone (Übergang von Platten- zu Zylinderepithel)
- Häufig durch humane Papillomaviren (HPV) ausgelöst

Ätiologie

- Persistierende Infektion mit Hochrisiko-HPV-Typen (v.a. HPV 16, 18)
- Früher Geschlechtsverkehr, häufige Partnerwechsel
- Rauchen, da es die lokale Immunabwehr im Genitalbereich schwächt
- Immunsuppression (z.B. HIV-Infektion, immunsuppressive Therapie)
- Langjährige hormonelle Kontrazeption
- Mangelnde gynäkologische Vorsorgeuntersuchungen

Pathophysiologie

- HPV dringt über Mikroverletzungen in die Basalzellen der Zervix ein
- Integration der Virus-DNA in das Genom der Wirtszelle → unkontrolliertes Zellwachstum

- Entwicklung von zervikalen intraepithelialen Neoplasien (CIN I–III) als Vorstufen
- Übergang von hochgradiger Dysplasie (CIN III) zum invasiven Zervixkarzinom
- Lymphogene Metastasierung in Beckenlymphknoten
- Hämatogene Metastasierung in Lunge, Leber, Knochen bei fortgeschrittenem Stadium

Diagnostik

- Gynäkologische Untersuchung mit Kolposkopie
- Zytologischer Abstrich (Pap-Test) zur Früherkennung
- HPV-Test zur Typisierung der Viren
- Biopsie bei auffälligem Befund
- Konisation (Entnahme eines kegelförmigen Gewebestücks) zur Diagnosesicherung
- Bildgebung (MRT, CT) zur Stadieneinteilung
- Zystoskopie oder Rektoskopie bei lokal fortgeschrittenem Tumor

Symptome

- In frühen Stadien oft asymptomatisch
- Kontaktblutungen (z. B. nach Geschlechtsverkehr)
- Zwischenblutungen, postmenopausale Blutungen
- Vermehrter, übelriechender, blutiger Ausfluss
- Unterbauchschmerzen, Kreuzschmerzen bei fortgeschrittenem Tumor
- Harnstau oder Blasenentleerungsstörung bei Harnleiterkompression
- Ödeme der Beine bei Lymphabflussstörung

Prognose

- Gute Prognose bei früher Diagnose und Behandlung
- 5-Jahres-Überlebensrate bei lokalisiertem Tumor > 90 %
- Prognose verschlechtert sich mit Lymphknoten- oder Fernmetastasen
- Regelmäßige Nachsorge notwendig zur Rezidiverkennung

Komplikationen

- Harnwegsobstruktion mit Hydronephrose
- Rektovaginale oder vesikovaginale Fistelbildung
- Tumorblutung
- Infektionen im Beckenraum
- Lymphödem der unteren Extremitäten
- Chronische Schmerzen im Beckenbereich
- Psychische Belastung durch Fertilitätsverlust und Körperbildveränderung

Therapie

- Therapie abhängig vom Stadium, Alter, Kinderwunsch
- Frühstadien: Konisation oder trachelektomische Verfahren bei Kinderwunsch
- Fortgeschrittene Stadien: radikale Hysterektomie mit Lymphonodektomie
- Strahlentherapie kombiniert mit Chemotherapie (z. B. Cisplatin) bei lokal fortgeschrittenen Tumoren
- Palliative Chemotherapie bei Fernmetastasierung
- HPV-Impfung zur Primärprävention empfohlen (v. a. vor dem ersten Geschlechtsverkehr)

Spezielle Pflegeinterventionen

- Sensible Aufklärung zur Erkrankung, Therapie und Nebenwirkungen
- Begleitung bei gynäkologischen Eingriffen und postoperativer Pflege
- Unterstützung bei körperlichen und psychischen Folgen (z. B. Kinderlosigkeit, Sexualität)
- Schmerzmanagement bei Tumorschmerzen oder Metastasen
- Hautpflege bei Strahlentherapie im Beckenbereich
- Überwachung der Ausscheidung, Harnverhalt, Harnstau
- Lymphödemprophylaxe und -therapie bei Lymphknotenentfernung
- Aufklärung zur Nachsorge und HPV-Impfung im sozialen Umfeld
- Förderung des Selbstwertgefühls und psychosoziale Begleitung

10 Ophthalmologie und Oto-Rhino-Laryngologie

10.1 Altersschwerhörigkeit [ICD-10: H90]

Definition

- Fortschreitender, beidseitiger, hochfrequenter Hörverlust im Alter (Presbyakusis)
- Betrifft meist die Haarzellen der Cochlea (Hörschnecke) im Innenohr
- Teil des normalen Alterungsprozesses, kein akuter Krankheitsverlauf

Ätiologie

- Altersbedingter Funktionsverlust der Haarzellen im Innenohr
- Degeneration der Basilarmembran und des Hörnervs (N. cochlearis)
- Genetische Veranlagung
- Lärmexposition im Lebensverlauf
- Arteriosklerotische Veränderungen der Hörorganversorgung
- Chronische Erkrankungen (z. B. Diabetes mellitus, Bluthochdruck)

Pathophysiologie

- Degeneration der Haarzellen (sensorische Hörstörung)
- Einschränkung der Signalweiterleitung an den Hörnerv (neurale Hörstörung)
- Verlust der hohen Frequenzen zuerst (Hochtonschwerhörigkeit)
- Abnahme der Sprachverständlichkeit, besonders bei Umgebungsgeräuschen
- Oft kombinierte Schallempfindungs- und Schallleitungsstörung

Diagnostik

- Anamnese (subjektives Hörempfinden, soziale Einschränkung)
- Otoskopie zum Ausschluss anderer Ursachen
- Tonaudiometrie (Ermittlung der Hörschwelle)
- Sprachaudiometrie (Sprachverständlichkeit)
- Tympanometrie zur Beurteilung des Trommelfells und der Mittelohrfunktion
- ggf. HNO-ärztliche Abklärung

Symptome

- Schwerhörigkeit für hohe Töne (z. B. Vogelgezwitscher, Kinderstimmen)
- Verwaschene Sprachverständlichkeit
- Probleme bei Gesprächen in Gruppen oder in Geräuschkulisse
- Tendenz zum »Mitnicken«, um Hördefizite zu kaschieren
- Rückzug, soziale Isolation
- Mögliche Begleiterscheinung: Tinnitus

Prognose

- Chronisch fortschreitender Verlauf
- Keine Heilung, aber Linderung durch Hilfsmittel
- Je früher eine Versorgung mit Hörgeräten, desto besser die Sprachverarbeitung im Gehirn

Komplikationen

- Soziale Isolation, Depressionen
- Kognitive Beeinträchtigung (Demenzrisiko durch Hörverlust erhöht)
- Erhöhtes Sturzrisiko durch fehlende akustische Orientierung

Therapie

- Hörgeräteanpassung durch HNO-Arzt und Hörakustiker
- Cochlea-Implantat bei hochgradiger Schwerhörigkeit
- Kommunikationstraining, Lippenlesen
- Vermeidung weiterer Schalleinwirkung (Lärmschutz)
- Regelmäßige Hörkontrollen

Spezielle Pflegeinterventionen

- Beobachtung von Verhaltensveränderungen, die auf Hörprobleme hindeuten
- Kommunikation anpassen (deutlich sprechen, Blickkontakt, langsames Sprechen)
- Gespräche in ruhiger Umgebung führen
- Technische Hilfsmittel (Hörverstärker, Lichtsignalanlagen) bereitstellen
- Unterstützung bei Handhabung und Reinigung von Hörgeräten
- Aufklärung über Nutzen einer Hörgeräteversorgung
- Einbindung in soziale Kontakte fördern

10.2 Bindehautentzündung [ICD-10: H10]

Definition

- Entzündung der Bindehaut (Konjunktiva), der dünnen, durchsichtigen Schleimhaut, die das Auge und die Innenseite der Augenlider bedeckt
- Häufige ophthalmologische Erkrankung
- Kann infektiös oder nicht-infektiös bedingt sein

Ätiologie

- Infektiös:
  - Bakterien (z. B. Staphylokokken, Streptokokken, Chlamydien)
  - Viren (z. B. Adenoviren, Herpes-simplex-Virus)
- Nicht-infektiös:
  - Allergische Reaktionen (z. B. Pollen, Tierhaare, Hausstaubmilben)
  - Reizung durch Fremdkörper, Rauch, Staub, UV-Strahlen, Chlorwasser
  - Kontaktlinsenunverträglichkeit
  - Toxische Reize (z. B. Konservierungsmittel in Augentropfen)

Pathophysiologie

- Aktivierung des Immunsystems durch Erreger oder Reizstoffe
- Freisetzung von Entzündungsmediatoren (z. B. Histamin, Prostaglandine)
- Hyperämie (vermehrte Durchblutung) und Vasodilatation (Gefäßerweiterung) der Bindehaut
- Ödematöse Schwellung, vermehrte Sekretbildung
- Ggf. Beteiligung angrenzender Strukturen (z. B. Hornhaut = Keratokonjunktivitis)

Diagnostik

- Anamnese (Beginn, Art des Ausflusses, Kontakt mit Erkrankten, Allergien)
- Inspektion: Rötung, Sekret, Schwellung, Lidkrampf
- Fluoreszeinfärbung zum Ausschluss einer Hornhautschädigung
- Abstrich bei unklarer oder therapieresistenter Konjunktivitis
- Allergietestung bei Verdacht auf allergische Ursache

Symptome

- Rötung des Auges (Hyperämie)
- Juckreiz, Brennen, Fremdkörpergefühl
- Vermehrter Tränenfluss oder eitriger Ausfluss
- Verklebte Augenlider, v. a. morgens
- Lichtempfindlichkeit (Photophobie)

- Beidseitiger oder einseitiger Befall, je nach Ursache

Prognose

- In der Regel gute Prognose
- Akute Formen heilen meist folgenlos ab
- Chronische oder unbehandelte Konjunktivitiden können zur Hornhautbeteiligung führen
- Rezidive bei wiederholter Allergenexposition möglich

Komplikationen

- Übergang auf andere Strukturen des Auges (z. B. Hornhautentzündung = Keratitis)
- Chronische Konjunktivitis bei persistierenden Reizen
- Sehverschlechterung bei Komplikationen
- Gefahr der Ansteckung bei viraler oder bakterieller Form

Therapie

- Abhängig von der Ursache
- Bakteriell: antibiotische Augentropfen oder -salben
- Viral: symptomatisch (kühle Kompressen, Tränenersatzmittel), ggf. antivirale Mittel bei HSV
- Allergisch: Antihistaminika, Mastzellstabilisatoren, evtl. kortisonhaltige Augentropfen
- Allgemein: Hygienemaßnahmen, Kontaktlinsenpause, Reizvermeidung

Spezielle Pflegeinterventionen

- Aufklärung über Ansteckungsgefahr bei infektiöser Konjunktivitis
- Anleitung zur richtigen Anwendung von Augentropfen und -salben
- Hände- und Flächenhygiene beachten
- Reinigung der Augen von Sekret (immer von außen nach innen, sterile Kompressen)
- Linsenverzicht während der akuten Phase
- Kühlende Umschläge zur Linderung von Juckreiz
- Beobachtung auf Verschlechterung (z. B. Schmerzen, Sehverschlechterung)
- Unterstützung bei Allergenkarenz und Allergie-Dokumentation

10.3 Grauer Star (Katarakt) [ICD-10: H25]

Definition

- Trübung der Augenlinse, meist altersbedingt
- Führt zu fortschreitender Sehverschlechterung
- Häufigste Ursache für reversible Erblindung weltweit

Ätiologie

- Primär altersbedingt (senile Katarakt)
- Sekundär:
  - Nach Augenverletzungen oder Operationen
  - Durch systemische Erkrankungen (z. B. Diabetes mellitus)
  - Medikamentös (z. B. Langzeittherapie mit Kortikosteroiden)
  - Infolge von Strahlung (z. B. UV-Licht, Röntgenstrahlung)
  - Kongenital (angeboren) durch genetische Defekte oder intrauterine Infektionen

Pathophysiologie

- Degeneration der Linseneiweiße (Kataraktogenese)
- Veränderte Linsenproteine führen zu Trübungen im Linsenkern oder in der Linsenrinde
- Verminderte Lichtdurchlässigkeit und Streuung des Lichts
- Fortschreitende Einschränkung der Sehschärfe
- Erhöhte Blendempfindlichkeit durch Lichtbrechung an den Trübungen

Diagnostik

- Anamnese (subjektive Sehstörungen, Blendung, Farben verblassen)
- Ophthalmoskopie zur Beurteilung der Linse
- Spaltlampenuntersuchung zur Lokalisation und Ausprägung der Trübung
- Visusprüfung (Sehschärfenbestimmung)
- Ausschluss anderer Augenpathologien (z. B. Makuladegeneration)

Symptome

- Verschwommenes Sehen
- Schleiersehen (»wie durch Milchglas«)
- Verstärkte Blendung, besonders nachts
- Probleme beim Lesen, Autofahren, Erkennen von Gesichtern
- Farben wirken blasser oder gelbstichig
- Doppeltsehen auf einem Auge möglich
- Allmähliche Symptomzunahme

Prognose

- Ohne Operation zunehmender Visusverlust bis zur Erblindung
- Sehr gute Prognose nach operativer Behandlung
- Geringe Komplikationsrate bei modernem Operationsverfahren

Komplikationen

- Fortschreitende Visusminderung bis zur Erblindung
- Erhöhtes Sturzrisiko durch schlechte Sicht
- Psychische Belastung durch Verlust der Selbstständigkeit
- Selten: Linsenschwellung → erhöhter Augeninnendruck (Phakogener Glaukomanfall)

Therapie

- Im Frühstadium: Anpassung der Brille, Vermeidung von Blendung
- Standardbehandlung: operative Linsenentfernung mit Implantation einer Kunstlinse (Intraokularlinse)
- ambulante Operation unter Lokalanästhesie
- postoperative Kontrolle und ggf. medikamentöse Nachbehandlung (z. B. entzündungshemmende Augentropfen)

Spezielle Pflegeinterventionen

- Aufklärung über OP-Indikation und Ablauf
- Unterstützung bei der Vorbereitung zur Kataraktoperation (z. B. Tropfenplan, Nüchternheit)
- Postoperative Beobachtung auf Komplikationen (z. B. Rötung, Schmerzen, Visusabnahme)
- Anleitung zur richtigen Applikation von Augentropfen
- Schutzmaßnahmen nach OP: kein Reiben der Augen, ggf. Schutzverband tragen
- Förderung der Orientierung und Mobilität bei Sehbehinderung
- Unterstützung bei Anpassung des Umfelds (z. B. gute Beleuchtung, Kontraste)

10.4 Grüner Star (Glaukom) [ICD-10: H40]

Definition

- Gruppe von Erkrankungen des Auges, die durch einen erhöhten Augeninnendruck (intraokularer Druck) oder andere Ursachen zur Schädigung des Sehnervs (N. opticus) führen

- Fortschreitender, meist schmerzloser Verlust des Gesichtsfeldes
- Zweithäufigste Ursache für Erblindung weltweit

Ätiologie

- Primär: Offenwinkelglaukom (häufigste Form), Engwinkelglaukom
- Sekundär: durch andere Augenerkrankungen (z. B. Entzündungen, Verletzungen, Tumore)
- Angeborenes Glaukom (selten)
- Risikofaktoren: erhöhter Augeninnendruck, Alter, genetische Veranlagung, Diabetes, Kortikosteroidtherapie

Pathophysiologie

- Erhöhter Augeninnendruck durch verminderten Abfluss des Kammerwassers (Flüssigkeit im Auge)
- Druckschädigung der Nervenfasern des Sehnervs
- Verlust von Ganglienzellen in der Netzhaut
- Folge: Gesichtsfeldausfälle, später zentrale Sehverschlechterung
- Chronische Schädigung meist schleichend, akutes Glaukom mit plötzlichen Schmerzen möglich

Diagnostik

- Messung des Augeninnendrucks (Tonometrie)
- Gesichtsfelduntersuchung (Perimetrie)
- Ophthalmoskopie zur Beurteilung des Sehnervenkopfes (Papillenexkavation)
- Gonioskopie zur Winkelbeurteilung der Kammerwasserabflusswege
- Optische Kohärenztomographie (OCT) zur Messung der Nervenfaserschichtdicke

Symptome

- Offenwinkelglaukom: lange symptomlos
- Gesichtsfeldausfälle, zunächst peripher
- Visusverlust im Spätstadium
- Engwinkelglaukom (akut): starke Augenschmerzen, Rötung, Übelkeit, Sehstörungen, Kopfschmerzen
- Verschwommenes Sehen, Halo-Sehen um Lichtquellen

Prognose

- Chronisch progredienter Verlauf ohne Therapie
- Rechtzeitige Behandlung kann Sehnervschäden stoppen oder verlangsamen
- Unbehandelt fortschreitende Erblindung

Komplikationen

- Irreversible Schädigung des Sehnervs
- Vollständige Erblindung
- Sekundäre Komplikationen bei akuten Formen (z. B. Hornhautödem)

Therapie

- Senkung des Augeninnendrucks durch Augentropfen (Betablocker, Prostaglandinanaloga, Carboanhydrasehemmer)
- Lasertherapie (Lasertrabekuloplastik)
- Operative Verfahren zur Verbesserung des Kammerwasserabflusses
- Regelmäßige Kontrolle des Augeninnendrucks und Gesichtsfeldes

Spezielle Pflegeinterventionen

- Unterstützung bei der regelmäßigen Anwendung von Augentropfen
- Überwachung auf Nebenwirkungen der Medikation (z. B. Herzrhythmusstörungen)
- Aufklärung über Bedeutung der Therapietreue zur Verhinderung von Sehverlust
- Beobachtung von Symptomen einer akuten Druckerhöhung (Schmerzen, Rötung)
- Anleitung zur Vermeidung von Risikofaktoren (Stress, Medikamente)
- Förderung von Termintreue für Kontrolluntersuchungen

10.5 Makuladegeneration [ICD-10: H35]

Definition

- Chronische, degenerative Erkrankung der Makula (gelber Fleck der Netzhaut)
- Führt zum fortschreitenden Verlust des zentralen Sehens
- Häufigste Ursache für Erblindung im Alter über 50 Jahre

Ätiologie

- Altersbedingte Makuladegeneration (AMD) als häufigste Form
- Risikofaktoren: Alter, genetische Veranlagung, Rauchen, UV-Licht-Exposition, Bluthochdruck
- Selten: juvenile Formen durch genetische Defekte oder Entzündungen

Pathophysiologie

- Ablagerung von Drusen (Proteine und Lipide) unter der Netzhaut
- Degeneration der Pigmentepithelschicht und Sinneszellen in der Makula
- Trockene Form: langsamer Abbau der Netzhautschichten
- Feuchte Form: Neubildung von Blutgefäßen unter der Netzhaut mit Flüssigkeitsaustritt und Blutungen

Diagnostik

- Anamnese: Sehstörungen, verzerrtes Sehen (Metamorphopsien), Leseschwierigkeiten
- Amsler-Gitter-Test zur Früherkennung
- Ophthalmoskopie: Sichtbarkeit von Drusen und Veränderungen der Makula
- Fluoreszenzangiographie und OCT zur Differenzierung der Formen

Symptome

- Verschwommenes und verzerrtes Sehen im zentralen Gesichtsfeld
- Schwierigkeiten beim Lesen und Erkennen von Gesichtern
- Farbwahrnehmungsstörungen
- Fortschreitender Sehverlust, oft beidseitig

Prognose

- Trockene Form verläuft langsam und schrittweise
- Feuchte Form rasch progredient mit schneller Sehverschlechterung
- Keine vollständige Heilung möglich, aber Therapien können Progression verlangsamen

Komplikationen

- Zentrale Erblindung bei fortgeschrittenem Verlauf
- Psychische Belastung durch Verlust der Selbstständigkeit
- Sekundäre Komplikationen wie Netzhautablösung oder Blutungen bei feuchter Form

Therapie

- Trockene Form: antioxidative Vitamine und Mineralstoffe zur Progressionsverlangsamung
- Feuchte Form: Injektionen von VEGF-Hemmern (Gefäßwachstumsfaktor-Inhibitoren) in das Auge
- Lasertherapie oder Photodynamische Therapie bei bestimmten Fällen
- Sehrehabilitation und Hilfsmittel bei Sehverlust

Spezielle Pflegeinterventionen

- Aufklärung über Erkrankung und Bedeutung der Therapieadhärenz
- Anleitung zur regelmäßigen Selbstkontrolle mit Amsler-Gitter
- Unterstützung bei der Nutzung von Sehhilfen
- Psychosoziale Begleitung zur Bewältigung der Seheinschränkung
- Förderung einer gesunden Lebensweise (Rauchstopp, UV-Schutz, ausgewogene Ernährung)
- Beobachtung auf Therapiekomplikationen und Nebenwirkungen

10.6 Mittelohrentzündung (Otitis media) [ICD-10: H65]

Definition

- Entzündung des Mittelohrs, das zwischen Trommelfell und Innenohr liegt
- Kann akut oder chronisch verlaufen
- Häufige Erkrankung vor allem bei Kindern

Ätiologie

- Bakterielle Infektion (z. B. Streptococcus pneumoniae, Haemophilus influenzae)
- Virale Infektion (z. B. Rhinoviren, Influenza)
- Folge von Erkältungen, Nasen-Rachen-Infekten, Allergien
- Anatomische Besonderheiten (z. B. verkürzter Eustachische-Röhren-Weg bei Kindern)

Pathophysiologie

- Verlegung der Ohrtrompete (Tuba auditiva) durch Schleimhautschwellung
- Sekretstau und Druckanstieg im Mittelohr
- Entzündliche Reaktion der Schleimhaut
- Mögliche Perforation des Trommelfells bei Druckanstieg
- Chronische Entzündungen können zu Gewebezerstörung führen

Diagnostik

- Anamnese: Ohrenschmerzen, Hörminderung, Fieber
- Otoskopie: gerötetes, vorgewölbtes Trommelfell oder Perforation
- Tympanometrie zur Druckmessung im Mittelohr
- Hörtests zur Funktionsbeurteilung

- Bei chronischem Verlauf Bildgebung (z. B. CT)

Symptome

- Plötzliche, stechende Ohrenschmerzen
- Druckgefühl im Ohr
- Hörminderung bis zur Taubheit auf betroffenem Ohr
- Fieber und allgemeines Krankheitsgefühl
- Ohrfluss bei Trommelfellperforation
- Reizung von angrenzenden Strukturen kann zu Kopfschmerzen führen

Prognose

- Akute Otitis media heilt meist komplikationslos aus
- Chronische Formen können bleibende Hörschäden verursachen
- Wiederkehrende Entzündungen können das Mittelohr und Gehörknöchelchen schädigen

Komplikationen

- Trommelfellperforation
- Mastoiditis (Entzündung des Warzenfortsatzes)
- Ausbreitung der Infektion auf das Innenohr oder Hirnhäute (Meningitis)
- Chronische Otitis media mit Hörverlust
- Labyrinthitis, Fazialisparese

Therapie

- Schmerz- und Fiebersenkung (z. B. Paracetamol, Ibuprofen)
- Antibiotische Behandlung bei bakterieller Infektion
- Abschwellende Nasentropfen zur Verbesserung der Belüftung
- Bei Trommelfellperforation oft spontane Heilung, ggf. operative Versorgung
- Bei chronischer Otitis chirurgische Maßnahmen (z. B. Paukenröhrchen)

Spezielle Pflegeinterventionen

- Unterstützung bei der Medikamenteneinnahme und Anwendung von Nasentropfen
- Schmerzkontrolle und Überwachung der Vitalzeichen
- Beratung zu Ruhe und Vermeidung von Wasserkontakt im Ohr
- Aufklärung über Symptome einer Komplikation (z. B. anhaltende Schmerzen, Fieber)
- Förderung der hygienischen Maßnahmen zur Infektionsprävention
- Begleitung bei der Vorbereitung und Nachsorge operativer Eingriffe

10.7 Otosklerose [ICD-10: H80]

Definition

- Chronisch fortschreitende Erkrankung des Mittelohres
- Verknöcherung und Versteifung der Gehörknöchelchen, vor allem des Steigbügels (Stapes)
- Führt zu schrittweisem Hörverlust durch Schallleitungsstörung

Ätiologie

- Genetische Prädisposition (familiäre Häufung)
- Hormonelle Faktoren, oft Beginn während oder nach Schwangerschaft
- Mögliche Beteiligung von Viren (z. B. Masern)
- Alter und Umweltfaktoren können Einfluss haben

Pathophysiologie

- Umbau des Knochengewebes am Steigbügelansatz
- Versteifung der Gehörknöchelchenkette
- Verminderte Schallweiterleitung vom Trommelfell zum Innenohr
- Sekundäre Innenohrbeteiligung möglich mit sensorineuralem Hörverlust

Diagnostik

- Anamnese: schleichender, meist einseitiger Hörverlust
- Tonaudiometrie: Luftleitungsschwerhörigkeit mit Luft-Knochen-Luft-Schallleitungsdifferenz
- Tympanometrie: verminderte Beweglichkeit des Trommelfells
- Bildgebung selten, z. B. CT bei unklaren Befunden
- Differentialdiagnose: Morbus Menière, Presbyakusis

Symptome

- Progredienter, meist einseitiger Hörverlust
- Tinnitus (Ohrgeräusche)
- Gelegentlich Schwindel oder Druckgefühl im Ohr
- Sprachverständnis oft beeinträchtigt

Prognose

- Verlauf langsam fortschreitend
- Hörverlust stabilisiert sich oft nach Jahren
- Therapie kann Hörvermögen verbessern, aber keine Heilung möglich

Komplikationen

- Vollständige Schallleitungsstörung im betroffenen Ohr
- Psychische Belastung durch Hörverlust und Tinnitus
- Soziale Isolation durch Kommunikationsprobleme

Therapie

- Hörgeräteversorgung zur Kompensation des Hörverlusts
- Operative Behandlung (Stapedotomie): Teilentfernung des Steigbügels und Einsetzen einer Prothese
- Nachsorge und Hörrehabilitation

Spezielle Pflegeinterventionen

- Aufklärung über Verlauf und Behandlungsmöglichkeiten
- Unterstützung bei der Anwendung von Hörhilfen
- Förderung der Kommunikation und sozialer Integration
- Beobachtung postoperativer Komplikationen (z. B. Schwindel, Infektionen)
- Psychosoziale Begleitung bei Anpassung an Hörverlust

10.8 Presbyopie (Alterssichtigkeit) [ICD-10: H52]

Definition

- Altersbedingte Verminderung der Fähigkeit des Auges, nahe Gegenstände scharf zu sehen
- Verlust der Elastizität der Linse und Schwäche des Ziliarmuskels
- Beginn meist ab dem 40. Lebensjahr

Ätiologie

- Natürlicher Alterungsprozess der Linse
- Veränderungen der Linse (Verhärtung, Verlust der Flexibilität)
- Verminderte Akkommodationsfähigkeit des Auges

Pathophysiologie

- Abnahme der Elastizität der Augenlinse
- Eingeschränkte Fähigkeit zur Krümmungsänderung der Linse zur Nahfokussierung
- Fehlende Anpassung der Brennweite für nahe Objekte

Diagnostik

- Anamnese: Beschwerden beim Lesen oder Arbeiten in der Nähe
- Sehschärfentest für Nahsicht (Lesetafeln)
- Refraktionsmessung beim Augenarzt
- Ausschluss anderer Augenerkrankungen

Symptome

- Verschwommenes Sehen in der Nähe
- Erhöhte Anstrengung und Ermüdung bei Naharbeit
- Kopfschmerzen und Augenbrennen bei längerer Nahsicht
- Abnahme der Lesefähigkeit ohne Lesebrille

Prognose

- Nicht heilbar, aber gut korrigierbar
- Fortschreitender Verlauf mit zunehmendem Alter

Komplikationen

- Sekundäre Beschwerden durch Überanstrengung der Augen
- Mögliche Verschlechterung anderer Sehprobleme durch unkorrektes Sehen

Therapie

- Korrektur durch Lesebrille oder Gleitsichtgläser
- Spezielle Kontaktlinsen für Nahsicht
- Anpassung der Arbeitsumgebung (gute Beleuchtung, Bildschirmposition)

Spezielle Pflegeinterventionen

- Beratung zur Nutzung von Sehhilfen
- Unterstützung bei der Anpassung an die Sehhilfe
- Anleitung zu augenschonendem Verhalten bei Naharbeit
- Aufklärung über regelmäßige augenärztliche Kontrollen
- Förderung einer optimalen Beleuchtung am Arbeitsplatz

10.9 Retinopathie [ICD-10: H36]

Definition

- Erkrankung der Netzhaut (Retina) mit Schädigung der Blutgefäße
- Führt zu Durchblutungsstörungen und Funktionsverlust der Netzhaut
- Häufig Folge von Diabetes mellitus (diabetische Retinopathie) oder Bluthochdruck (hypertensive Retinopathie)

Ätiologie

- Diabetes mellitus als häufigste Ursache
- Chronisch erhöhter Blutdruck (arterielle Hypertonie)
- Andere Ursachen: Gefäßerkrankungen, Thrombosen, Entzündungen

Pathophysiologie

- Schädigung der kleinen Blutgefäße der Netzhaut durch chronische Stoffwechsel- oder Druckbelastung
- Mikroaneurysmen, Gefäßverschlüsse und Blutungen
- Bildung neuer, oft fragiler Blutgefäße (Neovaskularisation)
- Netzhautödem und Ischämie (Durchblutungsmangel) führen zu Sehstörungen

Diagnostik

- Funduskopie (Untersuchung des Augenhintergrunds)
- Fluoreszenzangiographie zur Darstellung der Gefäße
- Optische Kohärenztomographie (OCT) zur Erfassung von Netzhautverdickungen
- Anamnese mit Blick auf Grunderkrankungen (Diabetes, Bluthochdruck)

Symptome

- Anfangs oft keine Beschwerden
- Verschwommenes Sehen, Gesichtsfeldausfälle
- Wahrnehmung von Blitzen oder Schatten
- Fortschreitender Sehverlust bis hin zur Erblindung bei schwerer Erkrankung

Prognose

- Frühzeitige Behandlung kann Progression verlangsamen oder stoppen
- Unbehandelt Risiko für bleibenden Sehverlust oder Erblindung
- Chronischer Verlauf mit möglichen Rückfällen

Komplikationen

- Netzhautablösung
- Glaskörperblutungen
- Neovaskuläre Glaukom-Formen
- Erblindung

Therapie

- Optimale Kontrolle der Grunderkrankungen (Blutzucker, Blutdruck)
- Laserkoagulation zur Verödung krankhafter Gefäße
- Injektionen von VEGF-Hemmern zur Hemmung der Gefäßneubildung
- Operative Maßnahmen bei Komplikationen (z. B. Vitrektomie)

Spezielle Pflegeinterventionen

- Aufklärung zur Bedeutung der Grunderkrankungskontrolle
- Unterstützung bei Medikamenteneinnahme und Lebensstiländerungen
- Beobachtung von Sehstörungen und frühzeitige Meldung
- Anleitung zur Selbstkontrolle der Sehfunktion
- Psychosoziale Unterstützung bei Seheinschränkungen
- Förderung regelmäßiger augenärztlicher Kontrolluntersuchungen

10.10 Tinnitus [ICD-10: H93]

Definition (s. auch ▶ Kap. 8.34)

- Wahrnehmung von Geräuschen (z. B. Pfeifen, Rauschen, Klingeln) ohne äußere Schallquelle
- Kann subjektiv (nur vom Betroffenen hörbar) oder objektiv (auch vom Untersucher wahrnehmbar) sein
- Akut oder chronisch

Ätiologie

- Hörstörungen (z. B. Lärmschaden, Altersschwerhörigkeit)
- Erkrankungen des Innen- oder Mittelohrs
- Gefäßveränderungen und Durchblutungsstörungen
- Stress, psychische Belastungen
- Medikamente mit ototoxischen Effekten

Pathophysiologie

- Fehlinterpretation von Nervenimpulsen im Hörsystem
- Überaktivität neuronaler Netzwerke im Gehirn
- Schädigung der Haarzellen in der Cochlea (Hörschnecke)
- Veränderungen in der zentralen Hörbahn

Diagnostik

- Anamnese: Beschreibung der Geräusche, Dauer, Auslöser
- Audiometrie zur Erfassung von Hörverlusten
- Bildgebung bei Verdacht auf strukturelle Ursachen
- Psychologische Diagnostik bei chronischem Tinnitus

Symptome

- Wahrnehmung von Tönen oder Geräuschen ohne äußere Quelle
- Beeinträchtigung des Schlafs und der Konzentration
- Psychische Begleitsymptome wie Angst, Depression, Reizbarkeit
- Ohrdruck oder Hörverlust begleitend möglich

Prognose

- Akuter Tinnitus heilt oft spontan
- Chronischer Tinnitus kann persistieren und die Lebensqualität stark beeinträchtigen
- Keine vollständige Heilung, symptomatische Behandlung möglich

Komplikationen

- Chronische psychische Belastung und Depression
- Schlafstörungen
- Soziale Isolation durch Einschränkungen im Alltag

Therapie

- Behandlung der zugrundeliegenden Ursache (z.B. Hörsturz)
- Geräuschtherapie (Maskierung durch Hintergrundgeräusche)
- Kognitive Verhaltenstherapie zur Bewältigung der Beschwerden
- Medikamentöse Behandlung bei Begleitsymptomen (z.B. Schlafmittel, Antidepressiva)
- Hörgeräte bei gleichzeitigem Hörverlust

Spezielle Pflegeinterventionen

- Aufklärung über die Erkrankung und Therapiemöglichkeiten
- Unterstützung bei der Nutzung von Hörhilfen und Geräuschtherapien
- Förderung von Entspannungsverfahren und Stressmanagement

11 Orthopädie und Rheumatologie

11.1 Arthrose [ICD-10: M15]

Definition

- Degenerative Gelenkerkrankung mit fortschreitendem Knorpelabbau
- Häufigste Form der Gelenkerkrankungen
- Führt zu Schmerzen und Bewegungseinschränkungen

Ätiologie

- Alterungsprozess
- Überbelastung der Gelenke (Übergewicht, Fehlstellungen)
- Gelenkverletzungen oder -operationen
- Genetische Faktoren
- Entzündliche Gelenkerkrankungen als Ursache

Pathophysiologie

- Abbau von hyalinem Gelenkknorpel
- Veränderung der Gelenkflüssigkeit und Knochenstruktur
- Bildung von Osteophyten (Knochenauswüchsen)
- Entzündliche Reaktionen sekundär

Diagnostik

- Anamnese: Belastungsschmerzen, Morgensteifigkeit kurz
- Klinische Untersuchung: Bewegungseinschränkung, Gelenkdeformitäten
- Röntgenbild: Gelenkspaltverschmälerung, Osteophyten
- Labor zur Ausschlussdiagnostik anderer Erkrankungen

Symptome

- Belastungsabhängige Gelenkschmerzen
- Gelenksteifigkeit, besonders morgens
- Bewegungseinschränkungen
- Gelenkgeräusche (Krepitationen)

- Schwellungen und Deformitäten

Prognose

- Chronisch progredient
- Keine Heilung, Therapie zur Symptomminderung
- Funktionsverlust bei fortgeschrittener Erkrankung

Komplikationen

- Gelenkdeformitäten
- Sekundäre Entzündungen
- Funktionseinschränkungen und Invalidität

Therapie

- Schmerztherapie (Analgetika, NSAR)
- Physiotherapie und Bewegung
- Gewichtsreduktion
- Operative Maßnahmen (Gelenkersatz) bei schweren Fällen

Spezielle Pflegeinterventionen

- Unterstützung bei Mobilitätsförderung und Schmerzmanagement
- Anleitung zu gelenkschonender Bewegung und Alltagshilfen
- Begleitung bei Gewichtsreduktion
- Beobachtung von Schmerz- und Bewegungsveränderungen
- Psychosoziale Unterstützung bei chronischer Erkrankung

11.2 Arthritis [ICD-10: M13]

Definition

- Entzündliche Erkrankung eines oder mehrerer Gelenke
- Unterschied zu Arthrose: Arthritis ist primär entzündlich, Arthrose degenerativ
- Akut oder chronisch möglich

Ätiologie

- Infektiöse Ursachen (bakteriell, viral)
- Autoimmunerkrankungen (z. B. rheumatoide Arthritis)
- Stoffwechselerkrankungen (z. B. Gicht)

- Posttraumatisch oder reaktiv

Pathophysiologie

- Entzündung der Gelenkinnenhaut (Synovialis)
- Produktion von entzündlichem Exsudat
- Schwellung, Schmerz und Gelenkfunktionseinschränkung
- Bei chronischer Form: Gelenkzerstörung durch synoviale Proliferation

Diagnostik

- Klinische Symptome: Gelenkschmerzen, Schwellung, Rötung, Überwärmung
- Labor: Entzündungsparameter (CRP, BSG), Rheumafaktoren
- Gelenkpunktion mit Analyse der Gelenkflüssigkeit
- Bildgebung: Röntgen, Ultraschall, MRT zur Beurteilung des Gelenkstatus

Symptome

- Gelenkschmerzen, besonders in Ruhe und nachts
- Schwellung und Überwärmung des betroffenen Gelenks
- Bewegungseinschränkung und Morgensteifigkeit über 1 Stunde
- Allgemeinsymptome bei systemischer Beteiligung (Fieber, Müdigkeit)

Prognose

- Akute Arthritis oft gut behandelbar
- Chronische Formen können zu irreversiblen Gelenkschäden führen
- Frühe Therapie verbessert Prognose deutlich

Komplikationen

- Gelenkzerstörung und Deformitäten
- Bewegungseinschränkungen bis zur Invalidität
- Sekundärinfektionen bei bakterieller Arthritis
- Systemische Komplikationen bei Autoimmunerkrankungen

Therapie

- Entzündungshemmende Medikamente (NSAR, Kortikosteroide)
- Basistherapeutika bei chronischen Formen (z. B. Methotrexat)
- Antibiotikatherapie bei bakterieller Ursache
- Physio- und Ergotherapie zur Erhaltung der Gelenkfunktion
- Operative Eingriffe bei Gelenkzerstörung

Spezielle Pflegeinterventionen

- Schmerzmanagement und Überwachung der Medikation
- Unterstützung bei Bewegung und Gelenkschutz
- Anleitung zu Schonung und Mobilisation im Wechsel
- Beobachtung von Nebenwirkungen der Medikamente
- Psychosoziale Begleitung bei chronischem Verlauf

11.3 Bandscheibenvorfall (Diskushernie) [ICD-10: M51]

Definition

- Vorwölbung oder Austritt von Bandscheibengewebe über die Bandscheibenränder hinaus
- Druck auf Nervenwurzeln oder Rückenmark
- Häufig in der Lenden- oder Halswirbelsäule

Ätiologie

- Degenerative Veränderungen der Bandscheibe durch Alterung
- Überlastung und Fehlbelastungen der Wirbelsäule
- Trauma oder plötzliche Belastung (z. B. Heben schwerer Lasten)
- Genetische Veranlagung

Pathophysiologie

- Einriss des Faserringes (Anulus fibrosus)
- Austritt des Gallertkerns (Nucleus pulposus)
- Kompression von Nervenwurzeln oder Rückenmark
- Entzündliche Reaktion und Schwellung um den Nerv

Diagnostik

- Anamnese: Rückenschmerzen, ausstrahlende Schmerzen in Arme oder Beine
- Neurologische Untersuchung: Sensibilitätsstörungen, Muskelkraftminderung, Reflexveränderungen
- Bildgebung: MRT als Goldstandard
- CT und Röntgen zur Beurteilung knöcherner Strukturen

Symptome

- Rückenschmerzen, meist einseitig
- Ausstrahlende Schmerzen (Ischias bei Lendenwirbelsäule)
- Sensibilitätsstörungen und Missempfindungen (Parästhesien)
- Muskelschwäche bis Lähmungen bei schwerer Kompression
- Einschränkung der Beweglichkeit

Prognose

- Viele Fälle bessern sich konservativ innerhalb von Wochen bis Monaten
- Bei anhaltender oder zunehmender neurologischer Beeinträchtigung OP notwendig
- Chronische Schmerzen können bleiben

Komplikationen

- Chronische Nervenschäden
- Cauda-Equina-Syndrom (medizinischer Notfall mit Blasen- und Mastdarmstörung)
- Dauerhafte Bewegungseinschränkungen

Therapie

- Konservativ: Schmerztherapie, Physiotherapie, Ruhephasen
- Injektionen (z. B. Kortikosteroide) zur Entzündungshemmung
- Operativ bei neurologischem Defizit oder Versagen konservativer Maßnahmen
- Rehabilitationsmaßnahmen nach OP oder Schmerzreduktion

Spezielle Pflegeinterventionen

- Schmerzbeobachtung und -dokumentation
- Mobilisationsförderung unter Beachtung der Schonung
- Anleitung zu rückengerechtem Verhalten und Haltungsschulung
- Überwachung neurologischer Symptome und frühzeitige Meldung bei Verschlechterung
- Psychosoziale Unterstützung bei chronischen Schmerzen

11.4 Bursitis (Schleimbeutelentzündung) [ICD-10: M70]

Definition

- Entzündung eines Schleimbeutels (Bursa), der als Polster zwischen Knochen, Sehnen und Muskeln dient
- Führt zu Schmerzen und Bewegungseinschränkungen im betroffenen Gelenk

Ätiologie

- Überlastung und wiederholte Reibung
- Akute oder chronische Verletzungen
- Infektionen (septische Bursitis)
- Begleiterkrankungen wie Rheuma oder Gicht

Pathophysiologie

- Entzündliche Reaktion mit Flüssigkeitsansammlung im Schleimbeutel
- Schwellung und Druckschmerz
- Bei chronischem Verlauf Verdickung der Bursa und Fibrose

Diagnostik

- Klinische Untersuchung: lokale Schwellung, Druck- und Bewegungsschmerz
- Sonographie zur Beurteilung der Flüssigkeitsansammlung
- Bei Verdacht auf Infektion: Punktion des Schleimbeutels mit Flüssigkeitsanalyse
- Laboruntersuchungen bei systemischen Entzündungen

Symptome

- Lokaler Schmerz, besonders bei Bewegung und Druck
- Schwellung und Rötung über dem betroffenen Schleimbeutel
- Eingeschränkte Beweglichkeit des Gelenks
- Bei Infektion Fieber und allgemeines Krankheitsgefühl

Prognose

- Akute Bursitis heilt oft mit Behandlung gut aus
- Chronische oder infizierte Formen können langwierig sein
- Ohne Behandlung kann es zu Verklebungen und Bewegungseinschränkungen kommen

Komplikationen

- Septische Ausbreitung bei bakterieller Infektion
- Chronische Entzündung mit Narbenbildung
- Funktionseinschränkungen und Schmerzen

Therapie

- Ruhigstellung und Entlastung des betroffenen Bereichs
- Entzündungshemmende Medikamente (NSAR)
- Kühlung zur Schmerzlinderung
- Punktion und Drainage bei Erguss oder Infektion
- Antibiotikatherapie bei bakterieller Ursache
- Physiotherapie zur Wiederherstellung der Funktion

Spezielle Pflegeinterventionen

- Beobachtung und Dokumentation von Schmerzen und Schwellungen
- Unterstützung bei Ruhigstellung und Lagerung
- Anleitung zu Kühlmaßnahmen und Medikamenteneinnahme
- Überwachung von Infektionszeichen und frühzeitige Meldung
- Förderung der Mobilisation nach Abklingen der Entzündung

11.5 Coxarthrose (Hüftgelenksarthrose) [ICD-10: M16]

Definition

- Degenerative Erkrankung des Hüftgelenks mit Knorpelabbau
- Führt zu Schmerzen und Bewegungseinschränkungen im Hüftbereich

Ätiologie

- Altersbedingter Verschleiß
- Fehlstellungen der Hüfte (z. B. Hüftdysplasie)
- Übergewicht und Überbelastung
- Vorherige Verletzungen oder Operationen
- Entzündliche Gelenkerkrankungen als Ursache

Pathophysiologie

- Abbau des hyalinen Gelenkknorpels im Hüftgelenk
- Verdickung und Verhärtung des subchondralen Knochens
- Osteophytenbildung an den Gelenkrändern
- Entzündliche Prozesse sekundär

Diagnostik

- Anamnese: belastungsabhängige Hüftschmerzen, Bewegungseinschränkung
- Klinische Untersuchung: eingeschränkte Hüftbeweglichkeit, Hinken
- Röntgen: Gelenkspaltverschmälerung, Osteophyten, Knochenzysten
- Ausschluss anderer Erkrankungen

Symptome

- Belastungsabhängige Schmerzen in der Leiste und Oberschenkel
- Morgensteifigkeit, die meist unter Bewegung nachlässt
- Bewegungseinschränkung, Hinken
- Muskelatrophie durch Schonung

Prognose

- Chronisch progredient
- Ohne Therapie zunehmende Funktionseinschränkung
- Endstadium mit Ruheschmerz und schwerer Behinderung

Komplikationen

- Gelenkdeformitäten
- Sekundäre Entzündungen
- Einschränkungen in der Mobilität bis zur Invalidität

Therapie

- Schmerzmedikation (NSAR, Analgetika)
- Physiotherapie zur Beweglichkeitserhaltung
- Gewichtsreduktion zur Entlastung des Gelenks
- Operative Versorgung (Hüftgelenksersatz) bei fortgeschrittener Arthrose
- Ergotherapie zur Alltagsbewältigung

Spezielle Pflegeinterventionen

- Unterstützung bei Mobilitätsförderung und Schmerzmanagement
- Anleitung zu gelenkschonender Bewegung und Nutzung von Hilfsmitteln
- Überwachung von Schmerzen und Beweglichkeit

- Begleitung bei postoperativer Mobilisation
- Psychosoziale Unterstützung bei chronischer Erkrankung

11.6 Fibromyalgie [ICD-10: M79]

Definition

- Chronisches Schmerzsyndrom mit diffusen, muskulären Schmerzen
- Charakteristisch sind Druckschmerzpunkte (Tender Points)
- Keine entzündlichen Veränderungen im Gewebe nachweisbar

Ätiologie

- Unklare Ursache, multifaktorielle Entstehung
- Genetische Veranlagung
- Psychosoziale Belastungen und Stress
- Störungen der Schmerzverarbeitung im zentralen Nervensystem
- Häufig bei Frauen mittleren Alters

Pathophysiologie

- Zentrale Sensibilisierung des Nervensystems, verminderte Schmerzhemmung
- Dysregulation von Neurotransmittern (Serotonin, Substanz P)
- Fehlregulation des autonomen Nervensystems
- Keine strukturellen Gewebeschäden

Diagnostik

- Anamnese: chronische, weit verbreitete Schmerzen über mindestens 3 Monate
- Klinische Untersuchung: Druckschmerz an definierten Punkten
- Ausschluss anderer Erkrankungen (Labor, Bildgebung)
- Anwendung von Diagnosekriterien (z. B. American College of Rheumatology)

Symptome

- Chronische, diffuse Muskelschmerzen
- Müdigkeit und Erschöpfung (Fatigue)
- Schlafstörungen und nicht erholsamer Schlaf
- Konzentrations- und Gedächtnisstörungen (sogenanntes Fibro-Fog)
- Depressive Verstimmungen und Angstzustände

Prognose

- Chronisch, verlaufsabhängig mit Phasen der Besserung und Verschlechterung
- Keine Heilung möglich, symptomorientierte Behandlung
- Lebensqualität kann stark beeinträchtigt sein

Komplikationen

- Chronische Schmerzen mit psychosozialen Folgen
- Eingeschränkte Leistungsfähigkeit und soziale Isolation
- Sekundäre Depressionen und Angststörungen

Therapie

- Multimodaler Ansatz: Schmerztherapie, Physiotherapie, Psychotherapie
- Medikamentöse Behandlung (Antidepressiva, Antikonvulsiva)
- Bewegungstherapie zur Verbesserung der Muskelkraft und Beweglichkeit
- Stressbewältigungstechniken und Entspannungsverfahren
- Schlafhygiene und Ergotherapie

Spezielle Pflegeinterventionen

- Empathische Begleitung und Schmerzmanagement
- Unterstützung bei Alltagsaktivitäten und Energieressourcenplanung
- Anleitung zu Bewegungs- und Entspannungstechniken
- Beobachtung von psychischen Veränderungen und Förderung der psychosozialen Stabilität
- Förderung der Schlafqualität durch gezielte Maßnahmen

11.7 Frakturen (Knochenbrüche) [ICD-10: S52 für Spezifische Frakturen, allgemein: S00–S99]

Definition

- Unterbrechung der Knochenkontinuität durch Gewalteinwirkung oder pathologische Prozesse
- Kann offen (mit Hautdurchbruch) oder geschlossen sein

Ätiologie

- Traumatische Ursachen: Stürze, Unfälle, direkte Gewalt
- Pathologische Frakturen durch Knochenerkrankungen (Osteoporose, Tumoren)
- Ermüdungsfrakturen durch chronische Überbelastung

Pathophysiologie

- Mechanische Zerstörung der Knochenstruktur
- Verletzung von Blutgefäßen und umliegendem Gewebe
- Einleitung des Heilungsprozesses mit Entzündungsreaktion und Knochenneubildung

Diagnostik

- Anamnese des Unfallhergangs
- Klinische Untersuchung: Fehlstellung, Schwellung, Schmerzen, Bewegungseinschränkung
- Bildgebung: Röntgen als Standard, ggf. CT oder MRT bei komplexen Frakturen

Symptome

- Starke Schmerzen an der Bruchstelle
- Schwellung, Bluterguss (Hämatom)
- Fehlstellung und abnorme Beweglichkeit
- Funktionseinschränkung bis Unfähigkeit zur Belastung

Prognose

- Gute Heilung bei adäquater Versorgung und Immobilisierung
- Komplikationen können Heilungsverzögerung oder Nicht-Heilung sein
- Abhängig von Bruchtyp, Patientenzustand und Therapie

Komplikationen

- Infektionen bei offenen Frakturen
- Kompartmentsyndrom durch Gewebeschwellung
- Nicht- oder Fehlheilung (Pseudarthrose)
- Thrombose und Embolien bei Immobilität

Therapie

- Ruhigstellung mittels Gips, Schiene oder Operation mit Osteosynthese
- Schmerztherapie
- Frühzeitige Mobilisation und Physiotherapie nach Heilungsbeginn
- Wundversorgung bei offenen Frakturen

- Thromboseprophylaxe

Spezielle Pflegeinterventionen

- Überwachung von Schmerz und Durchblutung distal der Fraktur
- Beobachtung von Komplikationszeichen (Schwellung, Schmerzen, Sensibilitätsstörungen)
- Unterstützung bei Mobilisation und Lagerung
- Anleitung zur Thromboseprophylaxe und Atemtherapie
- Psychosoziale Betreuung bei längerer Immobilität

11.8 Gonarthrose (Kniegelenksarthrose) [ICD-10: M17]

Definition

- Degenerative Erkrankung des Kniegelenks mit Abbau des Gelenkknorpels
- Führt zu Schmerzen, Schwellung und Bewegungseinschränkung

Ätiologie

- Alterungsprozesse und Verschleiß
- Übergewicht und Überbelastung des Knies
- Frühere Verletzungen (Meniskusriss, Bänderverletzungen)
- Fehlstellungen der Beine (z. B. O-Beine)
- Genetische Faktoren

Pathophysiologie

- Abbau des hyalinen Knorpels im Kniegelenk
- Vermehrte Knochenneubildung (Osteophyten)
- Verdickung der Gelenkkapsel und Entzündung der Synovialmembran
- Einschränkung der Gelenkbeweglichkeit

Diagnostik

- Anamnese: Belastungsschmerzen, Steifigkeit
- Klinische Untersuchung: Bewegungseinschränkung, Schwellung, Gelenkerguss
- Röntgenbild zur Beurteilung des Gelenkspalts und Osteophyten
- Ausschluss anderer Erkrankungen

Symptome

- Belastungsabhängige Schmerzen im Knie
- Morgensteifigkeit, die sich bei Bewegung bessert
- Schwellung und Gelenkerguss
- Bewegungseinschränkung und Hinken
- Knirsch- oder Reibegeräusche bei Bewegung

Prognose

- Chronisch progredient, keine Heilung möglich
- Zunehmende Funktionseinschränkung
- Bei schweren Verläufen Beeinträchtigung der Lebensqualität

Komplikationen

- Gelenkdeformitäten
- Chronische Schmerzen
- Bewegungseinschränkungen bis zur Invalidität

Therapie

- Schmerztherapie mit NSAR und Analgetika
- Physiotherapie zur Beweglichkeitserhaltung und Muskelstärkung
- Gewichtsreduktion zur Entlastung des Gelenks
- Einsatz von Orthesen und Gehstützen
- Operative Eingriffe (Arthroskopie, Knieprothese) bei fortgeschrittener Arthrose

Spezielle Pflegeinterventionen

- Unterstützung bei Mobilisation und Schmerzmanagement
- Anleitung zu gelenkschonender Bewegung und Nutzung von Hilfsmitteln
- Beobachtung von Schmerzen und Funktion
- Begleitung bei Rehabilitation und Training
- Psychosoziale Unterstützung bei chronischer Erkrankung

11.9 Gicht (Hyperurikämie mit Gelenkbeteiligung) [ICD-10: M10]

Definition (s. auch ► Kap. 2.7)

- Stoffwechselerkrankung mit Ablagerung von Harnsäurekristallen in Gelenken und Geweben
- Führt zu akuten schmerzhaften Entzündungen (Gichtanfällen)

Ätiologie

- Überproduktion oder verminderte Ausscheidung von Harnsäure
- Ernährung mit hohem Purinanteil (Fleisch, Alkohol)
- Übergewicht und metabolisches Syndrom
- Genetische Veranlagung
- Begleiterkrankungen (Nierenerkrankungen, Diabetes)

Pathophysiologie

- Erhöhte Harnsäure im Blut (Hyperurikämie)
- Kristallisation von Harnsäure und Ablagerung in Gelenken
- Immunreaktion mit Entzündung und Schmerzen
- Chronische Gicht führt zu Gelenkzerstörung und Nierenbeteiligung

Diagnostik

- Anamnese: plötzliche, starke Gelenkschmerzen, meist nachts
- Klinische Untersuchung: Rötung, Schwellung, Überwärmung des betroffenen Gelenks
- Labor: erhöhter Harnsäurespiegel, Entzündungsparameter
- Gelenkpunktion mit Nachweis von Harnsäurekristallen
- Bildgebung: Röntgen bei chronischer Gicht mit Gelenkveränderungen

Symptome

- Akute, starke Schmerzen, meist im Großzehengrundgelenk (Podagra)
- Rötung, Schwellung, Überwärmung und Bewegungseinschränkung
- Fieber und allgemeines Krankheitsgefühl möglich
- Chronische Gelenkverformungen und Tophi (Harnsäureablagerungen)

Prognose

- Akute Anfälle gut behandelbar
- Ohne Therapie chronische Gelenkschäden und Nierenprobleme möglich

- Lebenslange Therapie zur Harnsäuresenkung oft erforderlich

Komplikationen

- Chronische Arthritis mit Gelenkzerstörung
- Nierensteine und Niereninsuffizienz
- Tophi an Haut und Weichteilen
- Sekundäre Infektionen bei Hautdurchbruch

Therapie

- Akutbehandlung mit NSAR, Kortikosteroiden, Colchicin
- Langzeittherapie mit Harnsäuresenkern (Allopurinol)
- Ernährungsumstellung (purinarme Kost, Alkoholverzicht)
- Behandlung von Begleiterkrankungen
- Schmerz- und Entzündungsmanagement

Spezielle Pflegeinterventionen

- Schmerzerfassung und -dokumentation
- Unterstützung bei Medikamenteneinnahme und Ernährungsberatung
- Anleitung zu Bewegungs- und Schonungstechniken
- Überwachung auf Komplikationen wie Infektionen oder Nierenprobleme
- Psychosoziale Unterstützung bei chronischer Erkrankung

11.10 Hüftdysplasie (Fehlentwicklung des Hüftgelenks) [ICD-10: Q65]

Definition

- Angeborene oder frühkindliche Fehlbildung des Hüftgelenks
- Unvollständige oder fehlende Überdachung des Hüftkopfes durch die Hüftpfanne
- Führt zu Instabilität und erhöhter Luxationsgefahr

Ätiologie

- Genetische Faktoren und familiäre Häufung
- Lageanomalien im Mutterleib (Steißlage)
- Enge Wickeltechniken bei Säuglingen
- Hormonelle Einflüsse während der Schwangerschaft

- Geschlecht (häufiger bei Mädchen)

Pathophysiologie

- Fehlentwicklung der knöchernen und ligamentären Strukturen des Hüftgelenks
- Instabilität mit Subluxation oder Luxation des Hüftkopfes
- Sekundäre Veränderungen im Gelenkknorpel und Knochen bei Nichtbehandlung

Diagnostik

- Klinische Untersuchung bei Neugeborenen (Ortolani- und Barlow-Test)
- Ultraschall der Hüfte (Sonographie) in den ersten Lebenswochen
- Röntgenuntersuchung bei älteren Säuglingen und Kindern
- Beobachtung von Gangbildveränderungen

Symptome

- Asymmetrische Hautfalten an den Oberschenkeln und Gesäß
- Einschränkung der Hüftbeweglichkeit
- Positiver Ortolani- oder Barlow-Test bei Säuglingen
- Später Trendelenburg-Gang oder Hinken
- Schmerzen meist erst im späteren Verlauf

Prognose

- Sehr gute Heilungschancen bei frühzeitiger Diagnose und Behandlung
- Ohne Therapie drohen Hüftgelenksarthrose und dauerhafte Behinderung
- Späte Diagnosen erschweren Behandlung und verschlechtern Prognose

Komplikationen

- Hüftluxation mit Gelenkinstabilität
- Entwicklung einer Coxarthrose im Erwachsenenalter
- Beweglichkeitseinschränkungen
- Operative Eingriffe bei verspäteter Diagnose

Therapie

- Konservative Behandlung mit Spreizbehandlung (z. B. Pavlik-Bandage) im Säuglingsalter
- Physiotherapie zur Muskelkräftigung und Beweglichkeit
- Bei Versagen operative Korrekturen (Reposition, Beckenosteotomie)
- Langzeitkontrollen zur Sicherstellung der Gelenkfunktion

Spezielle Pflegeinterventionen

- Anleitung und Unterstützung der Eltern bei der Bandagen- und Lagerungstherapie
- Beobachtung der Haut auf Druckstellen und Durchblutungsstörungen
- Förderung altersgerechter Bewegungsentwicklung
- Überwachung der Schmerzsymptomatik nach operativen Maßnahmen
- Psychosoziale Begleitung von Kind und Familie

11.11 Meniskusschaden [ICD-10: M23]

Definition

- Verletzung oder Degeneration des Meniskus im Kniegelenk
- Meniskus sind faserknorpelige Strukturen zur Stoßdämpfung und Stabilisierung

Ätiologie

- Traumatische Ursachen (Verdrehungen, Stürze)
- Degenerative Veränderungen bei älteren Personen
- Überbelastung oder Fehlbelastung des Knies
- Begleitverletzungen wie Kreuzbandrisse

Pathophysiologie

- Riss oder Abnutzung des Meniskusgewebes
- Mechanische Behinderung durch freie Meniskusteile
- Entzündliche Reaktion durch Gelenkerguss und Reizung der Synovialmembran

Diagnostik

- Anamnese: Schmerzen, Blockaden, Schwellungen
- Klinische Tests (McMurray-Test, Apley-Test)
- Bildgebung: MRT zur Darstellung von Meniskusschäden
- Ausschluss anderer Kniepathologien

Symptome

- Schmerzen im Knie, insbesondere bei Belastung und Drehbewegungen
- Gelenkblockaden oder -klemmen
- Schwellung und Ergussbildung
- Bewegungseinschränkungen und Instabilitätsgefühl

Prognose

- Abhängig von Ausmaß und Lokalisation des Schadens
- Teilweise gute Heilungschancen bei operativer oder konservativer Behandlung
- Chronische Beschwerden bei unbehandelten Schäden möglich

Komplikationen

- Chronische Gelenkinstabilität
- Entwicklung einer sekundären Arthrose
- Wiederkehrende Blockaden und Schmerzen

Therapie

- Konservativ: Physiotherapie, Schmerzmedikation, Entlastung
- Operativ: Arthroskopische Meniskusnaht oder Teilresektion
- Rehabilitation zur Wiederherstellung der Gelenkfunktion
- Schmerzmanagement und physikalische Maßnahmen

Spezielle Pflegeinterventionen

- Überwachung von Schmerzen und Schwellungen
- Unterstützung bei Mobilisation und Gehtraining
- Anleitung zu Schonung und Belastungsdosierung
- Beobachtung postoperativer Komplikationen
- Förderung der Eigenständigkeit und Motivation zur Rehabilitation

11.12 Morbus Bechterew (Spondylitis ankylosans) [ICD-10: M45]

Definition

- Chronisch-entzündliche Erkrankung der Wirbelsäule und der Sakroiliakalgelenke (Kreuz-Darmbein-Gelenke)
- Führt zu Versteifung (Ankylose) und Bewegungseinschränkung

Ätiologie

- Genetische Prädisposition, insbesondere HLA-B27-Gen
- Umweltfaktoren können Krankheit auslösen oder beeinflussen
- Immunologisch vermittelte Entzündung

Pathophysiologie

- Entzündung der Wirbelgelenke und Bandansätze (Enthesen)
- Verknöcherung und Verwachsung der Wirbelkörper (Ankylose)
- Einschränkung der Beweglichkeit, Verkrümmung der Wirbelsäule

Diagnostik

- Anamnese: Rückenschmerzen, Morgensteifigkeit
- Klinische Untersuchung: Bewegungseinschränkung der Wirbelsäule
- Bildgebung: Röntgen, MRT zur Darstellung von Entzündungen und Verknöcherungen
- Labor: Nachweis von HLA-B27, Entzündungswerte (CRP, BSG)

Symptome

- Chronische Rückenschmerzen, besonders nachts und morgens
- Morgensteifigkeit, die sich durch Bewegung bessert
- Verminderte Beweglichkeit der Wirbelsäule
- In fortgeschrittenen Stadien Verkrümmung und Haltungsschäden
- Müdigkeit und allgemeines Krankheitsgefühl

Prognose

- Verlauf meist chronisch mit Phasen der Besserung und Verschlechterung
- Keine Heilung möglich, aber Verlauf kann gebremst werden
- Lebensqualität hängt von Therapie und Aktivitätsniveau ab

Komplikationen

- Versteifung der Wirbelsäule
- Atemprobleme durch Beteiligung des Brustkorbs
- Sekundäre Arthritis anderer Gelenke
- Funktionseinschränkungen und Behinderungen

Therapie

- Entzündungshemmende Medikamente (NSAR)
- Physiotherapie zur Erhaltung der Beweglichkeit
- Biologika bei schweren Verläufen
- Schmerztherapie
- Schulung zu Haltung und Bewegung

Spezielle Pflegeinterventionen

- Anleitung zu regelmäßiger Bewegung und Haltungsschulung
- Unterstützung bei Schmerzmanagement und Medikamenteneinnahme
- Überwachung der Atemfunktion und Mobilität
- Förderung der Selbstständigkeit
- Psychosoziale Begleitung bei chronischer Erkrankung

11.13 Osteochondrose (Erkrankung der Knochen-Knorpel-Übergangszone) [ICD-10: M42]

Definition

- Erkrankung der Wachstums- und Umwandlungszonen von Knochen und Knorpel
- Führt zu Störungen der Knochenentwicklung, häufig bei Kindern und Jugendlichen

Ätiologie

- Durchblutungsstörungen im Knochen
- Mechanische Überlastung oder Fehlbelastung
- Genetische Faktoren
- Traumata oder wiederholte Mikroverletzungen

Pathophysiologie

- Nekrose (Absterben) von Knochengewebe im Wachstumsbereich
- Abbau von Knochen und Knorpel mit nachfolgender Reparatur
- Kann zu Deformitäten und Wachstumsstörungen führen

Diagnostik

- Anamnese: Belastungsschmerzen, Bewegungseinschränkungen
- Klinische Untersuchung: Druckschmerz, Schwellungen
- Röntgen zur Darstellung von Knochenveränderungen
- MRT bei unklaren Befunden zur Beurteilung von Weichteilen und Knorpel

Symptome

- Lokale Schmerzen bei Belastung
- Schwellung und Bewegungseinschränkung
- Gangveränderungen bei betroffenen Extremitäten
- Je nach Lokalisation unterschiedliche Beschwerden

Prognose

- Meist gut bei frühzeitiger Behandlung
- Spätfolgen können Wachstumsstörungen und Arthrose sein
- Verlauf abhängig von Schwere und Lokalisation

Komplikationen

- Chronische Schmerzen
- Deformitäten der betroffenen Knochen
- Entwicklung einer sekundären Arthrose
- Bewegungseinschränkungen

Therapie

- Schonung und Entlastung der betroffenen Region
- Physiotherapie zur Erhaltung der Beweglichkeit
- Schmerztherapie
- Operative Maßnahmen bei schwerwiegenden Deformitäten
- Langzeitkontrollen zur Beurteilung des Heilungsverlaufs

Spezielle Pflegeinterventionen

- Beobachtung von Schmerzen und Beweglichkeit
- Unterstützung bei Mobilisation und Aktivitätsanpassung
- Anleitung zu physiotherapeutischen Übungen
- Überwachung postoperativer Zustände bei operativen Eingriffen
- Psychosoziale Unterstützung, insbesondere bei chronischen Verläufen

11.14 Osteoporose (Knochenschwund) [ICD-10: M81]

Definition

- Systemische Skeletterkrankung mit verringerter Knochendichte und verschlechterter Knochenstruktur

- Erhöhtes Risiko für Knochenbrüche (Frakturen)

Ätiologie

- Primäre Osteoporose (Altersbedingt, postmenopausal)
- Sekundäre Osteoporose durch Medikamente (z. B. Kortikosteroide), chronische Erkrankungen (Rheuma, Niereninsuffizienz)
- Mangel an Kalzium und Vitamin D
- Bewegungsmangel und hormonelle Veränderungen

Pathophysiologie

- Ungleichgewicht zwischen Knochenaufbau (Osteoblasten) und Knochenabbau (Osteoklasten)
- Abnahme der Knochensubstanz und Verschlechterung der Knochenarchitektur
- Verminderte Festigkeit und erhöhte Bruchanfälligkeit

Diagnostik

- Anamnese: Schmerzen, Frakturanamnese
- Knochendichtemessung (DXA) zur Bestimmung der Knochendichte
- Röntgen bei Frakturen
- Labor: Kalzium, Vitamin-D-Spiegel, Knochenstoffwechselmarker

Symptome

- Oft lange symptomlos
- Schmerzen, besonders im Bereich der Wirbelsäule
- Haltungsschäden (Rundrücken)
- Spontanfrakturen, besonders Wirbelkörper, Hüfte und Unterarm

Prognose

- Chronische Erkrankung mit fortschreitendem Knochenverlust
- Erhöhte Morbidität durch Frakturen und deren Folgen
- Lebensqualität kann durch frühzeitige Therapie verbessert werden

Komplikationen

- Wirbelkörperfrakturen mit Schmerzen und Deformitäten
- Hüftfrakturen mit Immobilität und erhöhter Sterblichkeit
- Chronische Schmerzen und Bewegungseinschränkungen

Therapie

- Medikamentöse Behandlung (Bisphosphonate, Calcium, Vitamin D, ggf. Hormone)
- Bewegungstherapie zur Knochenerhaltung und Sturzprophylaxe
- Ernährung mit kalziumreicher Kost
- Schmerzmanagement und Physiotherapie
- Sturzvermeidung durch Wohnraumanpassung

Spezielle Pflegeinterventionen

- Sturzprävention und Sicherstellung einer sicheren Umgebung
- Anleitung zur Einnahme von Medikamenten und Nahrungsergänzung
- Unterstützung bei Mobilisation und Bewegungsübungen
- Beobachtung von Schmerzen und Fraktursymptomen
- Beratung zu Ernährung und Lebensstil

11.15 Polyarthritis (entzündliche Gelenkerkrankung mehrerer Gelenke) [ICD-10: M13]

Definition

- Chronisch-entzündliche Erkrankung, die mehrere Gelenke gleichzeitig betrifft
- Kann verschiedene Ursachen haben, z. B. rheumatoide Arthritis

Ätiologie

- Autoimmunreaktionen mit Entzündung der Gelenkinnenhaut (Synovialitis)
- Genetische Prädisposition
- Umweltfaktoren wie Infektionen oder Rauchen
- Hormonelle Einflüsse

Pathophysiologie

- Entzündliche Veränderungen der Synovialmembran
- Zerstörung von Knorpel und Knochen durch Immunzellen und Enzyme
- Gelenkerguss, Schwellung und Schmerz
- Funktionseinschränkungen durch Deformierungen

Diagnostik

- Anamnese: Gelenkschmerzen, Schwellungen, Morgensteifigkeit
- Klinische Untersuchung: Gelenkerguss, Bewegungseinschränkungen
- Labor: Rheumafaktoren, Anti-CCP-Antikörper, Entzündungsmarker (CRP, BSG)
- Bildgebung: Röntgen, Ultraschall, MRT zur Gelenkbeurteilung

Symptome

- Schmerzende, geschwollene und überwärmte Gelenke
- Morgensteifigkeit über 1 Stunde
- Symmetrischer Befall mehrerer Gelenke
- Allgemeinsymptome wie Müdigkeit und Fieber

Prognose

- Chronischer Verlauf mit Schüben und Remissionen
- Ohne Behandlung progressive Gelenkschäden und Funktionseinschränkungen
- Verbesserte Prognose durch frühzeitige Therapie

Komplikationen

- Gelenkdeformitäten und -zerstörung
- Funktionseinschränkungen und Behinderungen
- Sekundäre Osteoporose durch Immobilisation und Medikamente
- Systemische Manifestationen (Herz, Lunge, Augen)

Therapie

- Medikamentös: NSAR, Basistherapeutika (Methotrexat), Biologika
- Physiotherapie zur Gelenkfunktionserhaltung
- Ergotherapie zur Anpassung des Alltags
- Schmerzmanagement
- Regelmäßige Kontrolle und Anpassung der Therapie

Spezielle Pflegeinterventionen

- Unterstützung bei Medikamenteneinnahme und Nebenwirkungsmanagement
- Anleitung zu gelenkschonenden Bewegungen und Hilfsmitteln
- Förderung von Selbstmanagement und Schmerzbewältigung
- Beobachtung von Krankheitsaktivität und Funktion
- Psychosoziale Begleitung bei chronischer Erkrankung

11.16 Rheumatoide Arthritis (RA) [ICD-10: M05]

Definition

- Chronisch-entzündliche Systemerkrankung mit symmetrischer Polyarthritis
- Primär Befall der kleinen und mittleren Gelenke, häufig mit systemischen Manifestationen

Ätiologie

- Autoimmunerkrankung mit genetischer Prädisposition (z. B. HLA-DR4)
- Umweltfaktoren (Rauchen, Infektionen) als Auslöser
- Fehlregulierte Immunantwort mit Produktion von Autoantikörpern (Rheumafaktor, Anti-CCP)

Pathophysiologie

- Entzündung der Synovialmembran (Synovitis) mit Pannusbildung
- Zerstörung von Knorpel und Knochen durch entzündliche Zellen und Enzyme
- Gelenkerguss, Schwellung, Schmerz und Bewegungseinschränkung
- Systemische Beteiligung (Herz, Lunge, Gefäße) möglich

Diagnostik

- Anamnese: Gelenkschmerzen, Morgensteifigkeit, Müdigkeit
- Klinische Untersuchung: geschwollene, überwärmte Gelenke, Bewegungseinschränkungen
- Labor: Rheumafaktor, Anti-CCP-Antikörper, Entzündungsmarker (CRP, BSG)
- Bildgebung: Röntgen, Ultraschall, MRT zur Gelenkbeurteilung
- EULAR-Kriterien für Diagnose

Symptome

- Schmerzen und Schwellungen vor allem in Händen und Füßen
- Morgensteifigkeit über 1 Stunde
- Gelenkdeformitäten bei fortgeschrittenem Verlauf
- Allgemeinsymptome wie Müdigkeit, Gewichtsverlust, Fieber

Prognose

- Chronischer Verlauf mit Schüben und Remissionen
- Ohne Behandlung rascher Gelenkzerstörung und Behinderung
- Verbesserte Prognose durch frühzeitige und konsequente Therapie

Komplikationen

- Gelenkzerstörung und Deformitäten
- Funktionsverlust und Behinderungen
- Sekundäre Osteoporose durch Immobilität und Medikamente
- Systemische Komplikationen (Herz-Kreislauf-Erkrankungen, Lungenfibrose)

Therapie

- Basistherapeutika (Methotrexat, Sulfasalazin)
- Biologika bei unzureichendem Ansprechen
- NSAR und Glukokortikoide zur Symptomkontrolle
- Physiotherapie und Ergotherapie
- Regelmäßige Verlaufskontrolle und Anpassung der Therapie

Spezielle Pflegeinterventionen

- Unterstützung bei Medikamenteneinnahme und Beobachtung von Nebenwirkungen
- Anleitung zu gelenkschonenden Bewegungen und Hilfsmitteln
- Förderung der Selbstständigkeit und Schmerzbewältigung
- Überwachung der Krankheitsaktivität und Funktion
- Psychosoziale Begleitung und Motivation zur Therapieadhärenz

11.17 Spondylose (degenerative Erkrankung der Wirbelsäule) [ICD-10: M47]

Definition

- Chronisch-degenerative Veränderungen an Wirbelkörpern und Bandscheiben
- Führt zu Wirbelsäulenversteifung und Bewegungseinschränkung

Ätiologie

- Altersbedingter Verschleiß (Degeneration)
- Mechanische Überlastung und Fehlhaltungen
- Genetische Prädisposition
- Verletzungen und Entzündungen

Pathophysiologie

- Abbau und Austrocknung der Bandscheiben (Degeneration)
- Bildung von Knochenspornen (Osteophyten) an Wirbelkörpern
- Einengung der Nervenwurzeln durch knöcherne Veränderungen
- Entzündliche Prozesse durch mechanische Reizung

Diagnostik

- Anamnese: Rückenschmerzen, Bewegungseinschränkungen
- Klinische Untersuchung: Haltung, Beweglichkeit, neurologische Symptome
- Bildgebung: Röntgen, MRT zur Darstellung von Bandscheiben und Nerven
- Neurologische Tests bei Verdacht auf Nervenirritationen

Symptome

- Chronische Rückenschmerzen, meist belastungsabhängig
- Bewegungseinschränkungen der Wirbelsäule
- Muskelverspannungen
- Neurologische Ausfälle (Kribbeln, Taubheitsgefühle) bei Nervenwurzeleinengung

Prognose

- Chronischer Verlauf mit wechselnder Intensität der Beschwerden
- Verschlechterung bei fehlender Behandlung möglich
- Lebensqualität kann durch Therapie verbessert werden

Komplikationen

- Chronische Schmerzen und Bewegungseinschränkungen
- Nervenschäden mit Sensibilitätsstörungen oder Muskelschwäche
- Haltungsschäden und Fehlbelastungen

Therapie

- Schmerztherapie (NSAR, Physiotherapie)
- Bewegungstherapie zur Muskelstärkung und Haltungskorrektur
- Ergonomische Beratung zur Arbeitsplatzgestaltung
- In schweren Fällen operative Maßnahmen (Dekompression)
- Psychosoziale Unterstützung bei chronischen Schmerzen

Spezielle Pflegeinterventionen

- Unterstützung bei Mobilisation und Bewegungstherapie
- Anleitung zu rückenschonendem Verhalten und Haltungstraining

- Schmerzbeobachtung und -dokumentation
- Förderung von Eigenaktivität und Selbstmanagement
- Psychosoziale Begleitung und Motivation

11.18 Zerrung (Distorsion oder Überdehnung von Muskeln, Sehnen oder Bändern) [ICD-10: S39]

Definition

- Verletzung durch Überdehnung oder teilweisen Riss von Muskeln, Sehnen oder Bändern
- Führt zu Schmerzen, Schwellung und Bewegungseinschränkung

Ätiologie

- Plötzliche, unkontrollierte Bewegungen oder Überlastung
- Ungeeignete Bewegungstechniken
- Muskelschwäche oder mangelnde Aufwärmung vor Belastung
- Traumatische Ereignisse

Pathophysiologie

- Überdehnung von Muskel- oder Bandstrukturen mit Mikrorissen
- Entzündungsreaktion durch Gewebeschädigung
- Ödem und Blutergussbildung
- Schmerzreizung der umliegenden Nervenenden

Diagnostik

- Anamnese: Unfallhergang, Schmerzbeschreibung
- Klinische Untersuchung: Druckschmerz, Schwellung, Bewegungseinschränkung
- Bildgebung selten erforderlich, ggf. Ultraschall oder MRT bei unklaren Fällen

Symptome

- Plötzlicher Schmerz im betroffenen Bereich
- Schwellung und Bluterguss (Hämatom)
- Bewegungseinschränkung durch Schmerz und Muskelspasmus
- Lokale Überwärmung

Prognose

- Meist gut bei frühzeitiger Behandlung und Schonung
- Vollständige Heilung innerhalb von Wochen möglich
- Risiko für Chronifizierung bei wiederholter Verletzung oder Fehlbehandlung

Komplikationen

- Chronische Instabilität oder Schmerzen
- Narbenbildung und Bewegungseinschränkungen
- Sekundäre Muskelverspannungen

Therapie

- Akut: Ruhe, Kühlung, Kompression, Hochlagerung (PECH-Regel)
- Schmerzmedikation (NSAR)
- Physiotherapie zur Wiederherstellung der Funktion
- In schweren Fällen operative Versorgung

Spezielle Pflegeinterventionen

- Anleitung und Unterstützung bei Schonung und Kühlung
- Beobachtung von Schmerzen und Schwellung
- Förderung schrittweiser Mobilisation und Bewegungsübungen
- Beratung zu Vermeidung erneuter Verletzungen
- Psychologische Unterstützung bei längerem Heilungsverlauf

12 Pädiatrie und Humangenetik

12.1 Fragiles-X-Syndrom (Erbkrankheit mit geistiger Behinderung) [ICD-10: Q99]

Definition

- X-chromosomal vererbte genetische Erkrankung
- Häufigste erbliche Form geistiger Behinderung bei Jungen

Ätiologie

- Mutation im FMR1-Gen auf dem X-Chromosom
- CGG-Trinukleotid-Repeat-Expansion mit gestörter Proteinproduktion

Pathophysiologie

- Fehlende Synthese des FMRP-Proteins, wichtig für Gehirnentwicklung
- Störung der neuronalen Vernetzung und Signalübertragung

Diagnostik

- Familienanamnese, klinische Symptome
- Molekulargenetische Tests (PCR, Southern Blot)
- Entwicklungs- und Intelligenztests

Symptome

- Geistige Behinderung mit Lernschwierigkeiten
- Charakteristische Gesichtsmerkmale (große Ohren, langes Gesicht)
- Verhaltensauffälligkeiten wie Hyperaktivität, soziale Ängste
- Motorische Entwicklungsverzögerungen

Prognose

- Lebenslange Behinderung, individuell unterschiedlich schwer
- Unterstützende Therapien verbessern Lebensqualität

Komplikationen

- Verhaltensstörungen und soziale Isolation
- Sekundäre psychische Erkrankungen (Depression, Angst)

Therapie

- Frühförderung und integrative Bildung
- Verhaltenstherapie und psychosoziale Unterstützung
- Symptomorientierte medikamentöse Behandlung

Spezielle Pflegeinterventionen

- Förderung von Selbstständigkeit und Kommunikation
- Unterstützung bei Alltagsbewältigung
- Angehörigenberatung und Entlastung
- Beobachtung von Verhaltensänderungen

12.2 Klinefelter-Syndrom (männlicher Hypogonadismus durch zusätzliche X-Chromosomen) [ICD-10: Q98]

Definition

- Chromosomale Erkrankung mit mindestens einem zusätzlichen X-Chromosom (meist 47, XXY)
- Häufigste Ursache für Hypogonadismus beim Mann

Ätiologie

- Nicht-Disjunktion (Fehler bei der Trennung von Chromosomenhälften/Chromatiden) während der Meiose (Reduktionsteilung), führt zu zusätzlichem X-Chromosom
- Sporadisch, keine Vererbung

Pathophysiologie

- Hodenunterfunktion mit verminderter Testosteronproduktion
- Störung der Spermienbildung (Azoospermie oder Oligospermie)
- Auswirkungen auf sekundäre Geschlechtsmerkmale und kognitive Entwicklung

Diagnostik

- Klinische Untersuchung: Gynäkomastie, kleine Hoden, verminderte Behaarung
- Hormonstatus: erniedrigtes Testosteron, erhöhtes LH und FSH
- Karyotypanalyse zur Sicherung der Diagnose
- Spermiogramm zur Beurteilung der Fertilität

Symptome

- Kleinwüchsigkeit, lange Gliedmaßen
- Gynäkomastie (Brustvergrößerung)
- Verminderte Libido und Infertilität
- Lern- und Sprachentwicklungsstörungen
- Psychosoziale Probleme (Schüchternheit, geringe Motivation)

Prognose

- Lebenslange Erkrankung mit normaler Lebenserwartung
- Verbesserte Lebensqualität durch Hormontherapie und unterstützende Maßnahmen

Komplikationen

- Osteoporose durch Testosteronmangel
- Psychische Erkrankungen wie Depression, soziale Isolation
- Erhöhtes Risiko für Brustkrebs und Autoimmunerkrankungen

Therapie

- Testosteronsubstitution zur Entwicklung sekundärer Geschlechtsmerkmale
- Logopädie und Fördermaßnahmen bei Sprachproblemen
- Psychologische Betreuung
- Behandlung von Begleiterkrankungen

Spezielle Pflegeinterventionen

- Unterstützung bei Medikamenteneinnahme und Beobachtung von Nebenwirkungen
- Förderung der sozialen Kompetenzen und Selbstbewusstseins
- Beratung zu sexueller Gesundheit und Familienplanung
- Psychosoziale Begleitung und Motivation

12.3 Marfan-Syndrom (Bindegewebserkrankung mit systemischer Beteiligung) [ICD-10: Q87]

Definition

- Autosomal-dominant (nicht geschlechtsgebundene, vererbte Erkrankung des Bindegewebes)
- Betrifft hauptsächlich das Herz-Kreislauf-System, das Skelettsystem und die Augen

Ätiologie

- Mutation im FBN1-Gen (Protein Fibrillin 1) auf Chromosom 15
- Führt zu Defekten im Fibrillin-1-Protein, das wichtig für die Stabilität des Bindegewebes ist

Pathophysiologie

- Geschwächtes Bindegewebe durch fehlerhaftes Fibrillin
- Übermäßige Dehnbarkeit von Geweben, insbesondere an Aorta, Skelett und Linsenapparat
- Erhöhtes Risiko für Aortenaneurysmen und -dissektionen

Diagnostik

- Anamnese und körperliche Untersuchung
- Echokardiografie zur Beurteilung der Aorta
- Ophthalmologische Untersuchung (Linsenluxation)
- Genetische Testung auf FBN1-Mutation
- Beurteilung nach den Ghent-Kriterien (diagnostische Richtlinien)

Symptome

- Überdurchschnittlich große Körperlänge, lange Gliedmaßen und Finger (Arachnodaktylie)
- Skoliose, Trichter- oder Kielbrust
- Herzklappenfehler (insbesondere Mitralklappenprolaps)
- Linsenluxation (Verschiebung der Augenlinse), Kurzsichtigkeit
- Aortenaneurysma, Aortendissektion

Prognose

- Ohne Behandlung Gefahr lebensbedrohlicher Aortendissektion
- Bei frühzeitiger Diagnose und Überwachung gute Lebenserwartung möglich

- Lebenslange Kontrolle und Therapie erforderlich

Komplikationen

- Aortendissektion oder -ruptur (akut lebensbedrohlich)
- Herzinsuffizienz z. B. bei Herzklappenfehler
- Sehstörungen durch Augenbeteiligung
- Orthopädische Probleme wie Wirbelsäulenverkrümmungen

Therapie

- Regelmäßige kardiologische Kontrollen
- Betablocker zur Drucksenkung in der Aorta
- Chirurgische Eingriffe bei Aortenaneurysma
- Orthopädische und augenärztliche Versorgung
- Genetische Beratung für Betroffene und Angehörige

Spezielle Pflegeinterventionen

- Beobachtung von Herz-Kreislauf-Symptomen, insbesondere bei Belastung
- Unterstützung bei körperlicher Schonung und Alltagsanpassung
- Anleitung zur regelmäßigen Medikamenteneinnahme
- Aufklärung über Symptome einer Aortendissektion (akuter Brustschmerz)
- Psychosoziale Betreuung und Selbsthilfegruppen empfehlen

12.4 Muskeldystrophie Duchenne (progressive Muskelerkrankung bei Jungen) [ICD-10: G71]

Definition

- Schwere, X-chromosomal rezessiv vererbte Muskeldystrophie
- Führt zu fortschreitender Degeneration der Skelett-, Herz- und Atemmuskulatur

Ätiologie

- Mutation im Dystrophin-Gen auf dem X-Chromosom
- Betroffen sind fast ausschließlich Jungen
- Dystrophinmangel führt zu Instabilität der Muskelfasermembranen

Pathophysiologie

- Fehlendes oder defektes Dystrophin führt zu Mikroverletzungen der Muskelfasern
- Progressiver Muskelschwund mit Ersatz durch Fett- und Bindegewebe
- Verlust motorischer Funktionen, Herz- und Atemmuskulatur werden im Verlauf mitbetroffen

Diagnostik

- Klinik: verzögerte motorische Entwicklung, Gowers-Zeichen
- Erhöhte Kreatinkinase (CK) im Blut
- Molekulargenetischer Nachweis der Mutation
- Muskelbiopsie bei unklarer Diagnostik

Symptome

- Beginn im Kleinkindalter (2.–5. Lebensjahr)
- Watschelgang, häufiges Hinfallen, Schwierigkeiten beim Treppensteigen
- Gowers-Zeichen (Aufstützen beim Aufstehen)
- Pseudohypertrophie der Wadenmuskulatur
- Verlust der Gehfähigkeit meist im Jugendalter
- Später: Atemnot, Kardiomyopathie

Prognose

- Fortschreitende Erkrankung ohne Heilung
- Lebenserwartung meist bis ins junge Erwachsenenalter
- Lebensverlängerung möglich durch moderne Therapien und Beatmung

Komplikationen

- Ateminsuffizienz durch Beteiligung der Atemmuskulatur
- Kardiomyopathie mit Herzrhythmusstörungen
- Skoliose durch Muskelungleichgewichte
- Infektionen, insbesondere der Lunge

Therapie

- Kortikosteroide zur Verzögerung des Krankheitsverlaufs
- Physio-, Ergo- und Atemtherapie
- Kardiologische und pulmologische Überwachung
- Rollstuhlversorgung, Hilfsmittel, Heimbeatmung
- Gen- und Stammzelltherapien in Erprobung

Spezielle Pflegeinterventionen

- Unterstützung bei Mobilität und Lagerung zur Kontrakturprophylaxe
- Atemübungen, Sekretmobilisation, Beobachtung der Atemfunktion
- Koordination mit Therapeut:innen und Hilfsmittelversorgung
- Begleitung in emotional belastenden Phasen, z. B. bei Verlust der Gehfähigkeit
- Einbezug der Familie, Beratung zu Krankheitsverlauf und Pflegeplanung

12.5 Mukoviszidose (zystische Fibrose – autosomal-rezessive Stoffwechselerkrankung) [ICD-10: E84]

Definition

- Angeborene, autosomal-rezessiv vererbte Multisystemerkrankung
- Störung der exokrinen Drüsen mit zähflüssiger Schleimbildung
- Hauptsächlich betroffen: Lunge, Bauchspeicheldrüse, Verdauungstrakt, Leber, Schweißdrüsen

Ätiologie

- Mutation im CFTR-Gen (Cystic Fibrosis Transmembrane Conductance Regulator) auf Chromosom 7
- Beeinträchtigung des Chloridtransports durch Zellmembranen
- Über 2.000 Mutationen bekannt, häufigste: ΔF508/Delta-F508 (Delektion/Wegfall von der Aminosäure Phenylalanin (F) an Position 508 im CFTR-Protein)

Pathophysiologie

- Defektes CFTR-Protein verursacht zähen, schlecht abtransportierbaren Schleim
- Schleimverlegung in Bronchien, Bauchspeicheldrüse und Gallenwegen
- Chronische Entzündungen und Organschäden, besonders in der Lunge

Diagnostik

- Neugeborenen-Screening (seit 2016 in Deutschland)
- Schweißtest (erhöhte Chloridkonzentration)
- Genetische Testung
- Röntgen, Lungenfunktionstests, Stuhldiagnostik

Symptome

- Chronischer Husten, rezidivierende Atemwegsinfekte, Bronchiektasen
- Gedeihstörung im Säuglingsalter, fettige Stühle (Steatorrhoe)
- Diabetes mellitus (CF-assoziiert, d.h. im Zusammenhang mit Cystischer Fibrose), Leberveränderungen
- Infertilität bei Männern (fehlender Samenleiter)
- Salzig schmeckende Haut

Prognose

- Chronisch progredient, aber stark verbesserte Lebenserwartung durch moderne Therapien
- Früher Tod im Kindesalter früher häufig, heute mittleres Erwachsenenalter oder länger erreichbar

Komplikationen

- Lungenversagen, respiratorische Insuffizienz
- Leberzirrhose, Darmverschluss (Mekoniumileus bei Neugeborenen)
- Diabetes mellitus
- Pneumothorax durch geschädigte Lungenstruktur

Therapie

- Atemphysiotherapie, Inhalationen (Mukolytika, Antibiotika)
- Hochkalorische, fett- und eiweißreiche Ernährung
- Enzymsubstitution bei Pankreasinsuffizienz
- CFTR-Modulatoren (Verbesserung der Cystic Fibrosis Transmembrane Conductane Regulator, d.h. der Regulation der transmembranen Leitfähigkeit bei Zystischer Fibrose)
- Lungentransplantation im Endstadium

Spezielle Pflegeinterventionen

- Atemtherapie anleiten und durchführen, z.B. PEP-System (positive Expiratory Pressure/positiver Ausatmungsdruck), autogene Drainage (selbstständige Schleimlösung)
- Inhalationstechniken überwachen, hygienisch aufbereiten
- Unterstützung bei ausgewogener Ernährung und Enzymeinnahme
- Schulung zur Selbstbeobachtung und Infektprophylaxe
- Psychosoziale Betreuung, besonders bei Jugendlichen und jungen Erwachsenen

12.6 Phenylketonurie (PKU – angeborene Aminosäurenstoffwechselstörung) [ICD-10: E70]

Definition

- Angeborene, autosomal-rezessiv vererbte Stoffwechselerkrankung
- Störung des Abbaus der Aminosäure Phenylalanin
- Führt unbehandelt zu schwerer geistiger Behinderung

Ätiologie

- Mutation im PAH-Gen (Phenylalanin-Hydroxylase-Gen) auf Chromosom 12
- Mangel oder Fehlen des Enzyms Phenylalanin-Hydroxylase
- Phenylalanin kann nicht in Tyrosin umgewandelt werden

Pathophysiologie

- Phenylalanin reichert sich im Blut und Gehirn an
- Störung der Hirnentwicklung durch toxische Abbauprodukte
- Tyrosinmangel beeinträchtigt Bildung von Neurotransmittern (z. B. Dopamin, Noradrenalin)

Diagnostik

- Neugeborenenscreening (Bluttest aus Ferse, 36.–72. Lebensstunde)
- Messung des Phenylalanin-Spiegels im Blut
- Genetische Analyse zur Bestätigung
- Verlaufskontrollen über Blutuntersuchungen

Symptome (bei unbehandelter Erkrankung)

- Entwicklungsverzögerung ab dem 3.–6. Lebensmonat
- Mikrozephalie (kleiner Kopfumfang)
- Geistige Behinderung, Krampfanfälle
- Auffälliger Körpergeruch (mausartig durch Phenylketone)
- Ekzeme, helle Haut- und Haarfarbe (durch Tyrosinmangel)

Prognose

- Bei früher Diagnose und konsequenter Diät sehr gute Entwicklung möglich
- Unbehandelt schwere geistige Behinderung
- Diät muss lebenslang eingehalten werden

Komplikationen

- Entwicklungsstörungen bei unzureichender Diät
- Konzentrationsstörungen, Verhaltensauffälligkeiten
- Phenylalanin-Embryopathie bei betroffenen Müttern ohne Diät in der Schwangerschaft

Therapie

- Lebenslange phenylalaninarme Diät
- Eiweißarme Spezialnahrung, Supplementierung mit Aminosäuremischungen ohne Phenylalanin
- Regelmäßige Kontrolle der Phenylalaninspiegel
- Eventuell medikamentöse Therapie (z. B. Sapropterin bei milderen Formen)

Spezielle Pflegeinterventionen

- Unterstützung bei Ernährung und Diätplanung, Zusammenarbeit mit Ernährungsberatung
- Schulung der Eltern in der Lebensmittelauswahl und Zubereitung
- Überwachung der Compliance, regelmäßige Blutentnahmen koordinieren
- Aufklärung über Auswirkungen von Diätfehlern
- Psychosoziale Begleitung, insbesondere im Jugend- und Erwachsenenalter

12.7 Spina bifida (offener Rücken – Neuralrohrfehlbildung) [ICD-10: Q05]

Definition

- Angeborene Fehlbildung des Neuralrohrs
- Unvollständiger Verschluss der Wirbelsäule im Bereich des Rückenmarks
- Unterschiedliche Ausprägungsformen (von symptomlos bis schwer behindert)

Ätiologie

- Störung der Embryonalentwicklung in der 3.–4. Schwangerschaftswoche
- Ursächlich multifaktoriell: genetische Veranlagung, Folsäuremangel, Diabetes mellitus, bestimmte Medikamente
- Häufigste Form der Neuralrohrdefekte

Pathophysiologie

- Unvollständiger Schluss des knöchernen Wirbelbogens
- Rückenmark oder Rückenmarkshäute können hervortreten
- Formen:
  - Spina bifida occulta (verdeckt, meist symptomlos)
  - Meningozele (Vorwölbung der Hirnhäute)
  - Myelomeningozele (Vorwölbung von Rückenmark und Häuten – schwerste Form)
- Neurologische Ausfälle unterhalb der Fehlbildung

Diagnostik

- Pränatal: Ultraschall, erhöhter AFP-Wert (Alpha-Fetoprotein-Wert) im mütterlichen Blut
- Postnatal: Sichtbare Fehlbildung, neurologische Untersuchung
- MRT, CT oder Ultraschall zur Ausdehnungsdiagnostik

Symptome (abhängig vom Schweregrad)

- Lähmungen der Beine, Muskelschwäche
- Sensibilitätsstörungen, Kontrakturen
- Blasen- und Mastdarmfunktionsstörungen
- Hydrozephalus (Wasserkopf) bei Myelomeningozele
- Orthopädische Fehlstellungen (z. B. Klumpfuß, Skoliose)

Prognose

- Abhängig von Ausdehnung und Behandlungsbeginn
- Frühe Operation kann Schäden begrenzen, aber nicht rückgängig machen
- Lebenserwartung bei guter Versorgung deutlich verbessert
- Lebenslange medizinische, pflegerische und therapeutische Begleitung notwendig

Komplikationen

- Harnwegsinfekte durch neurogene Blasenentleerungsstörung
- Dekubitusgefahr durch Sensibilitätsverlust
- Liquorverlust, Infektionen nach Operation
- Hydrozephalus mit Hirndrucksteigerung

Therapie

- Operative Korrektur meist unmittelbar nach der Geburt
- Shunt-Anlage bei Hydrozephalus
- Physiotherapie zur Förderung der Mobilität

- Urologische Behandlung, z. B. intermittierender Katheterismus
- Orthopädietechnische Hilfsmittel (Orthesen, Rollstuhl)
- Psychosoziale und schulische Unterstützung

Spezielle Pflegeinterventionen

- Hautpflege zur Dekubitusprophylaxe
- Beobachtung auf Harnverhalt, regelmäßige Katheterisierung
- Mobilitätsförderung, Hilfsmittelberatung
- Anleitung und Unterstützung der Eltern in der Pflege
- Förderung der Eigenständigkeit im Umgang mit Inkontinenz
- Interdisziplinäre Zusammenarbeit mit Ärzt:innen, Therapeut:innen und Pädagog:innen

12.8 Turner-Syndrom [ICD-10: Q96]

Definition

- Angeborene, ausschließlich bei weiblichen Personen auftretende Chromosomenanomalie
- Vollständiges oder teilweises Fehlen eines der beiden X-Chromosomen (Monosomie X)
- Führt zu typischen körperlichen Merkmalen, hormonellen Störungen und meist Unfruchtbarkeit

Ätiologie

- Ursache ist eine numerische oder strukturelle Aberration (Veränderung) der Geschlechtschromosomen
- Meist spontane Fehlverteilung (Nondisjunktion) während der Meiose bei der Keimzellenbildung
- Klassische Form: vollständige Monosomie X (Karyotyp 45,X)
- Mosaikformen möglich (z. B. 45,X/46,XX oder andere Varianten), oft mit milderem Verlauf
- Nicht erblich im klassischen Sinne, tritt sporadisch auf

Pathophysiologie

- Fehlendes oder defektes zweites X-Chromosom beeinträchtigt die normale Entwicklung der Ovarien (Gonadendysgenesie)
- Verminderte oder fehlende Produktion von Östrogenen führt zu Ausbleiben oder Verzögerung der Pubertätsentwicklung

- Beeinträchtigung des Längenwachstums durch Mangel an SHOX-Genen (short stature homeobox)
- Fehlbildungen anderer Organsysteme, v.a. Herz und Nieren, durch Störungen der embryonalen Entwicklung

Diagnostik

- Pränataldiagnostik durch Chorionzottenbiopsie oder Amniozentese, bei auffälligem Ultraschallbefund (z.B. Nackenödem)
- Postnatal: Chromosomenanalyse bei klinischem Verdacht
- Körperliche Untersuchung bei Kleinwuchs, fehlender Pubertätsentwicklung, dysmorphen Merkmalen
- Hormonanalysen (FSH, LH, Östrogene)
- Bildgebung zur Erkennung von Organfehlbildungen (Echokardiographie, Nierenultraschall, MRT)
- Knochenalterbestimmung bei Wachstumsverzögerung

Symptome

- Kleinwuchs (durchschnittlich 143–147 cm ohne Wachstumstherapie)
- Fehlende oder verzögerte Pubertätsmerkmale (Brustentwicklung, Menarche)
- Gonadendysgenesie mit Infertilität
- Pterygium colli (flügelförmige Hautfalten am Hals)
- Breiter Brustkorb mit weit auseinanderstehenden Mamillen
- Lymphödeme an Händen und Füßen, besonders im Neugeborenenalter
- Fehlbildungen des Herzens (z.B. Aortenisthmusstenose) und der Nieren
- Neigung zu Schilddrüsenerkrankungen, Diabetes mellitus, Hyperlipidämie
- Intelligenz in der Regel normal, gelegentlich Teilleistungsstörungen (z.B. visuell-räumlich, Mathematik)
- Emotionale und psychosoziale Belastungen durch körperliche Unterschiede und Infertilität

Prognose

- Bei adäquater medizinischer Betreuung gute Lebenserwartung
- Lebensqualität abhängig von Ausmaß der Organfehlbildungen und psychosozialer Unterstützung
- Selbstständiges Leben meist möglich
- Fertilität in der Regel nicht gegeben, reproduktionsmedizinische Maßnahmen nur in Einzelfällen erfolgreich

Komplikationen

- Erhöhtes Risiko für Aortenaneurysmen und Aortendissektionen bei Herzfehlbildungen
- Osteoporose durch Östrogenmangel

- Stoffwechselstörungen wie Diabetes mellitus Typ 2, Dyslipidämie
- Autoimmunerkrankungen (z. B. Hashimoto-Thyreoiditis)
- Psychosoziale Probleme wie Depressionen, geringes Selbstwertgefühl, soziale Isolation
- Schwierigkeiten in Schule oder Ausbildung durch kognitive Teilleistungsschwächen

Therapie

- Substitution mit Wachstumshormonen ab dem 4.–6. Lebensjahr zur Förderung der Körpergröße
- Einleitung der Pubertät durch Östrogengabe (Östrogensubstitution), später Kombination mit Gestagenen
- Lebenslange Hormontherapie zur Vermeidung von Osteoporose und kardiovaskulären Komplikationen
- Kardiologische und nephrologische Kontrollen zur Überwachung von Organfehlbildungen
- Schilddrüsenfunktionskontrollen
- Psychologische Beratung, ggf. Therapie zur Förderung von Selbstbewusstsein und Sozialkompetenz
- Reproduktionsmedizinische Beratung bei Kinderwunsch (z. B. Eizellspende, Adoption)

Spezielle Pflegeinterventionen

- Unterstützung und Anleitung bei der regelmäßigen Hormontherapie (Aufklärung über Wirkweise, Nebenwirkungen, Compliance)
- Beobachtung und Dokumentation von Wachstum und Pubertätsentwicklung
- Förderung eines positiven Körperbildes und psychosozialer Entwicklung
- Motivation zur Teilnahme an medizinischen Kontrolluntersuchungen
- Erkennen und Thematisieren emotionaler Belastungen, ggf. Vermittlung zu Fachberatung
- Unterstützung im schulischen Alltag bei Teilleistungsschwächen durch enge Zusammenarbeit mit Lehrkräften und Familien
- Beratung und Begleitung bei Themen wie Sexualität, Partnerschaft und Familienplanung
- Förderung der Selbstständigkeit und sozialen Integration

12.9 Trisomie 21 (Downsyndrom) [ICD-10: Q90]

Definition

- Genetische Chromosomenstörung durch Trisomie 21
- Führt zu geistiger Behinderung und typischen körperlichen Merkmalen

Ätiologie

- Entsteht durch eine zusätzliche Kopie des 21. Chromosoms
- Meist spontane Genmutation, selten familiär vererbt

Pathophysiologie

- Überexpression von Genen auf Chromosom 21 beeinflusst Zellfunktion
- Beeinträchtigung der Hirnentwicklung und Körperfunktionen

Diagnostik

- Pränatale Diagnostik: Ultraschall, Bluttests, Chorionzottenbiopsie, Amniozentese
- Nach Geburt: klinische Untersuchung, Chromosomenanalyse (Karyotyp)

Symptome

- Charakteristische Gesichtsmerkmale (runder Kopf, flaches Gesicht, mandelförmige Augen)
- Geistige Entwicklungsverzögerung
- Muskelhypotonie (verminderte Muskelspannung)
- Herzfehler, Schilddrüsenunterfunktion, Hör- und Sehstörungen

Prognose

- Verbesserte Lebenserwartung durch medizinische Fortschritte
- Individuelle Entwicklungsfähigkeit abhängig von Begleiterkrankungen und Förderung

Komplikationen

- Herzfehler (z. B. AV-Kanal/aetrioventrikulärer-Kanal)
- Erhöhtes Risiko für Leukämie
- Demenz (Alzheimer-ähnlich) im höheren Alter
- Infektanfälligkeit

Therapie

- Multidisziplinäre Frühförderung (Physio-, Ergo-, Logopädie)
- Behandlung von Begleiterkrankungen (Herz, Schilddrüse)
- Regelmäßige medizinische Kontrollen
- Psychosoziale Unterstützung und Schulbildung angepasst an Bedürfnisse

Spezielle Pflegeinterventionen

- Förderung der motorischen und kognitiven Entwicklung
- Unterstützung bei Alltagsaktivitäten und Selbstständigkeit
- Beobachtung von Gesundheitsproblemen und rechtzeitige Intervention
- Förderung sozialer Integration und Kommunikation
- Einbindung der Familie und Beratung zu Unterstützungsangeboten

12.10 Zerebralparese [ICD-10: G80]

Definition

- Sammelbegriff für bleibende, nicht fortschreitende Störungen der Haltung und Bewegung
- Entsteht durch eine frühkindliche, nicht progrediente (nicht fortschreitende) Schädigung des unreifen Gehirns
- Beeinträchtigung kann isoliert motorisch, aber auch kombiniert mit kognitiven, sensorischen oder sprachlichen Störungen auftreten
- Auch als infantile Zerebralparese (ICP) bezeichnet

Ätiologie

- Pränatal (vor der Geburt): Infektionen (z. B. Röteln, Zytomegalie), Plazentainsuffizienz, genetische Syndrome
- Perinatal (während der Geburt): Hypoxie (Sauerstoffmangel), Frühgeburt, Hirnblutungen
- Postnatal (nach der Geburt): Schädel-Hirn-Trauma, Meningitis, schwere Neugeborenengelbsucht (Kernikterus)
- In vielen Fällen bleibt die genaue Ursache unklar

Pathophysiologie

- Schädigung motorischer Areale des Gehirns (z. B. motorischer Kortex, Basalganglien, Kleinhirn)
- Dysregulation von Muskeltonus, Koordination und Bewegungssteuerung

- Nicht-progredient, aber sekundäre Komplikationen (z. B. Kontrakturen, Fehlstellungen) können im Verlauf zunehmen
- Je nach Schädigungstyp unterschiedliche Erscheinungsformen (spastisch, dyskinetisch, ataktisch, gemischt)

Diagnostik

- Klinische Beobachtung der Motorik, Muskelspannung und Bewegungsentwicklung
- Erhebung der Geburtsanamnese, Risikofaktoren
- Bildgebung (MRT, CT) zur Darstellung von Hirnschäden
- EEG bei Verdacht auf begleitende Epilepsie
- Standardisierte Entwicklungstests (z. B. Bayley, GMFCS)
- Interdisziplinäre Abklärung (Kinderneurologie, Pädiatrie, Physiotherapie, Logopädie)

Symptome

- Spastik (erhöhter Muskeltonus), oft asymmetrisch oder beidseitig
- Athetose (unwillkürliche, langsame Bewegungen) oder Ataxie (Gleichgewichtsstörungen)
- Bewegungsverzögerungen, mangelnde Kopfkontrolle, unkoordinierte Motorik
- Kontrakturen, Skoliose, Fehlstellungen der Extremitäten
- Häufige Begleiterkrankungen: Epilepsie, Seh- oder Hörstörungen, Intelligenzminderung, Sprachentwicklungsstörung
- Schluckstörungen, Speichelfluss, gastrointestinale Probleme (z. B. Reflux)

Prognose

- Hängt vom Schweregrad der Schädigung ab
- Keine Heilung möglich, aber Besserung der Symptome durch gezielte Therapie
- Viele Kinder erlangen zumindest teilweise Mobilität, andere bleiben dauerhaft pflegebedürftig
- Lebenserwartung bei schwer Betroffenen durch Komplikationen eingeschränkt
- Frühzeitige Förderung verbessert funktionelle Aussichten und Lebensqualität

Komplikationen

- Kontrakturen durch spastische Muskelanspannung
- Luxationen, z. B. Hüftgelenksluxation
- Skoliose durch ungleichmäßige Muskelspannung
- Aspirationsgefahr bei Schluckstörungen
- Geistige Entwicklungsverzögerungen
- Mangelernährung, Untergewicht, Wachstumsverzögerungen
- Chronische Schmerzen, psychosoziale Belastungen
- Dekubitus bei Immobilität

Therapie

- Interdisziplinärer Therapieansatz: Physiotherapie (z. B. Bobath-Konzept), Ergotherapie, Logopädie
- Medikamentöse Behandlung von Spastik (z. B. Baclofen, Botulinumtoxin)
- Behandlung von Epilepsie mit Antikonvulsiva
- Orthopädische Hilfsmittel: Orthesen, Sitzschalen, Gehhilfen
- Chirurgische Maßnahmen bei Kontrakturen oder Fehlstellungen
- Förderung von Selbstständigkeit, Kommunikation und sozialen Kompetenzen
- Frühförderung und heilpädagogische Unterstützung
- Beratung der Familie, psychosoziale Begleitung

Spezielle Pflegeinterventionen

- Individuelle Pflegeplanung anhand motorischer und kognitiver Fähigkeiten
- Unterstützung bei Mobilisation, ggf. Anwendung von Lagerungstechniken zur Kontrakturprophylaxe
- Hilfestellung bei der Nahrungsaufnahme, ggf. PEG-Versorgung (Perkutan-endoskopisch-kontrollierte Gastrostomie) bei ausgeprägten Schluckstörungen
- Mundpflege zur Vermeidung von Aspiration und Infektionen
- Hautpflege bei Inkontinenz und zur Dekubitusprophylaxe
- Einübung von Alltagsaktivitäten (z. B. Anziehen, Essen) zur Förderung der Selbstständigkeit
- Emotionale Unterstützung, Förderung des Selbstwertgefühls
- Kooperation mit Therapeut:innen und Angehörigen zur Umsetzung von Fördermaßnahmen
- Geduldige Kommunikation, ggf. Nutzung von unterstützter Kommunikation (z. B. Sprachcomputer, Bildkarten)
- Schulung und Begleitung der Eltern und Betreuungspersonen

13 Pulmologie

13.1 Asthma bronchiale [ICD-10: J45]

Definition

- Chronisch-entzündliche Erkrankung der Atemwege
- Charakterisiert durch bronchiale Hyperreagibilität (Überempfindlichkeit der Bronchien)
- Variable und reversible Atemwegsobstruktion (Verengung der Atemwege)
- Häufig anfallsartig auftretende Symptome

Ätiologie

- Genetische Disposition (familiäre Vorbelastung)
- Allergische Auslöser (Pollen, Hausstaubmilben, Tierhaare)
- Nicht-allergische Auslöser (Infektionen, kalte Luft, Anstrengung, Medikamente wie ASS)
- Berufliche Exposition (z. B. chemische Dämpfe, Staub, Gase)
- Psychosomatische Faktoren (Stress, emotionale Belastung)
- Tabakrauch, Luftverschmutzung als fördernde Faktoren

Pathophysiologie

- Chronische Entzündung der Bronchialschleimhaut
- Vermehrte Schleimproduktion durch Hyperplasie (Vergrößerung) der Becherzellen
- Kontraktion der glatten Bronchialmuskulatur (Bronchospasmus)
- Schwellung (Ödem) der Bronchialschleimhaut
- Obstruktion (Verengung) vor allem der kleinen Atemwege
- Gesteigerte Reaktion der Bronchien auf unspezifische Reize
- Reversible Atemwegsobstruktion durch Therapie oder spontan

Diagnostik

- Ausführliche Anamnese (Symptomverlauf, Auslöser, Familienanamnese)
- Körperliche Untersuchung (Auskultation: Giemen, verlängertes Exspirium)
- Lungenfunktionsprüfung (Spirometrie mit Messung von FEV1, FVC)

- Bronchospasmolysetest (Reversibilitätstest mit Beta-2-Mimetika)
- Peak-Flow-Messung zur Verlaufskontrolle
- Allergietestung (Pricktest, RAST-Test)
- Evtl. Blutuntersuchung (Eosinophilie, Gesamt-IgE)
- Evtl. FeNO-Messung (Messung des Stickstoffmonoxids in der Ausatemluft)

Symptome

- Anfallsartige Atemnot, häufig nachts oder frühmorgens
- Giemen (hochfrequente, pfeifende Atemgeräusche)
- Husten, oft trocken oder mit zähem Auswurf
- Engegefühl in der Brust
- Verlängertes Ausatmen
- Tachypnoe (beschleunigte Atmung)
- Bei schwerem Anfall Zyanose (Blaufärbung der Lippen), Erstickungsangst

Prognose

- Bei adäquater Therapie gute Kontrolle und Lebensqualität möglich
- Unbehandelt Gefahr der Remodellierung (Umbauprozesse in den Atemwegen)
- Im Kindesalter gute Chancen auf Rückbildung
- Bei persistierendem Asthma Risiko für dauerhafte Atemwegsobstruktion

Komplikationen

- Status asthmaticus (lebensbedrohlicher Asthmaanfall, therapierefraktär)
- Lungenüberblähung (Air trapping)
- Sekundäre Infektionen (z. B. Bronchitis, Pneumonie)
- Respiratorische Insuffizienz (Atemversagen)
- Kreislaufbelastung bis hin zum Cor pulmonale (Rechtsherzbelastung durch Lungenhochdruck)

Therapie

- Meidung von Auslösern (Allergenvermeidung, Rauchverbot)
- Medikamentöse Stufentherapie nach GINA (Global Initiative for Asthma)
- Basistherapie mit inhalativen Kortikosteroiden (ICS) zur Entzündungshemmung
- Symptomatische Therapie mit Beta-2-Sympathomimetika (SABA/LABA) zur Bronchodilatation
- Evtl. Leukotrienrezeptorantagonisten, Theophyllin, Biologika (z. B. Anti-IgE)
- Schulung und Selbstmanagement (Peak-Flow-Protokoll, Notfallplan)
- Regelmäßige Lungenfunktionskontrolle
- Körperliches Training unter Kontrolle, Atemtherapie

Spezielle Pflegeinterventionen

- Beobachtung der Atmung (Atemfrequenz, Atemtiefe, Atemgeräusche)
- Erkennen von Frühzeichen eines Asthmaanfalls (z. B. Unruhe, Tachypnoe, Giemen)
- Unterstützung bei der Inhalationstherapie (richtige Technik, Reinigung der Geräte)
- Anleitung zur Atemtechnik (z. B. Lippenbremse, Kutschersitz)
- Lagerung zur Erleichterung der Atmung (z. B. Oberkörperhochlagerung, atemerleichternde Positionen)
- Förderung der Compliance durch Schulung und Motivation
- Überwachung der Medikamenteneinnahme, insbesondere bei Kindern und älteren Menschen
- Bereitstellung eines Notfallsets (z. B. Notfallspray, Telefonnummern)
- Dokumentation von Symptomen, Medikamentengabe und Reaktion auf Therapie
- Psychosoziale Unterstützung, insbesondere bei Angst oder Belastung durch chronische Erkrankung

13.2 Bronchiektasen [ICD-10: J47]

Definition

- Irreversible Erweiterung der Bronchien (zylindrisch, sackförmig oder varikös)
- Verursacht durch Zerstörung der elastischen und muskulären Bronchialwand
- Führt zu gestörter Mukoziliaren Clearance (Schleimtransport) und chronischer Infektion

Ätiologie

- Postinfektiös nach schwerer oder rezidivierender Pneumonie
- Angeborene Ursachen wie zystische Fibrose (Mukoviszidose)
- Primäre ziliäre Dyskinesie (Fehlfunktion der Flimmerhärchen)
- Immundefekte (z. B. IgA-Mangel, HIV)
- Allergische bronchopulmonale Aspergillose
- Obstruktive Ursachen (z. B. Tumore, Fremdkörper)
- Idiopathisch (ohne erkennbare Ursache)

Pathophysiologie

- Chronische Entzündung führt zur Zerstörung der Bronchialwandstrukturen
- Verlust an Elastizität und Muskelfunktion in den Bronchien

- Chronische Schleimansammlung und gestörter Sekrettransport
- Ständige Infektion durch Bakterien (häufig Pseudomonas aeruginosa)
- Zunehmende pulmonale Schädigung durch einen Teufelskreis aus Infektion, Entzündung und Gewebszerstörung

Diagnostik

- Ausführliche Anamnese mit Fokus auf rezidivierende Infekte, produktiven Husten
- Körperliche Untersuchung (feuchte Rasselgeräusche)
- High-Resolution-CT (HRCT) der Lunge zur Darstellung der Bronchiektasen
- Sputumdiagnostik (Erregernachweis, z. B. Bakterien, Pilze)
- Lungenfunktionstest (obstruktives Muster möglich)
- Ggf. Bronchoskopie zum Ausschluss mechanischer Ursachen
- Laborchemische Abklärung von Immundefekten oder Grunderkrankungen
- Schweißtest und genetische Diagnostik bei Verdacht auf zystische Fibrose

Symptome

- Chronischer produktiver Husten, häufig morgens verstärkt
- Große Mengen an mukopurulentem (eitrigem) Auswurf
- Wiederholte bakterielle Atemwegsinfekte
- Hämoptysen (Bluthusten) bei Gefäßbeteiligung
- Dyspnoe (Atemnot) im Verlauf
- Müdigkeit, Abgeschlagenheit
- Evtl. Trommelschlegelfinger und Uhrglasnägel bei chronisch hypoxischer Lungenerkrankung

Prognose

- Chronisch-progredienter Verlauf, abhängig von Ursache und Therapiekontinuität
- Frühzeitige Therapie kann Exazerbationen reduzieren und die Lungenfunktion erhalten
- Prognose schlechter bei persistierender Pseudomonas-Infektion oder Grunderkrankung wie Mukoviszidose

Komplikationen

- Rezidivierende oder chronische Infektionen
- Respiratorische Insuffizienz
- Lungenblutungen durch Gefäßerosion
- Entwicklung einer sekundären pulmonalen Hypertonie
- Bronchospasmen mit Atemnot
- Pneumonie oder Abszessbildung

Therapie

- Gezielte Antibiotikatherapie nach Erregernachweis (ggf. Dauer- oder Inhalationstherapie)
- Schleimlösende Medikamente (Mukolytika)
- Inhalative Bronchodilatatoren bei obstruktiver Komponente
- Atemphysiotherapie mit Sekretmobilisation (z. B. autogene Drainage)
- Regelmäßige Impfungen (Influenza, Pneumokokken)
- Behandlung der Grunderkrankung (z. B. CF-Therapie, Immundefekt-Therapie)
- In schweren Fällen chirurgische Resektion betroffener Lungenanteile
- In Einzelfällen Lungentransplantation bei terminalem Lungenversagen

Spezielle Pflegeinterventionen

- Unterstützung bei der täglichen Atemphysiotherapie (z. B. PEP-System, Flutter)
- Anleitung zur effizienten Sekretmobilisation und -expektoration
- Beobachtung von Sputummenge, -farbe und -geruch als Infektzeichen
- Unterstützung bei der Inhalationstherapie (z. B. Antibiotika, Bronchodilatatoren)
- Regelmäßige Kontrolle der Vitalzeichen, insbesondere Atmung und Temperatur
- Frühzeitiges Erkennen und Melden von Infektzeichen
- Förderung einer ausreichenden Flüssigkeitszufuhr zur Sekretverflüssigung
- Motivation zur Mobilisation zur Unterstützung der Lungenfunktion
- Psychosoziale Begleitung bei chronischer Krankheitslast
- Schulung im Umgang mit Langzeittherapien und Hilfsmitteln
- Dokumentation von Sputumverhalten, Hustenfrequenz und medikamentöser Therapie

13.3 Bronchitis (chronisch/akut) [ICD-10: J40]

Definition

- Akute oder chronische Entzündung der Bronchialschleimhaut
- Akute Bronchitis meist durch Infektion, vorübergehend
- Chronische Bronchitis definiert als Husten mit Auswurf an den meisten Tagen während mindestens 3 Monaten in 2 aufeinanderfolgenden Jahren
- Keine eindeutige Obstruktion bei chronischer Bronchitis ohne COPD

Ätiologie

- Akute Bronchitis häufig viral bedingt (z. B. Rhinoviren, Adenoviren, Influenza)
- Bakterielle Superinfektion möglich (z. B. Haemophilus influenzae, Streptococcus pneumoniae)
- Chronische Bronchitis meist durch inhalative Noxen wie Tabakrauch, Luftschadstoffe, Staub
- Häufig berufliche Exposition gegenüber Schadstoffen (z. B. Chemiearbeiter, Landwirte)
- Wiederholte Atemwegsinfekte können zur Chronifizierung beitragen

Pathophysiologie

- Akute Form: Entzündungsreaktion mit Ödem, Hyperämie (vermehrte Durchblutung), Schleimbildung
- Reizung der Bronchialschleimhaut führt zu Hustenreiz
- Bei chronischer Form: dauerhafte Entzündung, Hypertrophie (Vergrößerung) der Becherzellen, vermehrte Schleimproduktion
- Schädigung der Flimmerepithelien beeinträchtigt Mukoziliäre Clearance
- Bei chronischer Bronchitis besteht Risiko der Entwicklung einer chronisch obstruktiven Lungenerkrankung (COPD)

Diagnostik

- Anamnese (Hustenart, Dauer, Auswurf, Raucherstatus)
- Körperliche Untersuchung (Auskultation: Rasselgeräusche, verlängertes Exspirium)
- Ggf. Blutbild zur Entzündungsparameterbestimmung (CRP, Leukozyten)
- Ggf. Sputumuntersuchung bei eitrigem Auswurf (mikrobiologische Analyse)
- Lungenfunktionsprüfung bei Verdacht auf chronische Form oder COPD
- Röntgen-Thorax zum Ausschluss anderer Erkrankungen (z. B. Pneumonie, Tumor)
- Ggf. SpO_2-Messung (Sauerstoffsättigung)

Symptome

- Akute Bronchitis: trockener Reizhusten, später produktiv
- Retrosternales Brennen oder Druckgefühl
- Bei bakterieller Infektion: eitriger Auswurf, Fieber, Abgeschlagenheit
- Häufig begleitender Schnupfen, Heiserkeit
- Chronische Bronchitis: morgendlicher Husten mit schleimigem Auswurf
- Zunehmende Belastungsdyspnoe im Verlauf
- Bei Exazerbationen Verschlechterung der Symptome

Prognose

- Akute Bronchitis in der Regel selbstlimitierend innerhalb weniger Tage bis Wochen
- Bei chronischer Bronchitis abhängig vom Schweregrad, Verlauf oft progredient
- Bei Risikofaktoren wie Rauchen Übergang in COPD möglich
- Gute Prognose bei Rauchstopp und frühzeitiger Therapie

Komplikationen

- Pneumonie als Folge einer bakteriellen Superinfektion
- Akute Verschlechterung bei chronischer Bronchitis (Exazerbation)
- Übergang in chronisch obstruktive Lungenerkrankung
- Bronchiolitis bei kleinen Kindern
- Respiratorische Insuffizienz z. B. bei schwerem Verlauf

Therapie

- Symptomatisch bei akuter Form (z. B. Antitussiva, Schleimlöser, Inhalationen)
- Antibiotikagabe nur bei nachgewiesener bakterieller Infektion oder Risikopatienten
- Rauchverzicht (wichtigste Maßnahme bei chronischer Form)
- Ausreichende Flüssigkeitszufuhr zur Sekretverflüssigung
- Evtl. Inhalationstherapie mit Beta-2-Mimetika bei Bronchospasmus
- Bei chronischer Bronchitis regelmäßige Verlaufskontrollen
- Atemphysiotherapie zur Verbesserung der Mukoziliären Clearance
- Impfungen gegen Influenza und Pneumokokken zur Vorbeugung

Spezielle Pflegeinterventionen

- Beobachtung der Atemfrequenz, Hustenintensität und Sputumkonsistenz
- Förderung einer effektiven Husten- und Expektorationstechnik
- Anleitung zur Inhalation (Verneblung, Dosieraerosole)
- Einhaltung von Hygienemaßnahmen zur Vermeidung von Sekundärinfektionen
- Positionierung zur Erleichterung der Atmung (z. B. Oberkörperhochlagerung)
- Flüssigkeitszufuhr anregen zur Sekretverflüssigung
- Motivation zur Rauchentwöhnung und Teilnahme an Entwöhnungsprogrammen
- Unterstützung bei Atemübungen und Atemtraining
- Aufklärung über Krankheitsverlauf und Risikofaktoren
- Frühzeitige Erkennung von Verschlechterung und rechtzeitige Information des Arztes

13.4 COPD (Chronisch obstruktive Lungenerkrankung) [ICD-10: J44]

Definition

- Fortschreitende, nicht vollständig reversible Atemwegsobstruktion
- Verursacht durch chronische Bronchitis und/oder Lungenemphysem
- Gekennzeichnet durch eine chronische Entzündungsreaktion der Atemwege und des Lungenparenchyms
- Typische Merkmale: Husten, Auswurf, Atemnot unter Belastung

Ätiologie

- Hauptursache: inhalative Noxen, v.a. Tabakrauch (aktive und passive Exposition)
- Luftverschmutzung, Feinstaub, toxische Gase und Dämpfe
- Berufliche Exposition (z.B. Bergbau, chemische Industrie)
- Genetische Disposition (z.B. Alpha-1-Antitrypsin-Mangel)
- Häufig Folge einer chronischen Bronchitis oder eines Lungenemphysems

Pathophysiologie

- Chronische Entzündung führt zu Verdickung und Umbau der Bronchialwand
- Hyperplasie der Schleimdrüsen, gesteigerte Schleimproduktion
- Zerstörung der Alveolarsepten (Trennwände der Lungenbläschen) bei Emphysem
- Verlust der elastischen Rückstellkräfte → Air trapping (Luft bleibt in der Lunge)
- Dauerhafte Verengung der Bronchien durch Umbauprozesse
- Pulmonale Hyperinflation (Überblähung), verminderter Gasaustausch
- Erhöhung des Atemwiderstands, besonders bei der Ausatmung

Diagnostik

- Ausführliche Anamnese (Raucherstatus, Belastungsdyspnoe, Husten, Auswurf)
- Körperliche Untersuchung (Fassthorax, verlängertes Exspirium, Rasselgeräusche)
- Lungenfunktionstest (Spirometrie: FEV1/FVC $< 70\,\%$ bestätigt Obstruktion)
- Bodyplethysmographie zur Messung von Residualvolumen und Atemwegswiderstand
- Diffusionskapazitätsmessung (DLCO) bei Emphysemverdacht
- BGA (Blutgasanalyse) zur Beurteilung von O_2- und CO_2-Gehalt
- Thorax-Röntgen oder CT zur Darstellung von Emphysemblasen
- Alpha-1-Antitrypsin-Spiegel bei frühem Erkrankungsbeginn oder unklarer Ursache

Symptome

- Leitsymptom: Dyspnoe, vor allem bei Belastung
- Chronischer Husten mit Auswurf, besonders morgens
- Verlängerte Ausatmung, Giemen
- Leistungsminderung, Schwäche
- Häufige Infekte mit Verschlechterung (Exazerbation)
- In späteren Stadien Zyanose, Trommelschlegelfinger, Uhrglasnägel
- Ggf. Gewichtsverlust, Muskelabbau durch chronische Belastung

Prognose

- Chronisch-progredienter Verlauf
- Abhängig von Raucherstatus, Therapietreue, Exazerbationshäufigkeit
- Frühe Rauchentwöhnung verbessert Verlauf deutlich
- In fortgeschrittenen Stadien deutliche Einschränkung der Lebensqualität und Lebenserwartung
- GOLD-Stadien zur Prognoseeinschätzung (I–IV je nach FEV1)

Komplikationen

- Akute Exazerbationen durch Infekte, Luftverschmutzung
- Respiratorische Insuffizienz mit Hyperkapnie oder Hypoxämie
- Pulmonale Hypertonie und Cor pulmonale (Rechtsherzbelastung)
- Lungenemphysem mit Bullae-Ruptur → Pneumothorax
- Chronische Hypoxie mit Polyglobulie (vermehrte Bildung roter Blutkörperchen)
- Osteoporose und Muskelschwäche durch systemische Kortikosteroidtherapie

Therapie

- Rauchstopp als wichtigste Maßnahme
- Medikamentöse Stufentherapie nach GOLD (inhalative Bronchodilatatoren, Anticholinergika, ICS)
- Bedarfsweise kurz wirksame Bronchodilatatoren (SABA, SAMA)
- Dauertherapie mit lang wirksamen Bronchodilatatoren (LABA, LAMA)
- Inhalative Kortikosteroide bei häufigen Exazerbationen oder Asthma-Komponente
- Langzeit-Sauerstofftherapie (LTOT) bei chronischer Hypoxämie
- Atemphysiotherapie, Lungensport, Rehabilitation
- Impfungen gegen Influenza, Pneumokokken, Pertussis
- Bei Exazerbationen: Antibiotika, systemische Steroide
- Chirurgisch in Einzelfällen: Bullektomie, Lungenvolumenreduktion, Lungentransplantation

Spezielle Pflegeinterventionen

- Beobachtung von Atmung, Sputumverhalten, Hautfarbe, Bewusstsein
- Unterstützung bei der Inhalation (Technikkontrolle, Gerätepflege)
- Schulung in atemerleichternden Positionen (Kutschersitz, Lippenbremse)
- Anleitung zur Selbstkontrolle (z. B. Peak-Flow-Protokoll, Symptomtagebuch)
- Förderung der Mobilität im Rahmen der individuellen Belastbarkeit
- Ausreichende Flüssigkeitszufuhr zur Sekretverflüssigung
- Unterstützung bei Atemphysiotherapie und Sekretmobilisation
- Psychosoziale Begleitung bei Krankheitsbewältigung und Lebensumstellung
- Motivation zur Rauchentwöhnung, ggf. Vermittlung zu Beratungsangeboten
- Frühzeitiges Erkennen und Handeln bei Exazerbationen (z. B. Dyspnoe-Zunahme, Fieber, Auswurfveränderung)
- Einhaltung der Hygiene bei Infekten (Mundschutz, Händehygiene)
- Dokumentation der Therapie, Beobachtungen und Reaktionen auf Maßnahmen

13.5 COVID-19 (Coronavirus-Krankheit 2019) [ICD-10: U07]

Definition

- Durch SARS-CoV-2 (Severe Acute Respiratory Syndrome Coronavirus Typ 2) verursachte Infektionskrankheit
- Hauptsächlich respiratorische Erkrankung mit variabler Symptomatik und Verlaufsschwere
- Kann asymptomatisch, mild, moderat, schwer oder kritisch verlaufen
- Übertragung überwiegend aerogen (Tröpfcheninfektion, Aerosole)

Ätiologie

- Verursacht durch Infektion mit SARS-CoV-2
- Übertragungswege: Tröpfcheninfektion, Aerosolbildung, Schmierinfektion möglich
- Infektiosität bereits vor Symptombeginn (prä- bzw. asymptomatische Übertragung)
- Risikofaktoren für schweren Verlauf: Alter, kardiopulmonale Vorerkrankungen, Diabetes mellitus, Adipositas, Immunsuppression

Pathophysiologie

- SARS-CoV-2 bindet an ACE2-Rezeptoren (Andockstellen an Angiotensin-Converting-Enzym 2), v.a. in Lunge, Herz, Darm, Gefäßen
- Infektion der Alveolarepithelzellen führt zur lokalen Entzündungsreaktion
- Diffuse alveoläre Schädigung → gestörter Gasaustausch
- Bei schwerem Verlauf: Zytokinsturm (übermäßige Immunreaktion), ARDS (Acute Respiratory Distress Syndrome), Multiorganversagen
- Prothrombotische Zustände durch Endothelschädigung möglich

Diagnostik

- Anamnese (Reiseanamnese, Kontaktpersonen, Symptomverlauf)
- PCR-Test (Polymerase-Kettenreaktionstest) aus Nasen-Rachen-Abstrich als Goldstandard zur Diagnosesicherung
- Antigen-Schnelltest als Screening
- Labor: Lymphopenie, erhöhte Entzündungswerte (CRP/C-reaktives Protein, Ferritin, IL-6, D-Dimere)
- Röntgen-Thorax oder CT bei pulmonalen Symptomen (typisch: Milchglasveränderungen)
- Blutgasanalyse bei Atemnot oder schwerem Verlauf
- Pulsoxymetrie zur Sauerstoffsättigungskontrolle

Symptome

- Häufig: Fieber, trockener Husten, Dyspnoe, Muskelschmerzen, Müdigkeit
- Geschmacks- und Geruchsverlust (Anosmie, Ageusie)
- Gastrointestinale Beschwerden (z.B. Durchfall, Übelkeit) möglich
- Bei schwerem Verlauf: Atemnot, Hypoxie, Thoraxschmerzen
- Symptome oft über Wochen (Corona-Erkrankung/Corona-Virus-Disease, Long COVID; Post-COVID-Syndrom)

Prognose

- Variabler Verlauf je nach Allgemeinzustand und Risikofaktoren
- Milde Verläufe bei ca. 80% der Fälle
- Schwere Verläufe mit Hospitalisierung und Beatmungspflicht in ca. 10–15%
- Letale Verläufe insbesondere bei älteren und vorerkrankten Patient:innen
- Mögliche Spätfolgen: Long COVID mit Fatigue, Atemnot, Konzentrationsstörungen

Komplikationen

- Akutes Lungenversagen (ARDS) mit mechanischer Beatmungspflicht
- Multiorganversagen (Herz, Niere, Leber)

- Thromboembolische Ereignisse (z. B. Lungenembolie, Schlaganfall, Herzinfarkt)
- Sekundäre bakterielle Pneumonie
- Long COVID mit chronischer Erschöpfung, Dyspnoe, Neurokognitiven Störungen
- Posttraumatische Belastungsstörung nach Intensivtherapie

Therapie

- Symptomatisch bei mildem Verlauf (Antipyretika, Ruhe, Flüssigkeitszufuhr)
- Sauerstoffgabe bei Hypoxie
- Antivirale Therapie (z. B. Remdesivir) bei frühzeitigem Therapiebeginn und Risikopatienten
- Kortikosteroide (z. B. Dexamethason) bei schwerem Verlauf mit Sauerstoffbedarf
- Antikoagulation zur Prophylaxe thromboembolischer Komplikationen
- Intensivmedizinische Versorgung bei ARDS (z. B. invasive Beatmung, ECMO)
- Supportive Maßnahmen: Flüssigkeitshaushalt, Ernährung, Fiebersenkung
- Impfprävention entscheidender Bestandteil der Kontrolle

Spezielle Pflegeinterventionen

- Strikte Einhaltung von Hygienemaßnahmen (Schutzkleidung, Händedesinfektion, Isolationsmanagement)
- Regelmäßige Kontrolle der Vitalzeichen (Fieber, Atemfrequenz, SpO_2, Blutdruck)
- Beobachtung auf Verschlechterung der Atmung (z. B. Tachypnoe, Zyanose, Unruhe)
- Unterstützung bei Atemübungen zur Förderung der Belüftung
- Anleitung zu atemerleichternden Lagerungen (z. B. Bauchlagerung, Halbmondposition)
- Psychosoziale Betreuung während Isolation und im Verlauf
- Begleitung bei Angst, Unsicherheit oder posttraumatischen Belastungen
- Dokumentation aller Symptome, Maßnahmen, Isolationszeiten und Kommunikation
- Förderung der Mobilität im Rahmen der Belastbarkeit
- Unterstützung bei der Körperpflege unter Berücksichtigung des Infektionsschutzes
- Bei Long COVID: individuelle Pflegeplanung unter Einbezug von Fatigue-Management, Ergotherapie, Physiotherapie

13.6 Emphysem [ICD-10: J43]

Definition

- Irreversible Überblähung der Lungenbläschen (Alveolen) durch Zerstörung der Alveolarwände
- Führt zu Volumenvergrößerung der Lufträume distal der Bronchiolen
- Eingeschränkter Gasaustausch durch verminderte Oberfläche
- Häufig Teil der COPD, kann aber isoliert auftreten

Ätiologie

- Hauptursache: chronische Inhalation toxischer Substanzen, v. a. Tabakrauch
- Genetische Disposition, z. B. Alpha-1-Antitrypsin-Mangel (Proteaseinhibitor-Mangel)
- Luftverschmutzung, Berufsexposition gegenüber Schadstoffen
- Häufig sekundär bei chronischer Bronchitis oder anderen chronisch entzündlichen Lungenerkrankungen

Pathophysiologie

- Schädigung der Alveolarwand durch Entzündungsmediatoren und proteolytische Enzyme
- Ungleichgewicht zwischen Proteasen (z. B. Elastase) und antiproteolytischen Enzymen (Alpha-1-Antitrypsin)
- Verlust der elastischen Fasern führt zu verminderter Rückstellkraft
- Überblähung mit Bildung von Bullae (große Lufträume)
- Luftstromobstruktion durch Kollaps der kleinen Atemwege beim Ausatmen
- Verminderte Diffusionsfläche für Sauerstoff und Kohlendioxid

Diagnostik

- Anamnese (Raucherstatus, Belastungsdyspnoe, Husten)
- Körperliche Untersuchung (Trommelschlägelfinger, Fassthorax, verlängertes Exspirium)
- Lungenfunktionstest: reduzierte Einsekundenkapazität (FEV1), erhöhte Residualvolumina
- Diffusionskapazitätsmessung (DLCO) vermindert
- Thorax-Röntgen: Überblähung, abgeflachtes Zwerchfell, vermehrte Transparenz
- CT der Lunge zur Darstellung von Bullae und Ausdehnung des Emphysems
- Blutgasanalyse bei Verdacht auf respiratorische Insuffizienz

Symptome

- Belastungsabhängige Dyspnoe
- Trockener oder wenig produktiver Husten
- Gewichtsverlust und Muskelschwäche bei fortgeschrittenem Verlauf
- Selten Auswurf bei reinem Emphysem ohne Begleitbronchitis
- Ggf. Zyanose, Trommelschlägelfinger und Uhrglasnägel im Spätstadium
- Evtl. Thoraxdeformität durch Überblähung (Fassthorax)

Prognose

- Progredient, Verschlechterung abhängig von Exposition und Therapietreue
- Frühe Diagnose und Rauchstopp verbessern Verlauf deutlich
- Unbehandelt Verschlechterung bis zur respiratorischen Insuffizienz
- Lebensqualität eingeschränkt durch zunehmende Atemnot

Komplikationen

- Pneumothorax durch Ruptur von Bullae
- Respiratorische Insuffizienz mit Hypoxie und Hyperkapnie
- Pulmonale Hypertonie und Cor pulmonale
- Häufige Atemwegsinfekte und Exazerbationen bei begleitender Bronchitis
- Maligne Entartung seltener Bullae (Risikofaktor für Lungenkrebs)

Therapie

- Konsequenter Rauchstopp
- Medikamentöse Therapie mit Bronchodilatatoren und ggf. Kortikosteroiden (bei Begleitbronchitis)
- Sauerstofftherapie bei Hypoxämie
- Atemphysiotherapie und Lungensport zur Verbesserung der Atemmuskulatur
- Chirurgische Verfahren bei lokalisierten Bullae (Bullektomie) oder Lungentransplantation bei schwerem Verlauf
- Impfung gegen Pneumokokken und Influenza zur Infektionsprophylaxe
- Behandlung von Begleiterkrankungen und Komplikationen

Spezielle Pflegeinterventionen

- Beobachtung der Atmung, Sauerstoffsättigung und Zeichen der Atemnot
- Unterstützung bei der Inhalationstechnik und Medikamenteneinnahme
- Anleitung zu atemerleichternden Lagerungen und Atemübungen
- Förderung der Mobilität und Schonung im richtigen Maß
- Förderung der Flüssigkeitszufuhr zur Schleimlösung
- Psychosoziale Begleitung bei chronischer Erkrankung und Anpassung an Lebensstiländerungen
- Prävention von Infektionen durch Hygienemaßnahmen und Impfberatung

- Unterstützung bei Ernährungsberatung zur Vermeidung von Mangelernährung
- Information zur Notwendigkeit des Rauchstopps und Begleitung bei Entwöhnungsmaßnahmen
- Dokumentation von Beobachtungen, Interventionen und Patientenreaktionen

13.7 Lungenentzündung (Pneumonie) [ICD-10: J18]

Definition

- Akute oder chronische Entzündung des Lungengewebes (Alveolen, Interstitium)
- Häufig durch Infektion mit Bakterien, Viren, Pilzen oder selten Parasiten verursacht
- Führt zu alveolärer Infiltration, Flüssigkeitsansammlung und gestörtem Gasaustausch
- Klinisch vielfältige Verlaufsformen von mild bis lebensbedrohlich

Ätiologie

- Häufigste Erreger: Pneumokokken (Streptococcus pneumoniae), Haemophilus influenzae, Mykoplasmen
- Viren: Influenza, RSV (Respiratorisches Synzytial-Virus) , SARS-CoV-2 (Severe Acute Respiratory Coroanavirus 2, das COVID-19 verursacht, sowie Adenoviren
- Pilze bei Immunsuppression (z. B. Aspergillus, Pneumocystis jirovecii)
- Inhalative Aspirationspneumonie durch Fremdkörper oder Sekrete
- Nosokomiale Pneumonie durch Krankenhauskeime
- Risikofaktoren: Immunschwäche, chronische Lungenerkrankungen, Rauchen, Alter, Immobilität

Pathophysiologie

- Erreger gelangen in die Lunge und lösen Entzündungsreaktion aus
- Alveoläre Exsudation mit Anreicherung von Leukozyten, Eiweiß und Flüssigkeit
- Bildung von Infiltraten, die Gasaustausch behindern
- Lokale Schädigung des Lungengewebes und Bronchialschleimhaut
- Systemische Reaktion mit Fieber, Schüttelfrost, Leukozytose
- Bei schwerem Verlauf Gefahr der Sepsis und Multiorganversagen

Diagnostik

- Anamnese: plötzlicher Beginn, Husten, Fieber, Auswurf, Atemnot
- Körperliche Untersuchung: auskultatorisch Rasselgeräusche, Bronchialatmen, Klopfschallminderung

- Röntgen-Thorax: Infiltrate, Konsolidierungen, Pleuraerguss
- Labor: erhöhte Entzündungsparameter (CRP, Leukozyten), evtl. Blutkulturen
- Sputumuntersuchung zur Erregerdiagnostik
- Pulsoxymetrie, Blutgasanalyse bei Atemnot
- Ggf. CT-Thorax bei unklarer Diagnostik oder kompliziertem Verlauf

Symptome

- Husten mit eitrigem oder glasigem Auswurf
- Hohes Fieber, Schüttelfrost
- Dyspnoe, Thoraxschmerzen (pleuritisch)
- Allgemeines Krankheitsgefühl, Schwäche
- Bei älteren Patient:innen oft atypisch mit Verwirrtheit oder Appetitlosigkeit
- Ggf. Zyanose bei schwerer Hypoxie

Prognose

- Meist gute Heilung bei frühzeitiger und adäquater Therapie
- Komplikationen und Tod möglich bei Risikogruppen
- Prognose abhängig von Erreger, Alter, Komorbiditäten und Therapiebeginn
- Rezidivpneumonien bei chronischen Erkrankungen

Komplikationen

- Pleuraerguss oder Pleuraempyem (Eiteransammlung im Pleuraspalt)
- Lungenabszess (eitrige Kavitation)
- Sepsis mit Multiorganversagen
- Akutes Lungenversagen (ARDS/Acute Respiratory Distress Syndrome)
- Chronifizierung mit Lungenfibrose

Therapie

- Antibiotische Therapie je nach Erreger und Resistenzlage
- Symptomatische Therapie: fiebersenkende Mittel, Schmerzmittel
- Sauerstoffgabe bei Hypoxie
- Ausreichende Flüssigkeitszufuhr
- Ggf. Drainage bei Pleuraempyem (bei Eiteransammlung im Brustfellraum)
- Beatmung bei schwerem respiratorischem Versagen
- Prophylaxe: Pneumokokken- und Influenza-Impfung

Spezielle Pflegeinterventionen

- Überwachung von Vitalzeichen, Atemfrequenz, Sauerstoffsättigung
- Unterstützung bei Sekretmobilisation und Atemtherapie
- Lagerung zur Förderung der Belüftung betroffener Lungenabschnitte
- Flüssigkeitszufuhr kontrollieren und fördern

- Anleitung zur Einnahme von Medikamenten und Beobachtung von Nebenwirkungen
- Förderung der Mobilisation soweit möglich
- Beobachtung auf Zeichen von Komplikationen (z. B. zunehmende Dyspnoe, Thoraxschmerzen)
- Unterstützung bei der Atemphysiotherapie und Hustenmanagement
- Hygienisches Vorgehen zur Infektionsprävention
- Psychosoziale Betreuung bei isolierten oder schwer erkrankten Patient:innen
- Sorgfältige Dokumentation aller Pflegemaßnahmen und Beobachtungen

13.8 Lungenfibrose [ICD-10: J84]

Definition

- Chronische, progressive Erkrankung mit Vernarbung (Fibrose) des Lungengewebes
- Führt zu Verlust der Elastizität und Funktionalität der Lunge
- Beeinträchtigt den Gasaustausch durch Verhärtung und Verdickung des Interstitiums
- Verschiedene Formen, z. B. idiopathische Lungenfibrose (IPF) oder sekundäre Fibrose durch Umweltfaktoren, Medikamente oder Erkrankungen

Ätiologie

- Idiopathisch (ohne bekannte Ursache) bei IPF
- Sekundär durch chronische Entzündungen, Autoimmunerkrankungen (z. B. rheumatoide Arthritis), berufliche Exposition (Asbest, Silikose)
- Medikamentös (z. B. Chemotherapeutika, Amiodaron)
- Strahleninduzierte Lungenfibrose nach Thoraxbestrahlung
- Chronische Entzündungen und Heilungsstörungen führen zur überschießenden Bindegewebsbildung

Pathophysiologie

- Schädigung und Aktivierung von Alveolarepithelzellen
- Freisetzung von Wachstumsfaktoren (z. B. TGF-β/Transforming Growth Factor Beta) und Entzündungsmediatoren
- Proliferation von Fibroblasten und vermehrte Kollagenablagerung
- Verhärtung und Vernarbung des Lungeninterstitiums
- Einschränkung der Dehnbarkeit der Lunge und verminderte Diffusionskapazität
- Störung des Gasaustausches durch verdickte alveolokapilläre Membran

Diagnostik

- Anamnese: zunehmende Belastungsdyspnoe, trockener Reizhusten
- Körperliche Untersuchung: trockene Fein- oder Giemenrasselgeräusche (Feinrasseln)
- Lungenfunktion: restriktives Muster mit verminderter Vitalkapazität (VC) und reduziertem DLCO (Diffusionskapazität der Lunge für Kohlhenmonoxid)
- Hochauflösendes CT-Thorax (HRCT): typische retikuläre Infiltrate, Honigwabenmuster (Honeycombing)
- Labor: Ausschluss anderer Ursachen, ggf. Autoantikörperbestimmung
- Bronchoskopie mit BAL (Bronchoalveoläre Lavage) zur Differenzierung und Diagnosesicherung
- Ggf. Lungenbiopsie bei unklarer Diagnostik

Symptome

- Belastungsabhängige Dyspnoe (Atemnot)
- Trockener, hartnäckiger Reizhusten
- Müdigkeit und Gewichtsverlust
- Späte Zeichen: Zyanose, Trommelschlägelfinger, Uhrglasnägel
- Einschränkung der Belastbarkeit

Prognose

- Meist progredienter Verlauf mit Verschlechterung der Lungenfunktion
- Mediane Überlebenszeit bei IPF etwa 3–5 Jahre nach Diagnosestellung
- Therapie kann Progression verzögern, heilt aber nicht
- Lebensqualität eingeschränkt durch Atemnot und Husten

Komplikationen

- Akute Exazerbationen mit rascher Verschlechterung
- Respiratorische Insuffizienz
- Pulmonale Hypertonie und Cor pulmonale
- Sekundärinfektionen der Lunge
- Pneumothorax bei Zerstörung des Lungengewebes

Therapie

- Antifibrotische Medikamente (z. B. Pirfenidon, Nintedanib) zur Verlangsamung der Progression
- Symptomatische Therapie: Sauerstoffgabe bei Hypoxie
- Behandlung von Komorbiditäten (z. B. pulmonale Hypertonie)
- Rehabilitation zur Verbesserung der Belastbarkeit
- Lungentransplantation bei geeigneten Kandidaten

- Vermeidung weiterer Lungenschäden (z.B. Rauchstopp, Expositionsvermeidung)
- Ggf. Kortikosteroide und Immunsuppressiva bei entzündlichen Begleiterkrankungen

Spezielle Pflegeinterventionen

- Überwachung von Atmung, Sauerstoffsättigung und Belastbarkeit
- Unterstützung bei der Durchführung von Atemtherapie und Mobilisation
- Anleitung zur richtigen Anwendung von Sauerstofftherapie
- Beratung und Begleitung beim Umgang mit chronischer Erkrankung und Lebensstiländerungen
- Förderung der Ernährung zur Vermeidung von Mangelzuständen
- Psychosoziale Unterstützung, besonders bei fortschreitender Erkrankung
- Prävention von Infektionen durch Hygienemaßnahmen und Impfungen
- Dokumentation aller Beobachtungen, Maßnahmen und Patientenreaktionen
- Kommunikation mit interdisziplinärem Team zur individuellen Pflegeplanung

13.9 Lungenödem [ICD-10: J81]

Definition

- Pathologische Flüssigkeitsansammlung im Lungeninterstitium und in den Alveolen
- Beeinträchtigt den Gasaustausch und führt zu Atemnot
- Unterscheidung in kardiales (hydrostatisches) und nicht-kardiales (permeabilitätsbedingtes) Lungenödem

Ätiologie

- Kardiales Lungenödem meist Folge von Linksherzinsuffizienz, Herzklappenerkrankungen oder Myokardinfarkt
- Nicht-kardiales Lungenödem durch erhöhte Kapillarpermeabilität, z.B. bei Entzündungen, toxischen Inhalationen, ARDS (akutes respiratorisches Distress-Syndrom)
- Nierenversagen mit Flüssigkeitsretention
- Überwässerung durch exzessive Flüssigkeitszufuhr
- Höhenlungenödem durch hypoxiebedingte Gefäßreaktionen

Pathophysiologie

- Kardiales Lungenödem: erhöhter hydrostatischer Druck in den Lungenkapillaren führt zum Austritt von Flüssigkeit ins Interstitium und in die Alveolen
- Nicht-kardiales Ödem: gesteigerte Kapillarpermeabilität durch Entzündungsmediatoren
- Flüssigkeit in Alveolen behindert den Sauerstoffaustausch, Alveolarkollaps verschlechtert Ventilation
- Resultierende Hypoxie und Atemnot

Diagnostik

- Anamnese: plötzliche Atemnot, Husten mit schaumigem Auswurf
- Klinische Untersuchung: feuchte Rasselgeräusche (Krepitationen), Tachypnoe, Zyanose
- Röntgen-Thorax: bilaterale Infiltrate, ggf. Herzvergrößerung
- Blutgasanalyse: Hypoxie, evtl. Hyperkapnie
- Echokardiographie zur Beurteilung der Herzfunktion
- Labor: BNP-Wert (B-Typ natriuretisches Peptid-Messung/Herzbelastungsmarker) erhöht bei Herzinsuffizienz
- Pulsoxymetrie zur Überwachung der Sauerstoffsättigung

Symptome

- Akute oder zunehmende Atemnot (Dyspnoe)
- Husten mit schaumigem oder blutigem Auswurf
- Tachykardie, Unruhe, Angst
- Zyanose (bläuliche Hautverfärbung)
- Bei kardialem Lungenödem Zeichen der Herzinsuffizienz (Beinödeme, Gewichtszunahme)

Prognose

- Abhängig von Ursache und Therapie
- Unbehandelt lebensbedrohlich durch respiratorisches Versagen
- Bei adäquater Therapie meist gute Erholung möglich
- Risiko für Rezidive bei chronischer Herzinsuffizienz

Komplikationen

- Akutes Lungenversagen (ARDS)
- Sekundäre Infektionen durch Flüssigkeitsansammlung
- Kardiogener Schock bei schwerer Herzinsuffizienz
- Multiorganversagen bei ausgeprägter Hypoxie

Therapie

- Sauerstoffgabe zur Verbesserung der Oxygenierung
- Behandlung der Grunderkrankung (z. B. Herzinsuffizienz)
- Diuretika zur Volumenreduktion
- Nitroglyzerin zur Senkung des Vorlastdrucks
- Beatmung bei schwerer Atemnot oder respiratorischem Versagen
- Oberkörperhochlagerung zur Erleichterung der Atmung
- Enge Überwachung von Vitalparametern und Flüssigkeitsbilanz

Spezielle Pflegeinterventionen

- Kontinuierliche Überwachung von Atmung, Herzfrequenz, Sauerstoffsättigung
- Unterstützung bei Atemtechniken und Lagerung
- Flüssigkeitsbilanz und Gewichtskontrolle
- Beobachtung auf Verschlechterung (Zyanose, Bewusstseinsveränderungen)
- Schmerz- und Angstmanagement
- Interdisziplinäre Zusammenarbeit und Dokumentation
- Patientenedukation zu Medikamenten und Risikofaktoren

13.10 Pleuritis [ICD-10: J90]

Definition

- Entzündung der Pleura, der serösen Doppelhaut, die Lunge und Brustwand bedeckt
- Kann trocken (fibrinöse Pleuritis) oder feucht (exsudative Pleuritis mit Erguss) verlaufen
- Führt zu Schmerzen und Beeinträchtigung der Atmung

Ätiologie

- Bakterielle oder virale Infektionen (z. B. Pneumonie, Tuberkulose)
- Autoimmune Erkrankungen (z. B. Rheumatoide Arthritis, Lupus erythematodes)
- Lungenembolie
- Tumorerkrankungen der Lunge oder Pleura
- Verletzungen oder Operationen im Thoraxbereich

Pathophysiologie

- Entzündungsreaktion der Pleura mit Gefäßpermeabilitätssteigerung
- Austritt von Flüssigkeit in den Pleuraspalt (Pleurerguss) bei exsudativer Pleuritis
- Reibung der entzündeten Pleuraschichten verursacht pleuritischen Schmerz
- Bewegungseinschränkung der Lunge durch Erguss oder Schmerz

Diagnostik

- Anamnese: stechende, atemabhängige Brustschmerzen, Husten, Dyspnoe
- Körperliche Untersuchung: abgeschwächtes Atemgeräusch, evtl. Reibegeräusch (Pleurareiben)
- Röntgen-Thorax zur Darstellung von Erguss oder anderen Veränderungen
- Ultraschall zur Beurteilung von Pleuraergüssen
- Pleuraergusspunktion zur Diagnosesicherung und Erregernachweis
- Labor: Entzündungsparameter erhöht
- Ggf. CT-Thorax bei unklarer Ursache

Symptome

- Stechende, atemabhängige Brustschmerzen
- Trockener oder produktiver Husten
- Dyspnoe (Atemnot)
- Fieber und Allgemeinsymptome bei infektiöser Ursache
- Vermindertes Atemgeräusch über betroffenem Gebiet

Prognose

- Meist gute Prognose bei frühzeitiger Therapie
- Chronische Verläufe oder Fibrosierungen können die Lungenfunktion einschränken
- Unbehandelt Risiko für Pleuraempyem (Eiteransammlung) oder Fibrose

Komplikationen

- Pleuraempyem
- Fibrosierung und Verklebungen der Pleura
- Ateminsuffizienz durch Einschränkung der Lungenbeweglichkeit
- Sepsis bei bakterieller Ursache

Therapie

- Behandlung der Grunderkrankung (Antibiotika bei bakterieller Infektion)
- Analgesie zur Schmerzreduktion
- Thoraxdrainage bei größeren Pleuraergüssen
- Entzündungshemmende Medikamente bei autoimmunen Ursachen

- Physiotherapie zur Mobilisation und Sekretmobilisation
- Operative Eingriffe bei komplizierten Verläufen

Spezielle Pflegeinterventionen

- Überwachung von Atmung, Schmerz und Allgemeinzustand
- Unterstützung bei Lagerung zur Schmerzlinderung (meist auf betroffene Seite legen)
- Anleitung und Begleitung bei Atemübungen und Physiotherapie
- Pflege und Überwachung der Thoraxdrainage, aseptische Maßnahmen beachten
- Psychosoziale Unterstützung bei belastenden Symptomen
- Dokumentation aller Pflege- und Beobachtungsmaßnahmen
- Information und Beratung der Patient:innen zur Krankheitsbewältigung

13.11 Pneumothorax [ICD-10: J93]

Definition

- Pathologische Luftansammlung im Pleuraspalt zwischen Lunge und Brustwand
- Führt zum Kollaps (Atelektase) des betroffenen Lungenflügels
- Kann spontan, traumatisch oder iatrogen entstehen

Ätiologie

- Spontan: primärer Pneumothorax ohne erkennbare Lungenerkrankung, häufig bei jungen, schlanken Männern
- Sekundär: durch Lungenerkrankungen (z. B. COPD, Lungenfibrose, Tuberkulose)
- Traumatisch: Rippenfrakturen, Stich- oder Schussverletzungen
- Iatrogen: Folge medizinischer Eingriffe (z. B. Punktionen, Beatmung)

Pathophysiologie

- Luft tritt in den Pleuraspalt ein und zerstört den Unterdruck, der die Lunge entfaltet hält
- Lunge kollabiert teilweise oder komplett
- Bei Spannungspneumothorax zunehmender Druckanstieg im Brustkorb mit Verlagerung von Mediastinum und Kreislaufstörungen
- Eingeschränkte Atemmechanik und Gasaustausch

Diagnostik

- Anamnese: plötzliche einseitige Brustschmerzen, Atemnot
- Körperliche Untersuchung: abgeschwächtes oder fehlendes Atemgeräusch, tympanitischer Klopfschall
- Röntgen-Thorax: Darstellung der Luft im Pleuraspalt und kollabierten Lunge
- Bei Spannungspneumothorax sofortige klinische Diagnose durch akute Verschlechterung
- Ultraschall zur schnellen Diagnostik bei Notfällen

Symptome

- stechende, einseitige Brustschmerzen
- akute Dyspnoe (Atemnot)
- Tachykardie, Angst, Unruhe
- bei Spannungspneumothorax: Zyanose, Hypotonie, verlagertes Herzgeräusch

Prognose

- Primärer Pneumothorax meist gute Heilungschancen
- Sekundärer Pneumothorax oft komplizierter Verlauf durch Grunderkrankung
- Spannungspneumothorax lebensbedrohlich ohne rasche Behandlung

Komplikationen

- Spannungspneumothorax mit Kreislaufkollaps
- Rezidivpneumothorax
- Infektionen und Wundheilungsstörungen bei traumatischen Pneumothorax
- Lungenentzündung durch unzureichende Belüftung

Therapie

- Kleine, symptomfreie Pneumothoraces oft konservative Überwachung
- Sauerstoffgabe zur beschleunigten Resorption der Luft
- Punktion und Drainage des Pleuraspaltes bei größeren oder symptomatischen Pneumothoraces
- Chirurgische Maßnahmen (Pleurodese) bei Rezidiven
- Notfallnadelung bei Spannungspneumothorax

Spezielle Pflegeinterventionen

- Überwachung von Atmung, Kreislauf und Schmerz
- Unterstützung bei Lagerung (Oberkörperhochlagerung) zur Erleichterung der Atmung
- Anleitung zur Atemtherapie und Sekretmobilisation
- Pflege und Überwachung der Thoraxdrainage, aseptische Technik beachten

- Psychische Begleitung bei Angst und Atemnot
- Dokumentation von Befunden und Maßnahmen
- Information der Patient:innen über Krankheitsverlauf und Vermeidung von Risikofaktoren

13.12 Schlafapnoe [ICD-10: G47]

Definition

- Wiederholte Atempausen (Apnoen) oder flache Atmung (Hypopnoen) während des Schlafs
- Führt zu Sauerstoffmangel und häufigen Aufwachreaktionen
- Unterschieden in obstruktive Schlafapnoe (OSA), zentrale Schlafapnoe und Mischformen

Ätiologie

- Obstruktive Schlafapnoe durch Kollaps der oberen Atemwege während des Schlafs
- Risikofaktoren: Übergewicht (Adipositas), anatomische Besonderheiten (z. B. vergrößerte Mandeln, kurze Halsmuskulatur), Alter, Geschlecht (häufiger bei Männern)
- Zentrale Schlafapnoe durch Störungen der Atemzentren im Gehirn, z. B. bei Herzinsuffizienz oder neurologischen Erkrankungen

Pathophysiologie

- Im Schlaf erschlafft die Muskulatur der oberen Atemwege, was zu Verengungen oder Verschluss führt
- Atemstillstand führt zu Hypoxie (Sauerstoffmangel) und Hyperkapnie (erhöhtes CO_2)
- Aufwachreaktionen (Arousals) beenden die Apnoe, führen aber zu Schlaffragmentierung und Tagesmüdigkeit
- Wiederholte Hypoxien fördern kardiovaskuläre Komplikationen

Diagnostik

- Anamnese: lautes Schnarchen, beobachtete Atempausen, Tagesmüdigkeit, Konzentrationsstörungen
- Körperliche Untersuchung: Übergewicht, Halsumfang, vergrößerte Mandeln
- Polysomnographie (Schlaflabor) zur Messung von Atemaussetzern, Sauerstoffsättigung, EEG und Muskelaktivität

- Fragebögen (z. B. Epworth Sleepiness Scale) zur Einschätzung der Tagesmüdigkeit

Symptome

- Lautes Schnarchen
- Nächtliche Atempausen oder Atemnot
- morgendliche Kopfschmerzen
- Starke Tagesmüdigkeit und Konzentrationsschwäche
- Reizbarkeit und depressive Verstimmungen
- Bluthochdruck und Herzrhythmusstörungen bei längerer Erkrankung

Prognose

- Unbehandelt Risiko für Bluthochdruck, Schlaganfall, Herzinfarkt und Diabetes mellitus
- Behandlung verbessert Lebensqualität und reduziert Komplikationen
- Chronischer Verlauf möglich, Lebensstiländerungen und Therapie erforderlich

Komplikationen

- Kardiovaskuläre Erkrankungen (Hypertonie, Herzinsuffizienz)
- Schlaganfall und koronare Herzkrankheit
- Erhöhte Unfallgefahr durch Tagesmüdigkeit
- Depressive Störungen und verminderte Lebensqualität

Therapie

- Gewichtsreduktion bei Übergewicht
- Vermeidung von Alkohol und sedierenden Medikamenten vor dem Schlafen
- CPAP-Therapie (Continuous Positive Airway Pressure) zur Offenhaltung der Atemwege
- Mund- und Rachenprothesen bei leichteren Formen
- operative Verfahren bei anatomischen Ursachen (z. B. Tonsillektomie)
- Schlafhygiene und regelmäßige Schlafzeiten

Spezielle Pflegeinterventionen

- Aufklärung zur Einhaltung der CPAP-Therapie und Umgang mit Geräten
- Unterstützung bei Gewichtsmanagement und Lebensstiländerungen
- Beobachtung von Therapieeffekten und Nebenwirkungen
- Beratung zu Schlafhygiene und Verhaltensänderungen
- emotionale Unterstützung bei Belastungen durch chronische Erkrankung
- Interdisziplinäre Zusammenarbeit mit Ärzt:innen, Schlaftherapeut:innen und Ernährungsberater:innen
- Dokumentation von Schlafmustern und Symptomen

Quellen

Literaturverzeichnis

Andrea, S.; von Hayek, D.; Weniger, J. (2015): *Gesundheits- und Krankheitslehre für die Altenpflege.* 4. Aufl., Stuttgart: Thieme.

Beise, U.; Heimes, S.; Schwarz, W. (2013): *Gesundheits- und Krankheitslehre.* 3. Aufl., Berlin: Springer.

Bremer-Roth, F., Henke, F. (2011): *Altenpflege. In guten Händen.* 2. Aufl., Berlin: Cornelsen.

Bonse, M. (2010): *Neurologie und neurologische Pflege. Lehrbuch für Pflegeberufe.* 8. Aufl., Stuttgart: Kohlhammer.

Fach-Redaktion Georg Thieme Verlag (2020): *I care Krankheitslehre.* 3. Aufl., Stuttgart: Thieme.

Fley, G.; Schneider, F. (2024): *Pflege Heute. Pädiatrische Pflege.* 2. Aufl. München: Urban & Fischer in Elsevier.

Füsgen, I. (2004): *Geriatrie. Band 1: Grundlagen und Symptome.* 4. Aufl., Stuttgart: Kohlhammer.

Füsgen, I. (2004): *Geriatrie. Band 2: Spezielle Krankheitsbilder – Notfälle – Problembereiche – Tod und Sterben.* 4. Aufl., Stuttgart: Kohlhammer.

Götsch, K. (2021): *Allgemeine und Spezielle Krankheitslehre.* 4. Aufl., Stuttgart: Thieme.

Hafner, M.; Meier, A. (2009): *Geriatrische Krankheitslehre. Teil II. Allgemeine Krankheitslehre und somatogene Syndrome.* 3. Aufl., Göttingen: Hogrefe.

Jesel, M. (2021): *Neurologie für Physiotherapeuten.* 3. Aufl., Stuttgart: Thieme.

Keller, C.; Menche, N. (2025): *Pflegen. Gesundheits- und Krankheitslehre.* München: Urban & Fischer in Elsevier.

Krause, R. (2012): *Allgemeine psychodynamsiche Behandlungs- und Krankheitslehre. Grundlagen und Modelle.* Kohlhammer, Stuttgart.

Luce-Wunderle, G. (2019): *Klinikleitfaden OP-Pflege.* 7. Aufl., München: Urban & Fischer in Elsevier

Martius, J., Novotny A. (2006): *Gynäkologie, Geburtshilfe und Neonatologie.* 12. Aufl., Stuttgart: Kohlhammer.

Meerwein, P. (2022): *Krankheitslehre für die Medizinische Praxisassistenz.* Göttingen: Hogrefe.

Menche, N.; Keller, C. (2023): *Pflege Heute.* 8. Aufl., München: Urban & Fischer in Elsevier

Meyer, R. (2022): *Allgemeine Krankheitslehre kompakt.* 12. Aufl., Göttingen: Hogrefe.

Perrar, K. M.; Sirsch, E.; Kutschke, A. (2021): *Gerontopsychiatrie für die Pflege.* 3. Aufl., Stuttgart: Thieme.

Renz, V. (2012): *Gesundheits- und Krankheitslehre, Pflege. Ein Ausbildungs- und Praxisbuch für die Heilerziehungspflege*, Stuttgart: Kohlhammer

Reuss, C.; Waldmann, S.; Friebel, S. (2006): *Gynäkologie und Geburtshilfe. Krankheitslehre für Physiotherapeuten und Masseure.*, München: Urban & Fischer in Elsevier.

Riede, U.-N.; Werner, M (2017): *Allgemeine und Spezielle Pathologie.* 2. Aufl., Berlin: Springer.

Sauter, D.; Abderhalden, C.; Needham, I.; Wolff, S. (2023): *Lehrbuch Psychiatrische Pflege.* 4. Aufl., Göttingen: Hogrefe.

Schoppmeyer, M. (2020): *Innere Medizin. Krankheitslehre für Physiotherapeuten.* München: Urban & Fischer in Elsevier.

Schoppmeyer, M-A; Polte, M. (2008): *Innere Medizin. Dermatologie.* 3. Aufl. München: Urban & Fischer in Elsevier.
Schraut, V. (2019): *Klinikleitfaden Pflege.* 9. Aufl., München: Urban und Fischer in Elsevier.
Schraut, V.; Trögner, J. (2020): *Pflege heute. Geriatrische Pflege.* München: Urban & Fischer in Elsevier.
Silbernagl, S.; Lang, F. (2019): *Taschenatlas Pathophysiologie.* 6. Aufl., Stuttgart: Thieme.
Stellers, G.; Credner, S. (2020): *Allgemeine Krankheitslehre und Innere Medizin für Physiotherapeuten.* 4. Aufl., Stuttgart: Thieme.
Von Bose, H.-J. (2003): *Krankheitslehre. Lehrbuch für Pflegeberufe.* 6. Aufl., Berlin: Springer.
Vogler, C. (2023): *Pflegias. Band 2. Pflegerisches Handeln. Pflegefachfrau, Pflegefachmann.*, Berlin: Cornelsen.

Internetquellen

Alle Quellen wurden zuletzt am 02.01.2026 aufgerufen.

BfArM (Bundesinstitut für Arzneimittel und Medizinprodukte): https://klassifikationen.bfarm.de/icd-10-gm/kode-suche/htmlgm2025/index.htm
BZgA (Bundeszentrale für gesundheitliche Aufklärung): https://www.bzga.de
DGP Deutsche Gesundheitsportal GmbH: https://www.deutschesgesundheitsportal.de
DocCheck Community GmbH: https://flexikon.doccheck.com
IQWiG (Institut für Qualität und Wirtschaftlichkeit im Gesundheitswesen): https://www.gesundheitsinformation.de
medizinfo GmbH: https://www.medizinfo.de
NetDoktor GmbH (Burda): https://www.netdoktor.de
Roche Pharma AG (Deutschland): https://www.roche.de/patienten-betroffene/informationen-zu-krankheiten
Springer Medizin Verlag (Springer Nature): https://www.springerpflege.de
U.S. National Institutes of Health: https://www.nih.gov
WebMD, Inc.: https://www.medscape.com
ZB MED/CareLit.de (Fachbibliographie Pflege): https://www.carelit.de

Stichwortverzeichnis

A

Abdomen 123, 133, 168
Abszess 33, *siehe* Wundinfektion
ACE-Hemmer 253, 260
Adenokarzinom 384
Adipositas 66
– Folgeerkrankung 103
– Folgeerkrankungen 252
AIDS *siehe* HIV/AIDS
Akne 17
Akromegalie 68
Alkoholabusus 280
Alkoholintoxikation 328
Allergien 175
– Anaphylaxie 176
ALS *siehe* Amyotrophe Lateralsklerose
Alzheimer-Krankheit *siehe* auch Demenz
Amyotrophe Lateralsklerose 309
Anämie
– Eisenmangel 178
– Vitamin-B12-Mangel 116
Aneurysma 249
Angina pectoris 251
Antibiotika 147, 479
Antikoagulation 269, 280
Apallisches Syndrom 311
Appendizitis 124
Arrhytmie *siehe* Herzrhythmusstörungen
Arterielle Hypertonie 252
Arteriosklerose 254
Arthritis 419
Arthrose 418
Asthma bronchiale 465
Atelektase 487

B

Bandscheibenvorfall 421
Basalzellkarzinom 19
Beatmung 487
Benzoylperoxid 18
Biopsie 118, 398
Bipolare Störung 314
Blasenentzündung 284
Blaseninkontinenz 285
Blutdruckmessung 253
Blutungszeichen 280
Borreliose 204, 315
Bradykardie 256
Bronchitis 469
Brustkrebs 366

C

CIN 398
Clostridium difficile 206
COPD 472
COVID-19 474
CPAP 490
CT 398
CT (Computertomographie) 268

D

D-Dimere 268
Dekubitus 22
Delirium 318
Demenz 320
Depression 322
Diabetes mellitus 71, 73
– Hypoglykämie 90
– Typ 1 71
– Typ 2 73
Dialyse 295
Divertikulitis 131
Drainage 486
Drainage (Thorax) 486
Dyspnoe 268, 468, 486

E

Eisenmangel 178
EKG 267
Emphysem 477
Endokarditis 270
Enuresis 287

Epilepsie 325
Erbrechen 148
Exazerbation 473

F

FASD 326
Fettstoffwechselstörung 79
Fibromyalgie 426
Fieber 148, 228
Frakturen 427
FSME 209

G

Gastritis 145
Gastroenteritis 147
Gicht 82, 431
Glaukom 405
Grippe 211
Guillain-Barré-Syndrom 329

H

Hämaturie 284
Hämophilie 180
Hämorrhoiden 152
Hashimoto-Thyreoiditis 84
Hautpflege 19
Hepatitis 154
Herzinfarkt 257
Herzinsuffizienz 259
Herzrhythmusstörungen 260
Hirnblutung 330
HIV/AIDS 184, 222
Hodgkin-Lymphom 182
Hyperglykämie 92
Hypertonie *siehe* Arterielle Hypertonie
Hypoglykämie 90
Hypothyreose 84

I

Ikterus 155
Immunschwäche 185
Infarkt 257
Insulin 71
– Insulinresistenz 95

K

Kardiomyopathie 265
Ketoazidose 98
Kolposkopie 398
Koma 311
Kompressionstherapie 280
Koronare Herzkrankheit 266

L

Laktoseintoleranz 101
Leberzirrhose 157
Leukämie 187
Lungenembolie 268
Lungenentzündung 479
Lungenfibrose 481
Lungenödem 483

M

Magengeschwür 160
Malignes Melanom 38
Meningitis 228
Metabolisches Syndrom 103
Migräne 335
Morbus Addison 106
Morbus Basedow 108
Morbus Crohn 162
Morbus Parkinson 336
MRSA 230
Multiple Sklerose 338

N

Narbenbildung 18
Nephritis 295
Neurodermitis 44
Niereninsuffizienz 294
Nierenversagen 298
Norovirus 232

O

Obstipation 164
Ödem 259
Osteoporose 438
Otitis media 409

P

Pankreatitis 167
Parkinsonismus 343
PCI
– Ballondilatation 267
Phlebothrombose 274
Pleuraempyem 486

Pneumothorax 487
Polyneuropathie 345
Prostatakarzinom 299
Psoriasis 46

R

Reflux 150
Rheumatoide Arthritis 442
Röntgen-Thorax 486

S

Salmonelleninfektion 235
Schilddrüsenkarzinom 114, 393
Schizophrenie 348
Schlafapnoe 489
Schlaganfall 350
Sepsis 486
Skabies 49
Spastik 352
Stentimplantation 267
Suizidalität 353

T

Tachykardie 277
Tetanus 239
Thrombose 279
– Virchow-Trias 279
Thrombozytopenie 201
Tinnitus 358, 415
Tuberkulose 243

U

Ulcus cruris 52
Ultraschall 279
Urethritis 302

V

Varizen 143
Virchow-Trias 279
Vitamin-B12-Mangel 116

W

Wundinfektionen 60

Z

Zervixkarzinom 397
– HPV 397
Zöliakie 119
Zyanose 282